# Schwestern-Lehrbuch

## für Schwestern und Krankenpfleger

von

Professor Dr. WALTER LINDEMANN

Siebente, durchgesehene und ergänzte Auflage

Mit 417 zum Teil farbigen Abbildungen
im Text und 3 Tafeln

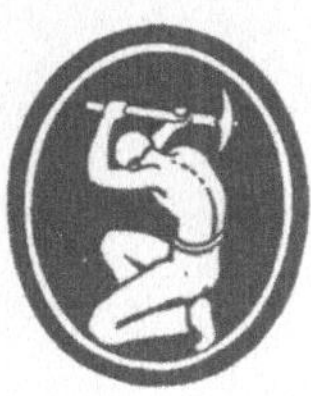

München
Verlag von J. F. Bergmann
1928

ISBN-13: 978-3-642-98440-2 e-ISBN-13: 978-3-642-99254-4
DOI: 10.1007/978-3-642-99254-4



Softcover reprint of the hardcover 7th edition 1928

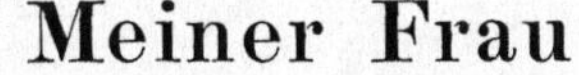

**Meiner Frau**

# Vorwort zur siebten Auflage.

Wieder einmal geht das Schwesternlehrbuch in die Welt hinaus. Die Wünsche der Kritik sind — wie wir hoffen zur Zufriedenheit — eingehend berücksichtigt worden. Maßgebend war immer das geschlossene Gebäude eines systematischen Lehrganges, nämlich durch Didaktik in einfacher, jedem verständlicher Redeweise jeder Schwester, jedem Lernenden das zu vermitteln, was an theoretischen und praktischen Kenntnissen als unentbehrlich bezeichnet werden muss. Das glauben wir auch diesmal erreicht zu haben. Neu hinzugekommen ist ein kurzer Abschnitt über Höhensonne und Diathermie.

Halle a. S., St. Barbarakrankenhaus im Juli 1928.

Der Verfasser.

# Inhaltsverzeichnis.

## Vorbereitender Teil.

## Praktischer Teil.

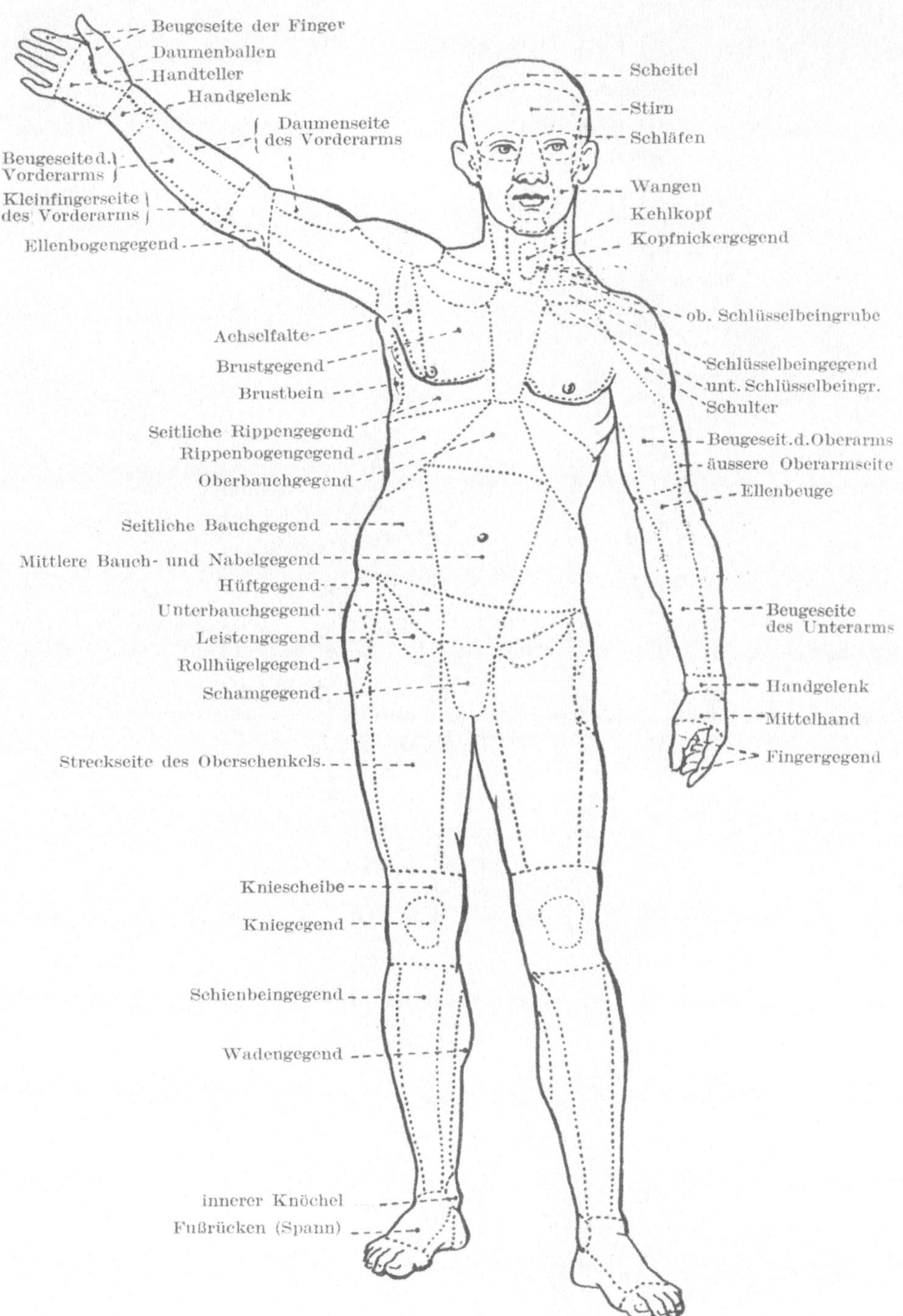


Die Körpergegenden von vorn.

**Tafel II.**

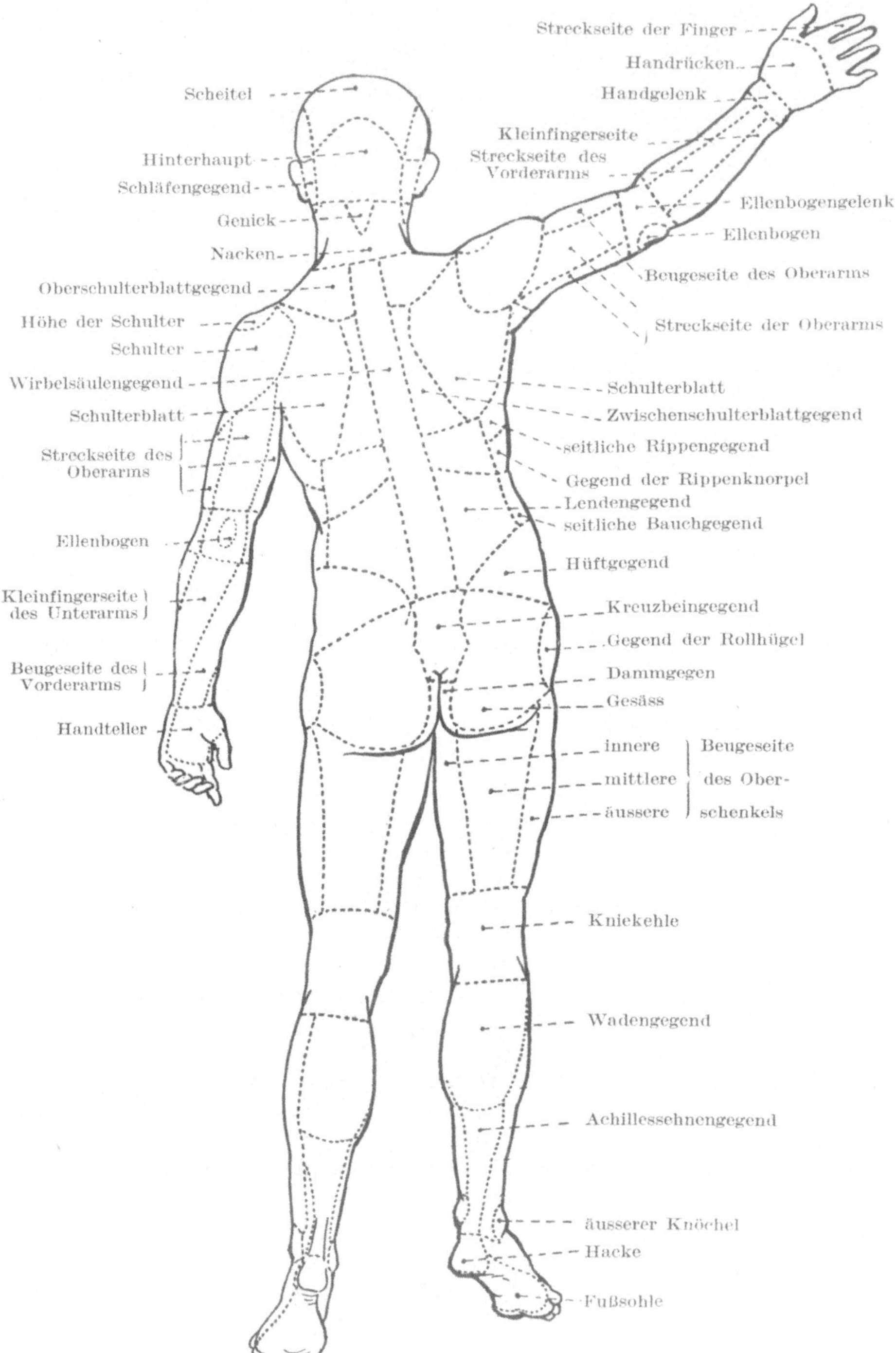


Die Körpergegenden von hinten.

# Vorbereitender Teil.

## I. Lehre vom gesunden Menschen.

### A. Der Bau des menschlichen Körpers (Anatomie).

Für die Laien ist eine Kenntnis des Körperbaues wünschenswert, für jemand, der sich der Pflege eines Kranken widmen will, Erfordernis. Er soll zwar nicht wie der Arzt eine bis ins einzelne gehende Kenntnis davon besitzen, aber durch das im folgenden Mitgeteilte wenigstens eine anschauliche Vorstellung bekommen. Das ist für die ganze Tätigkeit von grossem Vorteil, denn ebenso wie des Arztes Denken und Handeln durch eine genaue Kenntnis des Körperbaues wesentlich erleichtert wird, so wird in ähnlicher Weise hierdurch Verständnis und schnelleres Begreifen der Pflegeberufstätigkeit sich einstellen.

#### 1. Zellenlehre.

Wir beginnen mit der allgemeinen Grundlage des Körperbaues, den Körperzellen.

Der menschliche Körper besteht in seinem ganzen Umfange aus winzig kleinen, in sich abgeschlossenen Teilchen, die wir nur bei starker Vergrösserung sehen können. Sie setzen Haut, Fett, Knochen, Muskeln, Nerven usw. zusammen. Sie unterscheiden sich zunächst durch ihre Gestalt voneinander, je nach dem Körperteil, welchen sie bilden.

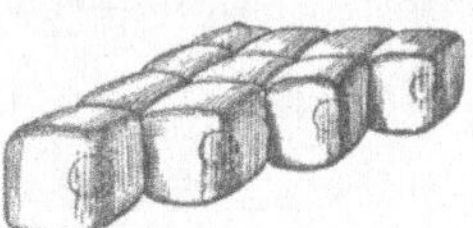

Abb. 1. Würfelzellen nebeneinander.

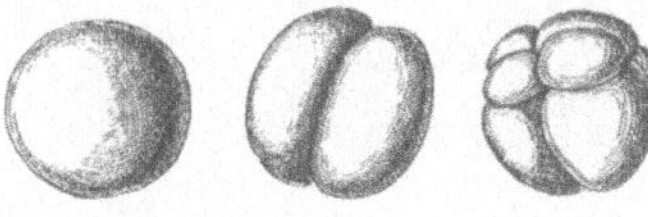

Abb. 2. Froscheizellen in Teilung.

Es gibt z. B. runde, quadratische, spindelförmige, spinnenförmige und ovale Zellen, die man sich wie kleine Bausteine vorstellen muss. Aus vielen Millionen solcher kleinen Bausteinchen setzt sich z. B. ein Stück Knochen zusammen. Sie können sich das Bauwerk auch vorstellen wie eine Honigwabe oder ein Mosaikbild.

So vielseitig die Zellen auch sind, ihnen ist zweierlei gemeinsam:

Jede Zelle hat einen Zellkern, er ist in eine eiweissreiche Masse eingehüllt, welche wir auch mit einem Fremdwort als „Protoplasma“ bezeichnen.

Die einzelnen Zellgruppen, die sich zu grösseren Gebilden wie Muskel, Knochen, Nerven zusammentun, haben verschiedene Arbeit zu leisten. Es herrscht in unserem Körper der Grundsatz der Arbeitsteilung. Von dem tadellosen Funktionieren der einzelnen, die Teilarbeit verrichtenden Zellstaaten ist unser Leben und unsere Gesundheit abhängig.

Die Zellen sind also nicht nur der Gestalt (Morphologie) nach, sondern auch in bezug auf ihre Tätigkeit (Funktion) verschieden.

Unser Körper ist aus der Verschmelzung zweier verschiedenartiger Zellen hervorgegangen, nämlich aus der weiblichen Eizelle und der männlichen Samenzelle. Die Verschmelzung dieser beiden Zellen nennen wir Befruchtung. Durch rastlose Vermehrung entstehen aus diesem ersten Verschmelzungsprodukt alle übrigen Zellen unseres Körpers. Es gibt im tierischen Körper Zellen, welche man mit blossem Auge sehen kann, so z. B. ist das Hühnerei eine einzige Zelle, ebenso das Straussenei. Die menschliche Eizelle dagegen ist mit Lupenvergrösserung gerade wahrzunehmen.

Die Zellehre ergänzt also die bisherigen Kenntnisse von dem Bestandteil des menschlichen und tierischen Körpers. Wir wissen jetzt, dass z. B. das Fett, das Fleisch und die Knochen — ein uns aus dem Haushalt längst gewohnter Anblick — aus vielen Zellen sich zusammensetzen, die nach Gestalt und Tätigkeit voneinander verschieden sind.

Wir werden in den späteren Kapiteln noch einiges Wichtige zu der Zellenlehre nachzutragen haben. Vorläufig genügt das eben Gesagte zur allgemeinen Orientierung.

Als nächstes beschäftigt uns das Knochengerüst des Menschen.

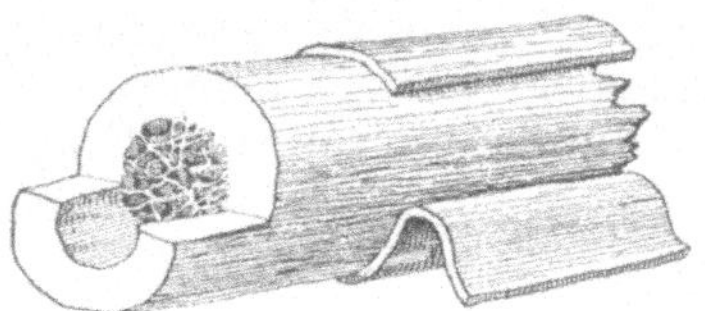

Abb. 4. Röhrenknochen mit Mark, Rinde und Knochenhaut.

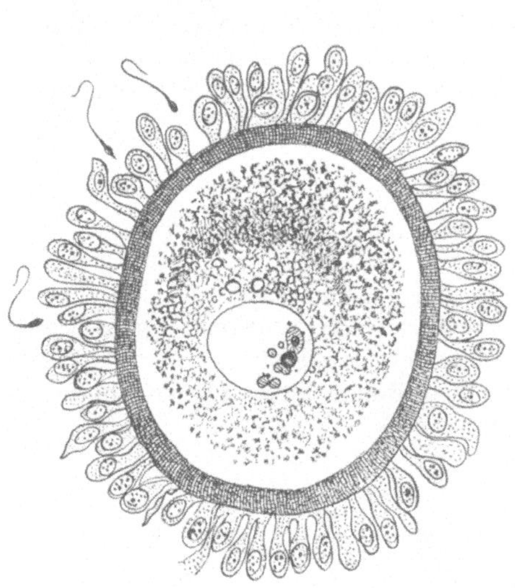

Abb. 3. Menschliche Eizelle von Samenfäden attackiert.

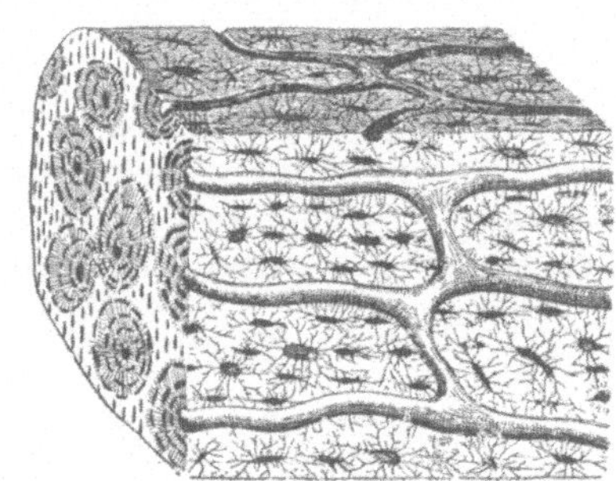

Abb. 5. Ein Stück Knochen bei starker Vergrösserung. Knochenzellen und Kanälchen.

## 2. Das Knochengerüst des Menschen (Skelett).

Die Gestalt unseres Körpers, besonders Länge und Breite, wird im wesentlichen durch die Beschaffenheit des Knochengerüstes bestimmt, welches wir mit einem Fremdwort Skelett nennen.

Die einzelnen Knochen haben eine verschiedene Gestalt. Es gibt lange, kurze und platte Knochen.

Wir betrachten zunächst den Bau eines langen Knochens, den grossen Oberschenkelknochen. Dieser ist mit einer festen Haut, der Knochenhaut (Periost), umgeben, welche für die Ernährung und Wiederbildung von Knochengewebe sehr wichtig ist. Wenn wir den Knochen durchsägen, kommen wir in der Mitte auf die Knochenhöhle, in dieser befindet sich das weiche Knochenmark. Die Wandung der Höhle nennen wir die Knochenrinde. An beiden Enden sehen wir verschieden gestaltete Gelenkflächen, welche mit Knorpel überzogen sind.

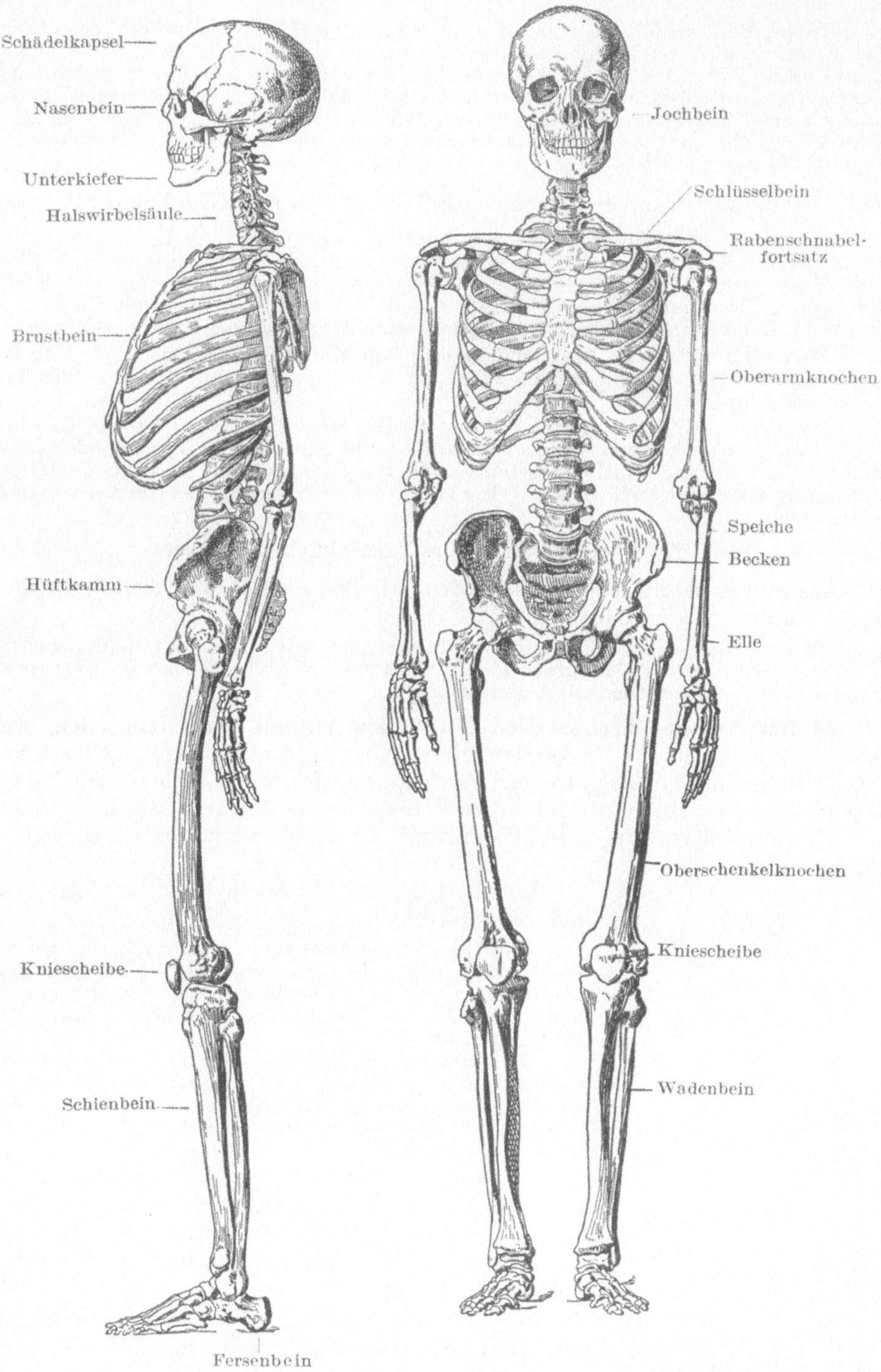


Das Knochengerüst des Menschen von der Seite und von vorn.

Dieser Bau wiederholt sich bei allen Röhrenknochen. Wesentlich verschieden davon sind in ihrer Bauart die platten Knochen, wie wir sie z. B. in der Schädelkapsel haben. Hier besteht keine Markhöhle, sondern nur eine schmale Einlagerung markhaltigen Gewebes, welche man mit dem Aufstrich eines zusammengeklappten Brotes vergleichen kann. Bei den kurzen Knochen kann man ebenfalls von einer Markhöhle nicht sprechen, nur befindet sich in ihnen bedeutend mehr Marksubstanz als z. B. in den platten.

Gemeinsam ist allen Knochen die Umhüllung mit Knochenhaut.

Nachträglich sei noch etwas über den feineren Bau des Knochens mitgeteilt. Wie alle anderen Gewebe ist auch er aus Zellen zusammengesetzt. Ihre Gestalt ist spinnenförmig. Sie haben die Fähigkeit, in ihrer Umgebung viel Kalk abzulagern. Der hauptsächlichste Bestandteil, der auch den Knochen die Festigkeit gibt, ist nämlich Kalk und zwar eine Verbindung desselben mit Phosphorsäure.

Die Natur verwendet auch anderweitig den Kalk zum Aufbau fester Körper. So ist Marmor eine Verbindung von Kalk mit Kohlensäure. Ganze Gebirgszüge bestehen sonst aus Kalk.

Die langen Knochen finden wir am besten ausgeprägt am Oberarm und am Oberschenkel, die kurzen z. B. an der Hand- und Fusswurzel. Die Schädelkapsel setzt sich aus platten Knochen zusammen. Platte Knochen sind ferner die Schulterblätter und ein Teil des Hüftbeines. Die gesamte Zahl unserer Knochen beträgt 223.

## Die einzelnen Knochen des menschlichen Körpers.

Aus praktischen Gründen besprechen wir das Skelett in der Reihenfolge: Gliedmaßen, Rumpf und Kopf.

Zu den Gliedmaßen (Extremitäten) rechnen wir Arme und Beine, welche ihrerseits wieder in drei Hauptabschnitte zerfallen, nämlich: Oberarm, Unterarm, Hand einerseits, Oberschenkel, Unterschenkel, Fuss andrerseits.

**a) Der Bau des Armes.** Der Oberarm enthält nur einen, den sog. Oberarmknochen. Er besitzt einen Kopf mit einer halbkugelförmigen Gelenkfläche für das Schultergelenk, einen Schaft, welcher nach dem Ellenbogen zu sich verbreitert und in zwei mittelgrosse Knorren ausläuft. Hier ist die Gelenkfläche für den Unterarm. Diese ist im wesentlichen rollenförmig gestaltet.

Der Unterarm hat zwei Knochen, die Elle und die Speiche.

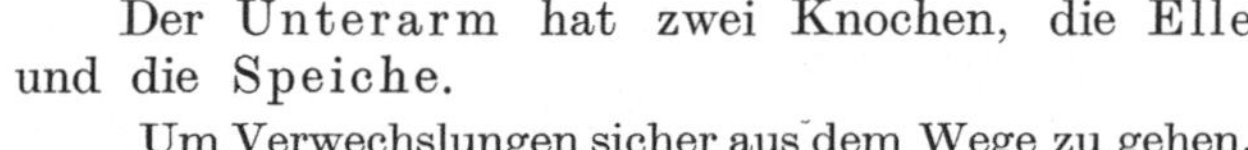

Um Verwechslungen sicher aus dem Wege zu gehen, merke man sich, dass die Speiche immer auf der Daumenseite, die Elle immer auf der Kleinfingerseite liegt, gleichwie die Hand, ob nach oben oder nach unten, gehalten wird.

Hält man die Handfläche nach oben, so liegen Elle und Speiche nebeneinander, wendet man sie nach unten, so klappt die Speiche über die Elle. Es bleibt aber immer die Speiche an der Daumenseite und die Elle an der Kleinfingerseite.

Die Handwurzel, welche nun folgt, besteht aus 8 in ihrer Form sehr verschiedenen Knöchelchen. Diese bilden nach dem Vorderarm zu eine Gelenkfläche, welche mit dem breiten Ende der Speiche in Zusammenhang tritt.

Fest mit der Handwurzel verbunden schliessen sich die 5 Knochen der Mittelhand an.

Auf diese folgen die Knochen der 5 Finger.

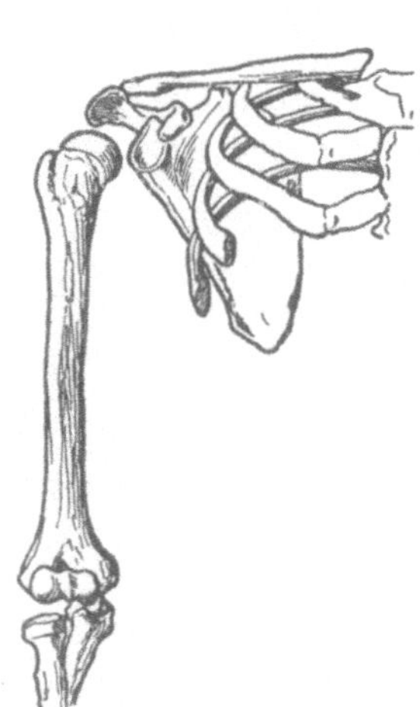

Abb. 6. Rechter Schultergürtel mit Oberarmknochen.

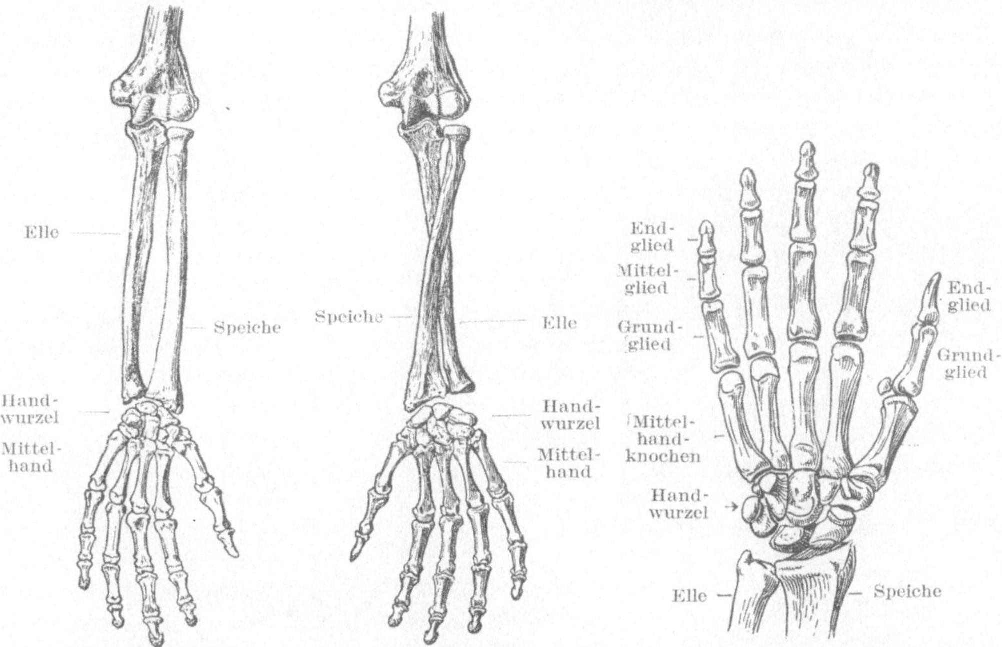


Abb. 7. Linker Unterarm, Daumen aussen. Abb. 8. Linker Unterarm. Daumen innen. Abb. 9. Linke Hand.

Mit Ausnahme des Daumens haben wir an jedem Finger ein Grundglied, ein Mittelglied und ein Endglied, welches auch Nagelglied genannt wird. Am Daumen gibt es nur ein Grundglied und ein Endglied. Bei unseren Bewegungen mit der Hand können wir den Daumen sämtlichen anderen Fingern gegenüberstellen. Die Affen z. B. können dieses nicht, obgleich ihre Hand sonst der der Menschen sehr ähnelt. Menschen, denen die Fähigkeit, den Daumen den anderen Fingern gegenüberzustellen, durch eine Krankheit verloren gegangen ist, besitzen sogenannte Affenhände. Sie sind in der Handfertigkeit den übrigen Menschen ganz bedeutend unterlegen.

**b) Der Bau des Beines.** Der Bau des Beines ähnelt dem des Armes. Der Oberschenkelknochen hat mehrere Eigentümlichkeiten. An seinem oberen Ende besitzt er einen grossen Gelenkkopf zur Bildung des Hüftgelenkes. Dieser sitzt auf einem vom Schaft winklig abgehenden Knochenstück, dem Oberschenkelhals. An der Stelle, wo der Hals vom Schaft abgeht, liegt der Rollhügel. Der Schaft des Oberschenkelbeines verdickt sich allmählich nach unten zu zwei überknorpelten Knorren, die das Kniegelenk bilden helfen.

Im Unterschenkel haben wir wie im Unterarm zwei Knochen zu merken, nämlich das Schienbein und das Wadenbein. Das Schienbein bildet die eigentliche Knochenstütze des Unterschenkels. Das obere Ende trägt die Gelenkfläche für das Kniegelenk, indem der Knochen sich in ähnlicher Weise wie im Oberschenkel zu zwei Knorren verdickt. Der Schaft besitzt eine besonders scharfe Kante, die vordere Schienbeinkante, welche gegen Schlag, Stoss usw. sehr empfindlich ist.

Das untere Ende des Schienbeins bildet den inneren Knöchel. Man kann sich ähnlich wie beim Unterarm merken, dass das Schienbein auf

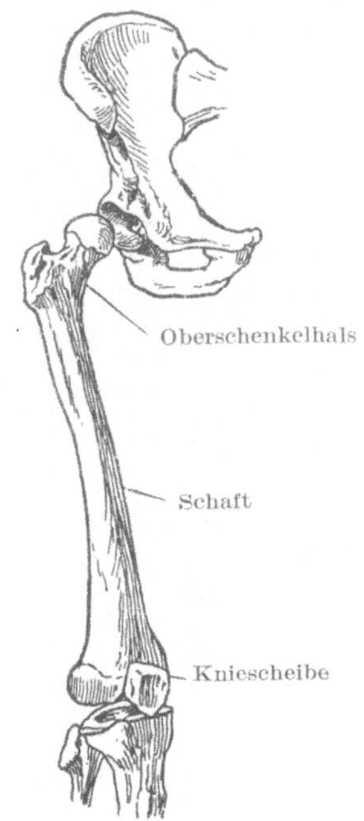


Abb. 10. Oberschenkel rechts.

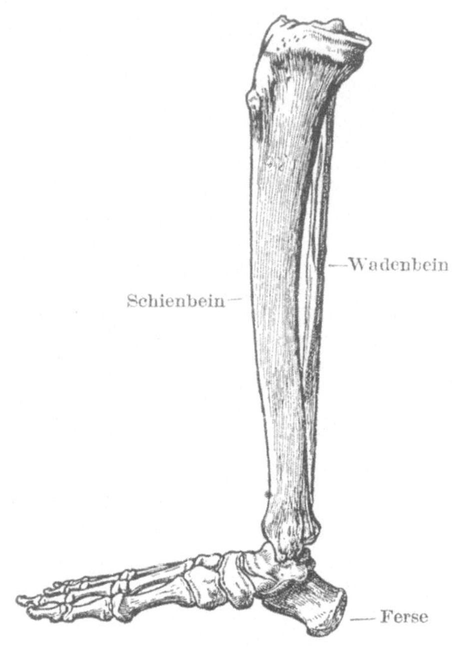


Abb. 11. Unterschenkel rechts.

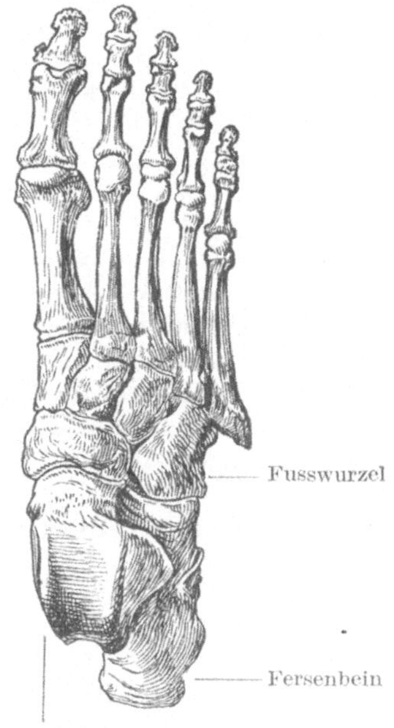


Abb. 12.

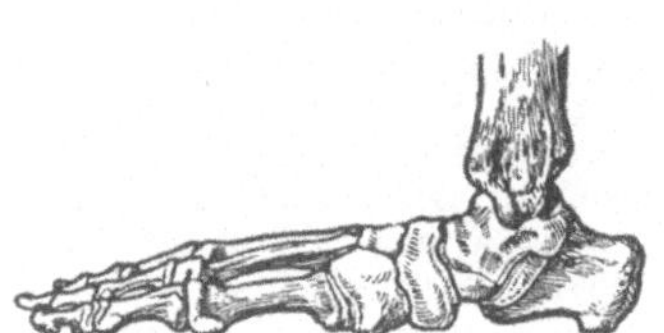

Abb. 13. Plattes Fussgewölbe.

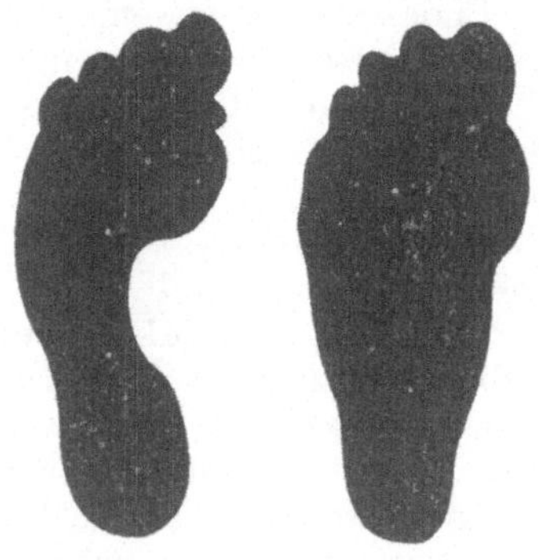

Abb. 14.

Normaler Fussabdruck (linker Fuss) Plattfussabdruck (linker Fuss)

der Seite der grossen Zehe, das Wadenbein auf der der kleinen Zehe liegt.

Das Wadenbein liegt als schlanker Knochen neben dem Schienbein. Es beteiligt sich nicht mit an der Bildung der Gelenkfläche. Es ist ein schmaler, spangenförmiger Knochen, dessen oberes Ende eine kleine Verdickung trägt, die man das Wadenbeinköpfchen nennt.

Am unteren Ende bildet das Wadenbein den äusseren Knöchel des Unterschenkels. Dieser sowohl wie der innere sind die Lieblingsstellen für Knochenbrüche.

Die Kniescheibe ist ein eigenartiger Knochen, welcher auf der Vorderseite des Kniegelenkes liegt. Er ist eigentlich nur ein Schaltknochen in der grossen Sehne des Unterschenkelstreckers und beteiligt sich mit an der Bildung des Kniegelenkes.

Die Fusswurzel besteht aus 7 Knochen. Unter ihnen sind das Fersenbein, welches die Hacke bildet, und das Sprungbein besonders zu merken. Letzteres trägt eine Gelenkfläche für den Unterschenkel. An der Hacke setzt die grosse Sehne des Wadenmuskels an (Achillessehne).

Die Fusswurzel ist mit dem Mittelfuss fest verbunden. Wir haben hier 5 Knochen, wie an der Mittelhand.

An diese schliessen sich die Zehen an, deren Glieder genau so verteilt sind wie an der Hand. Wir haben also an der grossen Zehe nur zwei, an den übrigen Zehen drei Knochen.

Die Fussknochen bilden in ihrer Gesamtheit ein Gewölbe, so dass beim Auftreten nicht die ganze Fußsohle sich abdrücken kann (siehe Abbildung vom rechten Unterschenkel). Macht man z. B. seine Fußsohlen mit Russ schwarz und tritt dann auf eine weisse oder helle Unterlage (Papier), so bekommt man einen Abdruck wie in der Abbildung angegeben ist. Bilden die Fussknochen kein Gewölbe, so besteht ein Plattfuss, dessen ganze Sohle (vgl. Abbildung) beim Auftreten zum Abdruck kommt.

**c) Der Schultergürtel.** Die Oberarme treten mit den Knochen des Schultergürtels in gelenkige Verbindung. Wir rechnen zu dem Schultergürtel die beiden Schulterblätter und die Schlüsselbeine.

Das Schulterblatt ist ein breiter, platter, dreieckiger Knochen. Es liegt der Hinterfläche des Brustkorbes auf, ist infolgedessen auf der betreffenden Seite etwas ausgehöhlt.

Wir haben an ihm drei Winkel, den unteren, den man durchfühlen kann, und zwei obere, den oberen inneren und den oberen äusseren. Der äussere ist verdickt und trägt eine Gelenkfläche für den Oberarmkopf. Auf der Hinterfläche befindet sich eine stark vorspringende Knochenleiste, welche Schulterblattgräte genannt wird. Diese verlängert sich nach dem Schultergelenk zu und greift dachförmig auf dieses über. Kurz über der Gelenkpfanne entspringt der Rabenschnabelfortsatz.

Das Schlüsselbein ist ein S-förmig geschwungener Knochen, der seitlich mit der Schulterblattgräte, in der Mitte mit dem Brustbein zusammenhängt. Er ist ein häufiger Sitz von Knochenbrüchen.

**d) Brustkorb und Wirbelsäule.** Der Schultergürtel sitzt auf dem Brustkorb. Dieser wird aus den 12 Rippenpaaren und dem Brustbein gebildet. Die 12 Brustwirbel sind ein Teil der Wirbelsäule, welche zunächst besprochen werden soll.

Die Wirbelsäule. Wir teilen die Wirbelsäule in Hals-, Brust- und Lendenwirbelsäule ein. Den Schluss nach unten bildet das Kreuz- und Steissbein. Die einzelnen Wirbel haben alle einen ähnlichen Bau.

Jeder Wirbel besitzt einen Wirbelkörper, 2 seitliche Fortsätze und den nach hinten stehenden Dornfortsatz. Durch den Wirbel hindurch zieht das Wirbelloch.

Die Wirbelkörper stellen den Hauptteil der Säule dar, indem sie sich übereinanderschichten und fest durch die Zwischenwirbelscheiben verbunden sind. Die Dornfortsätze springen nach hinten vor, man kann sie unter der Haut des Rückens abtasten.

Wir haben 7 Halswirbel, 12 Brust- und 5 Lendenwirbel.

Das Kreuzbein besitzt keine echten Wirbel, sondern 5 sogenannte falsche Wirbel sind dort zu einem Ganzen verschmolzen. Der 7. Halswirbel hat einen besonders langen Dornfortsatz, man hat ihn deshalb den „vorspringenden Wirbel" genannt.

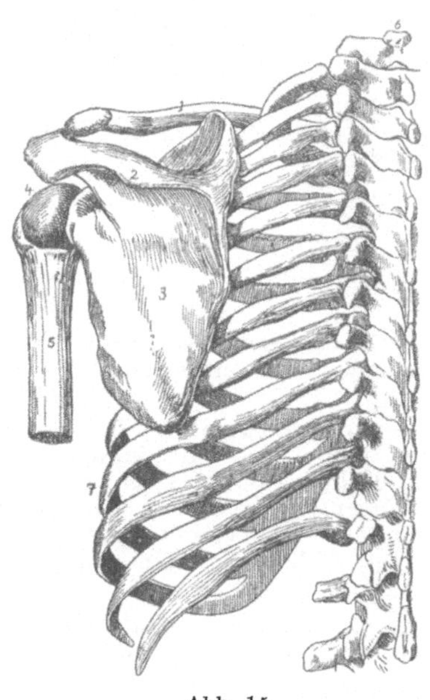


Abb. 15.

1 Schlüsselbein. 2 Schulterblattgräte. 3 Schulterblatt. 4 Oberarmkopf. 5 Oberarmschaft. 6 Wirbelsäule. 7 Rippen.

Die Rippen. Die Rippen haben den Ursprung zu dem Wort Gerippe geliefert. Es sind schmale Knochenspangen, welche gelenkig mit der Wirbelsäule verbunden sind und durch ihre Einwärtskrümmung den eigentlichen Brustkorb bilden.

Wir unterscheiden wahre und falsche Rippen. Die oberen 7 Paare sind wahre Rippen, weil sie mit ihren Rippenknorpeln sich am Brustbein anheften. Die 8., 9. und 10. Rippe haben zwar auch Knorpel, welche sich aber nicht am Brustbein, sondern an den Knorpeln der vorhergehenden Rippen anheften. Die 11. und 12. Rippe endigen frei.

**e) Das Becken.** Die Wirbelsäule ruht auf dem Becken, welches seitlich 2 grosse Gelenke für die Oberschenkelbeine bilden hilft. Das Becken besteht aus 4 Knochen: den beiden Hüftbeinen, dem Kreuzbein und dem Steissbein.

Das Hüftbein ist ein grosser Knochen, welcher die Seitenwand des Beckens bildet. Es besteht aus drei Teilen. Diese waren früher als selbständige Knochen voneinander getrennt und sind später verschmolzen. Diese drei Teile sind das Darmbein, das Sitzbein und das Schambein.

Das Darmbein hat einen Darmbeinkamm, welcher vorn an dem vorderen oberen Darmbeinstachel endigt. Beim „Hüftfestnehmen" fühlt man diese Gegend des Beckens.

Das Sitzbein endigt nach unten in dem Sitzknorren. Dieser nimmt beim Sitzen unsere ganze Körperlast auf und ist daher sehr stark gebaut.

Das Schambein hat einen horizontalen und einen absteigenden Ast und liefert die vordere Verbindung der beiden Hüftbeine durch die Bildung der Schossfuge. Die Schossfuge ist eine feste Knorpelverbindung.

Die beiden Hüftbeine werden nach hinten von dem Kreuzbein zusammengehalten. Auf diesem steht die Wirbelsäule fest aufgebaut.

Das Kreuzbein hält die beiden Hüftbeine fest zusammen und hat eine vordere ausgehöhlte Fläche und dementsprechend eine hintere nach aussen gewölbte. Sowohl an der vorderen wie an der hinteren Seite finden sich 4 Paar Löcher, welche dem Durchtritt grosser Nervenstämme dienen.

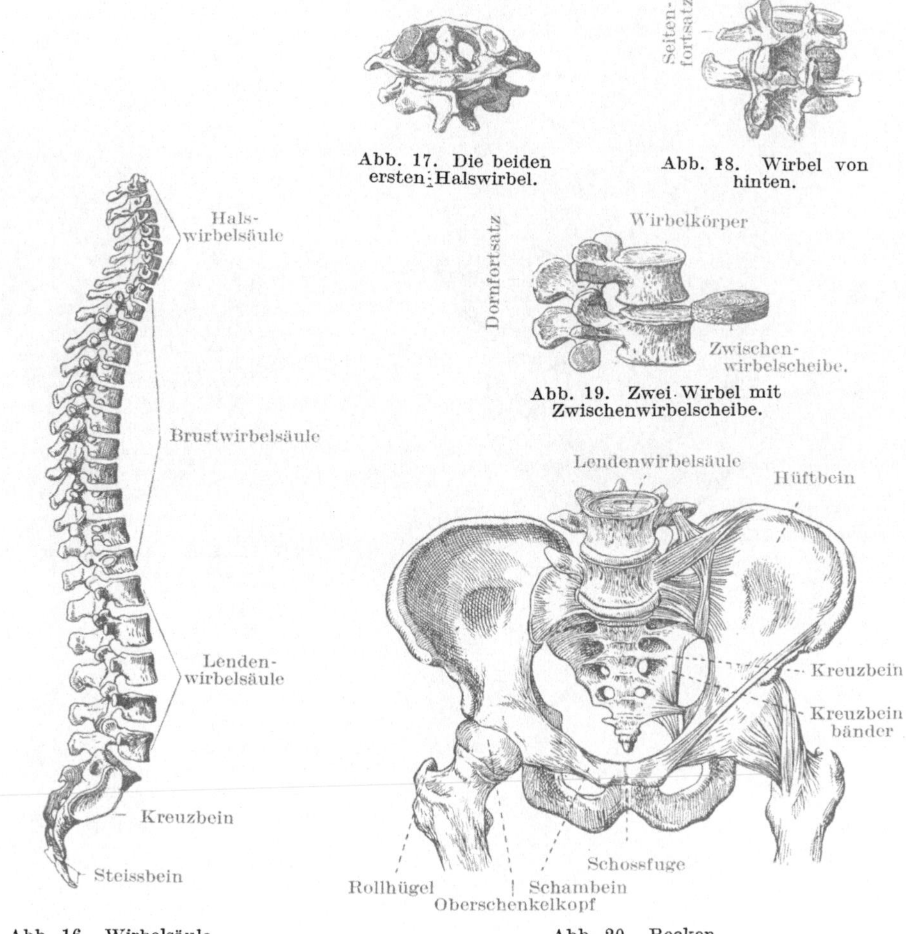


Abb. 17. Die beiden ersten Halswirbel.

Abb. 18. Wirbel von hinten.

Abb. 19. Zwei Wirbel mit Zwischenwirbelscheibe.

Abb. 16. Wirbelsäule.

Abb. 20. Becken.

An das Kreuzbein schliesst sich nach hinten das Steissbein an, dieses ist beweglich.

Die beiden Gelenkflächen für den grossen Oberschenkelkopf liegen an der Seite der Hüftbeine. Sie bilden zwei grosse Gelenkpfannen, welche genau auf den Oberschenkelkopf passen.

**f) Der Schädel.** Der Bau des Kopfskelettes ist schwer zu verstehen. Auf Einzelheiten wird deshalb nicht eingegangen.

Wir unterscheiden einen Gehirnschädel und einen Gesichtsschädel.

Der Gehirnschädel setzt sich aus einer ganzen Anzahl von Knochenplatten zusammen, welche eine Kapsel bilden, in der das Gehirn liegt. Der obere Teil der Kapsel heisst Schädeldach, der untere Schädelgrund.

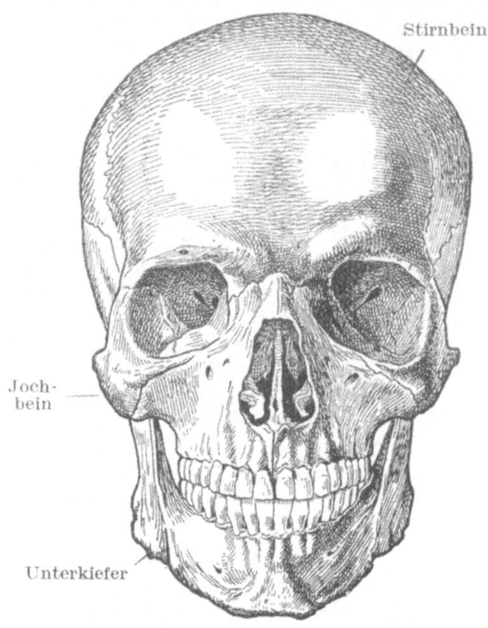

Abb. 21. Schädel von vorn.

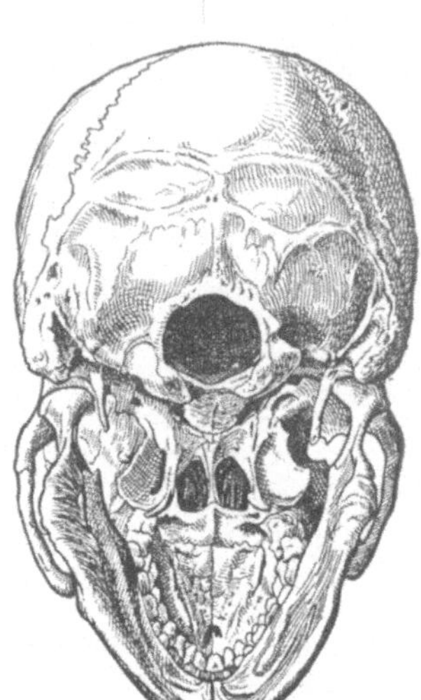

Abb. 22. Unteransicht des Schädels. Das grosse Hinterhauptloch.

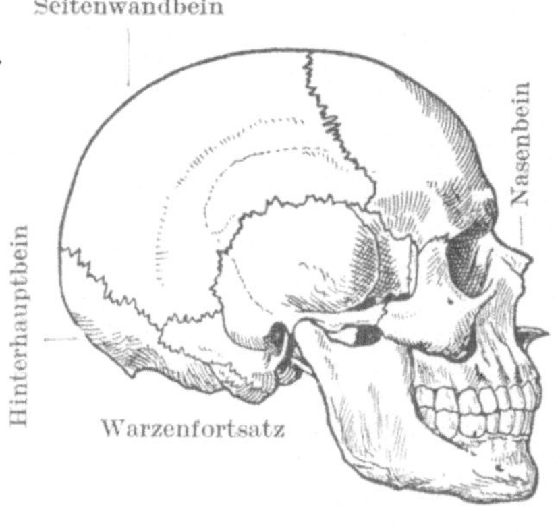

Abb. 23.

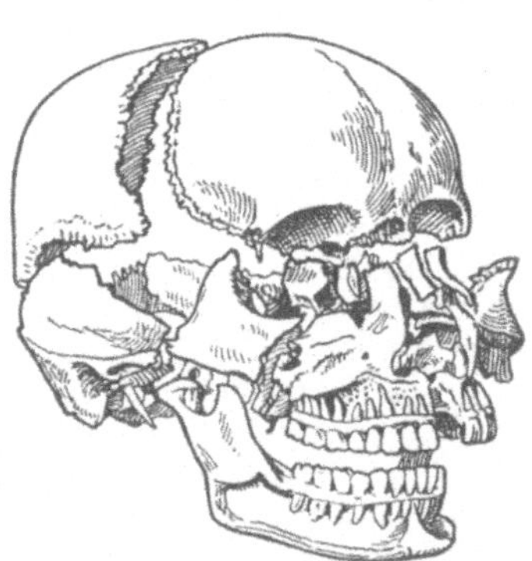
Abb. 24. Schädelknochen.

An der Schädelkapselbildung haben Anteil das über den Augenhöhlen gelegene Stirnbein, daran anschliessend die beiden Seitenwandbeine, die nach hinten an das Hinterhauptsbein angrenzen. Dieses enthält zum Durchtritt des Rückenmarkes das grosse Hinterhauptsloch.

Diese eben genannten platten Knochen, die durch Nähte miteinander verbunden sind, bilden den oberen Teil des Gewölbes.

Der Grund der Schädelkapsel (Schädelbasis) wird zum Teil vom Hinterhauptsbein, seitlich von den beiden Schläfenbeinen und dem Keilbein, vorn durch Teile der Stirnbeine dargestellt.

Der Gesichtsschädel bringt den charakteristischen Knochenbau des menschlichen Gesichtes hervor. Sein Bau ist an der Hand der gegebenen Abbildungen zu verstehen.

Wir betrachten zunächst die beiden Kiefer.

Unter- und Oberkiefer. Der Unterkiefer ist der einzige Knochen am Schädel, welcher beweglich ist; er hat einen horizontal verlaufenden und einen nach oben steigenden Ast, welcher das Kiefergelenk bildet; dieses kann bei Zufällen ausgerenkt werden und es entsteht dann die Maul- oder Kiefersperre.

Der Oberkiefer ist fest mit dem Schädel verbunden, enthält die Oberkieferhöhle, die in die Nasenhöhle mündet und beteiligt sich an der Bildung der Augenhöhle.

Unter- und Oberkiefer tragen die Zähne.

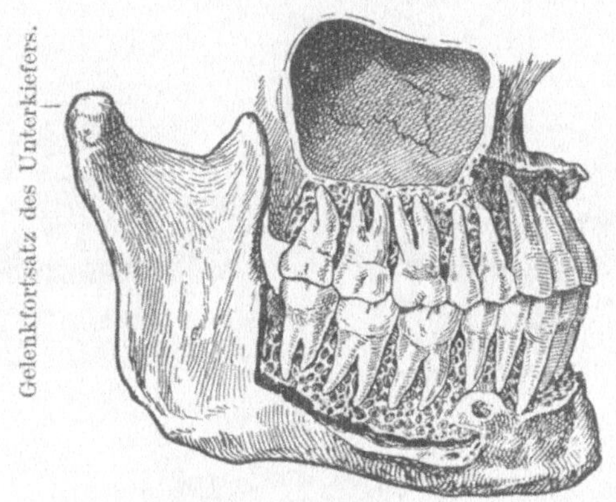


Abb. 25. Unter- und Oberkiefer mit Zähnen.

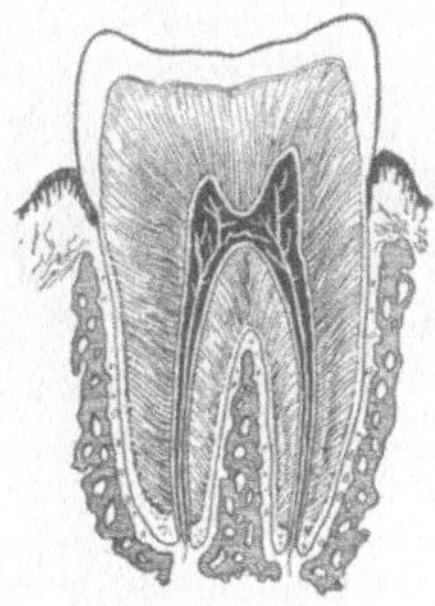

Abb. 26.
Bau des Zahnes.

An den Oberkiefer schliessen sich beiderseits die Jochbeine an, diese bedingen die Breite des Gesichtes und grenzen die Augenhöhle nach unten und seitlich ab. Ausserdem schicken sie einen Fortsatz zum Schläfenbein, auf welchem der Schläfenmuskel liegt.

Die beiden Nasenbeine stossen in der Mittellinie zusammen und bilden die knöchernen Teile der Nase, nach dem Augenwinkel zu schliessen sich daran die Tränenbeine, auf welchen der Tränensack liegt.

Die Stirnbeine bilden die Stirn und schliessen die Augenhöhle nach oben ab. Sie enthalten 2 Höhlen, die beiden Stirnhöhlen, welche mit der Nasenhöhle in Verbindung stehen.

Die beiden Schläfenbeine liegen in der Gegend des Ohres und in der Schläfengegend. Sie senden nach unten den sogenannten Warzenfortsatz aus, den man unmittelbar hinter dem Ohre fühlen kann. In dem Schläfenbein liegt unser Gehörorgan. Der knöcherne Gehörgang mündet unmittelbar vor dem Warzenfortsatz.

Die Augenhöhle hat nach hinten zu eine runde Öffnung, durch welche der Sehnerv tritt.

Das Gebiss. Der Erwachsene soll vollständig 32 Zähne haben, welche sich folgendermaßen verteilen: Es sind an Unter- und Oberkiefer je 4 Schneidezähne, 2 Eckzähne, 4 Backenzähne und 6 Mahlzähne. Die Zähne haben eine Fläche, welche zum Zerkauen der Speisen dient und sind wie obige Abbildungen zeigen gebaut.

Jeder Zahn teilt sich in die Zahnwurzel, den Zahnhals und die Zahnkrone ein.

Die Backenzähne haben 2, die Mahlzähne 3 Wurzeln. Jede Wurzel ist von einem Kanal durchbohrt, welcher in die Markhöhle des Zahnes mündet und Blutgefässe und Nerven hindurchtreten lässt.

Die Wand eines Zahnes besteht aus Zahnschmelz (das Weisse der Zähne) aussen und nach innen aus dem Zahnbein. Die Wurzel wird von der Wurzelhaut umschlossen, welche mit der Knochenhaut des Kiefers in Verbindung tritt.

Die sogenannten Weisheitszähne (die dritten Mahlzähne) können das ganze Leben hindurch fehlen, sie erscheinen manchmal erst im 40. Lebensjahr.

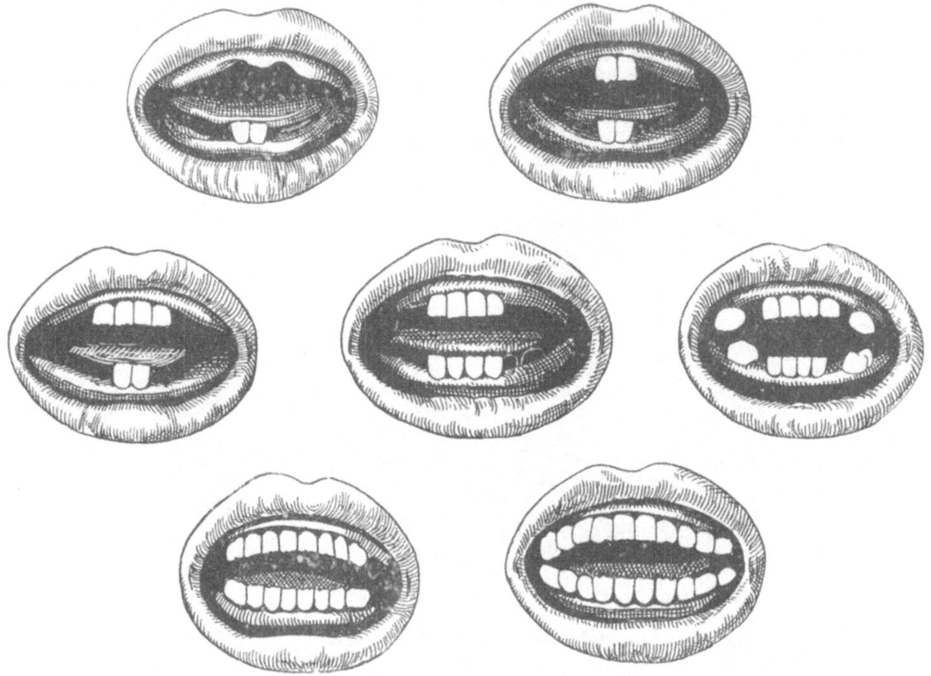

Abb. 27. Durchbruch der Milchzähne nach Langstein-Rott.
Bild 1: 6—7 Monate, Bild 2: 7—8 Monate, Bild 3: 8—9 Monate, Bild 4: 10—12 Monate, Bild 5: 12—15 Monate, Bild 6: 18—20 Monate, Bild 7: 20—24 Monate.

Das Gebiss des Kindes. Das kindliche Gebiss ist von dem des Erwachsenen sehr verschieden. Es besteht nur aus 20 sogenannten Milchzähnen, diese haben keine Wurzel.

Das Kind beginnt gewöhnlich mit einem halben Jahr an zu zahnen und es entstehen dann nach und nach die übrigen Zähne, an den Schneidezähnen beginnend.

Mit dem 6. Lebensjahr beginnt allmählich die Ausbildung des bleibenden Gebisses.

## 3. Die Verbindungen der einzelnen Skeletteile.

Die einzelnen Knochen des Skeletts sind verschieden miteinander verbunden.

a) Wir kennen sogenannte Knochennähte, welche wir bereits bei der Schädelkapsel kennen gelernt haben.

Der Name „Nähte“ ist eigentlich nicht recht angebracht, man könnte besser dafür „Verzahnungen“ sagen.

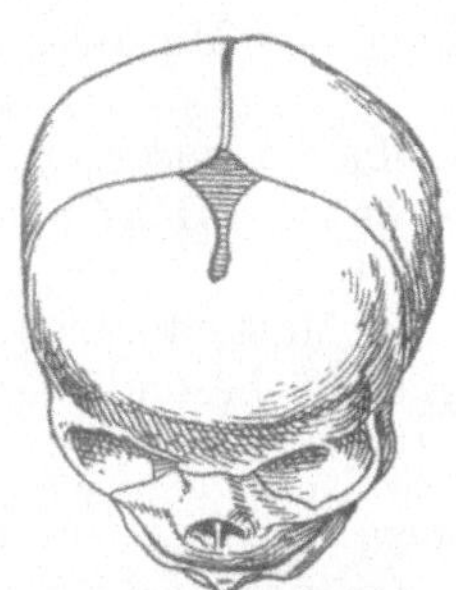

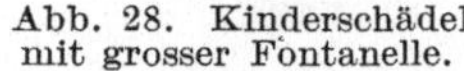

Abb. 28. Kinderschädel mit grosser Fontanelle.

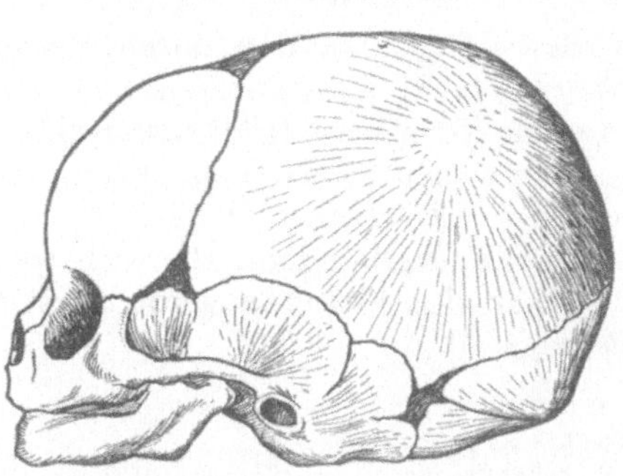

Abb. 29. Kinderschädel seitlich.

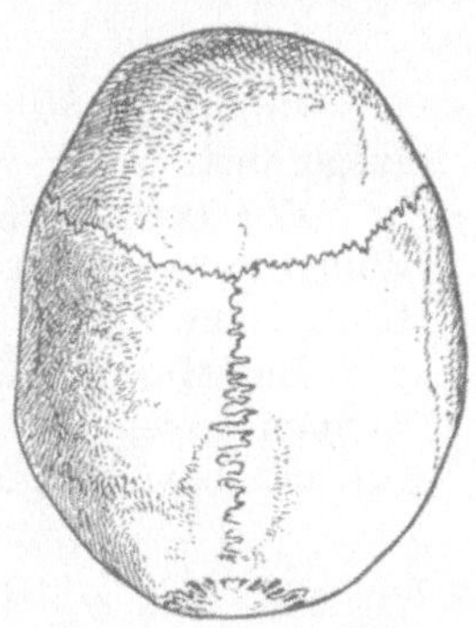

Abb. 30. Nähte am Schädel.

b) Manche Knochen sind miteinander durch sogenannten Faserknorpel verbunden, so z. B. die einzelnen Wirbelkörper. Dies ist eine äusserst feste Verbindung, welche so fest am Knochen sitzt, dass z. B. bei dem Wirbelsäulenbruch nicht die Zwischenwirbelsäule, sondern der Knochen zerbricht.

Faserknorpelverbindungen haben wir ausserdem an der Schossfuge.

c) Die Gelenke: Die Gelenke ermöglichen die Bewegungen verschiedener Knochen gegeneinander. Zu jedem Gelenk gehören Gelenkflächen, welche ineinander passen und deren Oberfläche mit Knorpel überzogen ist. Damit die Knochen sich nicht trocken reiben, befindet sich im Innern des Gelenkes die sogenannte Gelenkschmiere, die von der Gelenkinnenhaut abgesondert wird. Um das Gelenk herum schliesst sich die Gelenkkapsel als eine feste widerstandsfähige Hülle, die ausserdem noch durch starke Bänder verstärkt wird, damit sie den grossen Belastungen und Dehnungen, welche beim Gebrauch eintreten, Widerstand bieten kann.

Die ausgiebigste Bewegung können wir mit einem sogenannten Kugelgelenk ausführen. Zwei schöne Beispiele dafür bieten das Schulter- und Hüftgelenk. (Vgl. Abbildung.) Hier bestehen die beiden Gelenkflächen aus einer Kugel und den dazu passenden Gelenkpfannen.

Die Bewegungen nur in einer Richtung ermöglicht uns das sogenannte Scharniergelenk. Derart ist z. B. die Verbindung der Elle mit dem Oberarm und das Kniegelenk.

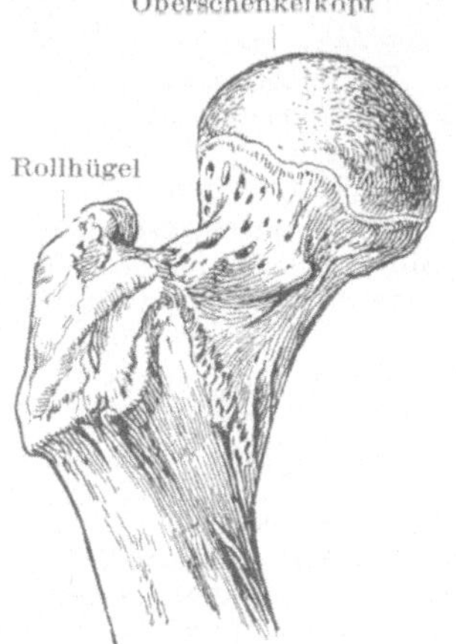


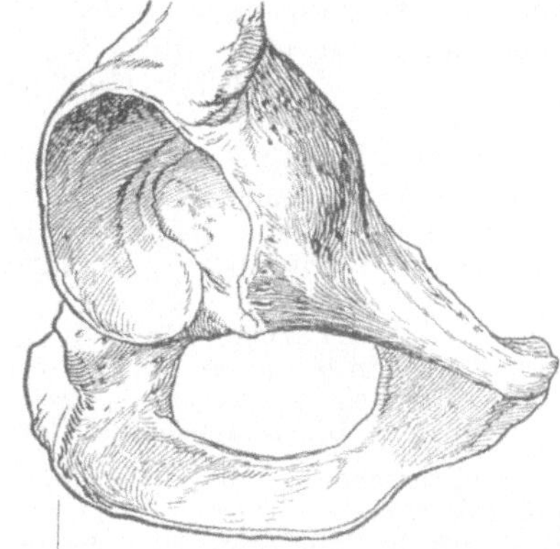


Abb. 31. Hüftgelenk.

## 4. Die Muskulatur.

Unsere sämtlichen Bewegungen werden durch Vermittlung der Muskeln ausgeführt.

Wir besitzen in unserem Körper zwei Muskelarten. Die eine ist unserem Willen unterworfen, die andere nicht. Wir nennen die erstere daher willkürliche und die letztere unwillkürliche Muskeln.

Ein Muskel besteht aus Muskelbündeln, die sich wieder zu Muskelfasern trennen lassen. Beim Kochen des Fleisches wird dieser Muskelbau besonders gut sichtbar. (Rindfleisch! z. B.)

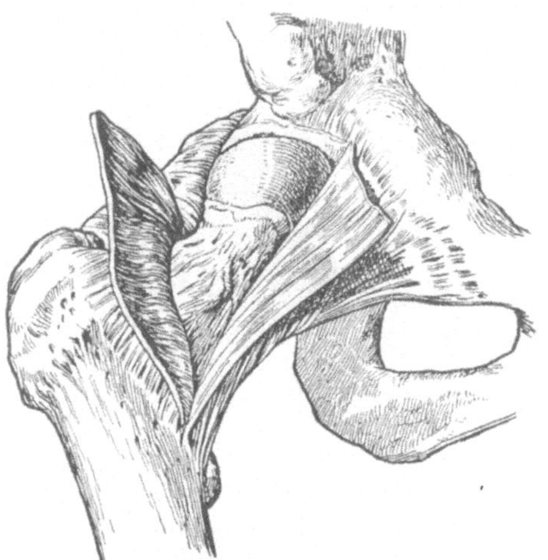

Abb. 32. Gelenkkapsel des Hüftgelenks aufgeschnitten.

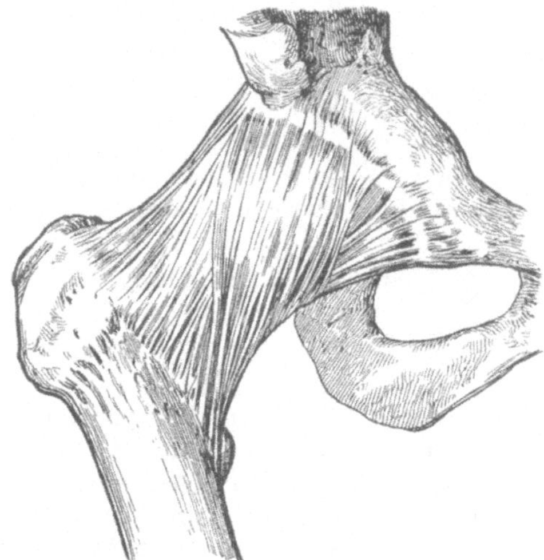

Abb. 33. Die Bänder des Hüftgelenks.

Der willkürliche Muskel hat einen Muskelbauch und setzt sich mit einer Sehne an den Knochen, den er bewegt, an.

Die Sehnen sind gelblich-weiss-glänzende verschieden dicke Stränge, die eine sehr grosse Zugfestigkeit besitzen. (Über die Tätigkeit des Muskels vgl. die Physiologie.)

Betrachten wir einen Muskel bei sehr starker Vergrösserung, so sehen wir, dass er aus sehr vielen kleinen länglichen Zellen zusammengesetzt ist.

Die Zellen des willkürlichen Muskels haben eine Querstreifung, die des unwillkürlichen nicht.

Die glatte Muskulatur, die also unserem Willen nicht unterworfen ist, finden wir hauptsächlich in dem Magen-Darmkanal. Sie bildet die Wand desselben und führt eigentümliche Zusammenziehungen aus. Man nennt die Zusammenziehungen der glatten Muskulatur Peristaltik.

Die quergestreiften Muskeln sind in sehr grosser Anzahl in unserem Körper vorhanden, aber nur einige wenige davon sollen erwähnt werden.

### Die hauptsächlichsten Muskeln unseres Körpers.

Wir unterscheiden in der Hauptsache Beuge- und Streckmuskeln. Am Oberarm merken wir den grossen Armbeuger, auch zweiköpfiger Muskel genannt (Bizeps), auf der Rückseite liegt der grosse Armstrecker. An den Beinen ist die Anordnung umgekehrt. Hier liegt nach vorn der starke Streckmuskel, in welchem die Kniescheibe eingeschaltet ist, und nach hinten der starke Beugemuskel. Am

Unterschenkel merken wir uns noch den Sprungmuskel, der den hauptsächlichsten Bestandteil der Wade bildet und sich mit der Achillessehne am Fersenbein anheftet.

Die Brust besitzt die beiden, besonders beim Mann deutlich wahrzunehmenden grossen Brustmuskel.

Die Bauchwand wird durch die Bauchmuskulatur gestützt. Der Rücken wird aufgerichtet durch eine starke Längsmuskulatur, welche auf der Rückseite der Wirbelsäule entlang zieht.

Im Gesicht verfügen wir über viele kleine Muskeln, welche das Mienenspiel hervorbringen, und über besonders kräftige Kaumuskeln, von denen der Backenmuskel und der Schläfenkaumuskel zu nennen sind. Letzteren fühlt man beim Essen an den Schläfen.

Sehnen kann man besonders deutlich auf dem Hand- und Fussrücken verlaufen sehen, besonders dann, wenn man Greifbewegungen macht oder die Zehen spielen lässt. Auch an der Handbeuge verlaufen dicke Sehnenstränge vom Unterarm zur Hand. In der Kniekehle finden sich ebenfalls starke Sehnen, die man rechts und links von ihr fühlen kann.

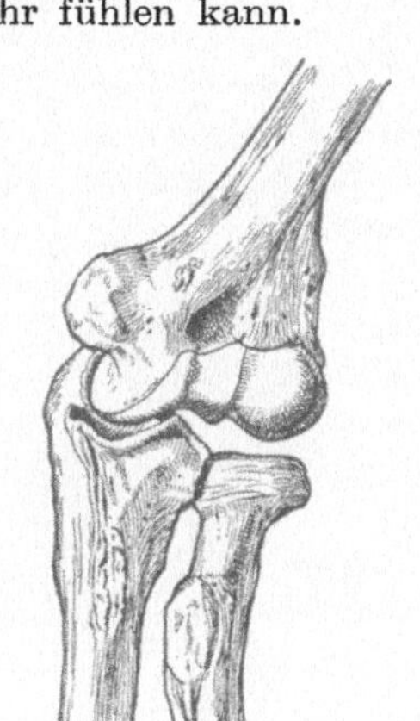

Abb. 34. Scharniergelenk (Ellenbogen).

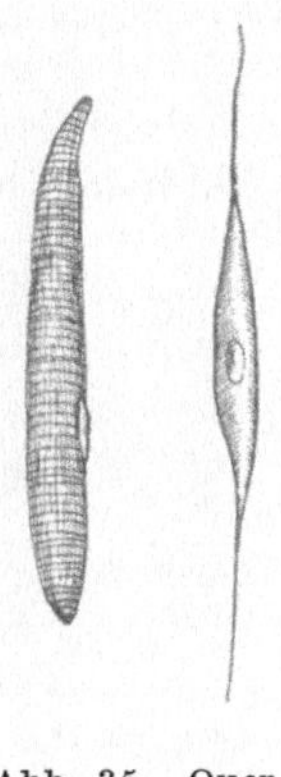

Abb. 35. Quergestreifte und glatte Muskelzellen.

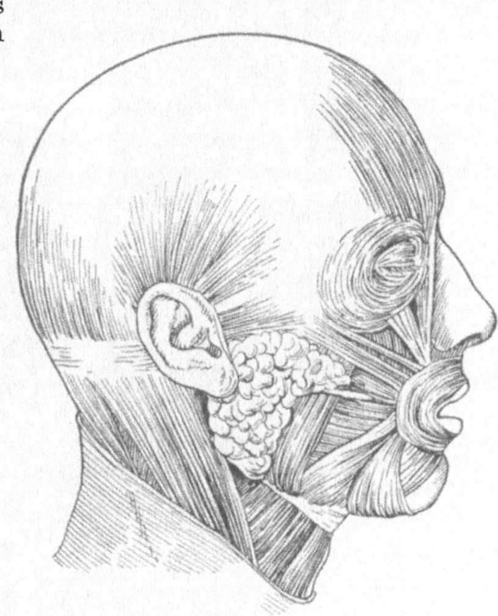

Abb. 36. Gesichtsmuskeln mit Ohrspeicheldrüse.

## 5. Nervensystem.

### a) Motorische und sensible Nerven.

Wir besitzen in unserem Körper zwei Arten von Nerven, nämlich die Bewegungsnerven (motorische) und die Empfindungsnerven (sensible Nerven).

Die ersteren kommen vom Gehirn und gehen zu den Muskeln, die anderen schlagen einen umgekehrten Weg ein und entspringen auf der Haut und den Schleimhäuten. Somit stellen die Nerven Verbindungen zwischen unseren Empfindungs- und Bewegungsorganen einerseits und dem Rückenmark und dem Gehirn andererseits dar.

Die Nerven laufen allmählich zu grossen Strängen zusammen, welche ein weisses, glänzendes Aussehen haben, und treten in dem Rückenmark zu einer grossen Nervenmasse zusammen, welche den Rückenmarkskanal ausfüllt. Die Ein- und Austrittsstellen bezeichnet man als Wurzeln. Die Wurzeln der Bewegungsnerven liegen vorn, die der Empfindungsnerven hinten am Rückenmark.

Das Rückenmark besteht also aus einer unzähligen Menge nebeneinanderliegender Nervenbahnen, die teils vom Gehirn kommen (motorische Nerven-

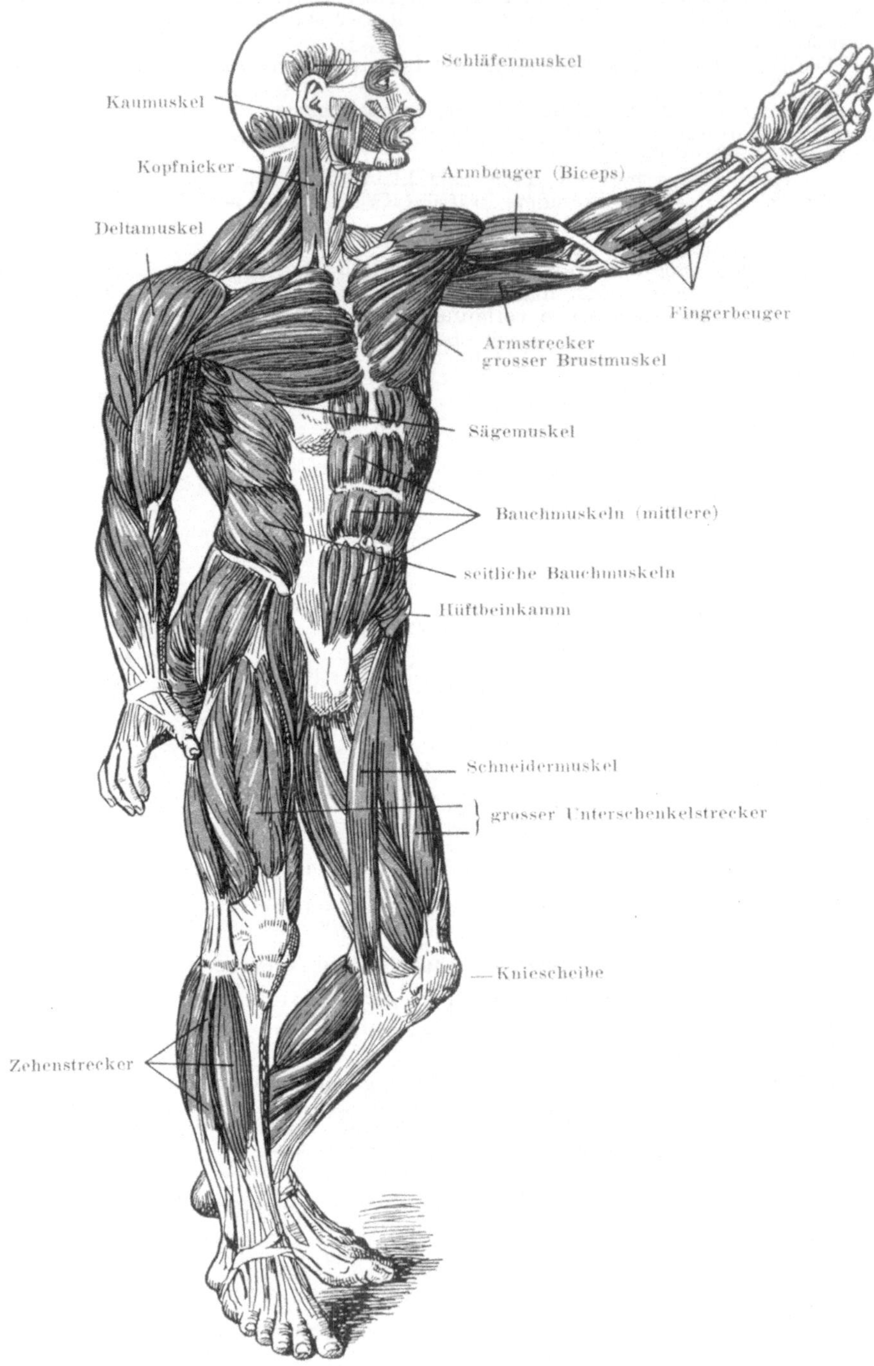


Abb. 37. Die Muskeln des Menschen von vorn und seitlich.

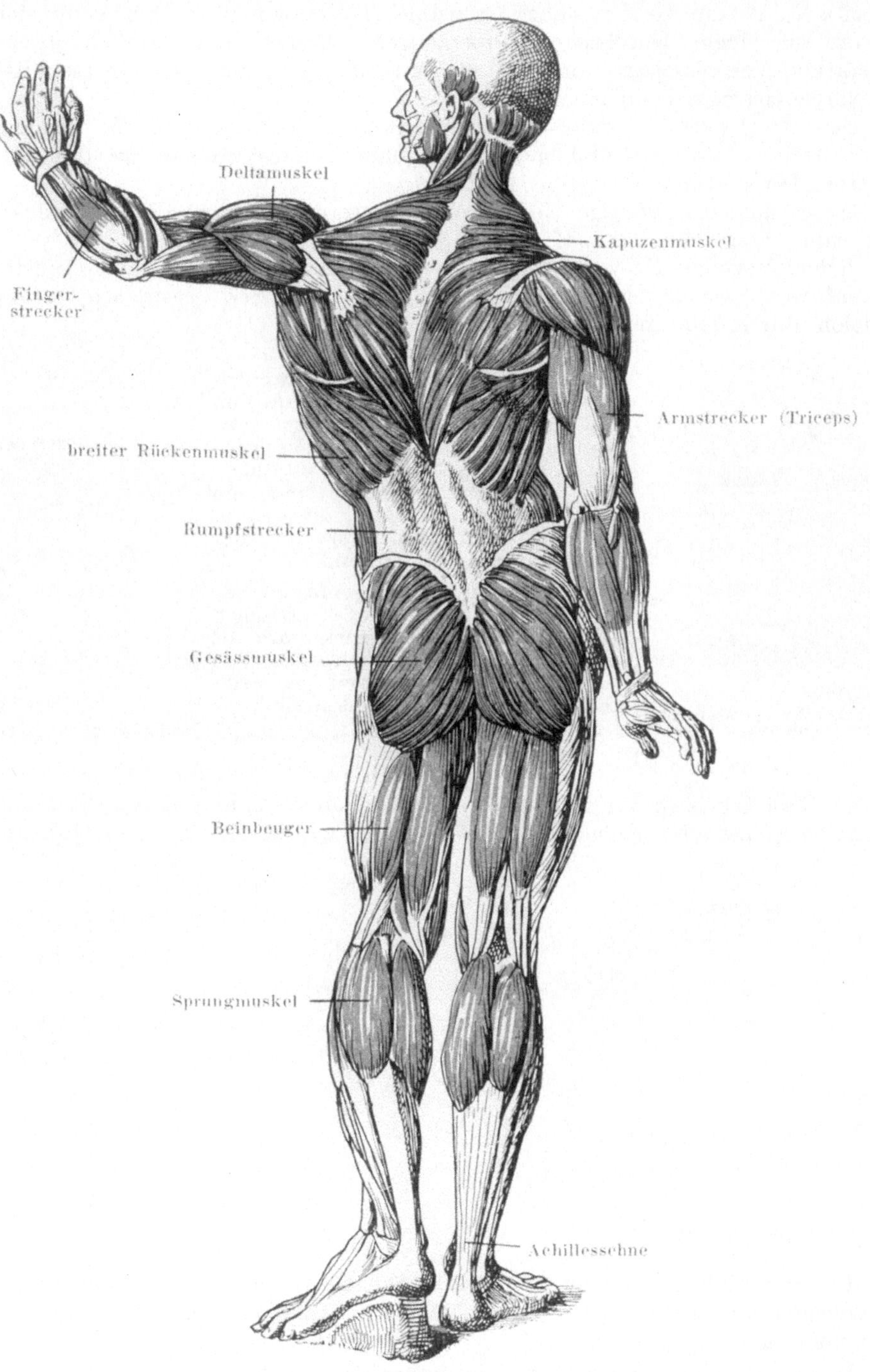


Abb. 38. Die Muskeln des Menschen von hinten.

bahnen), teils zum Gehirn gehen (sensible Nervenbahnen). Man kann sich hiervon auf einem Durchschnitt überzeugen. Wenn man nämlich diesen bei starker Vergrösserung ansieht, gewahrt man die einzelnen Querschnitte der Nervenfasern, wie in einem Kabel.

Das Rückenmark füllt den Rückenmarkskanal bis zum 2. Lendenwirbel nach unten aus und geht oben ohne scharfe Grenze in das verlängerte Mark über.

Dieses äusserst wichtige Nervenzentrum werden wir bei der Physiologie noch näher besprechen.

Jeder einzelne Nerv besteht aus einer sehr grossen Menge feinster Nervenfasern, welche gegeneinander isoliert sind, und zwar wird diese Isolation durch eine feine Ölschicht ermöglicht.

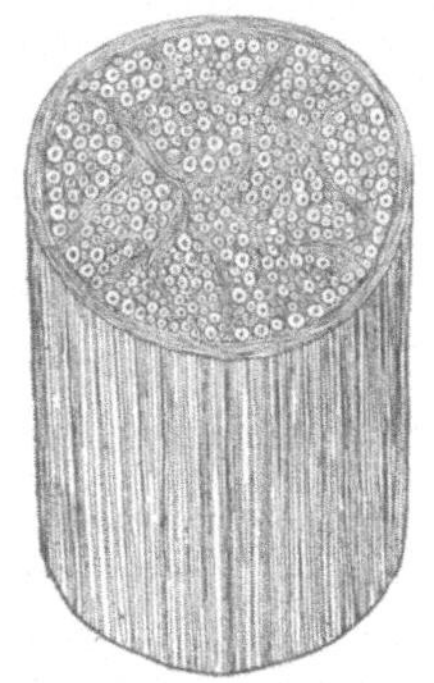

Abb. 39. Nervenfasern im Bündel.

Denken wir uns das Nervensystem wie ein grosses Telegraphenamt! Die Zentrale ist das Gehirn. Von ihm aus wird zu den Muskeln telegraphiert, dass sie sich zusammenziehen (motorische Nerven) und nach ihm wird von der Haut und den Schleimhäuten gemeldet, ob alles in Ordnung ist (sensible Nerven), oder Störungen aufgetreten sind.

Die einzelnen Nervenfasern entsprechen den Drähten der elektrischen Leitung; das Rückenmark wäre als ein grosses Kabel zu denken, in dem viele Millionen Leitungen gegeneinander isoliert eingeschlossen sind.

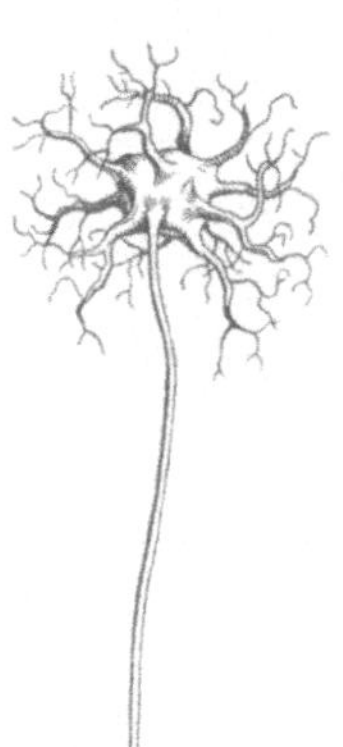

Abb. 40. Nervenzelle.

## b) Das Gehirn.

*a*) Das Grosshirn füllt unsere Schädelkapsel zum grössten Teil aus. Es hat auf seiner Oberfläche zahlreiche Furchen, welche die einzelnen Gehirnwindungen bilden. Es ist symmetrisch gebaut. Man teilt es in die beiden Grosshirnhälften ein, welche durch den sogenannten Balken miteinander verbunden sind.

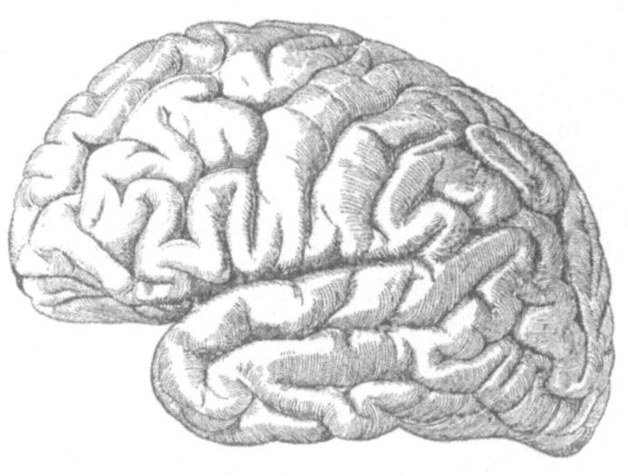

Abb. 41. Gehirnwindungen (Grosshirn).

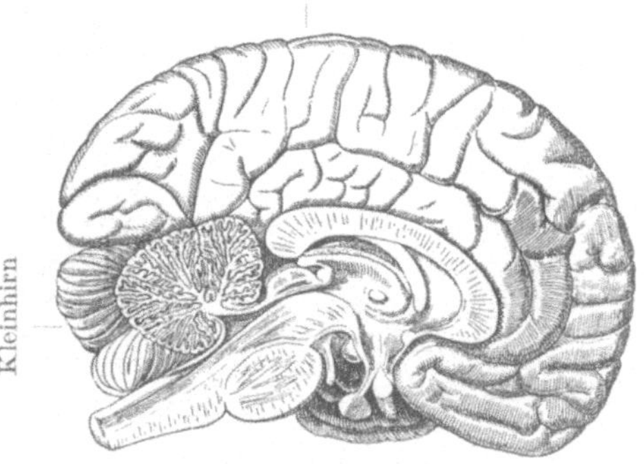


Abb. 42. Gehirndurchschnitt.

Wenn wir das Grosshirn durchschneiden, so sehen wir, dass es aus einer grauen Rindensubstanz und einer weissen Markmasse besteht.

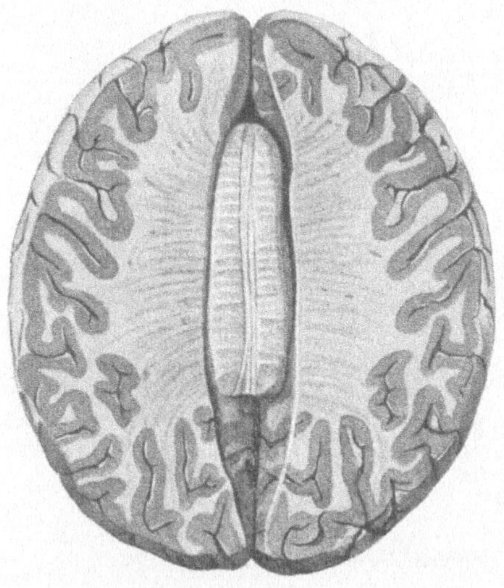

Abb. 43. Durchschnitt durch Hirnmark und graue Hirnrinde.

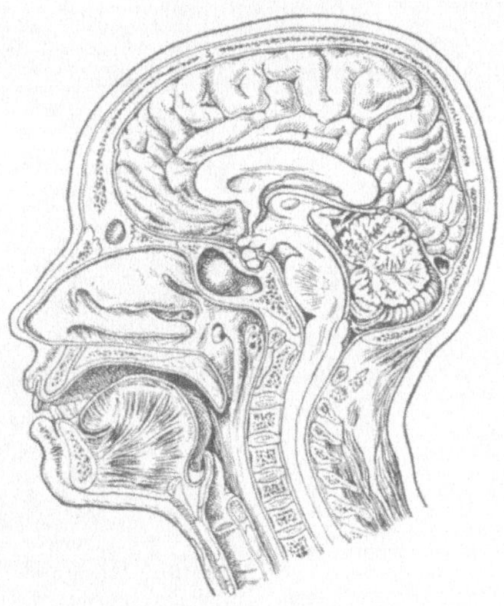

Abb. 44. Einmündung des Rückenmarkes in das Gehirn.

β) Das Kleinhirn liegt unter dem Grosshirn, auf der unteren Fläche des Hinterhauptbeines. Es hat ebenfalls zwei Hälften, die miteinander verbunden sind und besitzt eine graue Rinden- und eine weisse Marksubstanz.

Das Gehirn ist von einer weichen und einer harten Gehirnhaut umhüllt. Diese Häute setzen sich auch auf das Rückenmark fort und kleiden den Rückenmarkskanal aus.

### c) Die sympathischen Nerven.

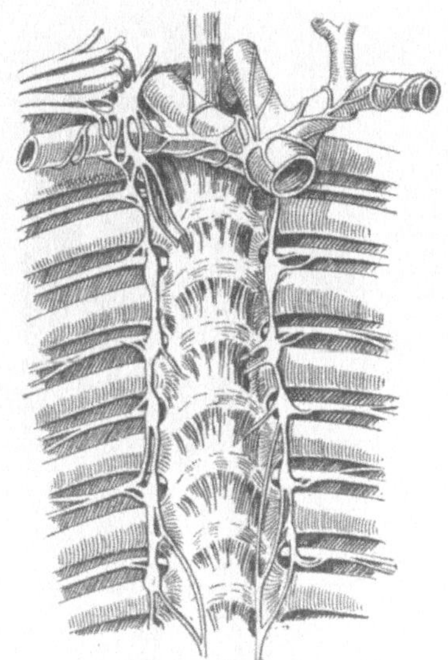

Abb. 45. Sympathisches Nervengeflecht an den grossen Blutgefässen und neben der Wirbelsäule.

Das sympathische Nervensystem ist ein selbständiger Nerventeil für sich. Es hat seine eigene Regulation. Es besitzt keine grossen Anhäufungen, wie etwa das Klein- und Grosshirn, sondern liegt in ganz kleinen Teilchen, besonders in unseren Eingeweiden zerstreut. Von diesen kleinen Zentralpunkten gehen feinste Nervenfäserchen, besonders zu unseren Eingeweiden und unseren Blutgefässen. (Herz- und Gefässmuskeln, Darm, Harn- und Geschlechtswerkzeuge, Regenbogenhaut usf.) In der Leber- und Magengegend liegt teilweise auf der grossen Körperschlagader eine grössere Anhäufung sympathischer Nerven: das sogenannte Sonnengeflecht.

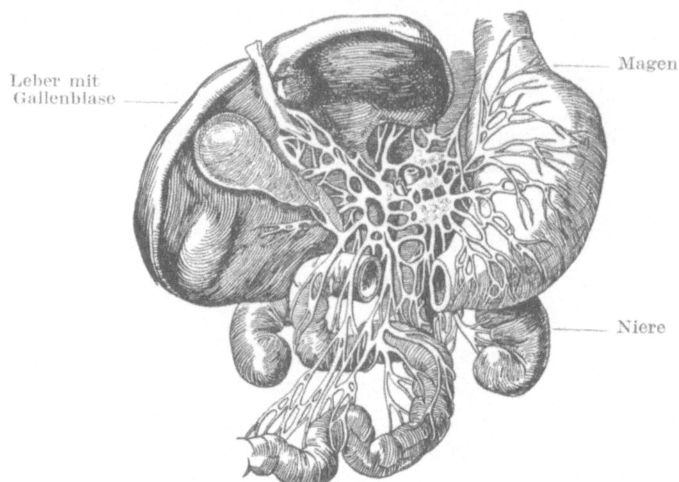


Abb. 46. Das Sonnengeflecht zwischen Leber, Magen.

## 6. Die Blutgefässe.

Der wichtigste Teil unseres Blutgefäßsystems ist das Herz.

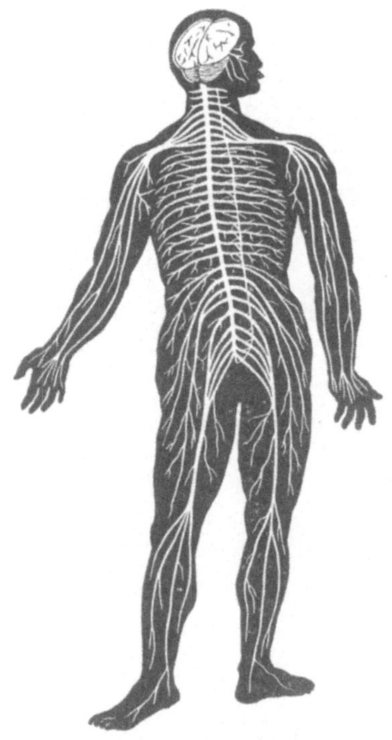

Abb. 47. (Man sieht, wie alle Nerven sich schliesslich im Rückenmark und Gehirn vereinigen. Auf der rechten Seite ist der sogenannte Grenzstrang der sympathischen Nerven gezeichnet.)

Das Herz ist ein hohler Muskel. Der Hohlraum wird durch 2 senkrecht aufeinanderstehende Scheidewände in 4 kleinere Räume eingeteilt, nämlich in die beiden Herzvorkammern und die beiden Herzkammern.

Die beiden Herzvorkammern besitzen nur wenig Muskulatur. Die beiden Herzkammern dagegen sind zu kräftigen Muskeln ausgebildet. Sie leisten auch eine sehr grosse Arbeit. Die Muskelfasern der Herzmuskeln sind quergestreift, aber nicht, wie die der quergestreiften Skelettmuskeln, unserem Willen unterworfen. Also ein „unwillkürlicher, quergestreifter Muskel".

Aus der linken Herzkammer entspringt mit einem Bogen die grosse Körperschlagader. Diese bringt das Blut in alle Teile unseres Körpers. Sie teilt sich zu diesem Zwecke in grosse Hauptäste für Ober- und Unterkörper.

Es gehen von ihr zunächst zwei grosse Stämme für die obere Körperhälfte ab, nämlich für den Kopf und die beiden Arme.

Während ihres Verlaufes an der linken Seite der Wirbelsäule entlang nach unten gibt sie Äste für den Brustkorb ab, die an der Innenfläche der Rippen verlaufen, und mehrere grosse Äste für die Eingeweide der Bauchhöhle, ebenso für die Nieren. Sie teilt sich in der Gegend der Lendenwirbelsäule in zwei grosse Äste für die Beine.

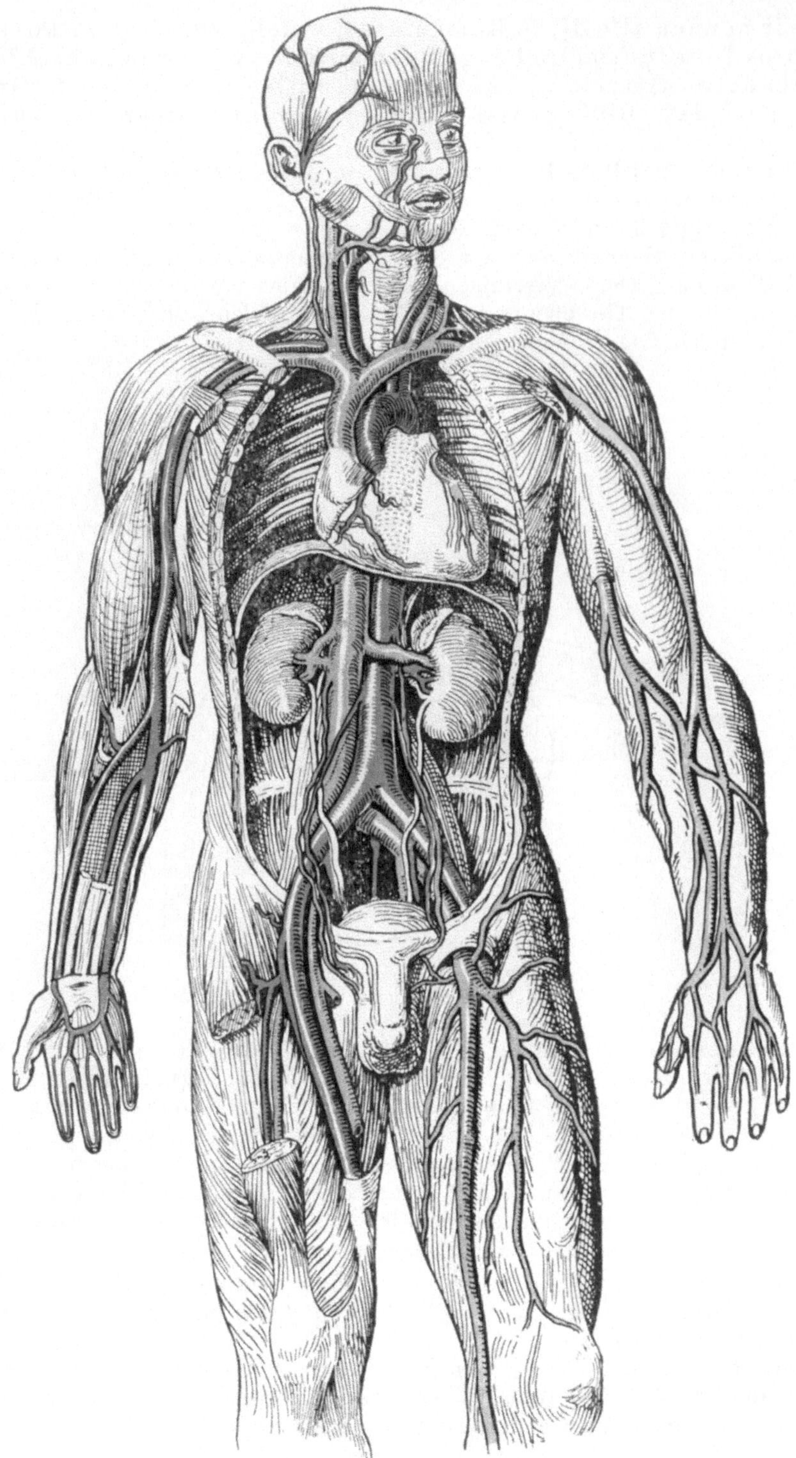

Abb. 48. Schlag- und Blutadern.

Wir nennen alle diese Blutgefässe, welche vom Herzen kommen, hellrotes Blut führen und gegen den aufgelegten Finger anschlagen, Schlagadern (Arterien). Aus ihnen entleert sich beim Durchschneiden das Blut stossförmig in bogenförmigem Strahl, sie „spritzen“.

Wenn die Schlagadern sich nun in den einzelnen Körperteilen fein verästelt haben, so entstehen aus ihnen die Haargefässe, die von ihrer feinen Gestaltung ihren Namen haben.

Aus diesen Haargefässen der Schlagader entstehen dann die Haargefässe der Blutadern. Diese vereinigen sich zu immer grösseren Stämmen und führen das in den Geweben verbrauchte Blut, welches inzwischen dunkelrot geworden ist, zu dem Herzen zurück.

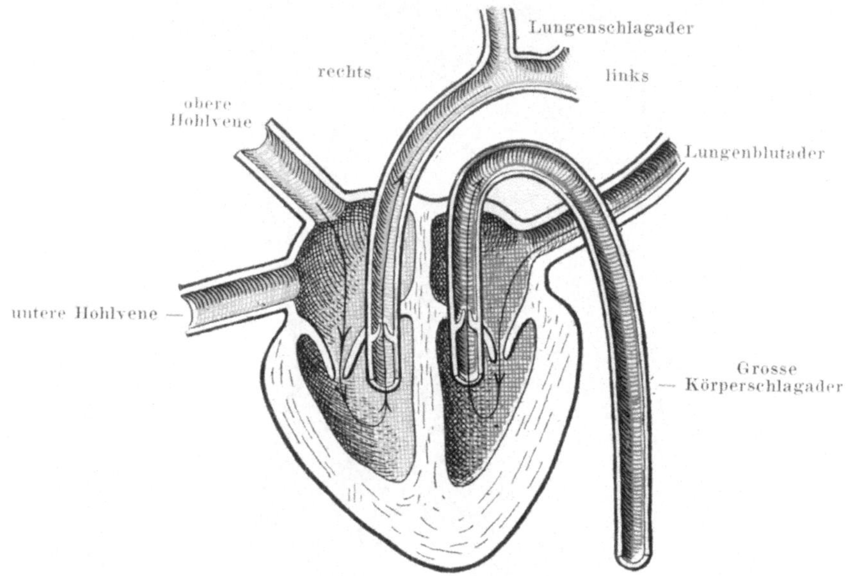


Abb. 49. Herz mitten durchschnitten.
(Die Pfeile geben die Richtung des Blutstromes an.)

Wir nennen alle Adern, welche zu dem Herzen hinführen, dunkelrotes Blut haben, gegen den aufgelegten Finger nicht anschlagen und beim Durchschneiden nicht spritzen, Blutadern (Venen). Diese vereinen sich schliesslich, indem sie mit den Schlagadern zusammen verlaufen, zu immer grösseren Ästen und zuletzt zu einem grossen Stamm für die untere Körperhälfte (die untere Hohlvene) und einen entsprechenden für die obere Körperhälfte (obere Hohlvene). Beide münden in die rechte Herzvorkammer ein.

Damit das Blut aus der rechten Herzvorkammer in die rechte Herzkammer gelangt, ist die quere Scheidewand durch die dreizipflige Herzklappe unterbrochen.

Aus der rechten Herzkammer entspringt die Lungenschlagader, welche das dunkelrote Blut in die Lunge bringt. Hier entspringt die Lungenblutader, die hellrotes Blut führt und in die linke Herzvorkammer mündet, von wo es durch die zweizipflige Herzklappe in die linke Herzkammer gelangt, um durch die grosse Körperschlagader wieder in den allgemeinen Kreislauf zu kommen. Die Stationen des Blutkreislaufs sind also der Reihe nach von der rechten Herzvorkammer begonnen: rechte Herzvorkammer, rechte Herzkammer, Lungenschlagader, Lunge, Lungenblutader, linke Herzvorkammer, linke Herzkammer, grosse Körperschlagader.

Die Wände aller unserer Adern sind elastisch. Sie können sich ausdehnen und zusammenziehen. Sie stehen dabei unter dem Einfluss der sympathischen Nerven.

### Die feinere Zusammensetzung des Blutes.

Das Blut ist eine Flüssigkeit, in welcher unzählige Mengen kleiner Teilchen schwimmen, die roten und weissen Blutkörperchen. Von den roten Blutkörperchen besitzen wir in einem cmm, also dem tausendsten Teil eines ccm, 4—5 Millionen; von den weissen nur 6—10000.

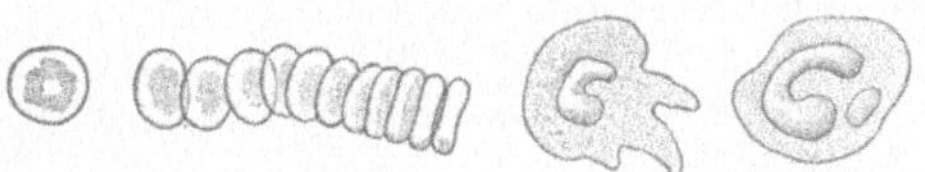

Abb. 50. Rote Blutkörperchen. Weisse Blutkörperchen.

Die roten Blutkörperchen enthalten den roten Blutfarbstoff (das Hämoglobin), dieses gibt dem Blut seine rote Farbe.

Die weissen Blutkörperchen sind bedeutend grösser als die roten und haben einen oder mehrere Kerne.

Die Flüssigkeit, in der diese Körperchen schwimmen, heisst das Blutwasser und dieses enthält das sogenannte Blutserum und den Blutfaserstoff.

Wenn das Blut aus den Gefässen austritt, so kommt sofort die Gerinnung zustande.

Die gesamte Blutmenge beträgt 6—8 kg ($^1/_{12}$—$^1/_{13}$ des Körpergewichts).

## 7. Die Lymphgefässe.

Die Lymphgefässe sind zahlreich in unserem Körper verbreitet. Sie verlaufen sowohl direkt unter der Haut, als auch überall in der Tiefe.

Es sind feine Gefässe, welche sich ähnlich wie die Blutgefässe aus ganz winzigen Anfängen zu immer grösseren Stämmen vereinigen und in ihrem Verlauf durch die Lymphdrüsen hindurchgehen. Diese befinden sich besonders zahlreich in den Achselhöhlen, in den Leistengegenden, in der Halsgegend und sind auch sonst in unserem ganzen Körper verstreut, halten sich aber meistens an die Umgebung der Blutgefässe.

In den Lymphbahnen ist die Lymphe enthalten, diese sieht wasserhell und gelblich aus, schmeckt salzig und gerinnt bei ihrem Austritt wie das Blut. In ihr sind die sogenannten Lymphkörperchen enthalten.

Wir müssen ein grosses Lymphgefässgebiet besonders betrachten, nämlich das des Darmes. Von unseren sämtlichen Darmschlingen verlaufen viele Lymphgefässe, welche wir hier Chylusgefässe nennen. Diese vereinigen sich zu dem sogenannten Milchbrustgang. Dieser hat daher seinen Namen, weil sein Inhalt besonders während der Verdauung milchig aussieht. Er ergiesst seinen Inhalt, nachdem er an der Wirbelsäule nach oben gegangen ist, in die Hohlvene. Alle übrigen Lymphbahnen vereinigen sich zu einem ähnlichen grossen Stamm, der ungefähr an derselben Stelle einmündet.

Um die Bedeutung und Lage der Lymphdrüsen und Lymphgefässe anschaulicher zu machen, sei erwähnt, dass sie bei manchen Krankheitsbildern recht deutlich und charakteristisch hervortreten.

Es gibt eine gefährliche Blutkrankheit, die mit den weissen Blutkörperchen zusammenhängt, bei der sich von allen Stellen der Lymphdrüsen aus grosse Geschwülste bilden.

Man sieht dann an den Gegenden des Halses, der Achselhöhle, Leistenbeuge grosse harte Schwellungen auftreten, die den Körper verunstalten.

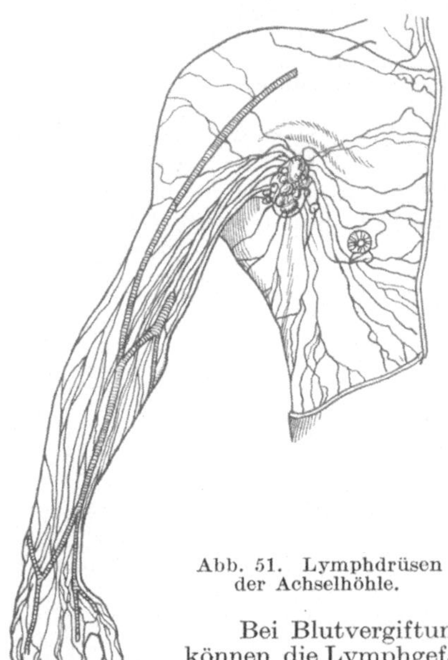

Abb. 51. Lymphdrüsen der Achselhöhle.

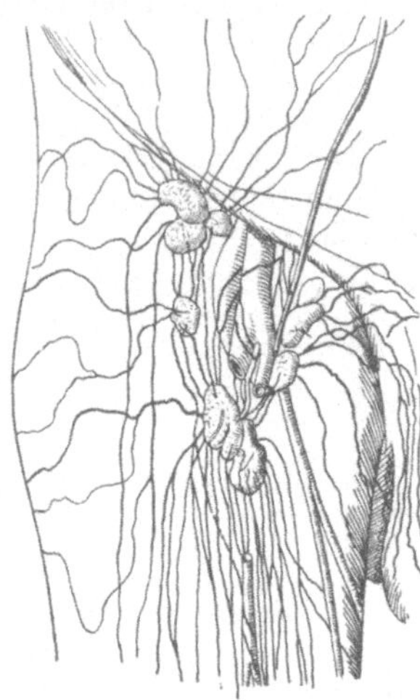

Abb. 52. Lymphdrüsen der Leistenbeuge.

Bei Blutvergiftung ferner eines Fingers (z. B. Nagelbetteiterung) können die Lymphgefässe der Hand und Armhaut anschwellen, sich entzünden und als stricknadeldicke rote Streifen bis zur Gegend der Achselhöhle sichtbar werden, wo die dort befindlichen Lymphdrüsen hart und geschwollen sein können.

Bei Entzündungen an den Geschlechtsteilen treten unter Umständen Schwellungen und Vereiterung der Leistendrüsen auf.

## 8. Das Fett.

Das Fett macht ungefähr den 24. Teil unseres Körpergewichtes aus. Es kommt gelöst im Blute und in den Lymphgefässen des Darmes vor. Im übrigen ist es in die sogenannten Fettzellen eingeschlossen, und die einzelnen Fettzellen tun sich zu dem Fettgewebe zusammen.

Stets wird es unmittelbar unter unserer Haut als sogenanntes Unterhautfettgewebe gefunden und bedingt z. B. die weichen Formen des weiblichen Körpers. Besonders reich ist das Fett im Gekröse, im Netz und Knochenmark enthalten. Es häuft sich bei reichlicher Nahrung und Mangel an Bewegung besonders an den Brüsten, am Gesäss und am Unterleibe an.

## 9. Die Eingeweide des Menschen.

(Gehirn und Rückenmark sind beim Nervensystem behandelt.)

„Eingeweide“ ist nichts anderes, als was „innen“ im Körper liegt. Daher stammen die Worte „ausweiden“ und „einweiden“. Speziell betrachten wir zunächst diejenigen Teile, welche in der Brust- und Bauchhöhle liegen.

### a) Die Organe der Brusthöhle.

Die Brusthöhle wird durch den Rippenkorb gebildet. Sie hat eine obere und eine untere Öffnung. Die untere wird durch das Zwerchfell geschlossen, welches zu gleicher Zeit Bauch- und Brusthöhle voneinander trennt. Nach oben ist der Brustkorb offen.

Die Eingeweide der Brusthöhle sind leicht zu merken. Sie bestehen aus der rechten und linken Lunge mit den grossen und kleinen Luftröhrenästen, dem Herzen und der Speiseröhre.

Wie eine Lunge aussieht, wissen wir selbst aus der Küche und daher stammt auch die Erfahrung, dass die Lunge Luft enthält. Wenn wir z. B. ein Stück Kälberlunge auf Wasser werfen, so schwimmt es, während ein gewöhnliches Fleischstück untersinkt. Man kann die Lunge auch, wenn sie noch unverletzt ist, von der Luftröhre aus aufblasen, sie dehnt sich dann aus wie ein Blasebalg und fällt, wenn man mit Blasen aufhört, wieder in sich zusammen.

Die menschliche Lunge nimmt beide Hälften des Brustkorbes fast vollständig ein, sieht rechts wie links gleich aus, ist aber auf beiden Seiten verschieden eingeteilt. Rechts haben wir drei Lungenlappen, links nur zwei. Die einzelnen Lungenlappen sind durch Furchen voneinander getrennt.

In die rechte wie die linke Lunge mündet je ein Hauptast der Luftröhre, die sich in die beiden Hauptäste teilt. Diese teilen sich dann immer weiter, wie das Geäst eines Baumes. Man spricht deshalb auch von einem Luftröhrenbaum.

Je feiner die Ästchen werden, um so biegsamer und elastischer werden sie zugleich. Die Luftröhre, die Hauptäste und die anderen Äste mittlerer Ordnung enthalten in ihren Wandungen Knorpel teils in Form von Ringen (Luftröhre und grössere Äste), teils als kleine Plättchen (mittlere Äste). In den feinen Ästchen haben wir noch ein dünnes, dehnungsfähiges Häutchen.

Den Luftröhrenästen entlang liegen viele kleine und grössere Lymphdrüsen. Diese können — besonders im Kindesalter — tuberkulös erkranken.

Am Ende tragen die durch die Teilung in unzähliger Menge hervorgehenden Lungenästchen kleine Bläschen, die sogenannten Lungenbläschen.

Stellen wir uns das ähnlich wie bei einer Weintraube vor! Ebenso wie bei dieser die einzelnen Beeren an ihren Stielen sitzen, so sitzen die Lungenbläschen auf den kleinsten Lungenästchen.

Jedes Lungenbläschen ist mit einem feinen Maschenwerk von Blutgefässen umsponnen. Hier sind also die Blutgefässe nur durch die dünne Scheidewand des Lungenbläschens von der eingeatmeten Luft getrennt. Wir werden die Wichtigkeit dieser Einrichtung bei der Atmung kennen lernen.

Eng mit der Luftröhre verknüpft ist unser Sprachorgan, der Kehlkopf. Dieser ist, bei den Männern besonders, als sogenannter Adamsapfel am Halse sichtbar. In den Kehlkopf, welcher ein knorpliges Gehäuse darstellt, sind die beiden Stimmbänder der Länge nach eingeschaltet. Am Eingang der Luftröhre befindet sich der Kehldeckel, der mit dem Kehlkopf in enger Verbindung steht. Er verschliesst beim Schlucken den Eingang zum Kehlkopf. Der weibliche Kehlkopf ist kleiner als der männliche.

Beide Lungenflügel nehmen fast den ganzen Brustraum ein; dazwischen liegt, teilweise von ihnen überlagert, das Herz.

Wir können uns noch merken, dass es nicht ganz in der Mitte liegt, sondern vorwiegend auf der linken Seite ($^2/_3$ links und $^1/_3$ rechts), und dass die Spitze nicht gerade nach unten sieht, sondern nach links abgewendet ist, so dass man den Herzspitzenstoss gewöhnlich im 5. Zwischenrippenraum, etwas innerhalb der linken Brustwarzenlinie, fühlt.

Das Herz ist von einer Haut eingeschlossen, in der es sich aber frei bewegen kann, dem sogenannten Herzbeutel.

Ebenso wie das Herz sind auch die Lungen von einer feinen Haut überzogen, die sich auf die Innenwand des Brustkorbes ausbreitet. Diese Haut heisst, soweit sie die Lungen bekleidet, das Lungenfell, und wo sie die innere Brusthöhlenwand auskleidet, das Brustfell. Uns allen ist letzteres durch die gefürchtete Brustfellentzündung bekannt.

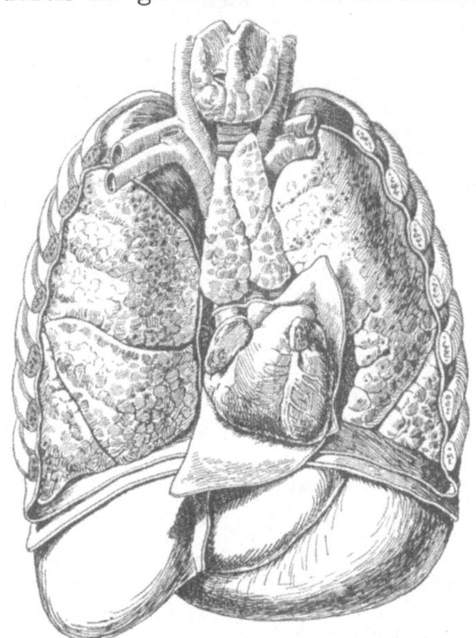

Abb. 53. Lungen, Thymusdrüse, Herzbeutel von vorn (aufgeschnitten). Das Lungenfell ist deutlich sichtbar. Unter dem Zwerchfell liegen Leber und Magen.

Auf der Luftröhre liegt unterhalb des Kehlkopfes und etwas auf ihm die Schilddrüse. Sie ist ein sehr wichtiges Organ und bei ihrer Abwesenheit entstehen schwere Störungen.

Ein Organ müssen wir noch erwähnen, welches beim Erwachsenen zu einem Fettläppchen geschrumpft ist, beim Kinde aber eine grosse Ausdehnung hat: die Thymusdrüse, auch Bries und beim Kalbe Brösgen genannt.

Diese ist nur beim neugeborenen Kinde und im frühen Kindesalter gut entwickelt. Sie beginnt zur Zeit der Geschlechtsreife zu verschwinden. Im 25. Lebensjahre spätestens ist sie in der Regel nicht mehr vorhanden. Bleibt sie länger bestehen, so handelt es sich um einen krankhaften Prozess. Sie liegt hinter dem oberen Ende des Brustbeins und kann, wenn sie plötzlich stark anschwillt, auf die darunterliegende Luftröhre drücken und so den Tod durch Erstickung herbeiführen.

Die durch den hinteren Teil der Brusthöhle ziehende Speiseröhre besprechen wir zusammen mit dem Verdauungskanal.

### b) der Verdauungskanal des Menschen.

Unser Verdauungskanal beginnt am Munde und endet am After. Er bildet einen überall zusammenhängenden Schlauch von verschiedener Weite, in den sich die Verdauungssäfte ergiessen, und der unsere Bauchhöhle in zahlreichen Windungen durchzieht. Wir können ihn in 4 Teile einteilen.

1. Die Mundhöhle, mit Zähnen und Speicheldrüsen.
2. Die Schlingorgane (Rachen und Speiseröhre).
3. Die eigentlichen Verdauungsorgane: Magen, Dünn- und Dickdarm, samt der Leber, der Bauchspeicheldrüse und der Milz.
4. Das Ausleerungsorgan: der Mastdarm.

Der ganze Verdauungskanal ist mit Schleimhaut überzogen, welche Schleim absondert und den Kanal schlüpfrig erhält.

In der Mundhöhle befinden sich die Zähne, die Zunge und die Einmündungsgänge der Mundspeicheldrüsen. Nach oben wird die Höhe durch das harte und weiche Gaumendach begrenzt, nach unten durch den Mundboden, welcher unter der Zunge liegt. Wo sich die beiden Mandeln befinden, in der Gegend des hinteren Gaumen, beginnt der Rachen.

Die Zähne sind bereits bei dem Bau des Schädels geschildert worden. Hier ist nun noch zu erwähnen, dass man den Raum vor den Zähnen die vordere Mundhöhle nennt, und die Schleimhaut, welche an die Zähne herangeht, das Zahnfleisch.

Die Zunge ist ein nach allen Richtungen leicht beweglicher, mit einer eigentümlichen Schleimhaut überzogener Muskel. Wir unterscheiden an ihr die Zungenspitze, den Zungenkörper, die Zungenwurzel und die Seitenränder. Die Schleimhaut ist deshalb so eigentümlich, weil sie viele kleinere und grössere warzenförmige Auswüchse besitzt, die sogenannten Zungenwärzchen. Auf der Zungenwurzel befinden sich besonders dicke Warzen.

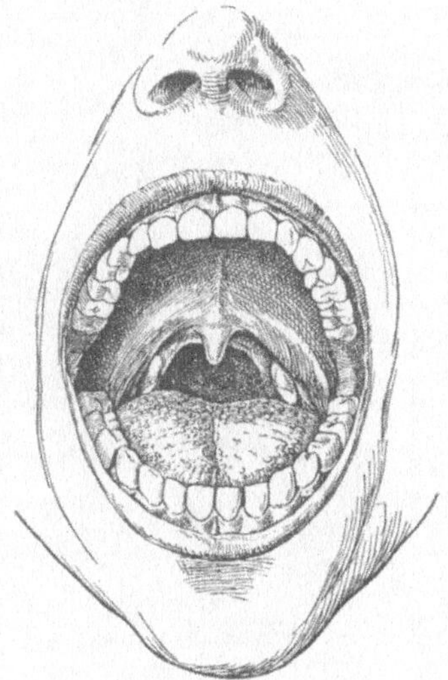

Abb. 54. Gaumen mit Zäpfchen und Mandeln.

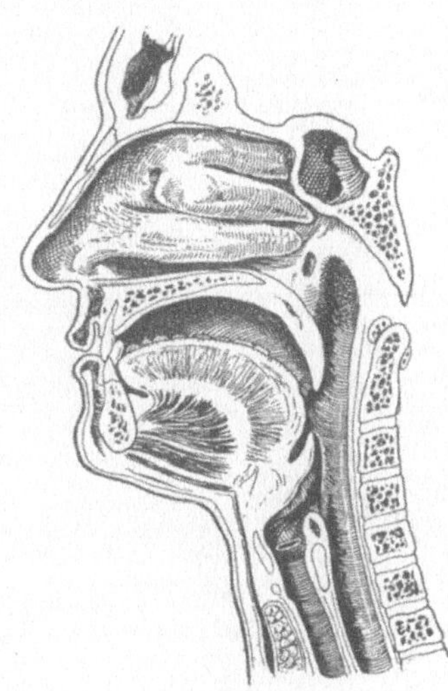

Abb. 55. Nasenhöhle, Mundhöhle, Speise- und Luftröhre.

Der vordere und der hintere Gaumenbogen grenzen die Mundhöhle gegen den Rachen ab. Der hintere Gaumenzungenbogen setzt sich in die Schleimhaut des Rachens fort. Die zwischen den beiden Gaumenbögen liegenden Mandeln sind ungefähr gebaut wie Lymphdrüsen. Sie verdanken ihren Namen ihrer Gestalt.

Ihre Oberfläche ist nicht glatt, sondern besitzt vielfache Einbuchtungen, wie ein Pfirsichkern. Wir werden bei den ansteckenden Krankheiten auf die Mandeln noch näher zu sprechen kommen.

Die Mundspeicheldrüse liegt in der Gegend des Ohrläppchens beiderseits. Sie ist etwa so gross wie ein Daumenballen und besitzt einen Ausführungsgang, der in der oberen Backentasche mündet und den Speichel in die Mundhöhle ergiesst. Ähnlich gebaute Drüsen liegen unter der Zunge und unter dem Unterkiefer (die Unterzungen- und Unterkieferdrüsen.)

Der Rachen liegt hinter der Nase und der Mundhöhle. Nach oben steht er mit der Nasenhöhle durch zwei grosse Öffnungen in Verbindung, und nach unten schliesst sich unmittelbar hinter der Zunge der Eingang zum Kehlkopf und hinter diesem der Kopf der Speiseröhre an. Ausserdem münden in ihn ungefähr in der Gegend, wo die Nasenhöhle sich abzweigt, die sogenannten Ohrtrompeten ein, die eine Verbindung der Paukenhöhle mit der Mundhöhle darstellen.

Die Speiseröhre ist ein etwa 20—25 cm langer Schlauch, der von 2 Muskelschichten umgeben ist und hinter der Luftröhre nach unten verläuft. Er geht durch das Zwerchfell hindurch und mündet unmittelbar darunter in den Magen.

Dieser liegt auf der linken Seite des oberen Bauchraumes. Seine Wand besteht, wie die des übrigen Darmes, aus glatter Muskulatur. Wenn der Magen leer ist, so zieht er sich zusammen; er kann sich durch die Speisen sehr stark ausdehnen, so dass er im Höchstfalle ca. 2400 ccm umfasst.

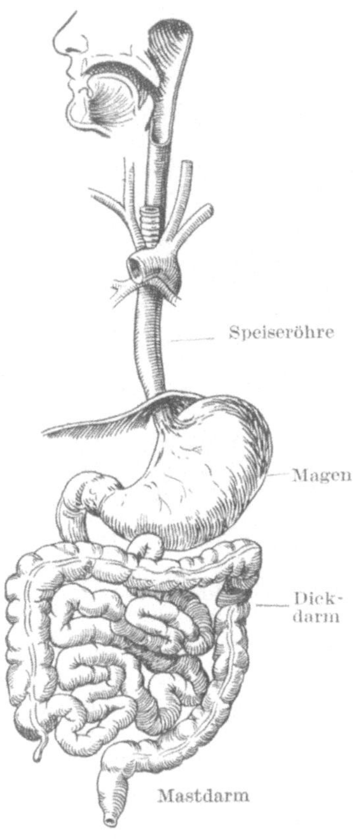


Abb. 56. Verdauungskanal vom Mund bis zum After.

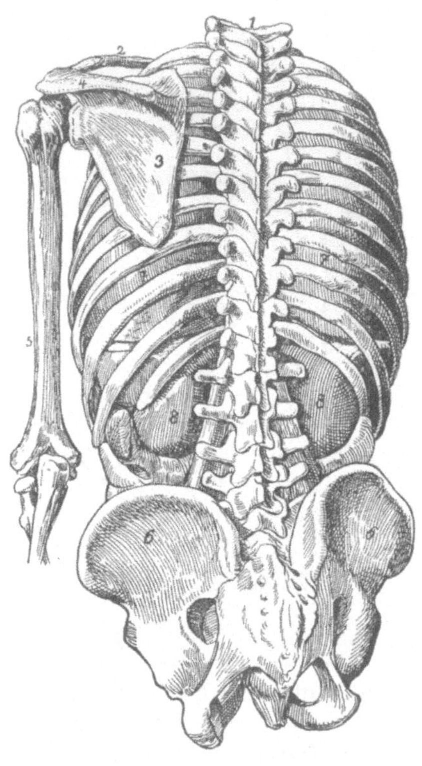


Abb. 57. Eingeweide von hinten.

1 Wirbelsäule. 5 Oberarmknochen.
2 Schlüsselbein. 6 Hüftbeine.
3 Schulterblatt. 7 Lunge.
4 Schulterblattgräte. 8 Nieren.

Der Eingang des Magens heisst Magenmund, der Ausgang der Pförtner. Den Teil des Magens, welcher sich am meisten vorbuchtet, nennt man Magengrund.

An den Magen schliesst sich der Dünndarm an. Dieser hat 3 Abteilungen: den Zwölffingerdarm, den Leerdarm und den Krummdarm.

Der Zwölffingerdarm verläuft hufeisenförmig und hat daher seinen Namen, weil er etwa 12 Fingerbreiten lang ist.

Der Leer- und Krummdarm sind das längste Gebilde unserer Verdauungsorgane. Seine Länge beträgt $5\frac{1}{2}$—$6\frac{1}{2}$ Meter. Er ist in viele Schlingen gelegt, die durch das Gekröse festgehalten werden.

Der Dickdarm setzt sich an den Krummdarm an. Sein erster kurzer Abschnitt heisst der Blinddarm, an dem sich der Wurmfortsatz, der so häufig Anlass zu Schmerzen gibt, befindet. Hinter dem Blinddarm beginnt der sogenannte Grimmdarm, der zuerst von der Gegend des rechten Hüftbeins bis zur Leber aufsteigt, dann quer verläuft bis zur Gegend des Magens und dann nach abwärts zieht, bis er in den Mastdarm übergeht, der am After ausmündet. Der Grimmdarm hat in seinem ganzen Verlauf eigentümliche Einkerbungen und ist auf seiner Oberfläche mit Fettanhängen versehen (siehe Abb.).

Wir haben nun noch eine Besonderheit der Dünndarmschleimhaut zu erwähnen. Diese ist nämlich nicht glatt, sondern besitzt in das Darminnere vorspringende Querfalten und auf ihrer Oberfläche viele Zotten. Gegen Ende des Darmes nehmen beide an Zahl ab. Diese Zotten und Querfalten vergrössern die Schleimhautoberfläche ganz bedeutend.

Auf den Därmen liegt ein eigentümliches Gewebe ausgebreitet, das Netz.

Dieses ist oben am Magen festgeheftet und bedeckt die ganzen Därme wie eine Schürze.

Bei Mensch und Tier spielt das Netz eine besondere Rolle als Fettspeicher. Bei ausgehungerten Tieren ist es nur eine dünne, fast durchsichtige Platte, bei gemästeten (z. B. Schwein) nimmt es eine recht erhebliche Dicke und grossen Umfang an. Der grösste Teil des ausgelassenen Schweinefettes stammt aus diesem Gebilde (Fettflaum.)

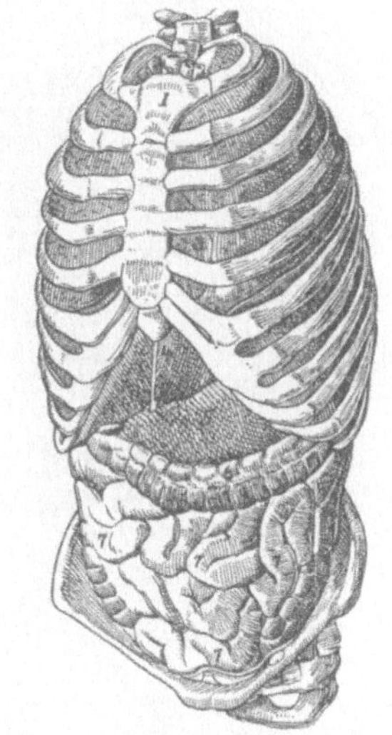

Abb. 58. Eingeweide von vorn.
1 Brustbein. 2 Brustkorb. 3 Herzbeutel mit Herz. 4 Leber. 5 Magen. 6 Quer verlaufender Dickdarm. 7 Dünndarm.

Von den übrigen Organen, welche in der Bauchhöhle liegen, besprechen wir zunächst die Leber, welche die grösste Verdauungsdrüse ist, die wir im Körper besitzen. Die Leber, in die, wie wir schon wissen, die Pfortader mündet, liegt im rechten oberen Bauchraum und wird von der rechten Zwerchfellkuppe überspannt. Sie zerfällt in 4 grosse Lappen und besitzt eine braune Farbe; wenn man sie durchschneidet, kann man auf der Schnittfläche eine regelmäßige Zeichnung erkennen, die wie aus lauter kleinen Sechs- und Achtecken zusammengesetzt erscheint. Klappt man die Leber in die Höhe, so sieht man an ihrer Unterfläche die grüne Gallenblase liegen. (Siehe Abb.)

Die Galle wird in der Leber gebildet und in der Gallenblase aufgespeichert. Aus dieser führt ein Ausführungsgang in den Zwölffingerdarm, durch den sich die Galle in den Darm ergiesst und dort mit dem Speisebrei mischt. Ungefähr an derselben Stelle, wo der Gallengang einmündet, ergiesst auch die Bauchspeicheldrüse ihren Saft in den Zwölffingerdarm.

Die Bauchspeicheldrüse liegt in der hufeisenförmigen Krümmung des Zwölffingerdarms. Sie ist ein für die Verdauung sehr wichtiges Organ und wird deshalb Bauchspeicheldrüse genannt, da ihr Bau dem der Mundspeicheldrüsen ähnlich sieht.

Die Milz liegt in der linken oberen Bauchgegend seitlich der Wölbung des Magens auf. Sie hat die Gestalt einer kleinen flachen Hand und besitzt eine blaurote Farbe.

Fast alle Baucheingeweide sind von einer feinen Haut überzogen, dem Bauchfell (Peritoneum).

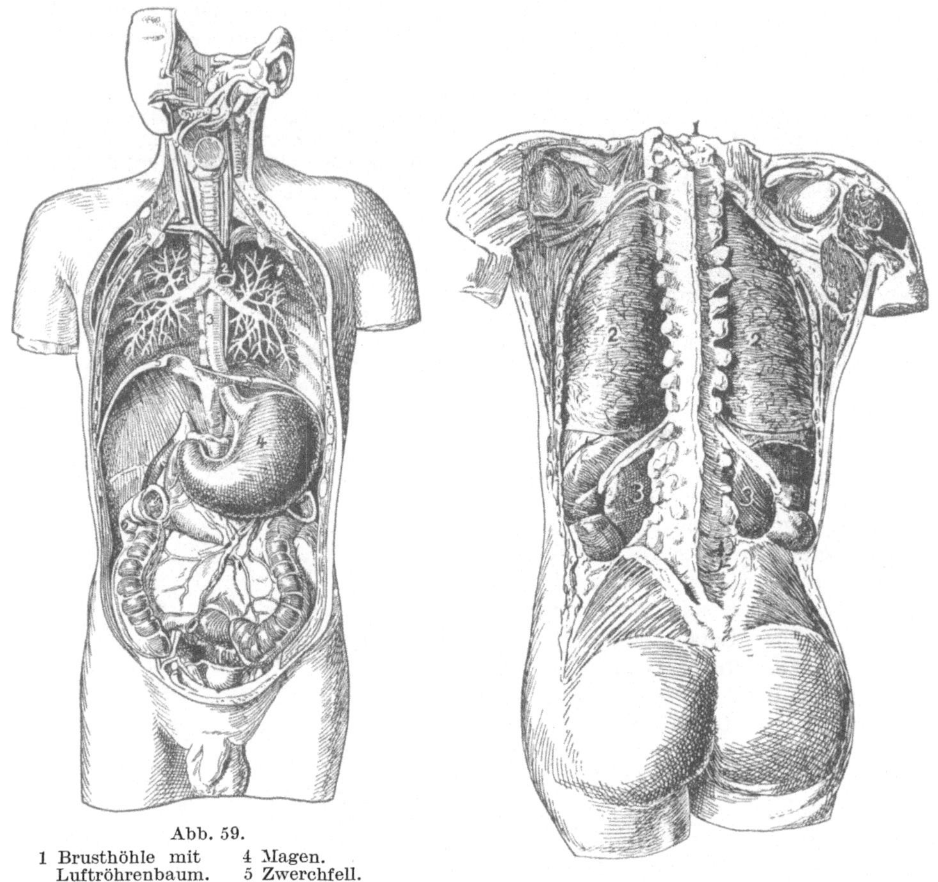

Abb. 59.
1 Brusthöhle mit Luftröhrenbaum. 2 Grosse Körperschlagader. 3 Speiseröhre. 4 Magen. 5 Zwerchfell. 6 Aufsteigender Dickdarm.

Abb. 60. Eingeweide von hinten (Rippen entfernt).
1 Wirbelsäule. 2 Lunge. 3 Nieren.

Wie das Brustfell, so kann auch das Bauchfell entzündlich erkranken. Nur ist die Bauchfellentzündung eine bedeutend ernstere Erkrankung. Sie kann aus mannigfachen Ursachen entstehen, besonders leicht aus der Blinddarmentzündung.

Hinter dem Bauchfell liegen die Organe, welche zur Harnbereitung dienen, die Nieren. Diese sind zu beiden Seiten der Wirbelsäule gelagert, etwa in der Höhe vom 11. Brust- bis zum 3. Lendenwirbel. In der Niere verlaufen zahlreiche feine Kanälchen, mit welchen der Harn aus dem Blute abfiltriert wird. Diese Kanälchen münden in das sogenannte Nierenbecken, das sich in einer grösseren Röhre, dem Harnleiter, beiderseits fortsetzt. Die Harnleiter bringen den in der Niere abgesonderten Harn in die Blase, welche hinter der Schamfuge liegt, und aus der die Harnröhre entspringt.

Die männliche Harnröhre ist ungefähr 20 cm lang, die weibliche nur 3 cm. Damit der Harn nicht abfliesst, ist die Blase durch einen Schliessmuskel verschlossen.

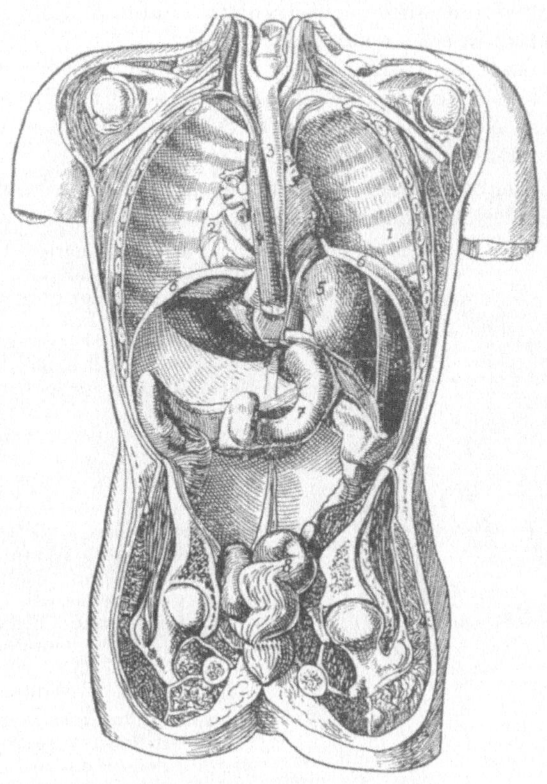

Abb. 61. Eingeweide von hinten (Rippen, Lungen, Nieren, Magen, Dünndarm entfernt).

| | |
|---|---|
| 1 Brusthöhle. | 5 Leber. |
| 2 Herz. | 6 Zwerchfell. |
| 3 Speiseröhre. | 7 Zwölffingerdarm. |
| 4 Grosse Körperschlagader. | 8 Dickdarm. |

## 10. Die Sinne des Menschen.

### a) Der Gesichtssinn.

Zur Vermittlung der Lichtempfindung und des Sehens der Gegenstände dient das Auge. Es ist in der Augenhöhle eingeschlossen und liegt dort sehr geschützt.

Der Augapfel ist aussen von einer dicken, weissen Haut umgeben, diese ist die sogenannte harte oder weisse Augenhaut, welche zwischen den Lidern sichtbar ist. Damit die Lichtstrahlen in das Innere des Augapfels gelangen können, ist die harte Haut vorn durchsichtig und heisst dort Hornhaut. Hinter dieser liegt die Augenlinse, welche zu vergleichen ist mit der Objektivlinse am photographischen Apparat. Ähnlich wie bei diesem ist vor der Augenlinse eine Öffnung angebracht, die sogenannte Pupille, welche sich verengern und erweitern kann, wie eine Irisblende. Die Haut, welche die Pupille bildet, nennen wir die Regenbogenhaut, weil sie sehr verschiedenfarbig sein kann. Hinter der Linse liegt der Glaskörper; dieser ist zur Erhaltung der Form des Auges notwendig und muss ganz klar durchsichtig sein, damit die Lichtstrahlen hindurch können. Bilden sich Trübungen im Glaskörper, so kann der Mensch dadurch blind werden, denn die eigentliche Haut des Auges, mit der wir das Licht empfinden, liegt noch hinter dem Glaskörper und heisst Netzhaut. In ihr verästelt sich mit vielen feinen Nervenfäserchen der Sehnerv, welcher von hinten den Augapfel durchbohrt.

Die Regenbogenhaut geht allmählich in die Aderhaut über, welche unmittelbar unter der weissen Haut gelegen ist.

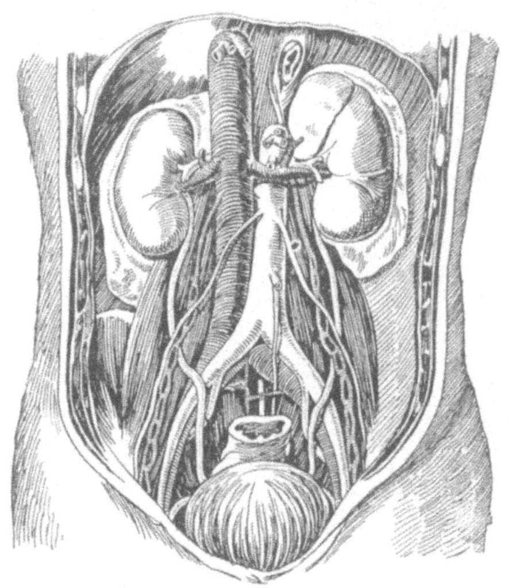

Abb. 61a. Nieren, Harnleiter und Blase.

Fällt ein helles Licht auf unsere Augen, so verengert sich die Pupille durch Zusammenziehen der Regenbogenhaut vor der Linse. Es gelangen also, weil das Loch kleiner wird, weniger Lichtstrahlen durch den Glaskörper auf die Netzhaut. Dadurch wird eine Blendung vermieden. Umgekehrt wird bei mangelndem Licht unsere Pupille von selbst weiter, damit mehr Licht von aussen in das Innere des Auges eindringen kann.

Wir sehen meist mit beiden Augen zu gleicher Zeit und sehen trotzdem nur einfache Bilder. Wenn ein Augapfel in einer verkehrten Richtung liegt oder nicht gleichzeitig mit dem anderen in demselben Sinne bewegt werden kann, so kommen Doppelbilder zustande (Schielen). Bei Kurzsichtigkeit ist der Augapfel zu lang, bei Weitsichtigkeit zu kurz.

Dadurch, dass sich an den Augapfel kleine Muskeln ansetzen, wird eine Bewegung desselben nach allen Richtungen des Raumes ermöglicht, und hierbei arbeiten beide Muskelarten von beiden Augen in demselben Sinne.

Zwischen Augapfel und Muskel liegt ein Fettgewebe, welches den Zweck der Polsterung hat.

Ein so kostbares Organ wie das Auge muss gegen äussere Einflüsse noch besonders geschützt werden; hierzu dienen zunächst die Augenbrauen, welche in der Hauptsache den von der Stirn abfliessenden Schweiss nach der Seite leiten. Die wirksamsten Schutzorgane jedoch sind die Augenlider, welche durch sofortigen Schluss das Auge gegen Eindringen von kleinen Fremdkörpern und gegen blendendes Licht zu schützen imstande sind. An den Lidern befinden sich die Augenwimpern, welche die Lider in ihrer Tätigkeit noch unterstützen.

Eine sehr wichtige Aufgabe erfüllt die Tränendrüse, welche am äusseren oberen Lid gelegen ist und durch feine Ausführungsgänge die Tränenflüssigkeit in den Bindehautsack absondert. Dieser ist eine feine Schleimhaut, welche von der Innenfläche der Lider sich auf die Augäpfel umschlägt und durch seine leichte Entzündbarkeit, die sich durch Rötung des Auges kundgibt, allgemein bekannt ist.

Die Absonderung der Tränenflüssigkeit ist deshalb wichtig, weil hierdurch kleine, in das Auge gelangte Staubteilchen nach dem inneren Augenwinkel fortgeschwemmt werden. Von dort entspringen zwei kleine Gänge, die von den sogenannten Tränenpunkten ausgehen und in den Tränennasenkanal münden.

Dieser verbindet den Bindehautsack des Auges mit der Nasenhöhle, und alle unsere Tränenflüssigkeit geht durch den Tränennasenkanal ab. Die durch Weinen hervorgebrachte Tränenflut können die kleinen Tränennasenkanälchen natürlich nicht fassen. Hier quillt die Träne zwischen den Augenlidern hervor. Geringe Mengen gelangen dennoch durch die Tränennasenwege in den Mund und rufen das eigentümliche Räuspern und Schlucken hervor, welches man z. B. bei rührseligen Vorträgen etc. bei den Zuhörern beobachten kann. Ist der Tränennasenkanal verstopft, so entsteht hieraus die lästige Krankheit, welche wir Triefäugigkeit nennen, weil beständig die Tränen, weil sie keinen Abfluss haben, aus den Lidern hervorquellen (vorübergehend Augentränen bei Schnupfen, wobei der Tränennasen-

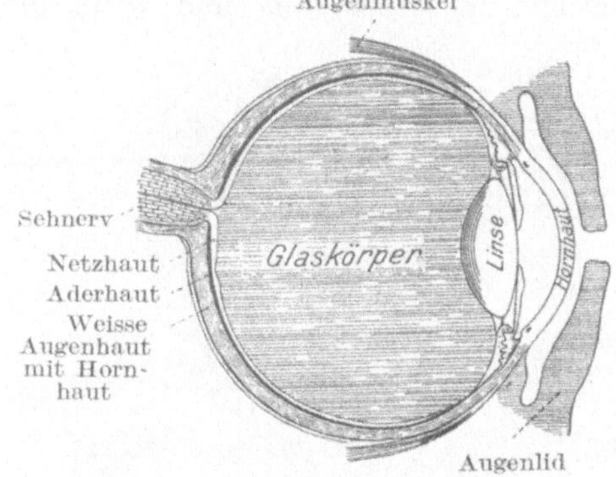


Abb. 62. Auge auf dem Durchschnitt.

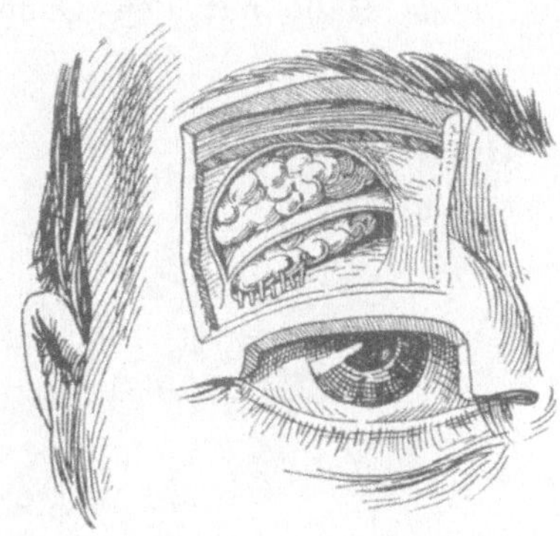

Abb. 63. Tränendrüse.

kanal verschwollen ist, dürfte allgemein bekannt sein). Ausser dem Wegspülen kleiner Fremdkörper und Staubteilchen, eine Tätigkeit, welche durch stärkere Reizung durch grössere Fremdkörper augenblicklich zunimmt und heftige Grade erreichen kann, hat die Tränenflüssigkeit noch die Aufgabe, der Austrocknung der vorderen Fläche des Auges vorzubeugen und Reibungen, welche bei dem häufigen Lidschlag eintreten könnten, zu verhindern.

## b) Gehör.

Das Ohr dient zur Vermittlung der Wahrnehmung der Töne und Geräusche. Wir teilen es ein in das äussere, mittlere und innere Ohr. Das äussere Ohr hat die Aufgabe, die Schallwellen aufzunehmen und sie dem mittleren und inneren Ohr mitzuteilen. Diese Aufgabe erfüllt die Ohrmuschel und der Gehörgang.

Am besten werden die Schallwellen fortgeleitet, wenn die Längsrichtung des Gehörganges in derselben Richtung sich befindet, wie die des Schalles. Wir können durch Wenden und Drehen des Kopfes unseren Gehörgang in die Schallrichtung einstellen und hören ihn dann am deutlichsten.

Der Schall trifft nun auf das Trommelfell. Dieses ist ein feines Häutchen, welches in sehr feine Schwingungen versetzt werden kann. Von dem Trommelfell pflanzen sich die Schwingungen auf die Gehörknöchelchen fort, welche wir ihrer Gestalt nach Hammer, Amboss und Steigbügel nennen. Diese Knöchelchen sind überaus zierlich gebaut und liegen in dem mittleren Teil des Ohres, welchen wir auch Paukenhöhle nennen. Dieser Teil ist also gegen den äusseren Gehörgang durch das Trommelfell getrennt, steht aber durch einen Kanal die sogenannte Ohrtrompete (Tuba Eustachii), mit dem Rachen in Verbindung, so dass bei plötzlichen Schalleinwirkungen das Trommelfell nicht reisst, besonders dann nicht, wenn man ausserdem den Mund weit öffnet.

Diese Vorsichtsmaßregel wird dem Artilleristen stets empfohlen. Trommelfellzerreissungen durch in der Nähe des Menschen erfolgende Explosionen gehören nicht zu den Seltenheiten. Dadurch, dass die Paukenhöhle mit dem Rachen in Verbindung steht, können sich auch entzündliche Erkrankungen auf das Mittelohr fortleiten, daher die Ohrenschmerzen bei Halsentzündung und die gelegentliche Vereiterung des Mittelohres nach Scharlach und Masern.

Der Nerv, mit dem wir hören, der sogenannte Hörnerv, hat zur Vermittlung der von aussen eindringenden Schallwellen ein eigentümlich gebautes Organ, welches wir das Labyrinth nennen. Dieses steht durch eine feine Haut mit den Gehörknöchelchen in Verbindung und wenn die

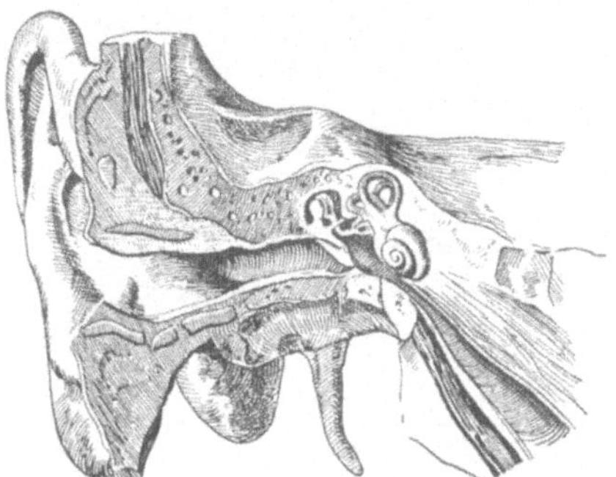

Abb. 64. Die Gebilde des Ohres.

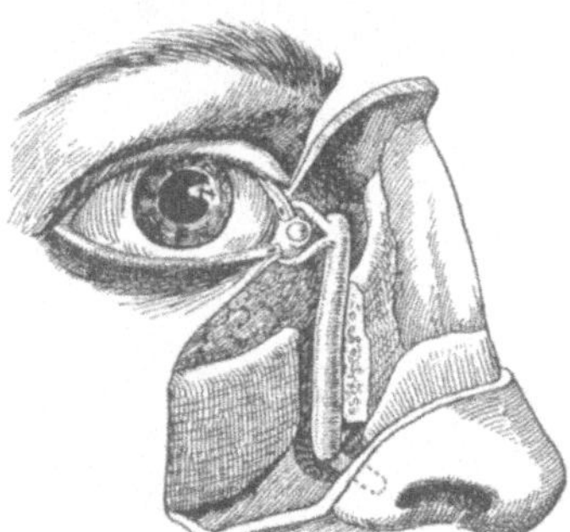

Abb. 65. Tränennasenkanal.

Gehörknöchelchen in Schwingungen versetzt werden, so pflanzen sich dieselben durch die Haut auf das Labyrinth fort. Das Labyrinth besteht aus den Bogengängen und der Schnecke.

In diesen beiden Bestandteilen des Labyrinthes verteilt sich der Hörnerv, indem er sich in viele feine Nervenfäserchen aufsplittert. Es spielt also das Labyrinth des Ohres für das Hören dieselbe Rolle, wie die Netzhaut des Auges für das Sehen. Ist das Labyrinth zerstört, so ist der Mensch taub. Die Bogengänge sind ein Gleichgewichtsorgan, denn bei Verletzungen derselben tritt Taumeln und Schwindel ein.

### c) Geruch.

Die Nase. Obgleich wir die Ansicht haben, dass unser Geruchssinn besonders fein entwickelt ist, so ist es doch Tatsache, dass wir in dieser Beziehung weit hinter den Tieren stehen. Es sei nur an die fabelhafte Geruchsempfindung und Geruchsunterscheidung des Hundes erinnert, bei welchem dieser hochentwickelte Sinn sein verhältnismäßig schwaches Sehvermögen geradezu ersetzt.

Der Geruch wird so vermittelt, dass flüchtige und gasförmige Stoffe auf unsere Riechschleimhaut gelangen. Diese befindet sich in dem oberen Teil der Nasenschleimhaut, und nur eben dieser beschränkte Teil der Nasenschleimhaut dient zur Geruchsempfindung. In der Riechschleimhaut verteilt sich der Riechnerv, welcher aus dem Gehirn entspringt und durch das Siebbein direkt in die Nase mündet. Beim Atmen durch die Nase streicht die Luft zunächst an den Nasenmuscheln vorbei und geht dann nach hinten durch die Rachenhöhle in die Luftröhre. Hierbei geht sie an der Riechschleimhaut vorbei und erregt die Geruchsempfindung.

Ausser der Vermittlung des Geruches hat die Nase noch die Aufgabe, die Luft, ehe sie in die Lunge gelangt, zu erwärmen, und die Nasenmuscheln spielen dabei die Rolle von Heizschlangen. Ausserdem fängt die Nasenschleimhaut Staub und sonstige schädliche Stoffe, wie Bakterien, aus der eingeatmeten Luft ab. Dieses geht mit besonderer Deutlichkeit daraus hervor, dass, wenn man in rusiger Luft geatmet hat, die Nasenschleimhaut über und über mit schwarzen Kohlenstäubchen bedeckt ist.

Aus Erkrankungen der Nase können sich wichtige Nebenerkrankungen der an die Nasenhöhle sich anschliessenden Stirn- und Oberkieferhöhle entwickeln. Ebenso liegt die Mündung der Ohrtrompete in der Nähe der hinteren Nasengegend, daher Stirnhöhlen- und Oberkieferhöhlenkatarrh oder Vereiterung und Ohrenschmerzen bei Schnupfen. Die äussere Nase wird geformt durch die beiden knöchernen Nasenbeine, an welche sich die Nasenknorpel, welche die Nasenflügel bilden, ansetzen. Eine in der Längsrichtung durchsetzende Scheidewand trennt sie in eine linke und eine rechte Hälfte.

#### d) Geschmack.

Zur Vermittlung des Geschmackes dient die Zungenschleimhaut. In diese mündet der Geschmacksnerv ein, der ebenfalls direkt vom Gehirn kommt und sich in den Geschmackswärzchen, welche sich in grosser Menge auf der Zungenschleimhaut befinden, verästelt.

Die Verbreitung des Geschmacksempfindens auf der Zungenoberfläche ist nicht gleichförmig. Die Zungenspitze scheint verhältnismäßig wenig zur Geschmacksempfindung geeignet zu sein. Wir unterscheiden den süssen, bitteren, saueren, salzigen und laugenhaften Geschmack.

#### e) Gefühl.

Man nennt Gefühl die Empfindungen, welche durch Berührung der äusseren Haut und die angrenzenden Schleimhäute hervorgerufen werden. Wir unterscheiden Tast- und Temperaturempfindung, und schreiben der Haut einen Tast- und einen Temperatursinn zu.

Der Tastsinn ist nicht an allen Stellen der Haut gleichmäßig entwickelt. Besonders fein aber an der Hand und den Fingerspitzen. Das Fühlen wird vermittelt durch die Empfindungsnerven, mit Hilfe besonders fein konstruierter Nervenendapparate.

Die Sinne des Menschen stehen unter sich in sehr enger Beziehung und ebenso zu den übrigen Organen des Körpers.

So erregt z. B. das blosse Sehen einer Speise den Appetit und bringt im Magen Absonderung von Magensaft hervor. Das Riechen einer besonders delikaten Speise lässt z. B. das Wasser im Munde zusammenlaufen. Dieses ist nichts anderes als ein Einfluss vom Geruchsnerv auf die Nerven-Speicheldrüsen, welche bereits den zu den Speisen gehörigen Speichel abzusondern beginnen.

Ferner sei der ausserordentlich reichen Erinnerungsbilder gedacht, welche bei Reizung irgendeines Sinnes entstehen, so z. B. die Vergegenwärtigung längst zurückliegender Bilder oder Erlebnisse bei dem Hören einer in der betreffenden Gegend gesungenen Melodie und Vorstellungen anderer Art, welche beim Schmecken einer Speise, bei Wahrnehmung eines bestimmten Geruches auftreten können. Dieses beweist, in welcher innigen Beziehung unsere gesamten Sinne zu den Vorgängen im Grosshirn stehen, nämlich zu den Vorgängen des Bewusstseins und Denkens, und wir erkennen da auf der anderen Seite die Benachteiligung derjenigen Menschen, deren Sinnesorgane im allgemeinen oder teilweise keine volle Entwicklung aufweisen.

## B. Die Verrichtungen des menschlichen Körpers (Physiologie).

### 1. Über die Verrichtungen der einzelnen Organe (Physiologie).

Wir wissen nun in grossen Zügen, wie der Körper aufgebaut ist. Wir kennen die einzelnen Teile der Maschine, wissen aber noch nicht, wie sie geht. Davon handelt die Lehre von den Verrichtungen der einzelnen Organe, die Physiologie.

### a) Ernährung.

Was wir als Nahrung zu uns nehmen, ist ein Gemisch immer wiederkehrender bekannter Nahrungsstoffe. Wir haben zunächst drei Hauptnahrungsstoffe: das Eiweiss, die Fette und die zucker- oder stärkehaltigen Stoffe (Kohlehydrate). Das Eiweiss befindet sich nicht nur in den Eiern der verschiedenen Geflügel, also sogenanntes Eiereiweiss, sondern auch in sämtlichen Fleischsorten als Fleischeiweiss, in der Milch als Milcheiweiss und in den Pflanzen, besonders in den Hülsenfrüchten, als Pflanzeneiweiss. Als Fette gelten alle pflanzlichen und tierischen Fette und Öle. Die Zuckerstoffe sind der Rohrzucker (unser gewöhnlicher Süsszucker), der Traubenzucker, der Malzzucker, ferner alle stärkemehlartigen Stoffe, z. B. Kartoffelmehl, Weizenstärke, Reisstärke usw.

Die zu unserer Ernährung ferner noch unentbehrlichen beiden Stoffe sind die Salze und das Wasser. Die wichtigsten Salze sind Kochsalz, Soda, phosphorsaurer Kalk, Kali.

Ohne Wasser ist überhaupt kein Leben denkbar. Sonst verdursten wir. In Vereinigung mit den Salzen bewirkt das Wasser die Straffheit der Gewebe; ähnlich wie sich ein Blumenstrauss lange frisch und in seinen Stengeln straff erhält, wenn ihm das nötige Wasser und etwas Kochsalz und Kalksalz zugeführt werden. An Durst leidende Menschen sehen ähnlich welk aus wie die Blumen, denen man kein Wasser gibt.

Der wichtigste Stoff, der zur Aufrechterhaltung unseres Lebens unbedingt nötig ist, und welcher im gemeinschaftlichen Zusammenwirken mit den eben genannten Nahrungsmitteln unseren Körper erhält, ist der in der Luft enthaltene Sauerstoff, den wir bei der Atmung durch die Lungen aufnehmen. Alle luftartigen Stoffe nennen wir auch Gase.

Wie in einem kaufmännischen Betrieb nennen wir die aufgenommenen Stoffe die „Einnahme“ und unterscheiden von ihnen die durch Lungen, Haut, Darm und Nieren vom Körper abgegebenen „Ausgaben“.

Die Vergleichung beider Grössen ist der Rechnungslegung des Kaufmanns bei Quartalsschluss zu vergleichen und wird wie sie als „Bilanz“ bezeichnet. Sie kann vorteilhaft für den Körper sein — dann nimmt der Körper zu — oder nachteilig — dann büsst er von seinem Bestand etwas ein. Hierüber zu arbeiten, ist die Aufgabe der Stoffwechselphysiologie.

Als Einnahmen haben wir zu rechnen: die Eiweisskörper, die Fette und die stärkeähnlichen Stoffe, die man mit einem Fremdwort Kohlenhydrate nennt, ferner die Salze und den Sauerstoff. Diese Stoffe werden in unseren Körper aufgenommen.

Den Einnahmen stehen die Ausgaben gegenüber. Wir scheiden fortwährend aus unserem Körper Stoffe aus, die wir näher bestimmen können. Als Orte der Ausscheidung kommen in Betracht die Lungen, der Darm und die Nieren und die Haut. Mit der Lunge atmen wir Kohlensäure und Wasserdampf aus. Diese Endprodukte des Stoffwechsels stammen in der Hauptsache aus Kohlenhydraten und Fett. Der für die Eiweisskörper charakteristische chemische Körper, der Stickstoff, wird nicht ausgeatmet am Schluss seiner Verwertung im Körper, sondern dieser verlässt den Körper zum grössten Teile durch den Harn, zum geringen durch den Darm. Die Ausscheidungsorgane für den Stickstoff sind mithin die Nieren und der Darm.

Durch die Haut verlieren wir vor allen Dingen Wasser, ausserdem sind aber im Schweiss geringe Mengen Stickstoff in Form der Harnsäure vorhanden.

Im Harn finden wir den Stickstoff als Harnstoff und Harnsäure wieder.

Eiweiss, Fett und Kohlenhydrate werden im Körper in verschiedener Weise ausgenutzt. Danach richtet sich der Wert eines Nahrungsstoffes für die Ernährung des Menschen.

Das Eiweiss, welches im Fleisch, Fisch, Milch, Ei, Käse vorhanden ist, wird gut verwertet. Wir finden davon sehr wenig im Kot wieder. Anders ist es mit dem Pflanzeneiweiss. Dieses wird schlecht resorbiert und wir können grosse Mengen desselben im Kot wieder nachweisen. Das Pflanzeneiweiss ist nämlich in einer Hülle aus Zellulose verschlossen, welche durch den Akt der Verdauung nicht gesprengt wird. Es geht also ungenutzt wieder mit dem Kot ab.

So verhält es sich mit den Hülsenfrüchten Erbsen, Linsen, Bohnen usw., den Gemüsen und dem Brot. Je feiner ein Brot ist, d. h. je weniger Hülsen in dem Mehl sich befinden und je klarer das Mehl, aus dem das Brot besteht, gemahlen ist, um so besser ist die Ausnutzung des Eiweisses aus ihm. Je gröber das Brot, um so schneller verlässt es ungenutzt den Darm. Deshalb hat das feine Weissbrot von allen Brotsorten die beste Ausnützung.

Während des Krieges war die Ernährungsfrage wie bekannt besonders eifrig besprochen. Es erhob sich vor allem die Frage, ob man die pflanzlichen Nahrungsmittel nicht besser wie bisher ausnutzen könne, zumal in einer Zeit, wo Fleisch zu den Seltenheiten des Mittagstisches gerechnet werden musste. Es hat sich nun herausgestellt, dass man durch zweckmäßige Behandlung der pflanzlichen Nahrungsmittel eine grössere Ausnutzung in der Tat erlangen kann.

Zunächst ist eine weitgehende Zerkleinerung der Nahrungsmittel erforderlich. Dieses soll nicht nur durch langes und sorgfältiges Kauen, sondern vorher beim Putzen und Zubereiten der Gemüse vor dem Kochen geschehen. Man schnitzelt also Kartoffeln, Kohl, Rüben möglichst fein. Hülsenfrüchte zermahlt man am besten zu einem feinen Pulver. Die Hauptsache ist aber ein gründliches und langes Kochen, unter Zuhilfenahme einer Kochkiste. Die Dauer einer Zubereitung einer solchen Gemüsemahlzeit, also z. B. der so beliebten Kohlrüben mit Kartoffeln, soll nicht 3 Stunden, sondern das Doppelte betragen. Dann werden nämlich die in der Pflanze enthaltenen wertvollen Nahrungsstoffe frei gemacht und können verwertet werden. Dass das pflanzenfressende Tier die in den Pflanzen enthaltene Nahrung so gut ausnutzt, beruht auf seiner Verdauungseinrichtung. Diese Tiere haben besondere Einrichtungen zur Aufspaltung der Hülsen, z. B. den Kropf und einen Kaumagen. Der Magen des Menschen ist ein schlaffer Sack, der der Geflügelarten ein derber leistungsfähiger Muskel, zwischen dem die Nahrung zerrieben wird. Wir müssen diese dem Tier von der Natur gegebenen Einrichtungen durch vorheriges Zerkleinern der Speisen und langes Kochen ersetzen. Es ist sehr begreiflich nach diesen Auseinandersetzungen, dass das Feldküchenessen — z. B. Erbsen — besser gewesen ist als das zu Hause im Topf gekochte. Die Feldküchen verwendeten meist Gemüsepulver und arbeiteten bei luftdicht abgeschlossenem Deckel mit Überdruck. Es ist klar, dass auf diese Weise eine viel bessere Ausnutzung zustande kommen musste.

Die Ausnutzung des Fettes richtet sich in der Hauptsache danach, ob das Fett bei Körpertemperatur flüssig ist. So wird also das Fett der Milch, die Butter, Margarine besser ausgenutzt als das Hammelfett und der Speck. Im allgemeinen aber wird das zugeführte Fett vom Körper gut ausgenutzt.

Die Kohlenhydrate werden ebenfalls gut assimiliert. Man findet sehr wenig im Kot wieder. Wenn es sich aber um Kohlenhydrate in Gemüsen handelt, so gilt für diese das unter Eiweiss Gesagte. Wenn eine Zellulosehülle die Stärke einschliesst, so ist die Ausnutzung nicht möglich.

Die drei Nahrungsstoffe Eiweiss, Fett und Kohlenhydrate bezeichnet man auch mit dem Namen der organischen Nahrungsstoffe, im Gegensatz zu den anorganischen, den Salzen. Zu letzteren sei noch eine kurze Bemerkung hinzugefügt:

Die hohe Bedeutung der anorganischen oder auch mineralischen Nahrungsmittel, wie man sich ausdrückt, geht schon aus folgendem hervor.

Man kann ein Tier noch so reichlich mit organischen Nahrungsmitteln, also Fleisch, Fett usw. füttern; wenn man die mineralischen, also vor allem das Salz, weglässt, verfällt das Tier binnen kurzer Zeit einer schweren Krankheit. Es wird schwach und elend, der Appetit schwindet, die Merkmale der allgemeinen Ermattung, wie schwankender Gang, Muskelzittern, treten ein und wenn man nicht zur normalen Kost übergeht, so erfolgt unter Krämpfeerscheinungen der Tod. Der Salzhunger ruiniert den Organismus ebenso wie der Mangel an organischen Nahrungsstoffen. Die tiefe Bedeutung der Heilighaltung des Salzes bei den Vorfahren und die fabelhaften Preise, welche für Salz in salzarmen Gegenden gezahlt werden, werden uns hierdurch erklärlich.

Das gilt für das Kochsalz und in ähnlichem Maße für die übrigen in unserer Nahrung befindlichen Salze, wie Phosphor, Kalk (beide für die Knochenbildung wichtig), Magnesium, Eisen (Blutbildung!).

Ein kurzes Wort muss noch über die sogenannten

### Genussmittel

gesprochen werden.

Im weiteren Verlauf der Betrachtung über die Ernährung und Verdauung werden wir sehen, dass im Darmkanal des Menschen in einer bestimmten Reihenfolge Verdauungssäfte abgesondert werden, welche auf die genossenen Speisen in den Darmabschnitten einwirken. Die genügende Absonderung von Verdauungssäften ist also eine Vorbedingung für eine gute Verdauung.

Es hat sich gezeigt, dass man diese Absonderung nicht unwesentlich beeinflussen kann und dass man nichtfliessende Verdauungsdrüsen, aus denen die Verdauungssäfte stammen, zum Fliessen bewegen kann.

Wenn einem Hunde ein Stück Fleisch gezeigt wird, so tritt bei ihm sofort eine lebhafte Speichelsekretion ein. Gleichwie bei uns, wenn wir unser Leibgericht riechen oder in besonders verführerischer Weise lukullische Genüsse geschildert bekommen. Ebenso wie die Speicheldrüse sondert auch der Magen beim Zeigen des Fleisches seinen Saft ab. Dasselbe gilt von Darm und Bauchspeicheldrüse. Den Saft nennen wir Appetitsaft, der beim Erblicken oder Riechen der Speise entsteht.

Die Genussmittel haben einen ähnlichen Einfluss auf die Absonderung von Verdauungssaft.

Sie bringen die nötige Schmackhaftigkeit der Speise, geben mancher überhaupt erst das rechte Aroma und machen sie für uns begehrlich. Das Geheimnis der feinen Küche liegt in der Hauptsache in der raffinierten Verwendung der Genussmittel.

Als Genussmittel kennen wir die Gewürze in ihren mannigfachen Arten, den Kaffee, den Tee, Kakao, Tabak, Zucker, Kochsalz (beide zu gleicher Zeit auch Nahrungsmittel) und manche erst bei der Bereitung der Speisen entstehende Substanzen, wie der Röstbitter beim Brotbacken, die Bratenkruste, die Saucen.

Für die Krankenkost ist die Appetitanregung von grosser Bedeutung. In der zweckmäßigen Verteilung der Gewürze liegt ein grosses Geheimnis der guten Krankenbeköstigung. Wir sind auf appetitanregende Maßnahmen sehr oft angewiesen, wenn wir einen in der Ernährung heruntergekommenen Patienten wieder hochbringen wollen.

Mit einer einfachen Mastkur ohne Reiz und Abwechslung ist da meist wenig getan, es kommt darauf an, dem Patienten die Speisen, die er essen soll, begehrenswert zu machen. Auch wenn nur bestimmte Sorten von Nahrung einem Kranken erlaubt sind, geben uns den Wohlgeschmack erhöhende Zusätze, wie z. B. Himbeersaft, andere Fruchtsäfte (man nennt das Geschmackkorrigentien) die Möglichkeit, das Einerlei der Beköstigung zu unterbrechen und aus dem Bewusstsein des Patienten zu verbannen.

Um ein Beispiel am Gesunden anzuführen, sei nur erwähnt, dass wir unmöglich die verschiedenen Kriegsmarmeladen verzehrt haben würden, wenn nicht in ausgiebiger Weise hier für das richtige Würzen und Mundgerechtmachen gesorgt worden wäre. Bestanden diese edlen Erzeugnisse doch oft mehr aus Kohlrüben und roten Möhren. Das Dörrgemüse wollte auch nicht immer schmecken! Das lag sehr häufig an der geschmacklosen Zubereitung. So lagen die häufigen Beschwerden mancher Truppenteile über das Essen meist an der unzweckmäßigen und gewürzlosen Zubereitung, denn in ein und demselben Regiment, deren einzelne Abteilungen vollkommen gleichmäßig verpflegt waren, kamen die Beschwerden meist nur vereinzelt und schwanden beim Wechseln des Küchenunteroffiziers nicht selten.

Das Nahrungsbedürfnis ist begreiflicherweise verschieden gross. Es richtet sich einmal danach, ob der Mensch sich in Ruhe befindet oder arbeitet und zwar schwer oder leicht und dann nach dem Alter. Es ist für den mittleren Arbeiter festgestellt worden, dass er eine Kost von 118 g Eiweiss zweckmäßigerweise beanspruchen kann. Für stärkere Arbeitsleistungen sind Zulagen erforderlich, wie sie auch beim Militär früher gegeben worden sind. So ist z. B. für einen sehr schwer arbeitenden Menschen 135 g Eiweiss, 80 g Fett, und 500 g Kohlenhydrate gefordert, ein Kostmaß, welches bei noch steigender Leistung auf 145 g Eiweiss, 100 g Fett und 500 g Kohlenhydrate vergrössert werden soll. Im Kriege wurde ja auch bei der Verteilung der Nahrungsmittel besonders auf die Schwerarbeiter Rücksicht genommen.

Kinder, überhaupt wachsende Individuen, haben einen lebhafteren Stoffwechsel als Erwachsene. Der Körper muss wachsen, also seine Substanz über den bestehenden Zustand vermehren. Deshalb hat das Kind eine im Verhältnis zum Erwachsenen grössere Nahrungsmenge nötig. Beim Mädchen scheint die Zeit der grösseren Nahrungsbedürftigkeit schon mit dem 11. Jahre abgeschlossen zu sein, während Jünglinge, da ihr Wachstum gerade zwischen dem 14. und 19. Jahre besonders stark ansetzt, in dieser Zeit eine verhältnismäßig grosse Nahrungsmenge mehr als ein Erwachsener sich zuführen müssen. Daher sind die schnellwachsenden Jungen in dieser Zeit kaum satt zu bekommen, besonders wenn sie noch entweder Sport oder körperliche andere Arbeit leisten.

Unsere Nahrung ist, wie erwähnt, am besten eine gemischte. Unser Organismus ist nicht für das Pflanzenessen ausschliesslich eingerichtet. Uns fehlt dazu wie erwähnt, schon die Einrichtung einer Präparation der Zerealien, also Kropf und Kaumagen, Labmagen etc., ferner zeigt unser Gebiss die typischen Merkmale des Allesessers (Omnivoren). Daher ist die Forderung der Vegetarier, dass der Mensch sich allein von Pflanzenkost nähren solle, unberechtigt. Auch aus gesundheitlichen Gründen ist die Überfüllung des Darmes mit pflanzlichen Stoffen abzulehnen. Wenn die Vegetarier übrigens Milch, Käse und Eier essen, so führen sie sich damit tierische Produkte zu, kommen also von ihrem strengen Prinzip ab. Schliesslich sei darauf hingewiesen, dass in manchen Gegenden dem Menschen der Genuss von pflanzlichen Stoffen — z. B. in der Polargegend — unmöglich ist.

Aus allem geht hervor, dass eine vernünftig gemischte, aus animalischen und vegetabilischen Nahrungsmitteln bestehende Kost für den Menschen am zweckmäßigsten ist.

In den letzten Jahren ist die Aufmerksamkeit auf gewisse Stoffe in unserer Nahrung gelenkt worden, die ausserordentlich wichtig sind und deren dauerndes Fehlen den Menschen krank macht. Diese in winziger Menge wirksamen Stoffe nennt man Vitamine, die besonders in Früchten, wachsenden Pflanzen, den Hüllen des Getreides, in der Schale des Reises etc. roh enthalten sind. Starke Hitze zerstört die Stoffe (Konserven haben keine

Vitamine). Der Skorbut, Beri-Beri, die Rhachitis sind derartige durch das Fehlen der Vitamine verursachten Krankheiten. Ein Beispiel: Eine Schiffsbesatzung erkrankt an Skorbut, wenige Tropfen frischen Zitronensaftes mit ihrem Vitamingehalt hätten genügt, das zu verhindern (die Besatzung hatte nur Konserven zur Verfügung). Man stellt jetzt Vitamine aus Rohstoffen her und setzt sie vitaminlosen Nahrungsmitteln zu.

### b) Verdauung.

Von unseren Verdauungswerkzeugen werden die zugeführten Speisen zerteilt und so verändert, dass sie zu Flüssigkeiten werden, welche der Darm aufnehmen kann.

Die Verflüssigung wird durch chemische Stoffe herbeigeführt, welche im Verdauungskanal abgesondert werden. Diese Verflüssigungsstoffe nennen wir Fermente oder Enzyme.

Es gibt für jedes der drei Hauptnahrungsmittel besondere Fermente. Wir unterscheiden demnach eiweiss-, fett- und stärkelösende Fermente.

Die in der Mundhöhle zerkleinerten Speisen werden mit dem schleimhaltigen Mundspeichel durchtränkt, damit sie gut geschluckt werden können. Nur weiche und schlüpfrige Sachen können unseren Gaumen bequem durchgleiten. Grössere Bestandteile und solche mit scharfen Ecken reizen ihn und bringen Brech- und Würgbewegungen zustande. Bereits in der Mundhöhle beginnt aber auch schon die Verdauung, und zwar werden hier schon im Wasser nicht lösliche Zuckerstoffe, also Stärke- und Mehlarten, zu löslichen umgewandelt. Dieses geschieht durch einen Lösungsstoff, der durch die Mundspeicheldrüsen abgesondert wird.

Es sind in der Hauptsache drei Drüsen, welche den Mundspeichel absondern. Sie liegen paarig jederseits in der Backengegend vor dem Ohreingang (Parotisdrüsen), unter dem Unterkiefer (Submaxillardrüsen) und unter der Zunge (Sublingualis).

Die tägliche Menge des menschlichen Speichels schätzt man auf 1 bis 2 Liter! Aus der Speichelflüssigkeit hat man den stärkelösenden Stoff so gut es ging isoliert und seine Wirkung im Experiment kontrolliert. Der Stoff oder das Enzym oder Ferment heisst Ptyalin. Man kann das Experiment im Reagenzglas bequem nachmachen. Man spuckt in ein solches Gläschen, in welches man etwas Stärkekleister getan hat und stellt es warm bei 37 Grad. Die Stärke gibt die Zuckerprobe nicht (z. B. Kupfersulfat und Kalilauge), aber der durch die Ptyalinwirkung entstehende Zucker. Wir können also nach einiger Zeit (wenigen Minuten) den neugebildeten Zucker im Reagenzglase nachweisen.

Bei Gegenwart einer Säure, z. B. Salzsäure, verliert das Speichelferment seine Wirksamkeit.

Wir nehmen nicht nur feste, sondern auch flüssige Nahrung ein. Die feste beissen wir mit den Zähnen ab und bringen sie dann mit Hilfe der Zunge und der Backentaschen immer wieder unter die Zahnreihen. Die flüssige Nahrung saugen wir in die Mundhöhle hinein.

Das neugeborene Kind saugt ja seine ganze Nahrung aus der mütterlichen Brust. Das Saugen kann aber nur zustande kommen, wenn die Mundhöhle, die, wie wir aus der Anatomie her wissen, mit der Nasenhöhle durch den oberen Rachenraum in Verbindung steht, gegen die Nase abgeschlossen ist. Das kann z. B. nicht geschehen bei einer Lähmung des Gaumens, ferner bei sogenannten Wolfsrachen, wo das Gaumendach gespalten ist. Derartige Kinder können also nicht saugen und müssen gefüttert werden.

Der vorbereitete, gut eingespeichelte Bissen, an dem man die Stärkeverdauung im Munde bereits wahrnehmen kann — mehlhaltige Speisen bekommen z. B. bei längerem Verweilen im Munde einen süssen Geschmack —, wird durch die Schluckbewegung in die Speiseröhre und in den Magen gebracht.

Wenn die Nahrung durch den Rachen hindurchgleitet, so legen sich automatisch Kehldeckel und Zungengrund vor den Kehlkopfeingang, denn es darf kein Inhalt durch den Kehlkopfeingang in die Luftröhre gelangen, sonst kommt das sogenannte „Verschlucken" zustande. Dieses geschieht in der Hauptsache bei solchen Personen, welche beim Essen viel sprechen. Daher rührt die alte Regel, dass der Mensch beim Essen nicht reden soll, denn schon, wenn wir reden wollen, öffnet sich der Kehldeckel, und die Speisen, welche gerade im Begriff waren, in die Speiseröhre herabgestossen zu werden, gelangen in den Kehlkopf. So erklärt sich der hin und wieder vorkommende plötzliche Tod eines gerade beim Essen befindlichen Menschen.

Die Speisen treten nun in den Magen ein. Hier erfolgt der erste Akt der Eiweissverdauung. Die Speisen bleiben gewöhnlich um so länger im Magen, je fester sie sind, während ihn flüssige oder breiige schon nach kürzerer Zeit wieder verlassen. Am längsten bleiben Eiweiss und Fettstoffe in ihm. Nach 6—7 Stunden aber soll der Magen beim gesunden Menschen vollständig leer sein. Im Magen haben wir in der Hauptsache zwei Auflösungsstoffe oder Fermente. Eins verdaut das Eiweiss, das ist das Pepsin, das andere ist das Labferment. Letzteres bringt die Milch zur Gerinnung.

Wir benutzen diesen Vorgang praktisch bei der Käsebereitung, indem wir einen Extrakt aus Kälbermägen der Milch zusetzen, wonach sie gerinnt und der Käse sich abseihen lässt.

Beide Fermente haben zur Unterstützung eine Säure. Besonders ist diese für die Tätigkeit des Pepsins notwendig. Diese Säure ist die Salzsäure, sie wird von der Magenschleimhaut abgesondert. Dass der Mageninhalt sauer ist, wissen wir alle vom Erbrechen her. Hierbei wird der Inhalt aus dem Magenmund wieder herausgetrieben und schmeckt stark sauer; ebenso riecht Erbrochenes stark sauer.

Man hatte früher die Auffassung, dass die Speisen im Magen unregelmäßig gemischt durcheinandergerührt werden. Das ist nach interessanten Versuchen nicht der Fall. Die Speisen werden im Magen geschichtet. Das ist wahrscheinlich so zu erklären, dass die Magenwand wie ein elastischer Sack die Speise immer dicht umgibt. Das Nachfolgende wird so immer in das Zentrum des schon im Inneren des Magens Befindlichen hineingeschoben, so dass die Wirkung der von der Magenwand abgesonderten Verdauungssäfte immer nur zunächst auf die äussere Schicht sich geltend machen kann. Im Inneren geht die in der Mundhöhle angefangene Verdauung der Kohlenhydrate durch den mitverschluckten Speichel weiter und wird nicht, wie man annahm, durch die Säure unterbrochen.

Neben dem Pepsin und dem Labferment kommt in allerdings geringer Menge ein fettspaltendes Ferment im Magensaft vor, jedoch beginnt die eigentliche Fettverdauung in grösserem Umfange erst im Darm durch den Einfluss der Bauchspeicheldrüse.

Die Menge des Magensaftes beträgt ungefähr ½—1 Liter täglich.

Das Pepsin greift in Gegenwart der Säure das Eiweiss an, verdaut es aber nur bis zu einer Stufe, die wir Peptone nennen.

Schädlich für die Magenverdauung sind folgende Diätfehler:

Die zu reichliche Nahrung erfordert zu viel Magensaft und beansprucht zu viel Platz.

Schlechtes Kauen lässt den Magensaft erst nach längerer Zeit in das Innere der Bissen treten.

Zu fette Speisen hemmen die Wirkung der Magenfermente, indem sie eine Hülle, die schwer angreifbar ist, bilden.

Zu starke Gewürze, viel Alkohol bei der Mahlzeit üben einen schädlichen Reiz auf die Magendrüsen aus.

Nachdem der Magen seine Arbeit geleistet hat, werden die Speisen in kleinen Portionen in den Zwölffingerdarm weiterbefördert. Es gelangen immer nur bestimmte kleine Mengen, die durch die Tätigkeit des Pförtners abgeteilt werden, in den Zwölffingerdarm. Hier haben wir eine sehr wichtige Station, denn es kommen drei Fermente zur Wirkung, und diese stammen alle aus der Bauchspeicheldrüse. Hieran erkennen wir, wie wichtig diese Drüse für unseren Körper ist. Tut sie ihre Schuldigkeit nicht infolge einer Erkrankung, so folgen daraus sehr schwere Verdauungsstörungen. Wir treffen hier zum ersten Male auf ein Ferment, welches Fette auflöst. Es ist hierzu aber noch die Hilfe der Galle und der im Zwölffingerdarm befindlichen Sodalösung nötig. Das Fett wird durch die Galle und die Soda in feinste Stäubchen zerteilt, und dann erst kann die fettspaltende Wirkung des Bauchspeicheldrüsenfermentes genügend stark einsetzen. Wir erkennen, wie gut es sich trifft, dass Bauchspeicheldrüsengang und Gallengang im Zwölffingerdarm ungefähr an derselben Stelle einmünden.

Ausser diesem fettspaltenden Ferment liefert die Bauchspeicheldrüse ein Eiweiss spaltendes Ferment. Dieses unterscheidet sich dadurch von dem des Magens, dass es da anfängt einzuwirken, wo der Magen aufgehört hat. Es löst das Eiweiss, soweit es noch nicht ganz geschehen ist, vollständig auf und macht es für die Aufsaugung im Darm geeignet.

Das dritte ist ein Zuckerstoffe spaltendes Ferment. Zusammenfassend können wir also sagen, dass die Bauchspeicheldrüse noch einmal unsere Nahrungsstoffe durcharbeitet und die noch nicht gelösten Bestandteile verflüssigt.

Die Bauchspeicheldrüse ist also das Organ, welches die Darmverdauung beherrscht. Die Gallenblase entleert ihren Inhalt, die Galle, welche in der Leber produziert wird, ebenfalls in den Zwölffingerdarm wie die Bauchspeicheldrüse. Durch die Galle wird das fettspaltende Ferment der Bauchspeicheldrüse in intensiver Weise unterstützt, es wird, wie man sich fachmännisch ausdrückt, aktiviert. Dasselbe scheint in geringerem Maße auch für die beiden anderen Fermente, das zucker- und eiweißspaltende, der Fall zu sein. Unter diesem Gesichtswinkel betrachtet, hat also die Galle die Aufgabe, die Tätigkeit der Bauchspeicheldrüse zu unterstützen. Ferner hat die Gallenflüssigkeit die Aufgabe, die Löslichkeit des Fettes zu steigern, ist also für die Fettverdauung aus verschiedenen Gründen eine sehr wichtige Einrichtung. Schon aus dieser Tatsache geht hervor, dass die Fettverdauung bei Gallenabschluss vom Darm intensiv leiden wird. Wir beobachten das bei dem Krankheitsbilde der Gelbsucht, bei dem der nicht in den Darm abgesonderte Gallenfarbstoff in das Blut gelangt und mit dem Stuhlgang die Fettstoffe der Nahrung in reichlicher Menge wieder ausgeschieden werden. Der Stuhl hat dann weisse Farbe und setzt Fett beim Stehen ab.

Der Gallenfarbstoff stammt aus dem Blutfarbstoff, dem Hämoglobin. Wir nehmen an, dass die bei dem steten Zugrundegehen der roten Blutkörperchen frei werdenden Blutfarbstoffe in den Gallenfarbstoff umgewandelt werden.

Die Gallenblase und die Gänge derselben sind der Sitz des qualvollen Gallensteinleidens. Durch noch nicht ganz aufgeklärte Vorgänge bilden sich die Gallensteine und machen die gefürchteten Gallensteinkoliken.

Die Menge der abgesonderten Galle ist ganz beträchtlich. Sie beträgt $^1/_2$—1 Liter in 24 Stunden.

#### α) Der Darmsaft.

Wenn der Speisebrei die Hauptstation, also Magen und Zwölffingerdarm, passiert hat und schon weitgehend verdaut ist, kann er doch noch durch den Darmsaft weiter abgebaut werden. Es finden sich nämlich auch in ihm wieder Fermente, allerdings schwächer wirkende, vor, welche Fett, Eiweiss und auch Stärke, nachdem sie bereits in ihre Bestandteile grösstenteils zerlegt sind, noch vollends aufspalten. Wir machen also die Beobachtung, dass je weiter herunter im Darmkanal eine um so feinere Zerlegung der Nahrungsstoffe stattfindet.

#### β) Die Aufsaugung der Nahrungsstoffe.

Durch die Darmwand wird der verflüssigte Speisebrei aufgesogen und in den Körper eingeführt. Wir nennen diesen Vorgang Resorption. Die Eiweißstoffe gelangen dabei in die Pfortader, d. h. in die Blutader, welche mit ihren Wurzeln in feinster Verteilung die Darmwand durchsetzt und sich schliesslich zu einem mächtigen Gefäss sammelt, um den Weg in die Leber zu nehmen. Ebenso treffen wir die Kohlenhydrate nach ihrer Resorption wieder in der Pfortader an.

Das Fett schlägt einen anderen Weg ein. Ebenso wie die Blutaderverästelungen treffen wir überall feine Lymphstränge, welche die Darmwand umspinnen. Diese sammeln sich allmählich zu grösseren Strängen und führen zum Milchbrustgang. In diese Lymphbahnen hinein wird das Fett resorbiert. Ein kleiner Teil allerdings verlässt auch auf dem Wege der Blutbahn den Darm.

Der Dünndarm ist zur Aufsaugung ganz besonders gut eingerichtet. Auf seiner ganzen Oberfläche finden sich ausserordentlich zahlreiche Zotten, die die Oberfläche um das 23fache vergrössern. Auf ein Quadratzentimeter Dünndarmschleimhaut kommen ungefähr 2500 Zotten.

Das Wasser der Nahrung kann scheinbar in allen Abschnitten resorbiert werden. Es wird zusammen mit den anorganischen Substanzen, den Salzen, im Dünndarm aufgenommen, besonders aber im Dickdarm, der eine ausgesprochene Fähigkeit zur Wasserresorption besitzt.

Im Darm kommt die Tätigkeit noch eines Faktors, der noch nicht erwähnt wurde, zur Wirkung, nämlich die der Bakterien.

Ihre Anwesenheit halten wir für sehr nützlich, denn es hat sich herausgestellt, dass sie für den geordneten Gang der Verdauung besonders im Dickdarm nötig sind. Es finden nämlich durch ihre Anwesenheit Gärungsvorgänge statt, durch welche zellulosehaltige Stoffe zerlegt werden. Auf die Tätigkeit der Bakterien ist der Geruch der Darmentleerung und die Bildung der übelriechenden Darmgase zurückzuführen; doch der Umfang dieser Spaltung ist nicht gross, anders beim Pflanzenfresser!

Was vom Darm nicht aufgesogen wird, finden wir im Kot wieder. Die Kotballen bilden sich im Dickdarm und werden in gewissen Zeiträumen entleert. Beim Menschen gewöhnlich einmal am Tag. Es hängt die Menge und die sonstige Beschaffenheit des Kotes wesentlich von der Art und Menge der eingeführten Nahrung ab. So wird einer, der nur Fleisch, wenig Gemüse und Weissbrot zu sich nimmt, bedeutend weniger Stuhl entleeren als der Gemüseesser, dessen Nahrung viel voluminöser und weniger resorptionsfähig ist.

Je besser ferner eine Nahrung von Zellulose befreit ist, um so zuträglicher ist sie. Bei sehr reichlichem Fasergehalt wird der Darm zu einer zu starken und zu häufigen Zusammenziehung angeregt. Daher rührt das Kollern der Därme nach reichlichem Genuss von Gemüse, ungeschältem Obst, ungeschälten Erbsen, Kohl usw.

### c) Die Atmung.

Der Mensch muss zu seiner Erhaltung ständig, auch im Schlafe, Luft ein- und ausatmen. Die uns umgebende Luft ist in der Hauptsache aus 2 Luft-

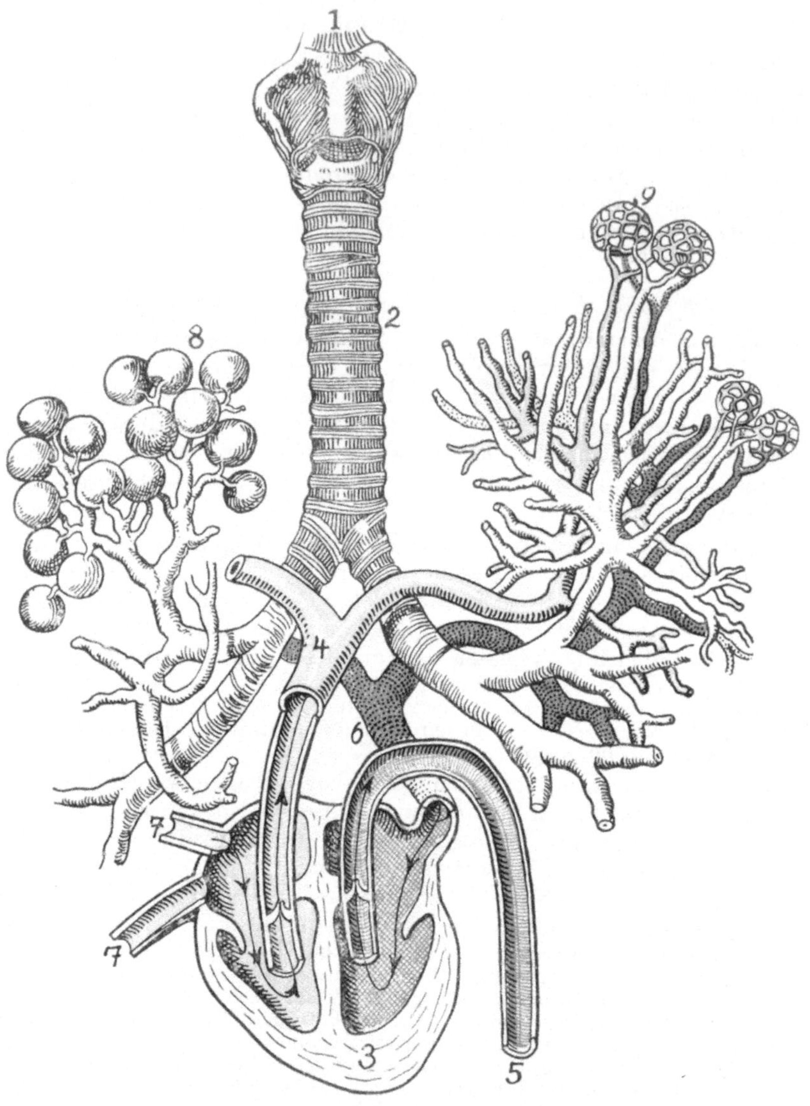


Abb. 66. Lungenblutkreislauf.

1 Kehlkopf.
2 Luftröhre.
3 Herz.
4 Lungenschlagader.
5 Grosse Körperschlagader.
6 Lungenblutader.
7 Blutadereinmündungen (Hohlvenen).
8 Lungenbläschen.
9 Lungenbläschen (umsponnen).

arten, auch Gase genannt, zusammengesetzt, aus Sauerstoff und Stickstoff; und zwar kommen auf 100 Teile Luft etwa 80 Teile Stickstoff und 20 Teile Sauerstoff. Diesen Luftstickstoff braucht unser Körper nicht und deshalb wird er wieder ausgeatmet. Der für uns zum Leben notwendige Bestandteil ist der Sauerstoff. Wie ein Licht ohne Sauerstoff nicht brennt, können wir ohne Sauerstoff nicht leben.

Der Vorgang der Atmung zerfällt in zwei Teile, in die Einatmung und die Ausatmung. Beim Einatmen werden die Rippen durch die Zwischenrippenmuskeln und somit der ganze Brustkorb gehoben. Es kommt so eine Erweiterung desselben zustande, die sich in dem Unterschiede der Brustweite bzw. der Ein- und Ausatmung ausspricht (mit einem Bandmaße zu messen). Zu gleicher Zeit werden die Zwerchfellkuppeln durch Zusammenziehung des Zwerchfelles abgeflacht, so dass der Brustraum auch in senkrechter Richtung erweitert wird. Auf den Inhalt des Brustkorbes wird also in zwei Richtungen ein Zug ausgeübt, nach unten durch das Zwerchfell und nach der Seite durch Heben der ganzen Wände. Die Lunge ist nun so gebaut, dass sie sich von selbst nicht ausdehnen kann. Sie ist aber ausserordentlich elastisch und liegt mit ihrer Oberfläche der Innenwandung des Brustkorbes so dicht an, dass sie dem Zuge der Erweiterung des Brustkorbes nach allen Seiten hin folgt. Infolgedessen muss von aussen Luft angesaugt werden, das ist die Einatmung. Dieser Vorgang ähnelt der Einrichtung eines Blasebalges, der sich nach Auseinanderziehen der beiden Hälften mit Luft füllt. Überlässt man den Blasebalg dann sich selbst, so sinkt er allmählich wieder in sich zusammen und die Luft wird wieder ausgepresst. Genau so ist es bei der Lunge. Nach der Einatmung fällt der Brustkorb wieder in seine Ruhestellung zurück, und das Zwerchfell steigt nach oben. Röntgenschwestern werden bei Durchleuchtungen dieses Spiel der Atmung oft beobachten können.

Die Lunge muss wieder einen kleinen Raum einnehmen, was ihr infolge ihrer Elastizität keine Schwierigkeiten macht und presst die entsprechende Menge Luft wieder heraus. So kommt die Ausatmung zustande.

Wir ersehen hieraus, dass die Einatmung besonderer Kräfte von seiten unserer Brustmuskeln bedarf, dass aber die Ausatmung ein rein passiver Vorgang ist. Die Lunge spielt dabei nur die Rolle eines auseinandergezogenen Gewebes, das die Fähigkeit hat, wenn es nicht daran gehindert wird, wieder zusammenzuschnellen.

Der Sauerstoff gelangt bei der Einatmung durch Ansaugung bis in die feinen Lungenbläschen und tritt dort durch die Lungenbläschenwandung hindurch in die Haargefässe der Lungenschlagadern, welche die Bläschen an allen Seiten ausserordentlich reichlich umspinnen, während andererseits die Kohlensäure aus dem verbrauchten Blute in die Lungenbläschen übergeht; es findet hier also ein Austausch von Sauerstoff und Kohlensäure statt. Die Kohlensäure können wir nämlich in unserem Körper nicht weiter verbrauchen, sie ist eine sogenannte Stoffwechselschlacke, die sich im Körper nicht anhäufen darf. Deshalb atmen wir sie aus. Man kann die ausgeatmete Kohlensäure in unserer Atmungsluft gut nachweisen, indem man mittels einer Glasröhre in Kalkwasser hineinbläst; dann entsteht eine milchige Trübung, welche von einer Verbindung des Kalkes mit der Kohlensäure herrührt (siehe auch bei den „Unglücksfällen" die Kohlensäurevergiftung!).

### d) Der Blutkreislauf.

#### Das Blut.

Das Blut ist diejenige Flüssigkeit, welche dem Körper die gesamte Nahrung vermittelt. Es bringt die zum Wachstum nötigen Stoffe an die Körperzellen heran und entfernt die für das Wachstum und den Zellstoffwechsel schädlichen Substanzen.

Das Blut ist eine rote undurchsichtige Flüssigkeit, die etwas schwerer ist als das Wasser.

Untersucht man das Blut mikroskopisch, so findet man es zusammengesetzt aus einer Flüssigkeit, dem Blutwasser oder Plasma, und aus festen geformten Bestandteilen. Diese sind 1. die roten Blutkörperchen, 2. die weissen Blutkörperchen, 3. die Blutplättchen.

Nach kurzer Zeit, wenn das Blut die Gefässbahn verlassen hat, etwa nach 3 Minuten, gerinnt es zu einer gallartigen Masse. Es bildet sich dabei der Blutfaserstoff, der zunächst das ganze gallartige Gerinnsel wie ein ganz feines Fadennetz durchzieht.

Beim Stehen lässt sich nun ein ganz eigenartiger Vorgang beobachten. Das feine Fadenwerk des Fibrins zieht sich zusammen, es schrumpft und presst dabei eine Flüssigkeit von gelblichem Aussehen heraus, die sich von dem dunkelroten am Boden befindlichen Rückstand trennt. Zuletzt sieht man den Bodenrückstand von einer hellen, gelblichen Schicht überdeckt. Wir nennen die überstehende Flüssigkeit das Blutserum und den Bodensatz den Blutkuchen. Beide Körper entstehen also nur bei der Gerinnung. Das Plasma erhalten wir nur unter Umgehung der Gerinnung. Als Muttersubstanz des Fibrins (des Blutfaserstoffes) und des Serums haben wir das Plasma anzusehen.

Wir können auch den Faserstoff künstlich aus dem Blut sofort nach Entleerung aus dem Körper durch Schlagen entfernen. Es bleibt dann noch das Fibrin an dem dazu verwendeten Holzstab hängen. Davon macht man bei der Wurstbereitung Gebrauch. Das durch Stich aus dem Körper des Schlachttieres gewonnene Blut wird dabei sofort mit einem Holzstab geschlagen.

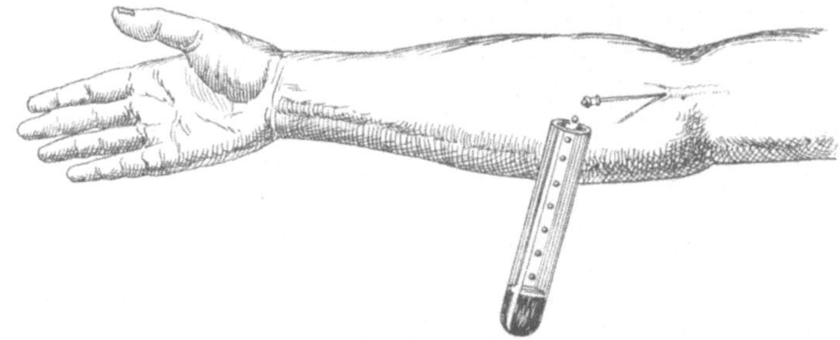

Abb. 67. Blutentnahme. (Nach Kahn.)

Wir haben in unserem Körper, wie man durch viele vergleichende Messungen feststellen konnte — unter anderen auch an den frischen Leichen Hingerichteter —, etwa 7,5% des Körpergewichtes an Blut. Das wäre bei einem Durchschnittsgewicht des Menschen von 140 Pfund 10,5 Pfund.

**Die roten Blutkörperchen.** Die roten Blutkörperchen sind flache runde Scheibchen, die in der Mitte leicht ausgehöhlt sind. Ihre Farbe ist in dünner Schicht gelblich, in dicker Schicht rot. Ihre Zahl beträgt im Kubikmillimeter beim Mann 5 Millionen, beim Weib 4,5 Millionen.

Würden wir die gesamte Oberfläche aller Blutkörperchen bei einem Durchschnittsmenschen herausrechnen, so kämen wir auf die recht respektable Zahl von 3200 Quadratmeter und die Gesamtzahl betrüge 25000000000000! eine Zahl, die wir eigentlich nur in den deutschen Schuldenlasten wiedertreffen, die uns der Versailler Vertrag aufgehalst hat.

Die roten Blutkörperchen sind schwerer als Wasser und auch als das Serum, sie sinken also zu Boden. Wenn wir also das Blut zentrifugieren, sammeln sich die roten Blutkörperchen an dem Boden des Gefässes.

Wenn auch die Anzahl der roten Blutkörperchen unter normalen Verhältnissen konstant bleibt, so findet doch eine stete Neubildung derselben statt. Auf der anderen Seite gehen nämlich fortwährend rote Blutkörperchen in grosser Anzahl zugrunde. Aus den zugrunde Gegangenen bildet sich die Galle. Die Neubildung der roten Blutkörperchen erfolgt beim Erwachsenen im roten Knochenmark.

Die Farbe der roten Blutkörperchen stammt von dem roten Blutfarbstoff, dem Hämoglobin. Dieser chemische Körper ist ein Eiweissstoff, der dem Chlorophyll, dem grünen Farbstoff der Pflanze, nahesteht. Er enthält wie dieser einen für den Stoffwechsel und die Ernährung unentbehrlichen Stoff, das Eisen.

Das Hämoglobin spielt eine ausschlaggebende Rolle bei der Atmung.

Eine Hauptaufgabe des Blutes besteht darin, den Sauerstoff von den Lungenbläschen her in die Gewebe des Körpers zu transportieren. Die kleinen Fahrzeuge, welche dies tun, sind die roten Blutkörperchen. Sie nehmen aus den Lungenbläschen den Sauerstoff auf, geleiten ihn durch die Lungenblutader in die linke Herzvorkammer, von da durch die zweizipflige Klappe in die linke Herzkammer, von wo sie auf dem Wege der grossen Körperschlagadern ihre Reise in das Körperinnere antreten. Das Hämoglobin paart sich mit dem Sauerstoff und wird dadurch hellrot.

In den einzelnen Geweben angelangt, trennt sich der Sauerstoff von dem Hämoglobin und enteilt zu den Körperzellen. Das Hämoglobin wandert mit den roten Blutkörperchen wieder zur Lunge. Nun sieht das Blut nicht mehr hellrot aus, sondern wegen seines Gehaltes an Kohlensäure dunkelrot, bis es wieder in der Lunge Sauerstoff aufnimmt.

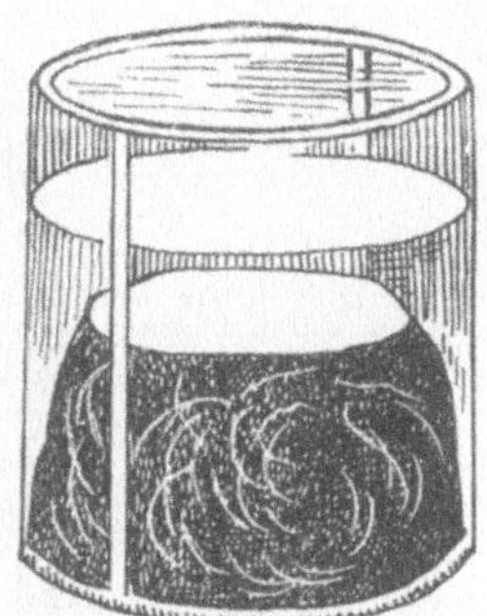

Abb. 68. Das Blut hat sich bei der Gerinnung in Serum (überstehende Flüssigkeit) und Blutkuchen geschieden. Auf diesem die Speckhaut. Aus Kahn, Leben des Menschen.

Das Blut hat also zunächst die Aufgabe, unsere Gewebe mit Sauerstoff zu versorgen und die in den Geweben entstehende Kohlensäure der Lunge zur Ausatmung zuzuführen (siehe Verdauung). Das ist jedoch nur ein kleiner Teil seiner Aufgabe. Es bringt den Körperzellen nicht nur Sauerstoff, sondern auch Nahrungsstoffe. Diese werden durch die Pfortader und die Chylusgefässe des Darmes gesammelt und gelangen durch die Pfortader und Milchbrustgang in die obere Hohlvene, mit dieser in das Herz und werden nun den einzelnen Körperteilen durch den Blutstrom zugeführt. Infolgedessen treffen wir alle gelösten Nahrungsstoffe im Blute wieder an und zwar meist in einem bestimmten Verhältnis, welches nach der Nahrungsaufnahme in der Verdauungsperiode grösser wird, als im nüchternen Zustande. Der Körper sorgt dafür, dass z. B. das Blut nicht zu dick wird, indem die Leber die gelösten Zuckerstoffe aufspeichert und nur immer in kleinen Mengen an das Blut abgibt. Die Fette können aber eine recht erhebliche Vermehrung im Blute erfahren.

Eine besondere Funktion fällt den weissen Blutkörperchen zu. Die eigentümlichen Gebilde, welche im Gegensatz zu den roten Blutkörperchen einen oder mehrere Kerne besitzen, haben nämlich die Fähigkeit, zu wandern. Sie werden nicht nur durch den Blutstrom in die verschiedenen Gewebe hineingebracht, sondern können sich auch an den kleinen dünnen Haargefässwänden festhalten und durch dieselben hindurchwandern.

Sie tun das durch ganz kleine Spalten und Lücken hindurch, indem sie sich zuerst ganz verschmälern und wie ein Mensch, der durch ein Stabgitter kriecht, den übrigen Körper hinter sich herziehen. Die Bedeutung dieses Vorganges wird später noch ausführlich erörtert werden. Hier sei nur kurz bemerkt, dass die weissen Blutkörperchen gegen eingedrungene Krankheitserreger einen erfolgreichen Kampf führen können und sich sofort da anhäufen und hinwandern, wo der Körper von Keimen angegriffen wird.

Die weissen Blutkörperchen entstehen in den Lymphdrüsen und Lymphknötchen, in der Milz und im Knochenmark, die roten Blutkörperchen ausschliesslich im Knochenmark. Beim noch nicht geborenen Kinde sind die Hauptbildungsherde für rote und weisse Blutkörperchen die Milz und die Leber. Zur

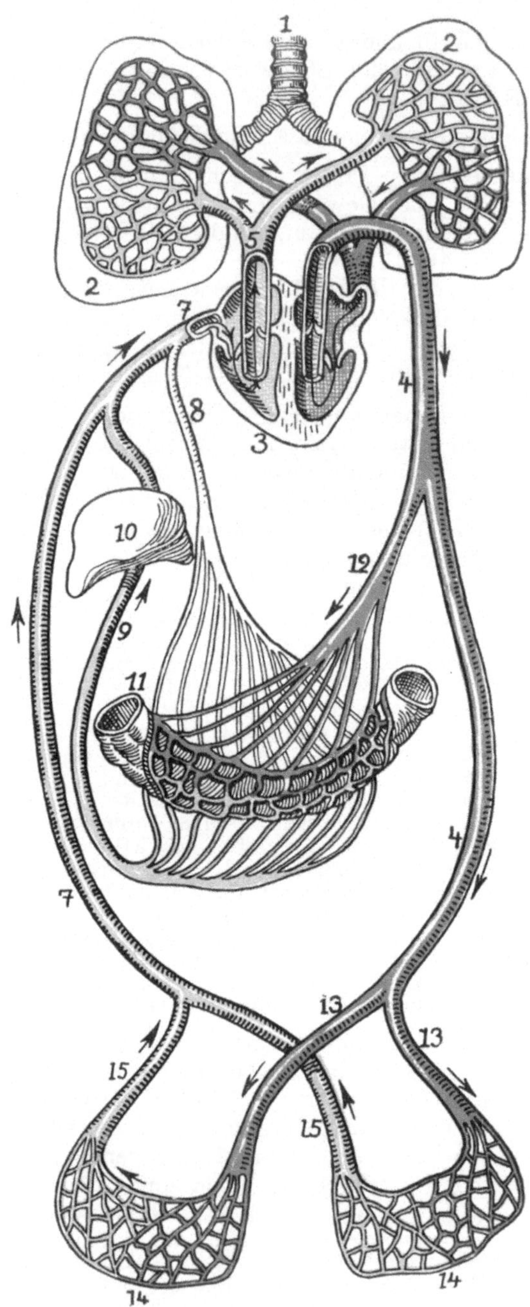


Abb. 69. Blutkreislauf (gesamt).

1 Luftröhre.
2 Lungen.
3 Herz.
4 Grosse Körperschlagader.
5 Lungenschlagader.
6 Lungenblutader.
7 Hohlvene (grosse Körperblutader).
8 Milchbrustgang.
9 Pfortader.
10 Leber.
11 Darm.
12 Darmschlagader.
13 Schlagader für die Beine.
14 Haargefässe der Beine.
15 Blutadern der Beine.

Bereitung der weissen tragen wahrscheinlich ausserdem Lymphe und Thymus mit bei. Bei hochgradiger Blutarmut und gewissen Blutkrankheiten treten die alten Herde wieder in Tätigkeit.

Sie zerfallen wahrscheinlich, wenn sie abgenutzt sind, ständig, entsprechend der Zahl ihrer Neubildung. Aus den zerfallenen roten Blutkörperchen in der Leber wird der Gallenfarbstoff gebildet.

Die Zahl der weissen Blutkörperchen ist nicht konstant. Das liegt wohl zum Teil schon daran, dass sie die Gefässbahn vermöge ihrer Wanderfähigkeit verlassen können.

Immerhin beträgt beim erwachsenen Mann die Zahl zu bestimmten Zeiten morgens 4000 bis 5000 im Kubikmillimeter, bei der Frau dagegen kommen ganz erhebliche Schwankungen vor. Es sind Schwankungen von 3000 bis 24000 im Kubikmillimeter beobachtet.

Eine ausserordentlich wichtige Eigenschaft des Blutserums sei hier erwähnt. Das Serum enthält Stoffe, welche Bakterien abtöten können. Wenn also solche Krankheitserreger in unser Blut gelangen, so tritt sofort die bakterientötende Wirkung des Serums, seine bakterizide Kraft in Tätigkeit. Wenn ein Körper eine Infektionskrankheit überstanden hat, bleibt in ihm ein erhöhter Schutz, eine Immunität, gegen dieselbe Krankheit zurück. Verspritzen wir ein solches Serum, welches von einem Kranken, der eine Infektionskrankheit überstanden hat, stammt, einem anderen ein, so können wir auch bei diesem einen gesteigerten Schutz gegen die betreffende Infektionskrankheit wahrnehmen. Wir bezeichnen diesen Vorgang als Immunisierung[1]).

Vom linken Herzen angefangen durchströmt das Blut die grosse Körperschlagader und geht in grossen Stämmen zur oberen und unteren Körperhälfte. Überall verästeln sich die Gefässe in ganz feine Blutbahnen, die sogenannten Haargefässe oder Kapillaren. Aus diesen sammelt sich dann das Blut wieder zu grösseren Stämmen, die zum Herzen zurückgehen (also Blutadern oder Venen). Die grossen Hauptvenen, welche das Blut zurückbringen, sind die obere und untere Hohlvene. In die untere Hohlvene ergiesst sich das Blut der Pfortader nach Passage der Leber, welches dem Kapillarsystem des Darmes entstammt. Diesen Blutkreislauf nennen wir den grossen. Der kleine Blutkreislauf geht vom rechten Herzen (Herzkammer) aus. Er bringt das venöse Blut in die Lunge, wo es mit Sauerstoff versorgt wird und zum linken Herzen (Herzvorkammer) zurückgeleitet wird.

Die lebendige Kraft mit der das Blut in unseren Blutgefässen kreist, wird ihm vom Herzen erteilt. Unablässig wirft dieses vermöge seines vorzüglich organisierten Pumpmechanismusses neue Blutmengen in die Gefässbahn. Das Herz zieht sich dabei zusammen. Es drückt aus seinen beiden Kammern das Blut einerseits in die grosse Körperschlagader und andererseits in die Lungenschlagader, wobei die Herzklappen gegen die Vorkammern sich abschliessen. Bei der Erschlaffung der Kammern, die dem Zusammenziehen folgt, wird aus den Vorkammern Blut eingesogen. Dieser Mechanismus wiederholt sich 60—80mal in der Minute. Das Schlagen des Herzens fühlen wir als Puls in unseren sämtlichen Schlagadern, so z. B. an der Speichenschlagader, die zum Pulszählen benutzt wird.

Wir können den Herzschlag nicht durch unser Wollen beeinflussen. Das Herz hat sein eigenes Gesetz, nach dem es arbeitet, und, aus dem Körper herausgenommen, schlägt es, wenn man es in geeignete Umgebung, z. B. Nährsalzlösung, bringt, noch lange weiter. Es ist ein wahres Wunderwerk.

---

[1]) Zum Beispiel Diphtherieserum.

Das Blut steht immer unter einem gewissen Druck. Wir unterscheiden den arteriellen und den venösen Blutdruck. Bei gewissen Krankheiten ist es nötig, den Blutdruck, besonders den arteriellen, zu bestimmen.

Wir bedienen uns dazu meistens eines Apparates, des Blutdruckapparates von Riva Rocci. Wir legen eine breite Luftmanschette um den Oberarm und übertragen durch einen Schlauch den im Inneren dieser Manschette dem Blutdruck entsprechenden Druck auf ein Quecksilbermanometer. Dieses gibt uns dann den Blutdruck an. Der Blutdruck beträgt beim Erwachsenen durchschnittlich 100 bis 120 mm Quecksilber. Bei einigen Krankheiten, ich nenne hier beispielsweise nur die Nierenentzündung und die Arterienverkalkung, kann der Blutdruck wesentlich erhöht sein.

### e) Die Haut.

Wir haben der Haut noch einige Worte zu widmen. In der Haut haben wir die Talg- und die Schweissdrüsen. Der Hauttalg ölt die Haut ein und macht sie geschmeidig. Der Schweiss ist eine salzige, oft unangenehm riechende Flüssigkeit, deren Zusammensetzung auch von der Nahrung abhängig ist. Zum Beispiel riecht der Schweiss solcher Menschen, welche viel Fleisch essen, ganz anders, als solcher, die vorwiegend Pflanzenkost geniessen. Mit dem Schweiss werden schädliche Stoffe aus dem Körper ausgeschieden; er enthält besonders bei fieberhaften Kranken giftige Stoffe. Dadurch, dass der Körper beim Schwitzen sich mit einer Flüssigkeitsschicht umgibt, kann aus seinem Innern viel mehr Wärme verdunsten. Der Schweiss dient infolgedessen auch zur Wärmeregulierung.

Die Talgdrüsen sind über den ganzen Körper verbreitet, wir finden sie nur nicht an der Hohlhand und der Fußsohle.

Bei manchen Erkrankungen machen sich die Talgdrüsen unangenehm bemerkbar. So sind die sogen. Mitesser nur verstopfte Talgdrüsen, die das Gesicht nicht selten verunzieren. Eine sehr verbreitete Haarkrankheit beruht auf der gesteigerten Absonderung von Talg aus den Kopftalgdrüsen. Es kann also zur Schinnen- und Krustenbildung kommen, was dann weiter Haarausfall zur Folge hat.

Die Schweissabsonderung hat eine wesentliche Bedeutung für den Organismus. Im Schweiss befinden sich Harnstoff und Harnsäure, die in gewöhnlichen Zuständen in geringer Menge vorkommen. Durch reichliche Schweissabsonderung wird auch die Menge der Harnsubstanzen im Schweiss vermehrt.

Insofern stellt also das reichliche Schwitzenlassen eine Entlastungsmaßnahme für die Nieren dar. Man macht in der Tat davon bei Nierenkrankheiten häufig Gebrauch. Die Absonderung von Schweiss steht sehr unter dem Einfluss des Nervensystems. Bekannt ist das starke Schwitzen des Neurasthenikers, dem bei dem geringsten Anlass der Schweiss nur so herunterperlt, der Angstschweiss und durch andere psychische Erregungen hervorgerufene.

Wir scheiden durch die Haut auch etwas Kohlensäure und Wasserdampf aus. Die Abgabe von Wasserdampf ist ein wärmeregulierender Faktor.

Wenn man die Absonderung der Haut durch Firnis oder Lack bei einem Versuchstier unterbricht, so geht das Tier in kurzer Zeit unter Vergiftungserscheinungen zugrunde.

Es ist auch die Frage erörtert worden, ob durch die Haut etwas aufgenommen wird. Die Frage war besonders interessant, weil wir Arzneimittel auf die Haut einreiben in der Hoffnung, dass sie aufgenommen werden und in den allgemeinen Kreislauf gelangen. In welcher Ausdehnung die Aufnahme geschieht, ist noch nicht sicher, aber aufgenommen wird sicher etwas, z. B. graue Salbe bei der Quecksilberkur, wenn auch die Menge wahrscheinlich nicht gross ist.

## 2. Die Tätigkeit der Muskeln.

### a) Die quergestreifte Muskulatur.

Mit der quergestreiften Muskulatur, die unserem Willen unterworfen ist, führen wir unsere Bewegungen aus. Die Muskeln sind so angeordnet, dass sie von einem Knochen zum anderen gehen und mittels festsitzender Sehnen die Knochen gegeneinander bewegen können. Wenn ein Muskel eine Bewegung herbeiführt, so zieht er sich zusammen, und wird kürzer und zu gleicher Zeit dicker. Dieses kann man an dem Beugemuskel des Armes, dem Bizeps, gut beobachten.

Wir teilen die einzelnen Muskeln in Gruppen ein, die häufig eine entgegengesetzte Wirkung ausüben (Antagonisten). Das beste Beispiel hierfür sind die Streck- und Beugemuskeln; so tun sich z. B. am Arm gewisse Muskeln zu der

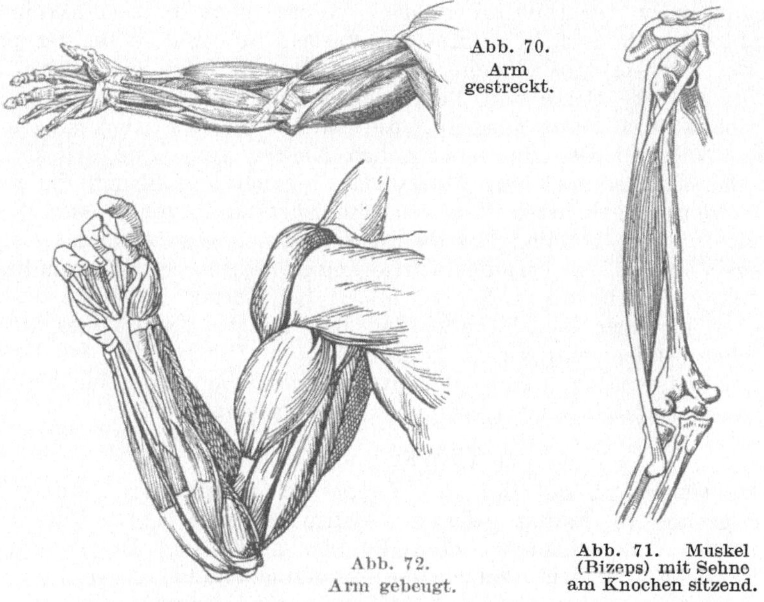

Abb. 70. Arm gestreckt.

Abb. 71. Muskel (Bizeps) mit Sehne am Knochen sitzend.

Abb. 72. Arm gebeugt.

Gruppe der Armbeuger und eine andere Gruppe zu der der Armstrecker zusammen. Wenn wir den Arm beugen oder strecken, so beteiligen sich hierbei beide Gruppen. Während z. B. der Arm gebeugt wird, sorgt die Streckmuskulatur durch eine Art von Bremsung dafür, dass die Bewegung nicht ungeschickt und ausfahrend wird. Eine solche Muskeltätigkeit, der eine andere beigeordnet ist (hier ist der Beugung die Streckung beigeordnet), nennen wir geordnete oder mit einem Fremdwort koordinierte Bewegungen.

Eine kräftige Muskulatur ist meist angeboren. Es kann aber durch Übung eine schlecht angelegte Muskulatur gut ausgebildet werden. Körperliche Bewegungen, Turn- und Freiübungen z. B., halten die Muskulatur stets geübt, dahingegen wird sie schlaff und wenig leistungsfähig, wenn sie vernachlässigt wird.

Die Muskeln brauchen zu ihrer Tätigkeit in der Hauptsache stärkemehlartige Stoffe und Fett, weshalb schon aus alter Erfahrung die bei dem Bergsteigen schwer arbeitenden Gebirgsbewohner mit Vorliebe fette Milch mit Zucker und Backwerk essen. In manchen Gebirgsgegenden leben die Völker fast nur von Teigwaren.

### b) Die glatte Muskulatur.

Die glatte Muskulatur treffen wir hauptsächlich im Magen-Darmkanal an. Sie umschliesst meist Hohlräume und kann durch ihre eigenartigen „wurmartigen" Zusammenziehungen den Inhalt des Hohlraumes (z. B. Darm) weiterbefördern. So staut sich z. B. bei mangelhafter Bewegungsfähigkeit der Magenmuskulatur der Inhalt des Magens an und geht in Fäulnis über, ebenso kann das im Darm der Fall sein. Bei guter Tätigkeit wird der Darminhalt (Speisebrei) regelmäßig weiterbefördert. Die Tätigkeit der glatten Muskulatur ist von unserem Willen gänzlich unabhängig. Wir hören sie nur manchmal bei dem sogen. „Magenknurren".

## 3. Tätigkeit der Nerven.

Damit der Muskel sich zusammenzieht, wird ihm der Befehl hierzu vom Grosshirn aus durch die Vermittlung des motorischen Nerven, auch „Bewegungsnerv" genannt, übertragen. Dieser geht in die Muskulatur hinein und splittert sich dort in zahlreichen Fasern auf, und wenn der motorische Nerv, der zu dem Muskel geht, verletzt ist, so erfolgt eine Lähmung.

Eine andere Sorte von Nerven überträgt die Reize, welche auf unsere Schleimhaut und Haut ausgeübt werden, durch das Rückenmark auf das Gehirn. Während also die motorischen Nerven vom Grosshirn kommen und durch das Rückenmark zur Muskulatur hinziehen, schlagen die sensiblen Nerven den umgekehrten Weg ein. Es ist deshalb von grosser Wichtigkeit, schon aus diesem Grunde, dass die Nervenbahnen gegeneinander isoliert sind. Die sensiblen Nerven vermitteln also unsere sämtlichen Empfindungen.

Die sympathischen Nerven bilden im Körper Geflechte und Knoten. Sie stehen in enger Beziehung zu den Bewegungen des Darmes, der Pupille, den Gefässwänden und vielen Drüsen. Sie bewirken z. B. das Erröten und Erblassen bei seelischen Aufregungen, Schweissausbruch, Speichelabsonderung (siehe auch Kapitel Nervensystem im anatomischen Teil).

## 4. Tätigkeit des Gehirns.

Das Gehirn ist der Sitz des Verstandes. In ihm kommen, nämlich in der grauen in Falten gelegten Gehirnrinde, die Vorstellungen und die Anknüpfungen derselben zu dem Denken zustande. Im Gehirn kommen die Eindrücke, die wir von aussen empfangen und die uns durch unsere Sinnesorgane zugeführt werden, zu Bewusstsein und werden geordnet und abgelagert. Es sind in ihm ferner an bestimmten Stellen wichtige Punkte, welche für den Ursprung der zu den Muskeln gehenden Nervenleitungsbahnen geschaffen sind. Sind diese Stellen verletzt, so erfolgt hierdurch eine Lähmung, aber nicht derselben Seite, sondern der entgegengesetzten, denn diejenigen motorischen Nerven, welche die Muskeln der rechten Körperhälfte versorgen, entspringen aus der linken Grosshirnhälfte und umgekehrt, so dass die Nervenbahnen sich kreuzen.

Wenn bei einem Schlaganfall Lähmung der linken Seite erfolgt, so sind die dafür in Betracht kommenden Gehirnveränderungen in der rechten Hälfte desselben zu suchen.

Das Kleinhirn ist wahrscheinlich in der Hauptsache ein Zentrum für das Muskelgefühl und die Gleichgewichtsempfindung des Körpers. Denn man beobachtet bei Erkrankungen desselben Schwindel, taumelnden schwankenden Gang, wie in trunkenem Zustande. Das Kleinhirn spielt also eine ähnliche Rolle wie die Bogengänge des Labyrinthes.

Das verlängerte Mark bildet einen ausserordentlich wichtigen Gehirnabschnitt, denn wenn bei dem Menschen das verlängerte Mark erhalten ist und alles übrige vom Gehirn fehlt, so kann er, allerdings ohne Bewusstsein, weiterleben; das Herz schlägt weiter und die Atmung ist ebenfalls vorhanden. Ist dagegen bei Erhaltung des Gross- und Kleinhirns das verlängerte Mark zerstört, so erfolgt der Tod. Es befinden sich im verlängerten Mark wichtige Zentralpunkte für die Atmung, für die Tätigkeit des Herzens und für den Blutdruck.

### Das Rückenmark.

Das Rückenmark ist im wesentlichen ein System von nebeneinander verlaufenden Leitungsbahnen, die nach bestimmtem Schema geordnet sind. Es ist der Verlauf der Bahnen so eingerichtet, dass die motorischen Nerven es an der Vorderseite verlassen (vordere Rückenmarkswurzeln) und die sensiblen Nerven hinten einstrahlen (hintere Rückenmarkswurzeln).

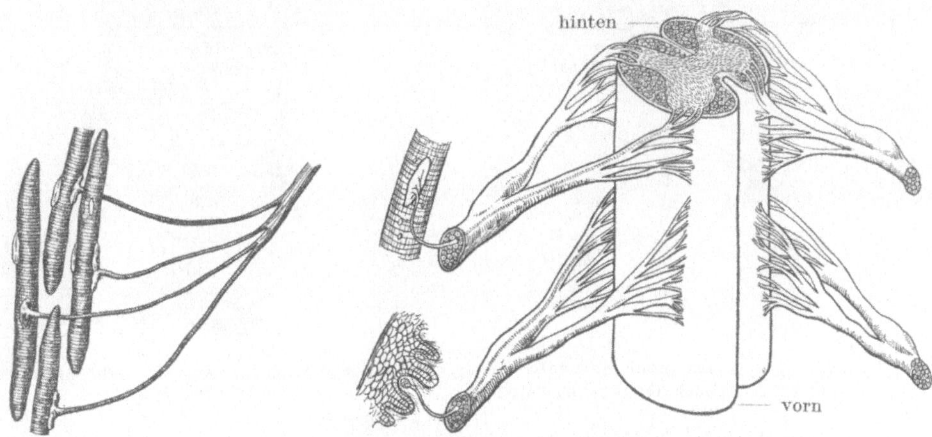


Abb. 73. Muskelzellen mit Nervenendigungen.

Abb. 74. Rückenmark mit Wurzeln. (Oben ist der Verlauf einer motorischen Nervenfaser von dem vorderen Horn bis zum Muskel punktiert gezeichnet. Unten der Verlauf einer sensiblen Faser von der Haut bis zur hinteren Wurzel).

## 5. Bau und Verrichtung der Geschlechtswerkzeuge.

Mit der Besprechung der Geschlechtswerkzeuge begeben wir uns auf ein ungeheuer wichtiges Gebiet. Diese sind von der Natur zur Fortpflanzung der Art, zur Erzeugung von Kindern und Nachkommenschaft gebildet, und haben somit nicht nur für den einzelnen, sondern für das gesamte Staatswesen eine grosse Bedeutung.

Im allgemeinen sei vorausgeschickt, dass zur Erzeugung der Nachkommenschaft die Vereinigung der Erzeugnisse der männlichen sowohl, wie auch der weiblichen Geschlechtsorgane nötig ist. Wie im ersten Kapitel erwähnt, entsteht aus dem männlichen Samen und der weiblichen Eizelle der menschliche Nachkomme und findet in der Gebärmutter des Weibes seine weitere Entwicklung, bis nach zirka 280 Tagen er bei der Geburt das Licht der Welt erblickt.

Wir wollen uns jetzt im einzelnen die Bildungsstätten dieser kostbaren Erzeugnisse betrachten.

Wir nennen die Bildungsstätten Geschlechtsdrüsen, das sind beim Manne die Hoden, beim Weibe die Eierstöcke, die im Innern der Bauchhöhle rechts und links von der Gebärmutter liegen.

Die Geschlechtsdrüsen haben einen ungeheuer grossen Einfluss auf den ganzen Körper. Sie bestimmen die fertige Entwicklung des gesamten männlichen und weiblichen Körpers. Der ungeheuere Umschwung, die Umwälzung des ganzen Lebens, Denkens, Handelns, die Entwicklung der spezifischen männlichen und weiblichen Körperform in den sogen. Entwicklungsjahren werden alles durch die Geschlechtsdrüsen bestimmt.

Im besonderen gibt sich dies kund beim Manne mit der Entstehung der Samenfäden und deren gelegentlicher Ausstossung (Pollution), beim Weibe mit der Menstruationsblutung (Periode), bei der immer ein Ei den Eierstock verlassen hat und unbefruchtet zugrunde geht.

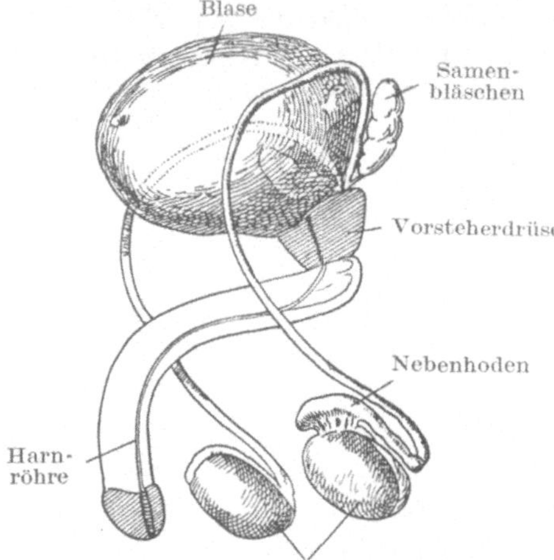


Hoden (Samendrüsen).
Abb. 75, z. T. nach Galewski-Woyte.

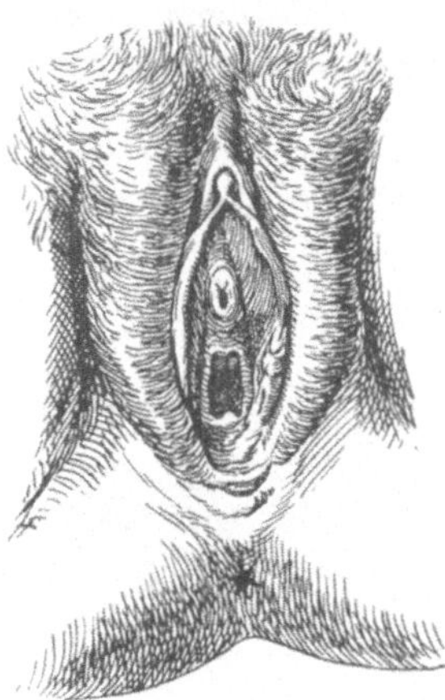

Abb. 76. Äussere weibliche Geschlechtsorgane.

## a) Die männlichen Geschlechtsorgane.

Zu den männlichen Geschlechtsorganen gehören:

1. Hoden und Nebenhoden,
2. Samenleiter und Samenbläschen,
3. Vorsteherdrüse,
4. das männliche Glied.

Die Hoden sind die eigentlichen Geschlechtsdrüsen. Sie sind paarig wie die Eierstöcke und bereiten den Hauptbestandteil des männlichen Samens, die Samenfäden. Diese sind beweglich und vermögen sich innerhalb der weiblichen Fortpflanzungswege fortzubewegen, bis sie das aus den Eierstöcken kommende Ei unterwegs, meist im Eileiter, antreffen und sich mit ihm vereinigen (Befruchtung).

Aus den Hoden, den Samendrüsen, gelangt der Samen in den Samenleiter, auch Samenstrang genannt, der mit dem Ausführungsgang der Samenbläschen zusammen in den hinteren Teil der Harnröhre mündet.

Die Vorsteherdrüse sondert ein wichtiges Produkt ab, welches sich ebenfalls an derselben Stelle in die hintere Harnröhre ergiesst und sich dann mit den Samenfäden mischt. Durch die Harnröhre gelangt dann die Samenflüssigkeit nach aussen.

### b) Die weiblichen Geschlechtsorgane.

Die männlichen Geschlechtsorgane sind zur Bereitung und Ausstossung des Samens eingerichtet, die weiblichen zur Bereitung der Eier und Aufnahme des männlichen Samens. Wir unterscheiden:

1. Die Scheide mit den äusseren Geschlechtsteilen,
2. die Gebärmutter,
3. die Anhänge der Gebärmutter, nämlich die Eileiter und die Eierstöcke.

An den äusseren Geschlechtsteilen unterscheiden wir die grossen und die kleinen Schamlippen und den Kitzler. Am Scheideneingang findet sich

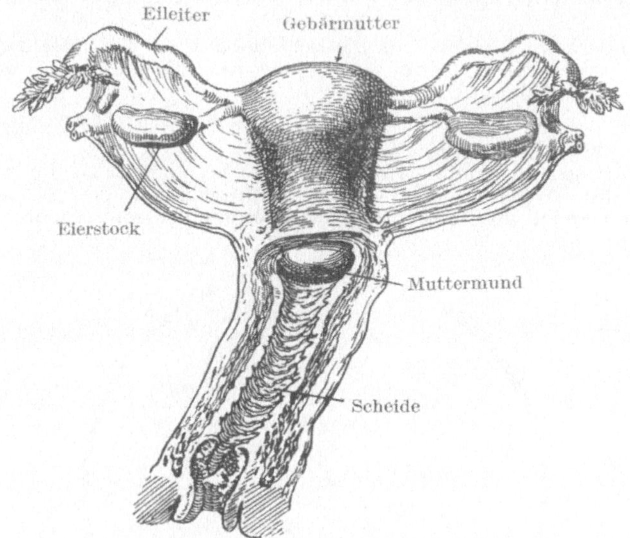


Abb. 77. Innere weibliche Geschlechtsorgane.

das Jungfernhäutchen (Hymen). Die Scheide selbst dient zur Aufnahme des männlichen Gliedes. Von hier aus gelangt der Samen dann weiter in die Gebärmutter, in der das neue Lebewesen zur Entwicklung kommt.

Zur Gebärmutter führen die beiden Eileiter hin. Diesen Weg benutzen die in den Eierstöcken gebildeten Eier.

Anatomie und Physiologie sind die beiden wichtigen Grundlagen für alles medizinische Denken und Handeln. Je tiefer man in das wundersame Getriebe der menschlichen Maschine hineinschaut, um so zweckentsprechender und gründlicher wird unser Handeln sein. So sind alle grossen Entdeckungen auf dem Gebiete der wissenschaftlichen Medizin nur auf Grund hervorragender anatomisch-physiologischer Grundlage möglich gewesen. Je genauer man das Normale kennt, um so schärfer wird man die Abweichungen feststellen können oder, je gründlicher man den gesunden Menschen studiert, um so leichter wird man den kranken Menschen erkennen und auch behandeln können.

Die schlimmsten Feinde der Fortpflanzung des Menschen sind die Geschlechtskrankheiten, in erster Linie die beiden Hauptvertreter dieser Erkrankungsformen, der Tripper (Gonorrhö) und die Syphilis (Lues).

Der Tripper befällt die männliche und weibliche Harnröhre und macht äusserst schmerzhafte Entzündungen mit starkem Eiterfluss. Im günstigen Falle bleibt es hierauf beschränkt, häufig aber steigt er beim Manne den Samenstrang, bei der Frau die Gebärorgane hinauf und verschliesst oder zerstört Samenbildungsstätte (Hoden), Samenleiter und Nebenhoden und verschliesst bei der Frau die Eileiter, wodurch leider sehr häufig bei beiden Geschlechtern dauernde Unfruchtbarkeit entsteht.

Besonders gefährlich ist der Augentripper, der zu Erblindung führen kann (z. B. bei Neugeborenen, die beim Durchgang durch die mütterliche Scheide die Keime mit auf die Welt bringen können).

Die Syphilis ist zuerst eine örtliche, dann eine allgemeine Erkrankung des Körpers, die mit Geschwürbildung beginnt. Die Folgen der Allgemeinerkrankung sind Hautausschläge, schliesslich Geschwulstbildungen in allen möglichen Teilen des Körpers und Zerstörung des Gehirn und des Rückenmarks (progressive Paralyse, Tabes). Bei der Frau kommt es ausserdem zur häufigen Fehlgeburt faultoter Kinder. Beide Krankheiten sind enorm ansteckend und wirken unbehandelt persönlich wie sozial verheerend, sind aber bei rechtzeitiger Erkennung und Behandlung heilbar.

Der Tripperkeim infiziert nur die Schleimhaut der Geschlechtsorgane und des Auges, der Syphiliserreger kann durch jede kleinste Wunde in den Körper eindringen und ihn infizieren.

Es sei an dieser Stelle besonders auf die Berufsinfektionen mit Tripper und Syphilis hingewiesen.

Recht unangenehm und schwierig zu heilen sind z. B. die so entstehenden Infektionen der Augenbindehaut mit Tripperkeimen sowie die syphilitische Infektion der Hände, wie sie oft genug bei Schwestern und Hebammen beobachtet worden sind.

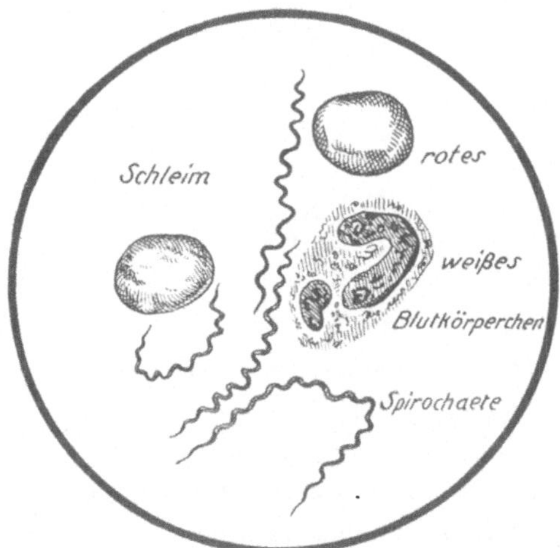


Abb. 78. Syphiliserreger im Abstrich von einem Geschwür. (Nach Kahn.)

# II. Der kranke Mensch.

## A. Die Krankheit (ausschliesslich Wochenbett- und Säuglingserkrankungen).

**(Krankheitsursachen, kurze Übersicht über die hauptsächlichsten Krankheitssymptome, die Abscheidungen und deren Untersuchung, die Infektion und die Infektionskrankheiten.)**

Der gesunde Mensch ist täglich und stündlich von einer grossen Reihe Gefahren umgeben, die ihn krank machen können.

Schon grosse Hitze und Kälte, Überarbeitung, grosse Luftdruckschwankungen sind dazu geeignet. Allerhand in tierischen und pflanzlichen Stoffen enthaltene Gifte, unserem Körper feindliche Lebewesen, die teils in unserem Darmkanal wohnen, teils in die Blutbahn eindringen, Verletzungen feinerer und gröberer Art, Unfälle in allen Zweigen der Technik und der Berufe kommen hinzu. Neben diesen äusseren Ursachen liegen oft schon im Menschen selbst Keime gefährlicher Krankheit. Hierher gehört die Erkrankung an Geschwülsten, Fettsucht, Gicht, Zuckerkrankheit, Nervenleiden, Missbildungen aller Art, sowohl der äusseren Form als auch der inneren Organe.

Eine kurze Übersicht möge die Haupterkrankungsformen des Menschen zeigen.

### Kurze Übersicht über die hauptsächlichsten Krankheitssymptome.

Je nach den erkrankten Organen haben wir verschiedene Krankheitserscheinungen (Symptome).

Bei **Herzkrankheiten** beobachten wir Blaufärbung des Gesichtes und der Haut, besonders bei Anstrengungen. Das kommt daher, dass wegen mangelhaften Transportes nach der Lunge das Blut sich mit Kohlensäure überladet. Die häufigste Ursache solcher Zustände sind Klappenfehler des Herzens, entweder mangelhafte Schlussfähigkeit oder Verengerung der Klappenöffnungen.

Ferner sehen wir dabei Hautwassersucht (Anasarca), die an den Beinen beginnt, Leberschwellung, Abnahme der Harnmenge, Kurzatmigkeit, Husten, kleinen weichen, zuweilen unregelmäßigen Puls. Brustbeklemmungen, furchtbare Angstzustände. (Herzensangst!).

Die **Lungen** können folgende Symptome bei Erkrankung zeigen: Bei Luftröhrenkatarrh: Auswurf, der aus Schleim und Eiter besteht, Husten, Rasseln auf der Brust. Bei Lungenentzündung: Stechen in der kranken Brusthälfte, kurzer, anfangs trockner Husten, hohes Fieber, Schüttelfrost, Auswurf rostbraun gefärbten Speichels. Das Asthma kommt anfallweise und führt zu Atemnot, die furchtbar sein kann. Die Lungenschwindsucht verursacht Bluthusten, Nachtschweisse, Fieber, Auswurf, starke Abmagerung. Beim Lungenbrand werden stinkende Mengen ausgehustet. Die Rippenfellentzündung verursacht „Bruststechen" und Reizhusten.

Bei allen Erkrankungen der **Verdauungswerkzeuge** leidet die Ernährung empfindlich, die Folge ist Abmagerung. Bei Erkrankung des Magens bestehen Schmerzen am linken Rippenbogen, Appetitlosigkeit, Aufstossen, Erbrechen. Bei Magengeschwür sieht man Blutbrechen, bei Magenkrebs ebenfalls, doch ist das Blut hier schwarz gefärbt, bei Geschwüren heller rot. Die Erkrankung des Darmes führt zu Unregelmäßigkeiten der Stuhlentleerung und der Aufsaugung der Speisen. Bei Geschwüren ist dem Stuhl Blut beigemengt. Je nachdem existieren ferner Durchfälle oder Verstopfung. Bei Darmunwegsamkeit (Ileus) wird kein Stuhl entleert. Es entwickeln sich in kurzer Zeit bedrohliche Zustände, die mit Verfallensein, Aufstossen und Erbrechen einhergehen. Der Leib ist aufgetrieben. Das Erbrochene riecht oft kotig.

Bei Erkrankungen der Leber sehen wir Gelbsucht, besonders wenn Gallensteine vorliegen, die zu starken Koliken führen können. Ausserdem führen Leberschwellungen zu Schmerzen am rechten Rippenbogen. Bekannt ist die Leberschrumpfung durch Alkoholmissbrauch.

Die Erkrankung der Bauchspeicheldrüse verursacht schwere Durchfälle und bringt die Kranken in kurzer Zeit sehr herunter. Im Stuhl erscheinen grobe Fleisch- und Fettreste.

Ein schweres Bild bietet die Entzündung des Bauchfelles, der dünnen Haut, die unsere Baucheingeweide überzieht. Dieses zeigt heftige Leibschmerzen, verfallenes Aussehen, heftiges Aufstossen, Fieber, kleinen Puls, oberflächliche Atmung. Bei der geringsten Berührung des Bauches sehr starke Schmerzen (Peritonitis!).

Bei Bauchwassersucht (Ascites) ist der ganze Bauch mit einer wässrigen Flüssigkeit angefüllt, in der die Därme schwimmen.

Bei der Nierenentzündung sehen wir Wassersucht, die gewöhnlich in der Umgebung der Augenlider beginnt. Der Harn ist vermindert und enthält Eiweiss. Langdauernde Nierenleiden führen oft zu Erkrankungen des Herzens. Nierensteine rufen die Nierenkoliken hervor. Meist ist dann der Harn bluthaltig.

Die **Blase** macht, wenn sie entzündet ist, überaus heftige Schmerzen im Unterleib und zwingt zu immer wiederkehrendem häufigen Urinlassen. Bei Entzündungen der Harnröhre entleert sich Eiter aus der äusseren Harnröhrenmündung und das Urinlassen brennt. Blasensteine führen zu quälenden Urinbeschwerden. Oft ist auch Blut im Harn.

Im **Blut** kommt es häufig zu Fehlen des Blutfarbstoffes und zu Schwinden der roten Blutkörperchen (Bleichsucht) geringen und ernsten Grades. Darmwürmer können solche Symptome machen.

Die Beschwerden bestehen je nachdem in mehr oder weniger grosser Blässe, leichter Gelbfärbung der Haut, Mattigkeit und Blutungen in die Haut und sichtbaren Schleimhäute. Manche Blutarmut ist so bösartig, dass sie unrettbar zum Tode führt. Wir kennen auch Krankheitsbilder, bei denen die weissen Blutkörperchen krankhaft vermehrt sind (Leukämie).

Auf der **Haut** gibt es Ausschläge und sonstige Krankheiten der verschiedensten Arten. Zu nennen sind hier beispielsweise Furunkel, Schuppenflecke, Krätze. Eine ansteckende Geschlechtskrankheit, die Syphilis (Lues,), kann die mannigfachsten Ausschläge hervorrufen. Auch im Verlauf anderer Infektionskrankheiten sind Hautausschläge zu finden (siehe dort).

Eine wohlumgrenzte Gruppe von Krankheiten betrifft das **Nervensystem.** Unsere sämtlichen Gefühls- und Bewegungsnerven können heftig erkranken. Dabei entstehen zuweilen vorübergehende oder dauernde Lähmungen, je nachdem des Gefühls oder auch der Bewegung.

Im Rückenmark spielt sich die bekannte Kinderlähmung ab, ebenso die „Rückenmarksdarre“[1]) (Tabes) und manche mit Krämpfen und Lähmungen, besonders an den Beinen, einhergehende Krankheitsbilder.

Das Gehirn ist das Organ des Schlaganfalls, der „Gehirnerweichung“ und gewisser hartnäckiger Kopfschmerzen. Im Gehirn können sich Geschwülste entwickeln. Die Entzündung der Hirnhaut heisst Meningitis.

Die **Geisteskrankheiten** sind eine besondere Gruppe. Wir wissen über den Ursprung so gut wie nichts. Leider sind sehr viele Geisteskrankheiten unheilbar.

Wir erwähnen kurz einige hauptsächlich häufig vorkommende Symptome.

1. Sehr häufig sind falsche Sinneswahrnehmungen (Halluzinationen). Beispiel: Das „Erscheinen“ längst verstorbener Personen, Gespräche mit solchen Erscheinungen, „Hören“ von Stimmen, „Riechen“ übelerregender Dinge, „Schmecken“ von Gift im Essen.

2. Wahnideen: die falschen Sinneswahrnehmmungen werden zu falschen Schlüssen zusammengezogen, so entsteht Grössenwahn, Verfolgungswahn.

---

[1]) Rückenmarksdarre und Gehirnerweichung sind volkstümliche Ausdrücke, die anatomisch unrichtig sind. Erstere heisst Tabes und letztere progressive Paralyse. Beide treten im Gefolge von früherer Syphilis auf.

3. Schwermut (Melancholie). Andauerndes auffallendes Traurigsein ohne Grund, Selbstmordideen, die häufig auch ausgeführt werden, grundlose Selbstvorwürfe, Unmöglichkeit freudiger Erregung, Hemmungszustände.

4. Das Gegenteil davon ist die Manie.

Hier findet man Tobsucht, auffallende Heiterkeit mit unbezähmtem Bewegungsdrang, Schwatzen, Schreien, Plappern.

Manchmal wechseln Zustände tiefster Niedergeschlagenheit mit solchen höchster lebhafter Erregung ab und zwar zuweilen in ziemlich sicherer zeitlicher Reihenfolge.

5. Fallsucht (Epilepsie). Zubodenstürzen mit Bewusstseinsverlust und unter Krämpfen. Dabei kommt es zu Hinterkopfverletzungen, Zerbeissen der Zunge, Kot- und Urinabgang und Blausucht. Die Kranken merken die Anfälle sehr oft vorher.

6. Angeborener Schwachsinn, Verblödung (Idiotie), geistige Minderwertigkeit mit sittlicher Entartung (Reizbarkeit, Neigung zum Verbrechertum, sexuelle Entartung).

Eine wichtige Rolle bei der Erkennung (Diagnose) der Krankheiten spielen die **Abscheidungen des Menschen.** Im folgenden Abschnitt soll etwas näher darauf eingegangen werden.

## B. Abscheidungen und deren Untersuchung.

**(Harn, Stuhl, Erbrochenes, Schweiss.)**

### 1. Die Untersuchung des Harns.

**Herkunft.** Aus unserem Körper wird der Harn durch die Nieren abgesondert. Würden die Nieren ihre Aufgabe nicht erfüllen, so würde der Harn bzw. seine hauptsächlichsten Bestandteile im Blut zurückbehalten und würde dort giftig wirken. Wenn jemand so nierenkrank ist, dass dieser Zustand eintritt, so sprechen wir von einer Harnvergiftung des Blutes, an welcher der Mensch zugrunde gehen kann (Urämie).

Der Harn wird in einer Menge von 1500—2000 ccm beim Manne und 1000—1500 bei der Frau in 24 Stunden ausgeschieden. Die Harnmenge vermehrt sich aber bei reichlichem Trinken und vermindert sich beim Dürsten.

**Aussehen.** Der Harn soll, wenn er gelassen ist, klar und durchsichtig sein, er hat eine strohgelbe bis gelbrötliche Farbe. Wenn er lange steht, senkt sich eine feine Wolke, welche hauptsächlich aus Schleim besteht, auf den Boden des Gefässes. Aus diesem wolkigen kann noch ein roter und ein weisser Bodensatz vorhanden sein. Der rote Bodensatz, den man auch Ziegelmehlbodensatz nennt, ist Harnsäure, der weisse besteht aus Phosphorsäure. Beide unterscheiden sich voneinander, indem der aus Harnsäure bestehende beim Erwärmen verschwindet und der andere dabei stehen bleibt, ja sogar noch deutlicher werden kann. Je saurer der Harn ist, um so dunkler ist er gewöhnlich gefärbt.

#### Spezifisches Gewicht.

Wir bezeichnen als spezifisches Gewicht das Verhältnis zwischen dem Gewicht einer Harnmenge zur gleichen Menge Wasser. Setzen wir das Gewicht eines Liters Wasser gleich 1000, so beträgt das spezifische Gewicht des Harns gewöhnlich 1012—1024. Zur Bestimmung des spezifischen Gewichtes bedienen wir uns der sogenannten Senkwage (Urometer, Harnspindel, siehe Abbildung). Diese ist unten mit Quecksilber beschwert und trägt am oberen dünnen Ende eine Gradeinteilung, an welcher man das spezifische Gewicht direkt ablesen kann.

Wenn der normale Harn längere Zeit steht, so entwickelt sich bald eine Gärung in ihm. Der Harn bekommt einen fauligen Geruch; dieses kann man verhindern, indem man etwas Thymol in den Harn hinein tut, denn dieser Stoff hält die Fäulnis auf. Mit faulendem Harn soll man keine chemischen Untersuchungen anstellen.

### Nachweis von krankhaften Stoffen.

Jeder Urin muss vor der Untersuchung filtriert werden!

### a) Eiweiss (Albumen).

Eiweiss sondert der nierenkranke Mensch ab (Brightsche Krankheit). Der Nachweis des Eiweisses:

1. Die Hellersche Ringprobe wird angestellt mit reiner Salpetersäure. Man überschichtet diese vorsichtig im Reagenzglase mit dem filtrierten Urin. Es entsteht

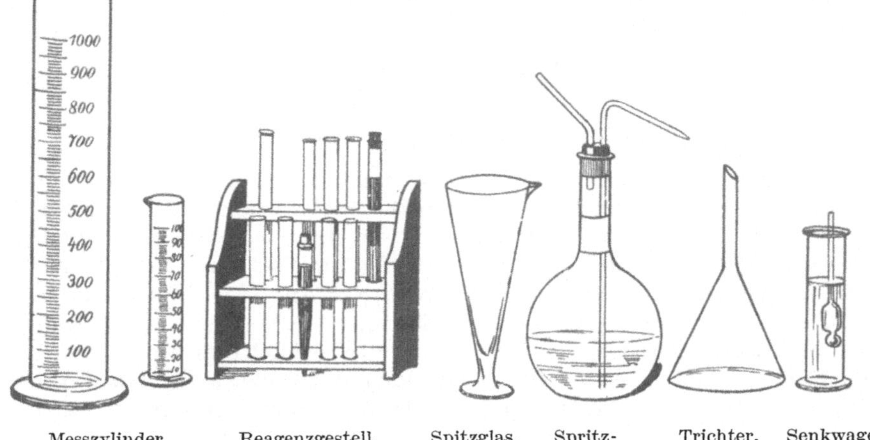


Messzylinder. Reagenzgestell. Spitzglas. Spritzflasche. Trichter. Senkwage (Urometer)

Abb. 79. Apparate zur Urinuntersuchung.

dann an der Grenze ein weisser Ring. (Die Probe ist sehr empfindlich und kann in der Kälte angestellt werden. Den Eiweissring sieht man am besten, wenn man einen schwarzen Hintergrund dahinterhält.)

2. Die wichtigste Probe ist das Kochen des Harns und Hinzufügen einiger Tropfen verdünnter Essigsäure. Man kocht also den Urin in einem Reagenzgläschen und setzt die verdünnte Essigsäure tropfenweise hinzu. Es entsteht dann eine weisse flockige Fällung. Zwei Tropfen Essigsäure genügen!

3. Eine sehr empfindliche Probe, die in der Kälte angestellt werden kann, ist die Essigsäure-Ferrozyankali-Probe. Der Urin wird mit konzentrierter Essigsäure versetzt (ungefähr $^1/_5$ der Urinmenge Essigsäure) und nachher tropfenweise eine 5—10%ige Lösung von Ferrozyankali hinzugetan.

Will man den Eiweissgehalt genau der Menge nach bestimmen, so wird hierzu der Eiweissmesser nach Esbach angewendet (Abbildung). Man füllt zunächst bis zur Marke U den Urin in das Glas ein und bis zu R das Esbachsche Reagens, dann wird das Röhrchen mit einem Gummipfropfen fest verschlossen. Nun wird das Röhrchen mit dem Inhalt mehrfach langsam herumgeschwenkt, nicht geschüttelt, und dann nach 24 Stunden die Höhe des Bodensatzes abgelesen. Steht der obere Rand desselben z. B. auf 4, so bedeutet dieses, der Urin enthält 4 g Eiweiss im Liter. Also man sagt, der Patient hat 4‰ Eiweiss. Ist der Eiweissgehalt so stark, dass man ihn in dem Esbachschen Apparat nicht ablesen kann, so muss die Urinmenge vorher verdünnt werden. Hat man die Menge des Urins mit Wasser verdoppelt, so muss das Ergebnis ebenfalls mit 2 multipliziert werden.

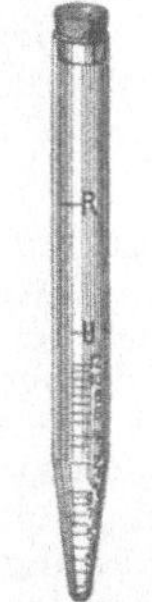

Abb. 80. Eiweissmesser nach Esbach.

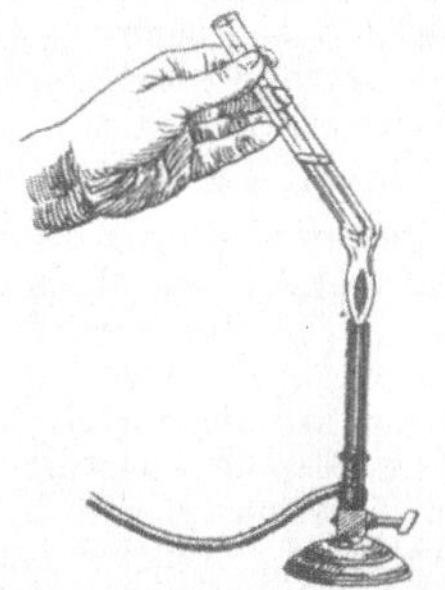

Abb. 81. Halten des Reagenzglases beim Kochen.

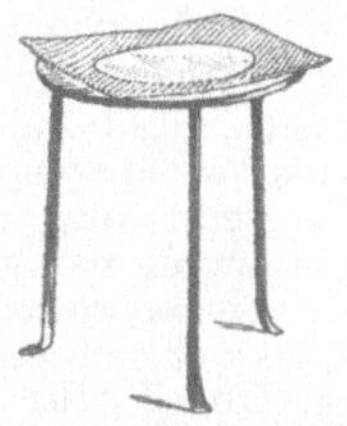

Abb. 82. Dreifuss mit Asbestnetz.

## b) Zucker.

Der Zucker befindet sich im Urin als Traubenzucker bei der Zuckerkrankheit. Der Urin eines Zuckerkranken wird meist in vermehrter Menge ausgeschieden, hat ein höheres spezifisches Gewicht als normal (bis 1060) und sieht blass und klar aus.

1. Zum Nachweis verwenden wir die Trommersche Probe. Die dazu nötigen chemischen Mittel sind Natron- oder Kalilauge und Kupfersulfat. Man versetzt den zu prüfenden Harn im Reagenzglas mit Natron- oder Kalilauge und tut dann tropfenweise eine 10%ige Kupfersulfatlösung hinzu, und zwar soviel, wie sich eben löst. Bei Urinen, welche Zucker enthalten, entwickelt sich sofort eine schöne durchsichtige lasurbläuliche Farbe. Nun wird erwärmt, wobei sich ein gelbroter Niederschlag bildet, der bei weiterem Erwärmen deutlicher wird.

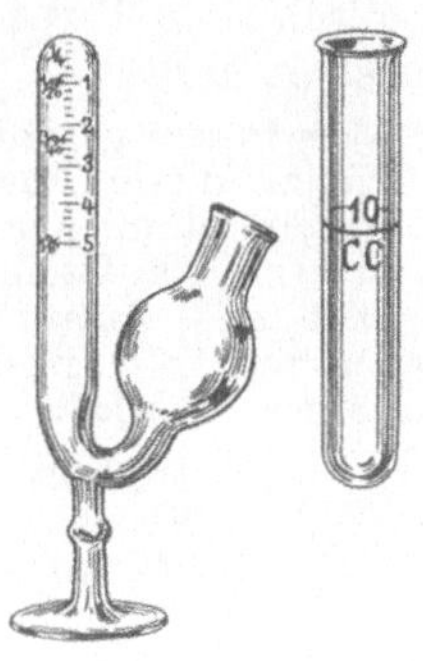


Abb. 83. Gärungsröhrchen.

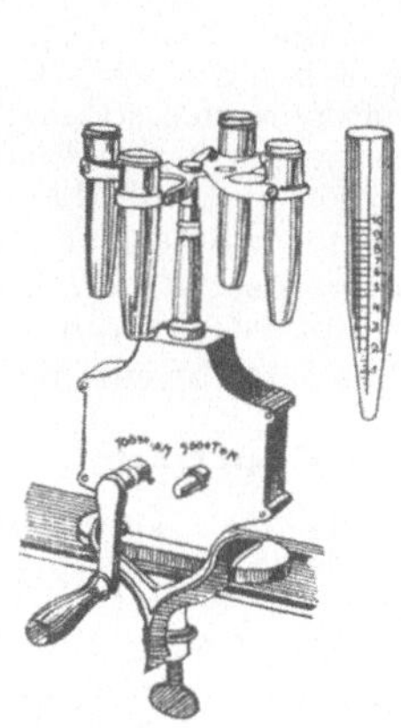

Abb. 85. Handzentrifuge, daneben graduiertes Zentrifugenglas.

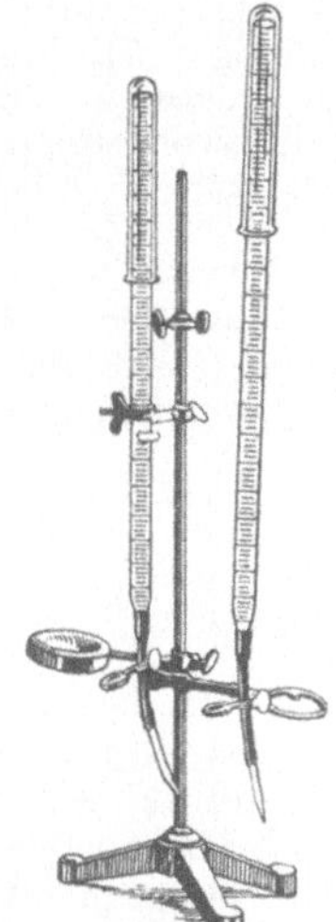

Abb. 86. Titriergestell, aus dem man tropfenweise Eisenchloridlösung zusetzen kann. Das Gestell wird auch bei der Bestimmung des Magensaftes angewendet.

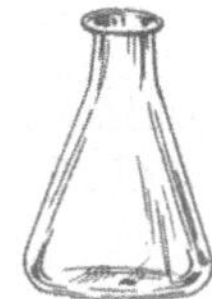

Abb. 84. Erlenmeyer-kölbchen.

2. Die Nylandersche Probe. Das Nylandersche Reagens wird aus der Apotheke fertig bezogen. Man setzt dem Harn $^1/_{10}$ seines Volumens von dem Reagens zu und kocht 2 Minuten lang, es entsteht hierbei ein schwarzer Niederschlag, welcher für den Gehalt an Zucker charakteristisch ist.

Es sind noch zwei Zuckerproben zu erwähnen.

3. Die Gärungsprobe. Diese wird mit dem Gärungsröhrchen von Einhorn angestellt. Sie beruht auf der Tatsache, dass Hefe Zucker unter Gasbildung zersetzt. Das Gas, welches sich entwickelt, ist Kohlensäure. Nebenbei entsteht noch Alkohol. Man versetzt nun den Harn mit einer etwa kleinerbsengrossen Menge Bierhefe, die man zweckmäßigerweise vorher mit dem Urin verreibt und füllt dieses Gemisch in das Gärungsröhrchen ein. Die Gasblasen steigen in dem Schenkel auf und man kann aus der sich entwickelnden Gasmenge die Zuckermenge bestimmen.

4. Der Polarisationsapparat. Dieses äusserlich fernrohrähnliche Instrument ist nicht ganz leicht zu bedienen und muss daher dem Arzte überlassen bleiben, unter dessen Anleitung die Schwester die Methode allmählich erlernen kann.

In dem Zuckerurin können sich nun noch zwei Substanzen bilden deren Nachweis ebenfalls sehr wichtig ist.

*α.* Die Azetessigsäure wird mit Hilfe der Gerhardtschen Reaktion nachgewiesen. Man versetzt den Harn tropfenweise mit Eisenchloridlösung. Bei Anwesenheit von Azetessigsäure entsteht eine rotweinähnliche Färbung.

*β.* Das Azeton erkennt man häufig schon an dem Geruch: der Harn riecht nach Äpfeln. Nachgewiesen wird das Azeton folgendermaßen: Man tut in ein Reagenzglas Urin, fügt der Menge konzentrierte Nitroprussidnatriumlösung hinzu, versetzt mit Eisessig und überschichtet mit Ammoniak. Es entsteht dann an der Grenze des Ammoniak ein amethystfarbener Ring.

### c) Blut.

Blut soll im normalen Zustande unter allen Umständen fehlen, es könnte denn sein, dass es zufällig bei weiblichen Patienten aus der Scheide stammt. Es kommt im Harn bei Blasen- und Nierenleiden vor, z. B. fast immer bei Blasen- und Nierensteinen. Der Nachweis wird geführt durch altes Terpentinöl und Guajaktinktur, welche man aus der Apotheke beziehen kann.

Das alte Terpentinöl wird in einem Reagenzglase mit Guajaktinktur geschüttelt, bis eine milchige Trübung entsteht und dann wird der Harn zu dieser Mischung vorsichtig hinzugesetzt. Es entsteht bei Gegenwart von Blut ein bläulicher Ring. Man kann die Probe auch zweckmäßigerweise so anstellen, dass man auf ein Stück Fliesspapier einen Tropfen der Guajakterpentinölmischung tut und darauf einen Tropfen Urin, es entsteht dann ebenfalls auf dem Papier allmählich ein blauer Fleck, besonders dann, wenn das Papier mehrmals umhergeschwenkt wird.

Die Hellersche Probe: Man versetzt den Urin mit Kalilauge und kocht ihn; der Niederschlag, der sich dann bildet, ist durch den Blutfarbstoff rot gefärbt.

Findet sich Blut im Urin, so hat derselbe ein „fleischwasserähnliches Aussehen".

### d) Gallenfarbstoff.

1. Die Gmelinsche Probe: Einige Kubikzentimeter reiner Salpetersäure werden mit einigen Tropfen rauchender Salpetersäure versetzt. Auf dieses Gemisch schichtet man vorsichtig den Harn auf, es entsteht an der Berührungsgrenze ein grüner, blauer, violetter und rotgelber Ring. Nur der grüne Ring ist beweisend.

2. Die Chloroformprobe: Man nimmt reichlich Harn und schüttelt ihn mit Chloroform durch, dieses setzt sich später wieder ab am Grund des Glases und ist bei Anwesenheit von Gallenfarbstoff schön gelb gefärbt.

3. Man überschüttet den Harn mit einer verdünnten Jodtinktur (1 Teil Jodtinktur und 9 Teile Alkohol). Bei Anwesenheit von Gallenfarbstoff entsteht ein grüner Ring.

### e) Eiter.

Eiter tritt im Harn auf bei Geschwüren und Entzündungen der Harnwege. Der gelassene Urin sieht gleich sehr trübe aus und es bildet sich beim Stehen ein Bodensatz, der sich beim Kochen und bei Zusatz von Essigsäure nicht beseitigen lässt. Er rührt her von den weissen Blutkörperchen. Zu seiner genauen Untersuchung dient das Mikroskop.

Hierzu muss der Harn entweder zentrifugiert werden oder man lässt ihn in einem Spitzglase sich absetzen. Das Zentrifugieren kann mittels elektrischer Wasser- und Handzentrifuge geschehen. Wir haben dazu besondere Zentrifugengläschen, auf dessen Boden der Niederschlag sich dann absetzt. Zur Untersuchung wird die überstehende Harnmenge abgegossen. Im Spitzglase senkt sich nach 24 Stunden ebenfalls der Niederschlag zu Boden. Man giesst auch hier den überstehenden Urin vorsichtig ab. Den Bodensatz streicht man nun auf einen Objektträger und übergibt ihn dem Arzt zur mikroskopischen Untersuchung.

### f) Diazoreaktion.

Die Diazoreaktion findet sich besonders bei hochfiebernden Tuberkulosen und bei Typhus. Hierzu braucht man 3 Reagenzien: Diazo 1, Diazo 2 und Ammoniak.

Man füllt ein Reagenzglas nicht ganz bis zur Hälfte mit Urin, gibt Diazo 1 in gleicher Menge dazu, einige Tropfen von Diazo 2 und überschüttet vorsichtig mit Ammoniak. Beim Schütteln tritt eine rote Färbung auf, welche auch dem Schaum sich mitteilt.

Der Nachweis von Urobilin, Indikan, Melanin, Pentose, Fett muss wegen der Schwierigkeit dem Arzte überlassen bleiben.

Allgemeine Vorschriften:

Urin stets filtrieren, bei Frauen nur Katheterurin verwenden; Reagenzgläser sorgfältig ausspülen, nur mit destilliertem Wasser; stets Filter in grösserer Anzahl zurecht geschnitten bereithalten; beim Kochen das Reagenzglas nicht in den kalten Kegel der Bunsenschen Flamme halten; stets zum Vergleich nur filtrierten Urin heranziehen; beide Reagenzgläser nebeneinanderhalten und im auffallenden und durchfallenden Licht betrachten; alle Proben aufheben, bis sie vom Arzt besichtigt sind; möglichst allen Urin im frisch gelassenen Zustande untersuchen.

## 2. Stuhl.

Der Kot des Kranken gibt uns manchen wertvollen Aufschluss über die vorliegende Erkrankung. Eine Reihe wichtiger Infektionskrankheiten, z. B. Cholera, Typhus und Ruhr, sind oft ohne weiteres aus den Angaben des Patienten und dem Stuhlgang zu erkennen. Der normale Stuhl soll geformt sein, hat eine braune Farbe, welche von verändertem Gallenfarbstoff herrührt, und seine Entleerung erfolgt ohne Schwierigkeit und Schmerzen. Der Kot wird durch die Nahrung erheblich beeinflusst. So erhält er z. B. durch reichlichen Milchgenuss eine hellere Farbe; nach Genuss von Heidelbeeren, Eisen, Wismut wird er dunkelbraun bis schwarz.

Der Kot enthält vom Körper nicht aufgenommene Nahrungsbestandteile, die zum Teil deshalb wieder ausgeschieden werden, weil eine Zerlegung durch die Verdauung nicht möglich ist.

#### Der krankhafte Stuhlgang.

1. Durch Fehlen des Gallenfarbstoffes wird der Kot graugelb und tonartig, er enthält viel Fett.

Das Fehlen des Gallenfarbstoffes kommt durch Verlegung des Gallenblasenausführungsganges in den Darm zustande. Die Krankheit heisst Gelbsucht.

2. Der Kot kann eine schwarze Farbe bekommen durch Beimengung von Blut, welches aus geschwürigen Veränderungen des Magens oder des Dünndarmes herrühren kann. Sind die Blutabsonderungen im Dickdarm, so wird er meistenteils hellrot entleert.

3. Schleim. Der Stuhlgang enthält beigemischt in grösseren Mengen glasigen Schleim oder ist mit feinen Schleimflöckchen durchsetzt. Man kann ihn sehr gut sichtbar machen durch Ausstreichen des Stuhles auf einem schwarzen Porzellanteller.

4. Eiter. Eiter kommt zusammen mit Blut und Schleim bei Darmkatarrhen vor. Er bildet meist mit dem Schleim zusammen gelbliche, glasige Klümpchen, die man oft schon mit blossem Auge sehen kann.

5. Wasser. Wasser wird bei den Durchfällen mit Schleim zusammen in reichlicher Menge ausgeschieden, so dass die Patienten dadurch sehr viel Flüssigkeit verlieren.

6. Von besonderer Bedeutung sind ferner Nahrungsstoffe, welche in unveränderter Form mit dem Stuhlgang wieder herauskommen, z. B. grosse Fleischstücke, Fettmengen (der Stuhl kann aussehen, als wäre er mit Fett übergossen), Kartoffelstücke und dergleichen.

7. Der Stuhlgang ist auffallend schaumig und breiig. Dieses ist eine besondere Form von Darmstörung (Gärungsstuhl).

8. Würmer und Wurmeier. Genauere Angaben über den Stuhl siehe Kapitel Infektionskrankheiten.

#### Der Stuhl beim Neugeborenen.

Der Neugeborene entleert in den ersten Tagen das sogenannte Kindspech (Meconium); dies ist eine schwarzgrüne Masse, welche sich im Darm vor der Geburt angesammelt hatte. Allmählich wird der Stuhl heller und grüner und geht, wenn das Kind anfängt, an der Mutterbrust oder Flaschenmilch zu trinken, allmählich in eine grüngelbliche bis goldgelbe Farbe über. Der Bruststuhl hat entfernt das Aussehen wie Rührei. Der Übergang in den Bruststuhl erfolgt meistenteils in den ersten drei Tagen.

Wenn der Arzt nichts anderes verordnet, so ist bei Patienten, deren genaues Krankheitsbild noch nicht feststeht, der Stuhlgang ebenso wie die übrigen Ausscheidungen aufzuheben und dem Arzt zu zeigen, der dann die Entscheidung weiter trifft. Über Infektionsstuhl siehe Bestimmungen über Desinfektion.

### 3. Erbrochenes.

Das Erbrochene riecht bei sonst gesunden Menschen sauer. Der Geruch und der vom Patienten deutlich zu schmeckende sauere Inhalt kommt von der Beimengung von Salzsäure aus dem Magen. Je nachdem der Betreffende seine Nahrung gut oder schlecht gekaut hat, enthält das Erbrochene gröbere oder feinere Bestandteile.

Es ist erstaunlich, was für grobe Stücke manchmal erbrochen werden. Bestand das Genossene aus Milch, so ist dieselbe geronnen.

#### Krankhaft Erbrochenes.

1. Wenn etwas Erbrochenes nicht sauer riecht und der Patient auch nicht angibt, dass es sauer schmeckt, so schliessen wir auf eine Verminderung der Salzsäure im Magen, z. B. bei Krebs, haben daher etwas Krankhaftes vor uns.

2. Kaffeesatzähnliche Massen rühren meistens von zersetztem Blut aus dem Magen her, es können auch bei einer Magenblutung dunkelrote Blutmengen erbrochen werden, z. B. bei Magengeschwür.

Erbrechen übelriechender Massen (bei Magenerweiterung) kommt vor, wenn der Inhalt des Magens in eine Zersetzung übergegangen ist, dadurch, dass die Speisen zu lange im Magen bleiben.

3. Das Koterbrechen. Hierbei wird etwa nicht reiner Kot erbrochen, sondern es entleert sich bei Darmverschluss der Inhalt der oberen Darmabschnitte durch

Magen und Mund, das Erbrochene riecht ekelerregend und kotig; dies kommt von der fauligen Zersetzung des Darminhaltes. Das Erbrochene ist hierbei meistenteils bräunlich gefärbt.

Erbrechen von Galle kommt meistens bei leerem Magen vor, wenn durch die heftige Darmbewegung aus dem Zwölffingerdarm die Galle in den Magen gepresst wird und von dort aus in den Mund gelangt. Dieses ist verbunden mit einem bitteren Geschmack. Das Erbrochene sieht gelbgrün aus und enthält meistenteils noch Schleim.

### 4. Schweiss.

1. Der Schweiss ist eine Absonderung unserer Schweissdrüsen. Wenn der Schweiss nicht durch Waschung von der Körperoberfläche entfernt wird, so fängt er an, sich zu zersetzen und gibt Anlass zu einem lästigen Geruch. Es kann bei gewissen Krankheiten ein übelriechender Schweiss abgesondert werden. (Der Schweiss bei Gicht und bei Rheumatismus.) Dieser riecht auffallend sauer und wird in reichlicher Menge abgesondert.

2. Das allzu reichliche Absondern von Schweiss, Nachtschweiss bei Tuberkulose, Schweissausbrüche bei nervösen Erkrankungen (Neurasthenie), nach Schüttelfrost.

3. Abnorme trockene Haut. Versiegen der Schweissabsonderung bei Atropinvergiftung.

# C. Die Infektion.

## 1. Die Lehre von den ansteckenden Krankheiten (Infektionskrankheiten).

**Die Erreger** (Bakterien, Keime, Spaltpilze).

Die Lehre von den ansteckenden Krankheiten, die wir mit einem Fremdwort auch Infektionskrankheiten nennen, baut sich auf der Lehre der krankmachenden Keime auf. Die ansteckenden Keime sind äusserst kleine, nur mit dem Mikroskop bei 800—1000facher Vergrösserung gut sichtbare Lebewesen, die wir in die Reihe der Pflanzen rechnen. Sie haben die Eigenschaft, sich durch Teilung ins Unendliche zu vermehren, daher stammt auch ihr Name Spaltpilze. Ihre Einteilung geschieht nach ihrer Gestalt. Wir unterscheiden in der Hauptsache drei Formen:

1. die stäbchenförmigen Keime (die Bazillen),
2. die kugelförmigen Keime (die Kokken),
3. die schraubenförmigen Keime (Spirillen).

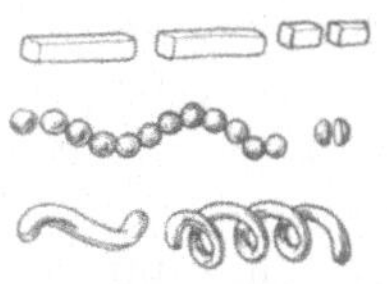

Abb. 87. Stäbchen, Kokken und Spirillen.

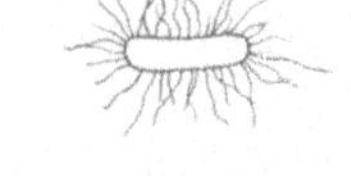

Abb. 88. Beweglicher Geisselkeim (Typhus).

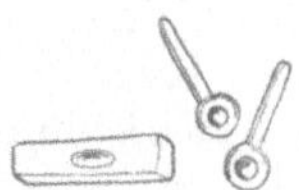

Abb. 89. Sporen in den Keimen (Starrkrampf, Milzbrand).

Aus jeder dieser Abteilung geht immer durch Vermehrung dieselbe Art hervor. Ausser der Fähigkeit sich zu teilen, haben manche Keime die Eigenschaft, sich lebhaft zu bewegen. Wir unterscheiden deshalb zwischen beweglichen und unbeweglichen Bakterien. Manche bilden Dauerformen, sogenannte

Sporen, d. h. besonders widerstandsfähige Keimlinge, aus denen, wenn auch der übrige Leib zerstört ist, immer wieder ein neuer Keim hervorgehen kann (z. B. Milzbrand, Starrkrampf).

Die Nahrung der Keime kann mannigfaltig sein. Sie nähren sich ebensogut von Eiweißstoffen wie Zuckerstoffen. Fett lieben nur einige. Wir können die Beispiele also, wenn wir ihnen geeignete Nahrung geben, auch züchten. Hierzu benutzen wir sogenannte Nährböden, die entweder aus Fleischbrühe (flüssige Nährböden) oder aus eiweisshaltigen Pflanzenstoffen (Agar) bestehen (fester Nährboden). Der Agar ist im erhitzten Zustande flüssig und erstarrt beim Erkalten, kann deshalb in beliebige Formen eingegossen werden. Wenn wir nun Keime in diese Nährböden hineinbringen, so fangen sie an zu wuchern, was sich sehr bald in den flüssigen Nährböden Trübung oder als Bodensatz und auf dem festen als ein Rasen oder runder Fleck erkennen lässt.

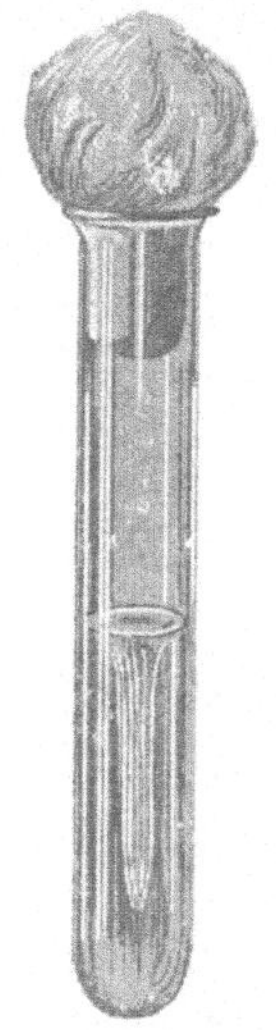

Abb. 90. Agarstich mit wachsenden Keimen.

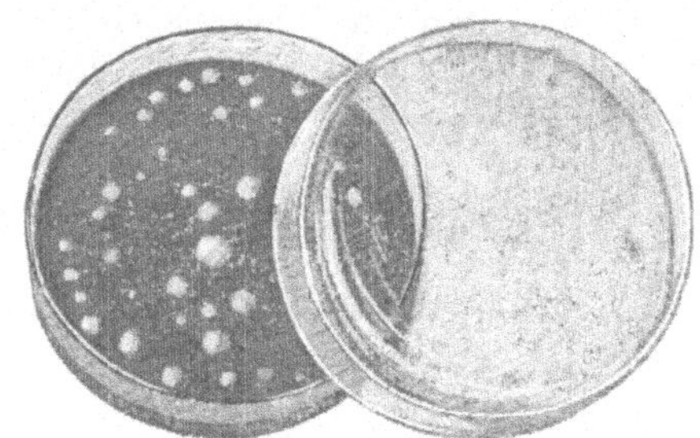

Abb. 91. Petrischale mit Nährboden und darauf wachsenden Kolonien (weiss).

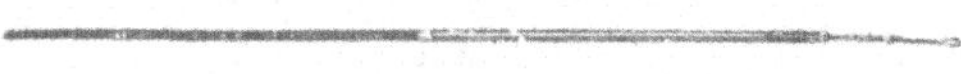

Abb. 92. Platinöse zum Impfen der Nährböden.

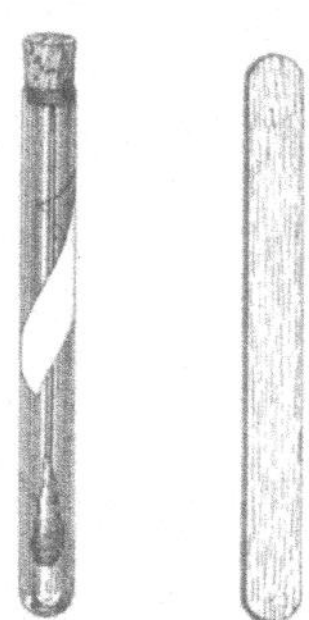

Abb. 93. Abb. 94.

Abb. 93. Rachenabstrichröhrchen (bei Diphtherieverdacht).

Abb. 94. Holzspatel (kann nach Gebrauch verbrannt werden).

Nicht alle Keime müssen den Menschen krank machen. Es gibt eine Reihe von Bakterien, welche gutartig sind, die wir sogar zu unserem Leben brauchen. Diese wohnen in unserer Mundhöhle und im Dickdarm. Diese Keime nennt man auch harmlose Schmarotzer (Saprophyten).

Die Reihe der ansteckenden Krankheiten ist gross. Sie kommen zustande, wenn ein krankmachender Keim (pathogener Keim) irgendwie in den Körper des Menschen hineingelangt und ihn krank macht. Wir sprechen also von einer Infektion, wenn aus der Aussenwelt stammende krankmachende Keime in den Körper des Menschen hineingelangen und ihn krank machen.

Wir wissen nun, dass nicht jeder Körper in gleicher Weise infiziert wird. Gewisse Bedingungen schaffen hierzu eine besondere Veranlagung. Das sind Erkältungen, Durchnässungen, starke körperliche Anstrengungen und Ermüdungen, Schwächung des Organismus durch Ausschweifungen und Alkohol und im allgemeinen eine unter dem Durchschnitt zurückbleibende Entwicklung des Körpers (mangelhafte Anlage). Es dauert auch immer einige Zeit, ehe das Krankheitsbild seine volle Ausbildung erreicht. Diese Zeit vom Hineingelangen des Keimes bis zum Ausbruch der spezifischen Krankheitserscheinungen nennen wir die Inkubationszeit, welche bei jeder Infektionskrankheit verschieden ist.

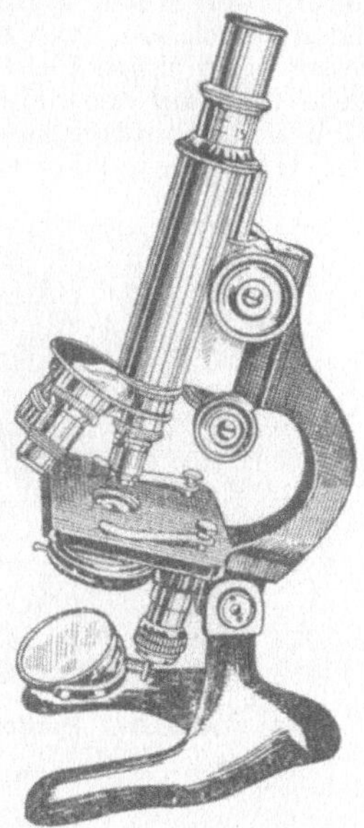

Abb. 95. Mikroskop.

Die Keime können auf verschiedenem Wege in den Körper kommen. Wir unterscheiden natürliche und künstliche Infektionspforten. Zu den natürlichen gehören alle unsere Körperöffnungen, also Mund, Nase, Ohren, After und Harnröhre, Hautporen. Zu den künstlichen rechnen wir alle Wunden. Die Wundinfektion nimmt daher eine Sonderstellung ein.

Die ansteckenden Keime können von einem erkrankten Menschen auf den anderen übertragen werden. Es gibt aber auch Gesunde, die derartige Bazillen in ihrem Körper beherbergen und verbreiten. Diese nennt man Bazillenträger (Dyphtherie, Typhus, Ruhr z. B.). Ehe wir zu der Besprechung der einzelnen Krankheitsbilder kommen, müssen wir die allgemeinen Erscheinungen einer Infektionskrankheit besprechen.

### a) Fieber.

Wenn ein Organismus von krankmachenden Keimen befallen ist, so verrät sich dies mehr oder weniger lange

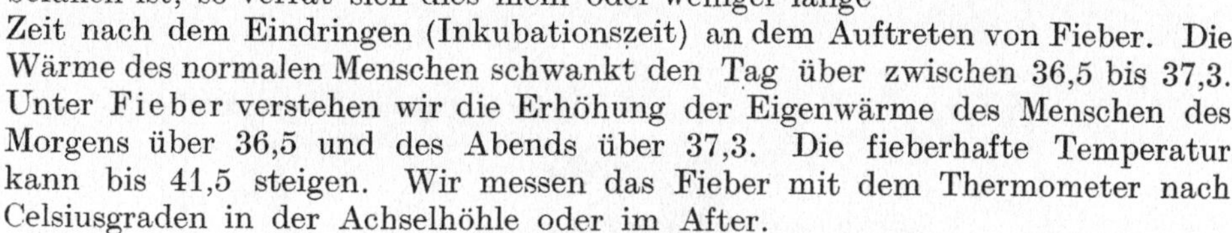

Zeit nach dem Eindringen (Inkubationszeit) an dem Auftreten von Fieber. Die Wärme des normalen Menschen schwankt den Tag über zwischen 36,5 bis 37,3. Unter Fieber verstehen wir die Erhöhung der Eigenwärme des Menschen des Morgens über 36,5 und des Abends über 37,3. Die fieberhafte Temperatur kann bis 41,5 steigen. Wir messen das Fieber mit dem Thermometer nach Celsiusgraden in der Achselhöhle oder im After.

Wir erklären uns das Fieber durch das Hineingelangen von Keimen und von diesen herrührenden giftigen Stoffen in das Blut. Kommen auf einmal sehr viele Krankheitskeime bzw. grosse Mengen giftiger Produkte in das Blut, so kommt es meist zu einem Schüttelfrost. Bei dem Schüttelfrost geraten die Muskeln des Kranken in lebhafte Zusammenziehungen, besonders die des Unterkiefers, so dass allgemeine Muskelunruhe und Zähneklappen zustande kommt. Der ganze Körper schüttelt sich, dass z. B. die ganze Bettstatt erzittert. Daneben klagt der Patient über eisige Kälte und sieht im Gesicht, an Händen und Füssen blau aus. Das

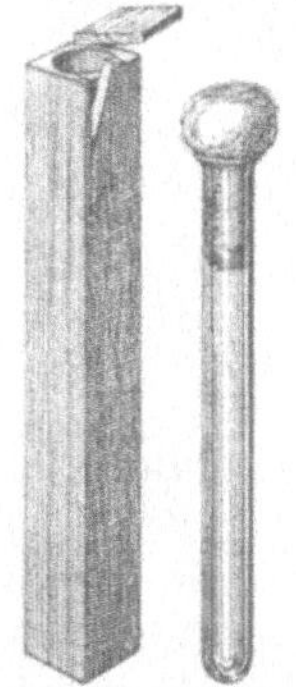

Abb. 96. Steriles Reagenzglas.

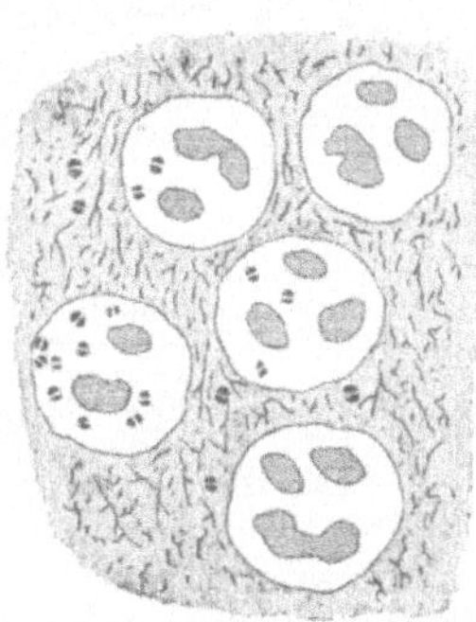

Abb. 97. Tripperkeime bei starker Vergrösserung.

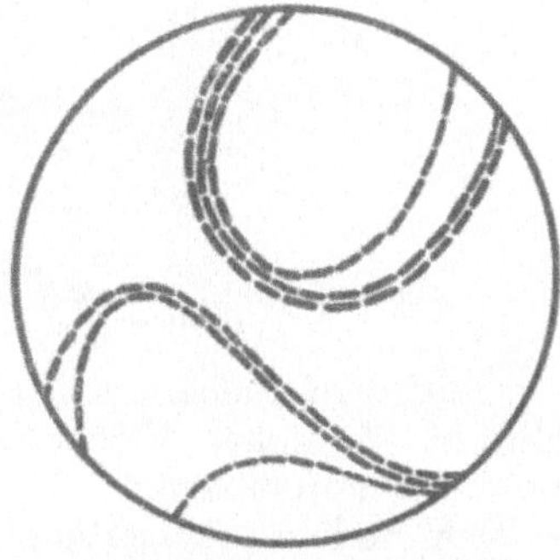

Abb. 98. Milzbrandstäbchen bei sehr starker Vergrösserung.

Gefühl der Kälte kommt dadurch zustande, dass die Hautgefässe sich plötzlich zusammenziehen, während im Inneren die Wärme steigt. Der Schüttelfrost dauert verschieden lange Zeit und in ihm erreicht die Körpertemperatur hohe Werte. Meist folgt auf den Schüttelfrost ein sehr starker Schweissausbruch. Das Befinden nach dem Schüttelfrost ist schlecht. Die Patienten fühlen sich matt und elend. Das Herz wird dabei sehr angegriffen.

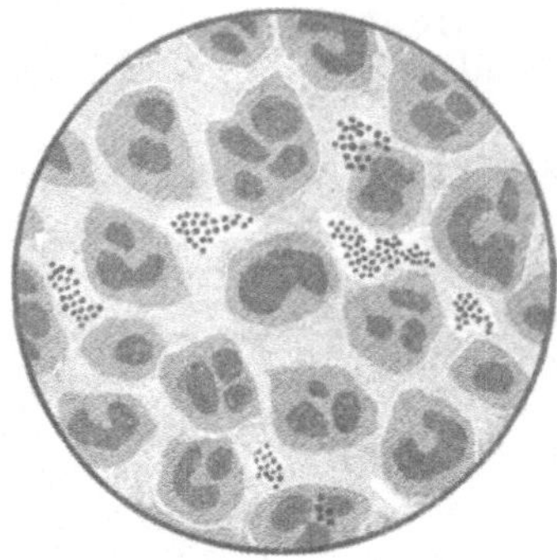

Abb. 99. Haufenkugelkeime (Staphylokokken). (Der typische Furunkelerreger.)

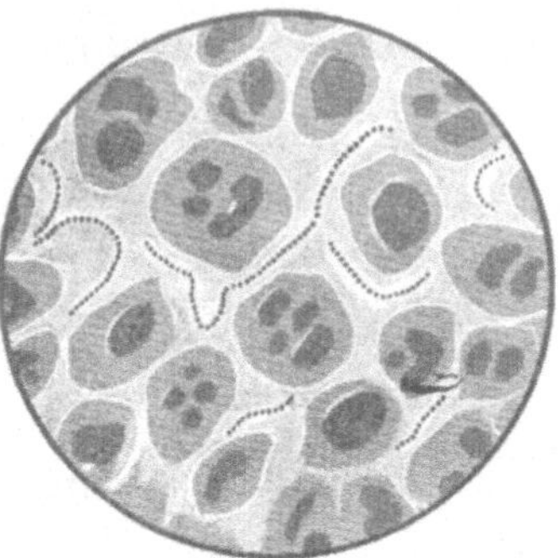

Abb. 100. Kettenkugelkeime (Streptokokken). (Erreger der Blutvergiftung und der Sepsis und des Wochenbettfiebers.)

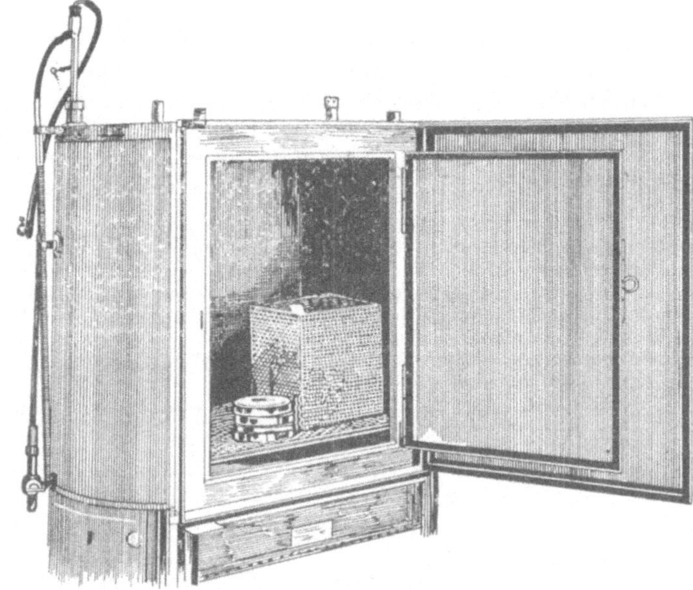

Abb. 101. Brutschrank, in den die Keime mit ihren Nährböden gebracht werden. In diesem muss eine Wärme von 37,5° Celsius herrschen.

Mit dem Fieber sind häufig noch andere Erscheinungen verbunden; so führt z. B. hohes Fieber zur Bewusstlosigkeit oder doch wenigstens zu starker Benommenheit. Fieberkranke können in einen Zustand geraten, wo sie sich und die Umgebung nicht mehr kennen. Sie reden Worte ohne Zusammenhang, haben fremdartige Erscheinungen (Halluzinationen), greifen nach irgendwelchen Gegenständen, Visionen und Trugbilder stellen sich ein. Der

Kranke phantasiert. Haben wir vorwiegend körperliche Aufregungszustände, Muskelunruhe, lautes Schreien und Toben, Neigung aus dem Bett zu steigen und sich etwa aus dem Fenster zu stürzen und aufzuhängen, so haben wir die Erscheinungen des Deliriums. Die gewöhnlichsten Allgemeinerscheinungen bei Fieber sind körperliche Abgeschlagenheit, mehr oder weniger heftige Kopfschmerzen und zuweilen auch Rückenschmerzen, die Haut des gesamten Körpers pflegt sich heiss anzufühlen und ist gerötet, namentlich im Gesicht. Der Kranke hat ferner ein Gefühl eigentümlicher Unruhe.

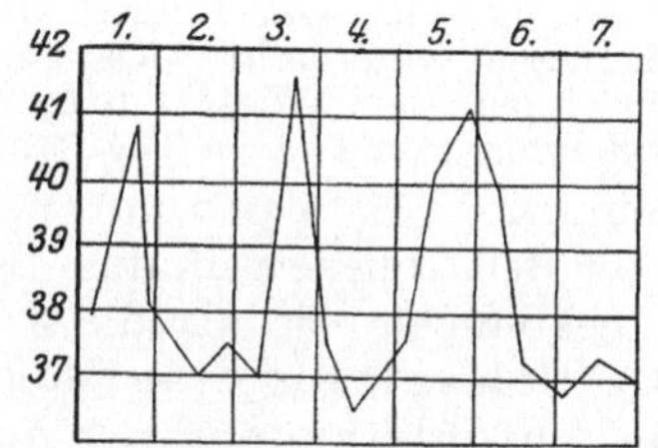


Abb. 102. Wechselndes (intermittierendes) Fieber (Malaria).

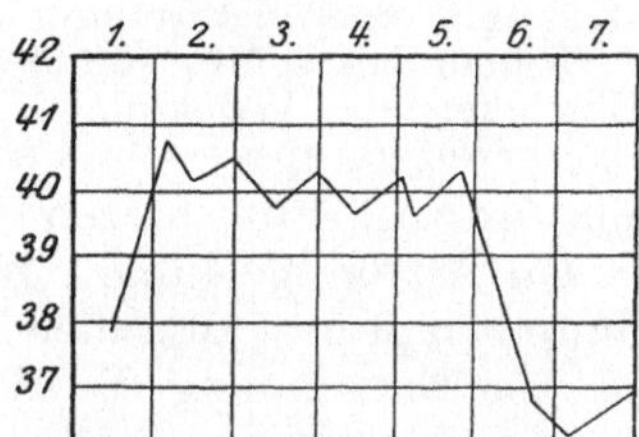


Abb. 103. Kurze Kontinua (Lungenentzündung).

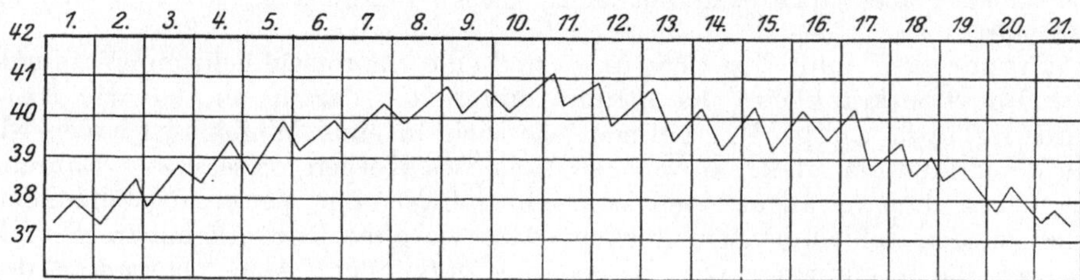


Abb. 104. Langsam staffelförmig auf- und absteigendes Fieber (Typhus).

Bei der Erhöhung der Körpertemperatur finden wir in der Regel eine Vermehrung der Pulsschläge. Während der Puls des gesunden Menschen gewöhnlich nicht über 70—80 hinaus kommt, erfolgt bei den Fieberkranken eine den Fiebergraden entsprechende Pulsbeschleunigung.

Beim Fieber haben wir gewöhnlich einen vollen und lockeren Puls.

Die Welle, welche an die Wand der Pulsader anschlägt, findet hier weniger Widerstand, da die Wand des Gefässes sich in einem Zustande der Erschlaffung befindet. Es ist darauf zu achten, ob der Puls regelmäßig ist oder unregelmäßig. Bei lange andauerndem und dabei hohem Fieber wird der Puls immer schwächer, was man mit Recht als ein schlechtes Zeichen deutet. Besonders ungünstig ist es, wenn gleich zu Anfang der Erkrankung schon ein schlechter Puls besteht.

Wir haben noch etwas von der Gestalt der Fieberkurve zu erwähnen. Das Fieber kann zunächst dauernd sein, d. h. sich dauernd auf derselben Höhe z. B. von 39 Grad halten (Kontinua), oder es können Zeiten hohen Fiebers mit solchen vollständiger Fieberlosigkeit täglich und stündlich abwechseln, wir nennen dieses Fieber ein wechselndes (intermittierendes Fieber).

Dazwischen existieren noch einige Zwischenstufen.

Wenn das Fieber plötzlich abfällt, so sprechen wir von einem kritischen Temperaturabfall, sinkt es allmählich, so reden wir von Lysis. Mit dem Puls beobachten wir stets eine Beschleunigung der Atmung. Diese beträgt gewöhnlich 16—18 Atemzüge in der Minute. Hierbei rechnet Einatmung und Ausatmung als eine „Atmung".

### b) Entzündung.

Ebenso wie das Fieber ist die Entzündung eine wichtige Erscheinung der Infektion. Wir können diese am besten an einer infizierten Wunde studieren.

Wir alle wissen, dass eine Schnittwunde am Finger, wenn Krankheitsstoffe hineinkommen, bald sich rötet. Die Rötung nimmt immer mehr zu und ist zu gleicher Zeit mit einer Schwellung des Gliedes verbunden. Der Finger fühlt sich heiss an. Einige Zeit später sondert die Wunde zuerst eine mehr wässrige, später eitrige Flüssigkeit ab. Wir können infolge dieser eingetretenen Zustände den Finger nicht mehr bewegen, ausserdem werden die Schmerzen von Tag zu Tag schlimmer.

Schon im Altertum waren die Erscheinungen (Symptome) der Entzündung den Ärzten geläufig. Wenn wir aus dem obenerwähnten Beispiele die 5 Hauptsymptome zusammenfassen, so bekommen wir als die 5 Hauptmerkmale der Entzündung die Rötung, die Schwellung, die Schmerzhaftigkeit, das Hitzegefühl und die aufgehobene Funktion des betreffenden Körpergliedes.

Nebenbei sei gesagt, dass nicht nur krankmachende Keime, sondern auch andere Schädlichkeiten, z. B. stark ätzende chemische Stoffe, Entzündungen hervorrufen können, aber lange nicht mit einer solchen Regelmäßigkeit wie die Krankheitskeime.

Fieber also und Entzündung sind die hauptsächlichsten Merkmale einer Infektionskrankheit. Es kommt nun weiter darauf an, wo die Entzündung sich abspielt. Befindet sie sich in einer Wunde, so haben wir eine Wundinfektion, gleich an welcher Stelle des Körpers diese sitzt. Während nun unsere Haut im allgemeinen sich sehr schwer ohne Verletzung entzündet, ist es bei den Schleimhäuten möglich, dass sie ohne jede erkennbare Wunde sich entzünden können. Wir kennen das entzündete Auge, besonders den gefürchteten Bindehautkatarrh, und die Entzündung des Halses (Angina), die in treffender Weise ihre Symptome durch Lage der Entzündung und Fieber erkennen lässt.

Die Schleimhaut des Rachens, des Gaumens und der Mandeln ist gerötet und geschwollen. Es sondert sich ein eitriger Schleim aus der Mundhöhle ab. Wir haben Schmerzen, die besonders beim Schlucken hervortreten. Ausserdem besteht nicht nur eine örtliche Wärmeerhöhung, sondern auch eine des ganzen Körpers. Auf diese Weise können wir uns die Symptome jeder anderen Infektionskrankheit mühelos zurecht legen. Wenn wir uns vor Augen halten, wo die entzündlichen Veränderungen sitzen, z. B. im Magen, im Darm, im Dünn- oder Dickdarm, den Gehirnhäuten, im Gehirn selbst, in der Schleimhaut der Nase, der Ohren usw. Aus dem betreffenden Funktionsausfall des befallenen Gewebes ergeben sich dann die hauptsächlichsten Krankheitserscheinungen.

Die Entzündungen auf der Schleimhaut sind oft nur eine blosse Rötung und Schwellung. Die Eigentümlichkeit der Keime aber und sonstige Umstände können zu geschwürigen Prozessen führen, so dass z. B. auf der entzündeten Dünndarmschleimhaut (Typhus) sehr zahlreiche eiterabsondernde Geschwüre sich bilden. Ebenso kann das im Dickdarm der Fall sein (Ruhr).

## 2. Die Wundinfektion.

Es gibt verschiedene Arten von Wunden. In der Hauptsache solche mit glatten (Schnitt, Hieb, Stich) und solche mit unregelmäßig gestalteten Rändern (Quetsch-, Riss-, Bisswunde). Eine sauber gehaltene Wunde heilt ohne entzündliche Erscheinungen. Besonders die glatte Schnittwunde verklebt schnell und heilt unter einem feinem Schorf zusammen. Die mit unregelmäßig gestalteten Rändern versehenen Wunden brauchen meist zu ihrer Heilung längere Zeit, da das gequetschte Gewebe (die Nekrose) sich erst abstossen muss. Wenn eine Wunde ohne entzündliche Erscheinung zusammenheilt, so nennen wir die Heilung primär (per primam).

Kommen durch irgendwelchen Einfluss Keime in die Wunde, so entsteht die Wundinfektion. Die Keime, welche eine solche Infektion hervorrufen können, befinden sich überall. Besonders an nicht desinfizierten Händen, im Staub, Kot, Schmutz, unreinen Verbandstoffen, den Kleidern des Verletzten, kurz an allen Gegenständen, die nicht desinfiziert sind. In der Hauptsache sind es die Kugelbakterien, die Wundinfektion hervorbringen (Staphylo- und Streptokokken). Da sie so gut wie stets eine Eiterung hervorrufen, hat man sie auch mit dem Namen „Eitererreger"[1]) bedacht. (Vergleiche Bakteriologie!)

Ist eine Wunde infiziert, so bilden sich zunächst die Zeichen einer Entzündung heraus, also Rötung, Schwellung, Schmerzhaftigkeit und je nach den hierbei beteiligten Bakterien eine mehr oder weniger grosse Eiterabsonderung. Hierdurch wird die Heilung der Wunde in Frage gestellt. Die Wunde heilt nicht auf dem Wege der ersten Verklebung, nicht primär, sondern, wie der Ausdruck lautet, sekundär (per secundam).

In manchen Fällen hat es sein Bewenden mit einer blossen örtlichen Eiterung und verzögertem Heilungsverlauf, in manchen aber folgt eine ernste Erkrankung. Die Wundrose entsteht durch Fortkriechen der Streptokokken in der Haut, führt zu hohem Fieber und kann über den ganzen Körper wandern. Sie ist in höchstem Maße ansteckend. Die fortschreitende Zellgewebsentzündung führt zu starker Rötung, Schwellung, hohem Fieber, starker Eiterbildung in dem Zellgewebe unter der Haut (Phlegmone). Sie kann allgemeine Blutvergiftung im Gefolge haben, dadurch, dass die Keime ins Blut übertreten. Das Wochenbettfieber ist eine solche Erkrankung (siehe dort). An die kleinste Wunde kann sich eine Phlegmone anschliessen, z. B. Nadelstich oder kaum sichtbare Verletzungen der Haut und der Schleimhäute. Im Anfang besteht häufig nur eine Lymphgefässentzündung. Man sieht dann rote Stränge auf der Haut verlaufen. Nicht selten ist Tod der Ausgang! Durch das Hineingelangen von Starrkrampfbazillen entsteht der gefürchtete Wundstarrkrampf (siehe unter Starrkrampf: Tetanus). Ein hartnäckiger Wundkeim ist der Bazillus des blauen Eiters (Bac. pyocyaneus).

Im Kriege hat die Gasbrandinfektion eine besondere Bedeutung erlangt.

## D. Die Schmarotzertiere des Menschen.

### 1. Die Eingeweidewürmer.

**a) Die Bandwürmer.** Die Bandwürmer haben einen Kopf, aus welchem sich stets wieder neue Glieder und ganze Würmer bilden können. Wenn deshalb bei Abtreibungskuren der Kopf nicht mit abgegangen ist, so ist der Mensch von seinem Bandwurm nicht befreit. Die Glieder können eine hohe Anzahl erreichen. Es gibt

[1]) Der Eiter besteht aus weissen Blutkörperchen (Leukocyten), welche sofort gegen die eingedrungenen Körper den Kampf aufnehmen und aus dem Körper zu der entzündeten Stelle hineilen. Die weissen Blutkörperchen töten die Keime, indem sie sie in sich aufnehmen und verdauen (Fresstätigkeit).

in der Hauptsache 4 Arten von Bandwürmern: den Schweinebandwurm, den Rinderbandwurm, den Hechtbandwurm und den Hundebandwurm. Die einzelnen Glieder des Bandwurmes enthalten die Eier.

Wenn die Bandwurmglieder mit den Eiern in dem Stuhlgang des Wirtes entleert werden und in einen passenden Zwischenwirt (Rind, Schwein und Hecht) gelangen, so werden in dessen Darmkanal die Eier, welche die Bandwurmkeime enthalten, frei. Die Keime gelangen durch die Darmwand des Wirtes in dessen Fleisch und sämtliche Organe. Dort bilden sich kleinere und grössere Blasen. Diese Blasen nennt man Finnen (Cystizerken). Wenn der Mensch von dem finnenhaltigen rohen Fleisch etwas geniesst, so gelangen die Finnen in seinen Darm und es entwickelt sich der Bandwurm. Das Leiden macht starke Verdauungsbeschwerden, besonders scheinen abgestorbene Bandwurmglieder sehr giftig zu sein. Es kann aber auch vorkommen, dass im Körper des Menschen (Wirtes) selbst die Finne sich entwickelt und sich in seine Organe ansiedelt, z. B. im Gehirn, in den Augen und im Herzen. Es wurde dies bis jetzt aber nur bei dem Schweinebandwurm beobachtet. a) Der Schweinebandwurm (3 bis 3½ m lang, bis 8 mm breit), wird erworben durch den Genuss der Schweinefinne, die im rohen Fleisch keimfähig als Bläschen enthalten sind. b) Der Rinderbandwurm (7 bis 8 m

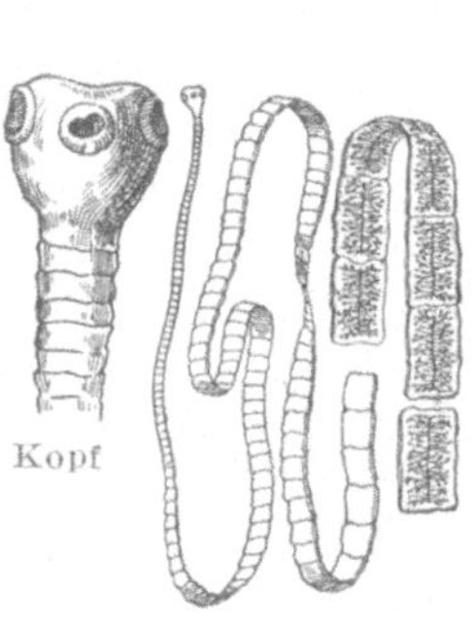


Abb. 105. Schweinebandwurm.

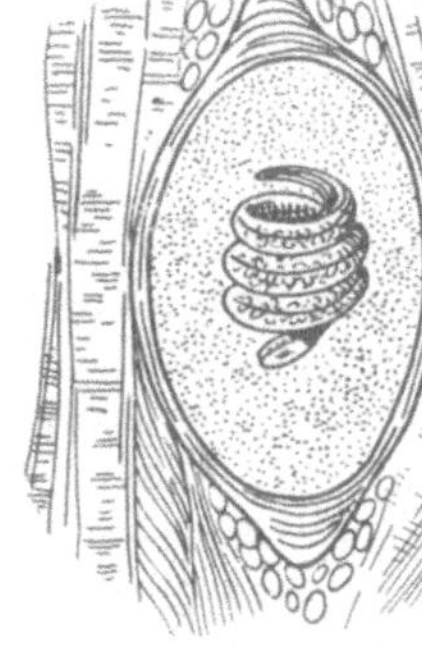

Abb. 106. Trichine.

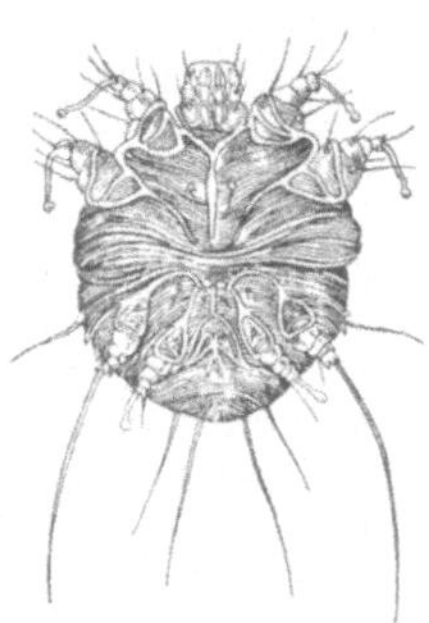

Abb. 107. Krätzmilbe.

lang, 12 bis 14 mm breit). Er wird erworben durch den Genuss rohen Rindfleisches. c) Der Hechtbandwurm (8 bis 9 m lang, bis zu 20 mm breit). Er entsteht durch den Genuss ungenügend gekochten oder gebratenen Hechtfleisches. d) Der Hundebandwurm. Dieser lebt in grossen Mengen im Darm des Hundes. Durch Anlecken gelangen die Eier in den Menschen und können in seinen Organen, z. B. Leber, mächtige Blasenbildungen hervorrufen (Echinococcus).

**b) Die Spulwürmer.** *α*) Die Oxyuren. Dieses sind kleine Würmer von 4 bis 10 mm Länge, welche im Dickdarm wohnen und heftigen Juckreiz hervorbringen. Sie wandern aus dem After aus und gelangen mit ihren Eiern durch Zufälligkeiten auf die Hände. Werden sie dann bei irgend einer Gelegenheit in den Mund verschleppt, so gelangen sie wiederum in den Darm und aus den Eiern werden neue Würmer.

*β*) Die Trichine. Durch den Genuss trichinenhaltigen Schweinefleisches gelangen die Trichinen in den Darm des Menschen, durchwandern diesen und gelangen in die Muskulatur. Sie rufen eine oft tödlich endende Krankheit hervor. Die Trichinen kapseln sich fest ein, bleiben aber, wenn sie eingekapselt sind, 11 Jahre lang entwickelungsfähig.

*γ*) Der Spulwurm ist 25 bis 40 cm lang. Die Eier finden sich oft im Stuhlgang. Die Würmer halten sich im Dünndarm auf und können gelegentlich die Speiseröhre heraufwandern und aus Nase und Mund herauskriechen.

**c) Die Krätze (Skabies).** Die Krätze wird hervorgerufen durch die sogenannte Krätzmilbe, welche sich in die Haut einbohrt und dort Gänge bildet. Dabei besteht ein sehr starkes Hautjucken, besonders nachts. Die Krätzmilben legen in den Gängen ihre Eier und durch das Kratzen werden diese auf andere Hautstellen übertragen. Die Gänge der Krätzmilben sind besonders gut zu beobachten zwischen den Fingern, am Handgelenk, an den Kniegelenken. Die Krankheit ist ausserordentlich leicht übertragbar.

**d) Die Flöhe.** Die Flöhe nisten sehr gern zwischen den Dielen, halten sich überhaupt sehr gern da auf, wo viel Schmutz ist. Sie sind auch deshalb zu vernichten, weil sie wahrscheinlich zur Übertragung ansteckender Krankheiten mit beitragen.

**e) Dasselbe gilt von den Wanzen,** welche besonders schwierig zu vernichten sind.

**f) Die Läuse.** Es gibt Kleider-, Kopf- und Filzläuse. Manchmal sind alle drei an ein und demselben Menschen vorhanden. Besonders hat sich bei den Kleiderläusen herausgestellt, dass sie wohl sicher den Flecktyphus übertragen und zwar durch Keime, welche sie in ihrem Darmkanal enthalten. Die Eier legen die Kleiderläuse in die Nähte der Kleider, durch Hitze sind sie am besten zu vernichten.

Die Filzläuse haben feste Klammervorrichtungen an den Beinen und halten sich damit an den behaarten Körperstellen, mit Ausnahme des Kopfes, fest.

Die Kopfläuse befinden sich auf der behaarten Kopfhaut. Ihre Eier kleben als Nissen an den Haaren. Sie bringen bei längerer Anwesenheit eine Verfilzung der Haare hervor mit nässendem Ausschlag (Ekzem).

## E. Die wichtigsten Infektionskrankheiten.

**1. Die echten Pocken.** (Blattern, Variola), Inkubationszeit 8 bis 12 Tage. Die Krankheit beginnt mit hohem Fieber, Schüttelfrösten, Verstopfung, Erbrechen, Appetitlosigkeit. Zuerst erscheint im Schenkeldreieck, an der Innenfläche der Oberschenkel, ein scharlach- oder masernähnlicher Ausschlag (Anfangsausschlag). Am dritten Krankheitstage pflegt unter Fiebersteigerung der eigentliche Pockenausschlag zu erscheinen. Er beginnt im Gesicht und erstreckt sich in Form kleiner roter Flecke allmählich über den ganzen Körper. Die Flecke werden rasch grösser und ragen über die Haut, ähnlich wie bei Masern, empor. Während der nächsten Tage (vom dritten zum vierten) sinkt das Fieber wieder auf etwa 38 Grad. Am sechsten Tage bilden sich in dem Ausschlag kleine wasserhelle Bläschen, die allmählich grösser werden und in der Mitte eine Delle zeigen. Das Bild der richtigen Pockenpustel ist fertig. Nicht nur die Haut, sondern auch die Schleimhäute, besonders Mund und Zunge, werden von dem Ausschlag ergriffen. Am neunten Tage wird die Pockenpustel eitrig, die Umgebung ist gerötet. Es beginnt das sogenannte Eiterfieber der Pocken. Bei gleichzeitigem Ergriffensein der Schleimhäute wird Nahrungsaufnahme fast unmöglich und es beginnt ein äusserst qualvolles Krankenelend. Am 11. oder 12. Tage trocknet der Ausschlag ein. Das Fieber lässt nach und nach ca. 3 Wochen tritt die allmähliche Heilung ein mit Hinterlassung der entstellenden Pockennarben.

Besonders gefährlich ist die Form der Erkrankung, bei der der ganze Ausschlag zusammenfliesst, und diejenige, bei der es zu Blutungen auf die Haut und Schleimhäute kommt. Letztere Form endet fast immer tödlich.

Besonders ist bei jedem Pockenkranken gefährlich das Auftreten von Rose und das Durchliegen (Bildung von Decubitus), welches leicht eintreten kann. Besonders gefährdet sind Schwangere und Trinker.

Die Pockenimpfung. Eine der segensreichsten Entdeckungen ist die Verhütung der Pocken durch die Impfung. Sie stammt in erster Linie von den Chinesen und Indern und wurde in zielbewusster Weise zum ersten Male von Jenner ausgeführt (14. Mai 1796). Dieser wandte schon die Kuhpockenimpfung an. Kuhpocken sind nichts anderes als eine abgeschwächte Form der Menschenpocken. Sie treten mit besonderer Vorliebe am Euter der Tiere auf. Verimpft man den Inhalt der Kuhpockenpustel von der Kuh auf den Menschen, so wird dieser gegen die echten Pocken unempfindlich. Unsere Pockenlymphe, die wir zu den jetzt gelegentlich zwangsweise stattfindenden Impfungen verwenden, stammt von besonders ausgewählten Kälbern. Auf diese werden die echten Pocken verimpft und aus den dann aufgehenden Kuhpockenpusteln wird die Lymphe entnommen. Diese wird mit Glyzerin vermischt und steril aufbewahrt. Die Impfung hinterlässt meist einen Schutz von mindestens 4 Jahren. Personen aber, welche voraussichtlich in nähere Berührung mit den Pocken kommen, müssen sich am besten wieder impfen lassen.

**Das Impfgesetz vom 8. April 1874.** Nach diesem Gesetz muss jedes Kind vor dem Ablauf des nach seinem Geburtsjahre folgenden Kalenderjahres und jeder Schüler in seinem 12. Lebensjahre geimpft werden, wenn nicht ein ärztliches Attest über Erkrankung oder über das frühere Überstehen der echten Pocken von der Ortspolizeibehörde vorgelegt wird. Die Impfung wird durch den Kreisarzt unentgeltlich geleistet. Zwischen dem 6. und 8. Tage muss der Impfarzt die Nachschau vornehmen. Bei Ausbruch von Epidemien können Zwangsimpfungen vorgenommen werden.

**2. Die Cholera** (Brechruhr). Der Erreger ist der Kommabazillus (entdeckt 1883 von Robert Koch). Die Übertragung erfolgt auf dem Wege des Verdauungskanals meist durch Genuss verseuchten Wassers, aber auch durch andere Nahrungsmittel. In Hamburg trat 1892 die Krankheit explosionsartig durch die Vergiftung der gesamten Wasserleitung auf. Die Cholera ist in gewissen Gegenden von Russland und Indien heimisch und stirbt dort nie aus. Die Inder trinken das Wasser aus dem heiligen Fluss Ganges, in den Cholerakranke ihren Kot entleeren. Inkubationszeit 1 bis 4 Tage. In dieser werden Diarrhöen beobachtet. Der Ausbruch der eigentlichen Krankheit erscheint meist in Form eines heftigen Anfalls von heftigem unstillbaren Erbrechen und immerwährendem Durchfall. Der Stuhl hat die sogenannte Reiswasserform. In einer fast wasserhellen Flüssigkeit schwimmen weisse Flocken. Infolge des überaus grossen und schnellen Wasserverlustes trocknet der Körper ein, die Temperatur sinkt, es kommt zu Wadenkrämpfen, die Stimme wird heiser, die Augen liegen trocken weit in den Höhlen, die Harnabsonderung versiegt, das Bewusstsein schwindet. Ein solcher Kranker sieht aus wie eine Mumie. Dauert dieser Zustand länger als einige Tage an, so erfolgt fast immer der Tod. Im anderen Falle, wenn der Anfall überstanden wird, hebt sich die Körpertemperatur wieder, das Aussehen des Kranken bessert sich und es tritt langsame Genesung ein.

**3. Das Fleckfieber.** Das Fleckfieber ist eine ausgesprochene Kriegsseuche, von geradezu fabelhafter Ansteckungskraft (auch Flecktyphus, Hungertyphus, Faulfieber genannt). Der Erreger ist noch nicht ganz sicher ermittelt. Inkubationszeit 4 bis 21 Tage. Beginn mit Schüttelfrost, Erbrechen, Kopfgliederschmerzen, Mattigkeit, Delirien. Zwischen dem 3. und 5. Tage erscheint der Ausschlag am ganzen Körper in Form kleiner roter Flecken. Das Gesicht bleibt frei, ebenso Handteller und Fußsohlen. In der 2. Krankheitswoche liegt der Kranke vollständig benommen da. Er deliriert lebhaft, besonders der Alkoholiker. Das Gesicht ist gerötet und gedunsen. Es besteht Heiserkeit, Halsentzündung und manchmal Lungenentzündung. Die ganze Schleimhaut des Mundes und des Rachens ist stark ausgetrocknet. Während der ganzen Zeit besteht dauernd hohes Fieber. In günstigen Fällen erfolgt sehr langsam die Genesung. Leider enden aber sehr viele Fälle tödlich.

Es hat sich herausgestellt, dass die Kleiderläuse bei der Verbreitung eine grosse Rolle spielen.

**4. Die Pest** (schwarzer Tod). Hervorgerufen durch den Pestbazillus. Die Pest stammt aus Asien. Sie wird besonders übertragen durch die Ratten, die sehr leicht an Pest erkranken. Inkubationszeit 2 bis 5 Tage. Man unterscheidet zunächst:

a) Die Drüsen- oder Beulenpest. Es bilden sich an Stellen der Lymphdrüsen Schwellungen und Eiterungen, die nach aussen aufbrechen.

b) Die Hautpest. Auf der Haut bilden sich Pestkarbunkel und Geschwüre.

c) Die Lungenpest. Dieses ist eine durch den Pestbazillus hervorgerufene Lungenentzündung.

d) Die Darmpest. Verbreitung des Infektionsprozesses auf den Darm.

e) Die allgemeine Pestblutvergiftung, die oft in ganz kurzer Zeit zum Tode führt.

**5. Malaria** (Wechselfieber). Die Malaria hielt man früher für die Folge von schädlichen Bodenausdünstungen. Inkubationszeit 7 bis 21 Tage. Die Krankheit wird durch den Stich von Moskitos (Stechmücken) übertragen. Mit dem Stich gelangen im Körper der Mücke enthaltene Keime der Malaria in den Körper des Menschen, die in die roten Blutkörperchen eindringen, dort sich vermehren und die roten Blutkörperchen zerstören. Die neuen Keime werden dann frei, schwärmen in das Blut aus und befallen neue rote Blutkörperchen. Dieses Ausschwärmen ruft jedesmal hohes Fieber und Schüttelfrost hervor. In manchen Fällen erscheint jeden 3. Tag ein solcher hoher Fieberanstieg, in manchen jeden 4. Tag und in besonders schweren Formen täglich. Die Kranken leiden unter den sich immer wiederholenden Schüttelfrösten ausserordentlich.

Eine besonders schwere Form des Wechselfiebers ist das sogenannte Tropenfieber, an dem sehr viele Menschen sterben.

Die Krankheit, sowohl die leichteren als die schwereren Formen, lässt sich durch das Chinin sehr einflussreich behandeln. Wenn man kurz vor dem Anfall Chinin gibt, so kann man ihn unterdrücken. Personen welche in Gebieten, in denen Malaria-Gefahr herrscht, beschäftigt werden sollen, müssen vorher eine Chininkur durchmachen. Eine besondere Form der Krankheit ist die chronische Malaria, welche schwer zu erkennen ist und oft nach langem Siechtum dennoch zum Tode führt. Ein wichtiges Zeichen dabei ist die starke Blutarmut mit leichter Gelbfärbung der Haut.

**6. Die Genickstarre.** Der Erreger (ein Coccus) dringt durch den Nasen-Rachen-Raum in die Hirnhäute ein und hält sich bei von der Krankheit Befallenen vorwiegend dort auf. Inkubationszeit 1 bis 4 Tage. Die Krankheit beginnt mit hohem Fieber, Erbrechen, überaus heftigem Kopfschmerz besonders im Hinterkopf, Schmerzen in der Wirbelsäule und es erscheint sehr bald die Nackenstarre. Die Beine werden gegen den Leib gebeugt, der Leib eingezogen, es entstehen Kieferkrämpfe und es zeigen sich Lähmungserscheinungen an den Augen. Mancher Kranke bleibt klar, manche werden vollständig bewusstlos. Das Leiden kann eine furchtbare Sterblichkeitsziffer haben. Die Wiederherstellung erfolgt sehr langsam und hinterlässt oft Gehirnstörungen, Lähmungen, so dass es zuweilen zweifelhaft erscheint, ob man den Kranken zu seiner Rekonvaleszenz beglückwünschen soll.

**7. Der Typhus.** (Unterleibstyphus, Nervenfieber, gastrisches Fieber.) Der Erreger ist der Typhusbazillus, 1882 entdeckt. Die Krankheit wird erworben durch Genuss von mit Typhusbazillen verseuchter Nahrung, meist Trinkwasser. Inkubationszeit 7 bis 14 Tage bis 3 Wochen. Die Krankheit beginnt mit Kopfschmerzen, Kreuzschmerzen, Schwindel, starker Abgeschlagenheit, Verdauungsstörungen, im Anfang Verstopfung. Das Fieber steigt langsam in die Höhe. Am Ende der ersten Woche hat das Fieber seine höchste Höhe erreicht. Die Milz schwillt an und es erscheinen auf dem Bauche kleine rötliche Flecken (Roseolen).

Der Stuhl wird durchfällig, es kommt der für Typhus bezeichnende erbsenbreiähnliche Stuhl zustande, der aber in manchen Fällen auch fehlen kann. In der zweiten Krankheitswoche haben wir das Blütestadium der Krankheit. Die Kranken werden meist benommen, haben Delirien, greifen in benommenem Zustande in der Luft herum, haben fremdartige Erscheinungen — Symptome, die eben zur Bezeichnung Nervenfieber geführt haben. Bei dem hohen Fieber, dem Durchfall, trocknet die Schleimhaut des Mundes, der Nase und der Zunge ein. Es entstehen auf der Zunge oft rissige, borkige Beläge, welche unerträgliche Beschwerden bereiten. In der 3. Woche zeigt das Fieber Neigung zu Unterbrechungen. Sogleich aber ist diese Woche die gefährlichste, denn es droht der Durchbruch der Typhusgeschwüre, welche im Dünndarm vorhanden sind, in das Bauchfell und auf der anderen Seite die gefürchtete Blutung aus den Geschwüren in den Darm. In der 4. und 5. Woche erfolgt in sonstigen Fällen die langsame Genesung. Während des Krankheitsverlaufes treten auf der Haut in einem gewissen Teil der Fälle ausgedehnte Geschwüre auf (Furunkel). Ferner kann sich eine Lungenentzündung hinzugesellen. Besonders gefährdet aber ist das Herz, es kann sich eine Herzmuskelentzündung herausbilden.

**8. Die Ruhr** (Dysenterie). Inkubationszeit 2 bis 7 Tage. Die Krankheit zeichnet sich aus durch einen äusserst quälenden Drang zum Stuhlgang, bei dem nur kleine Mengen von blutigem Schleim entleert wird (rote Ruhr). Wenn Eiter in grösserer Menge beigemischt ist, so wird der Stuhl mehr gelblich (weisse Ruhr). Die Krankheit ist ausserordentlich übertragbar und hat Neigung chronisch zu werden. Sie hinterlässt oft äusserst schwierig zu behandelnde Darmleiden.

**9. Der Starrkrampf** (Tetanus). Der Erreger ist der Starrkrampfbazillus. Der Keim gelangt durch Wunden in den Körper, so z. B. auch durch die Nabelwunde des Säuglings, oder durch die Wunde in der Gebärmutter nach der Geburt. Er hält sich vorwiegend in der Erde, die mit Pferdemist gedüngt ist, auf. Besonders gefährdet sind also Wunden, welche mit Erde beschmutzt sind. Der Keim erzeugt, wenn er in den Körper gelangt ist, ein furchtbares Gift, welches vor allen Dingen ins Gehirn gelangt und starre Krämpfe der Muskeln erzeugt. Der Starrkrampf beginnt meist mit den Kiefernmuskeln und mit der Nackenstarre. Hierdurch ist Verwechselung mit der Genickstarre möglich. Im weiteren Verlauf wird das ganze Gesicht ergriffen und nimmt einen eigentümlich maskenhaft lächelnden Ausdruck an. Allmählich greifen die Krämpfe auf den ganzen Körper über. Inkubationszeit 4 bis zu 60 Tagen!

**10. Der Milzbrand.** Inkubation 1—3 Tage. Der Milzbrandbazillus kann verschiedene Krankheitsbilder beim Menschen hervorrufen. Er überträgt sich von Tier auf Menschen, häufig durch die Verarbeitung der Felle und stellt in dieser Hinsicht eine wichtige Gewerbekrankheit dar (Pinselarbeiter, Wollarbeiter, Gerber usw.), besonders tritt er als Milzbrand bei dem Rinde auf. Bei dem Menschen ist die häufigste Infektion a) auf der Haut. Hier entwickelt sich der sogenannte Milzbrandkarbunkel, der einem gewöhnlichen Karbunkel durchaus ähnlich sehen kann. Nur unterscheidet er sich dadurch vom richtigen Karbunkel, dass er sich rascher vergrössert und in der Mitte sehr schnell brandig wird. In manchen Fällen heilt er ab, bei geeigneter Behandlung, häufig aber erfolgt der Tod durch Eindringen der Keime in den Körper. b) Der Lungenmilzbrand. Diese Erkrankung verläuft unter dem Bilde einer ganz heftig einsetzenden Lungenentzündung, nur endet sie in weitaus meisten Fällen tödlich (Hadernkrankheit). c) Die Darminfektion. Der Darmmilzbrand führt auf der Oberfläche des Darmes zu schwarzen brandigen Geschwüren. Im weiteren Verlaufe erfolgt blutiger Durchfall, früher Tod pflegt einzutreten.

Ausser der Infektion bei der Verarbeitung milzbrandbazillenartiger Felle erfolgt die Infektion durch Einatmen milzbrandbazillenhaltigen Staubes (Lungenmilzbrand) und durch das Verschlucken nicht genügend gekochten infizierten Fleisches.

**11. Die Tollwut** (Lyssa). Inkubationszeit 14 Tage bis 2 Monate, manchmal sogar 3 Monate, berichtet wird bis 6 Monate. Die Krankheit wird durch den Biss tollwutkranker Hunde übertragen. Nach der Inkubationszeit folgt ein furchtbarer Krankheitszustand. Es treten Krämpfe in der Atmungsmuskulatur und in dem Schlund bei der geringsten Reizung derselben durch Schlucken auf. Ein jeder solcher Anfall verursacht allergrösste Atemnot. Ein eigentümliches Symptom ist die Wasserscheu. Durch blosses Ansehen von Wasser werden qualvolle Zustände ausgelöst. Eine lebhafte Unruhe befällt den Körper, die Sprache wird heiser, bellend, das Bewusstsein wird getrübt, massenhafter Speichel läuft aus dem Munde und durch die Verschlimmerung derartiger Zustände erfolgt unter hohen Fiebererscheinungen der Tod, mitunter kann auch ein Lähmungsstadium die Qual beschliessen.

**12. Die Influenza** (Grippe). Der Influenzabazillus wird durch Tröpfcheninfektion beim Husten, Niessen und Sprechen übertragen. Inkubationszeit 1 bis 3 Tage. Es gibt leichtere und schwerere Formen der Influenza. Bei den leichteren Formen haben wir die Erscheinungen einer nur wenige Tage andauernden sogenannten Erkältungskrankheit. Es ist vorhanden: Stirnkopfschmerz, Kreuzschmerzen, Schnupfen, Augenbindehautentzündung, Husten, dabei meist vorübergehend anhaltendes hohes Fieber. Leichte Fälle heilen meist ohne ernstere Komplikationen. In den schwereren Fällen haben wir die obengenannten Symptome ebenfalls, nur härtnäckiger. Es entwickelt sich eine Lungenentzündung mit hohem Fieber und Brustschmerzen, welche eine schlechte Voraussage hat. Das Herz leidet meist unter der Influenza sehr stark. Das Influenzagift führt ähnlich wie das Diphteriegift zu einer Schwäche der Herzmuskels, und der Influenzakranke ist fast ebenso gefährdet beim ersten Aufstehen wie der Diphtheriekranke. Das Nervensystem kann ebenfalls schwer ergriffen werden. Es entwickelt sich in manchen Fällen eine Gehirnhautentzündung oder Gehirnentzündung. Ferner langwierige Erkrankungen einzelner Nerven und Nervenstämme. Der Darm zeigt, wenn er von der Krankheit ergriffen wird, die Erscheinung eines Katarrhs in Form von schleimigblutigen Durchfällen mit den begleitenden Erscheinungen von Appetitlosigkeit, aufgetriebenen Leib, Erbrechen usw.

1892 trat die Krankheit an verschiedenen Orten epidemisch auf.

**13. Die Tuberkulose.** Die Tuberkulose ist eine der wichtigsten Volksseuchen. Ihr Erreger, der Tuberkelbazillus, wurde von Robert Koch im Jahre 1882 entdeckt.

Es gibt eine Tuberkulose auch bei den Tieren. Die Perlsucht der Rinder und Schweine ist Tuberkulose.

Der Tuberkelbazillus wird in der überwiegenden Mehrzahl der Fälle durch Tröpfcheninfektion übertragen. Er hält sich sehr lange in dem Auswurf der Kranken. Wird daher z. B. das Sputum auf den Boden gehustet und trocknet dort ein, so kann der dort später aufgewirbelte Staub durch Einatmung neue Menschen anstecken. Es gibt eine vererbbare Anlage zur Erwerbung einer Tuberkulose.

Tuberkulose heisst nicht anderes als Knötchenkrankheit. Überall wo ein Bazillus in den Körper gelangt, bilden sich Knötchen, welche in der Mitte zerfallen. Einzelne solcher Knötchen können ausheilen, und sehr viele Menschen haben in ihrem Leben einmal eine solche kleine vorübergehende tuberkulöse Knötchenerkrankung gehabt. Treten die Knötchen in grosser Anzahl dicht nebeneinanderliegend auf, so wird durch den Zerfall eine Höhlung gebildet, welche je nach dem Sitz in dem Teil des menschlichen Körpers verschiedene Erscheinungen macht. Die häufigste Form ist a) die Lungentuberkulose. Derartige Kranke werden, wie man sagt, den Husten nicht los und glauben sich immer von neuem erkältet zu haben. Appetitlosigkeit, Temperatursteigerung, bei jungen Mädchen öfter Blutarmut und Mattigkeit und Erschöpfung lassen aber bald eine ernste Krankheit vermuten. In einem solchen Stadium findet man den so häufig genannten Lungenspitzenkatarrh, dessen wenig harmlose Natur durch das Auffinden des Tuberkelbazillus in dem Auswurf oft zur Genüge bewiesen wird. Durch geeignete Behandlung ist eine Heilung möglich. Die öffentliche Fürsorge und die Lungenheilstätten haben dafür täglich sich mehrende Beweise. In den schlechten Fällen kommt es zu den Zeichen der eigentlichen unter dem Volke so gefürchteten Lungenschwindsucht.

Es bilden sich durch immer weiter fortschreitende Knötchenbildung mit nachfolgender Erweichung Höhlen, welche sich mit Eiter füllen, der dann ausgehustet wird. Gelegentlich wird auch die Wand eines grösseren Blutgefässes in der Lunge durch die Knötchenbildung ergriffen und die Wand durchfressen. Das Blut ergiesst sich dann in die Luftröhrenäste und wird nach aussen ausgehustet (Blutsturz). Nachts treten schwächende Schweisse ein, morgens pflegt die Temperatur höher zu sein als abends, der Kranke schwindet tatsächlich dahin.

In manchen Fällen kommt eine plötzliche Aussaat durch Hineingelangen der Tuberkelbazillen in das Blut auf den ganzen Körper zustande. Es bilden sich dann überall im Körper Knötchen (allgemeine Miliartuberkulose, galoppierende Schwindsucht), welche unter hohem Fieber zum Tode führt.

In den schwereren Fällen ist fast immer der Kehlkopf mit erkrankt. Es bilden sich dabei auf der Innenfläche und auf den Stimmbändern Geschwüre. Hierdurch wird eine heisere Sprache hervorgerufen. Der Tuberkelbazillus kann noch viele andere Organe des Körpers befallen. Bei der Darmtuberkulose, welche durch Verschlucken tuberkelbazillenhaltigen Speichels und Eiters zustande kommt, entwickeln sich auf der Darmschleimhaut Geschwüre, welche einen äusserst hartnäckigen und zu vollständiger Entkräftigung führenden Durchfall mit meist tödlichem Ausgang hervorrufen.

Die Gelenktuberkulose erzeugt Vereiterung der Gelenke und der angrenzenden Knochen. Am bekanntesten ist die Tuberkulose des Hüftgelenks, die besonders im Kindesalter keine seltene Erkrankung darstellt. Der Eiter kann sich nach aussen durch die Haut einen Weg bahnen, es entstehen eiternde Fistelgänge. Ebenso können diese bei der Tuberkulose der Knochenmarkhöhle auftreten.

Eine besondere Form ist die Hauttuberkulose. Diese tritt als sogenannte fressende Flechte (Lupus) auf. Im Gesicht zeigt sie eine eigentümliche Schmetterlingsform, indem sie die Gegend der Nase befällt und zu beiden Seiten auf die Wangen übergreift. Es kann aber auch die Erkrankung an jeder anderen Stelle des Körpers sich entwickeln. Auch hierbei bilden sich in der Haut zahlreiche Tuberkelknötchen.

Eine unter den Kindern häufig zu beobachtende Erkrankung ist die Tuberkulose der Lymphdrüsen.

Schon im zartesten Kindesalter können die Darmlymphdrüsen erkranken und zu schwerem Krankheitsverlaufe Ursache abgeben. Am häufigsten aber ist die Erkrankung der Drüsen in der Hals- und Unterkiefergegend, die oft geschwulstartige Bildungen mit nachfolgender Vereiterung hervorrufen können. Solche Kinder leiden meistens noch an chronischer Entzündung der Augenbindehaut, zeigen eine eigentümliche Schwellung der Nase und Mundgegend, leiden an Ausschlägen in der Umgebung der Nasen- und Mundöffnung — ein Krankheitsbild, welches man im allgemeinen als Skrofulose bezeichnet.

Eine nicht seltene Form ist die Erkrankung der Lymphdrüsen, welche in der Nähe der Luftröhre und der dort verlaufenden grossen Gefässe gelegen sind. Diese Erkrankung kann ohne wesentliche Störung ablaufen. In manchen Fällen jedoch wird so eine Lymphdrüse eitrig und der Eiter bricht in eine Blutader durch und damit werden die Tuberkelbazillen in den ganzen Körper verschleppt. Es entsteht unter plötzlichem hohem Fieber eine allgemeine Miliartuberkulose, mit fast immer tödlich endendem Ausgang.

**14. Die Halsentzündung** (Angina). Die Halsentzündung ist eine ausserordentlich häufige Krankheit. Sie wird meist durch Streptokokken hervorgerufen. Es bilden sich eine Rötung und Schwellung der Hals- und Rachengegend aus und auf den Mandeln bilden sich eitrige Pfröpfe. Es bestehen Fieber, Kopfschmerzen, allgemeine Mattigkeit, Schluckbeschwerden, die das Geniessen von festen Speisen unmöglich machen, die Kieferdrüsen schwellen an, die Sprache klingt klosig, zuweilen ist im Anfang ein Schüttelfrost vorhanden. Die Erkrankung ist durchaus nicht harmlos, wenn auch in den meisten Fällen eine Heilung nach ungefähr einer Woche erfolgt, so kann es doch zu recht ernsten Folgekrankheiten kommen. Der Eingang zum Kehlkopf kann plötzlich durch in die Tiefe gehende Zellgewebsentzündung verlegt werden. Es können sich Eiteransammlungen unter der Schleimhaut des Rachens bilden (Mandel-Abszesse). Nieren- und Blinddarmentzündung können eintreten. In ganz schlimmen Fällen erfolgt der Übertritt der Keime in das Blut und die allgemeine Blutvergiftung mit tödlichem Ausgang kann die Folge sein. Bekannt sind ferner von einer solchen eitrigen Angina ausgehende Eiter- und Abszessbildungen in entlegene Stellen des Körpers (Knochen, Nieren usw.).

**15. Der Scharlach.** Inkubationszeit 2 bis 7 Tage. Die Krankheit beginnt mit hohem Fieber und Schüttelfrost und mit Halsentzündung. Meistenteils entsteht nach einem Tage der Scharlachausschlag. Dieser ragt nicht über die Haut empor wie bei Masern, die Haut ist nur flächenhaft gerötet und ist meist in der ganzen Ausdehnung befallen, nur die Mundumgebung pflegt frei zu bleiben und sticht eigentümlich von dem sonst rot gefärbten Gesicht ab. Manchmal ist der Ausschlag kleinfleckiger und frieselartig. Nach ungefähr 8 Tagen fällt das Fieber und es beginnt die Haut sich abzuschuppen. Dieses dauert manchmal bis zu 6 Wochen. Die Genesung ist langwierig.

Dem Scharlachkranken drohen grosse Gefahren. Die Halsentzündung kann zunächst bedrohliche Formen annehmen. Man spricht dann von Scharlach-Diphtherie. An die Halsentzündung schliessen sich oft Erkrankungen beider Ohren mit Zerstörung der ganzen Paukenhöhle an. Am gefürchtetsten ist jedoch die Nierenerkrankung, welche in eine chronische Form, die das ganze Leben hindurch anhalten kann, überzugehen imstande ist. Ausserdem ist das Herz ernstlich bedroht und das Nervensystem kann in Form von Hirnhautentzündung und Gehirnentzündung mitbeteiligt sein. Ausserdem sind die Kranken häufig benommen.

**16. Masern.** Inkubation 8 bis 10 Tage bis zum Beginn des Fiebers und 14 Tage bis zum Ausbruch des Ausschlages.

Die ersten katarrhalischen Erscheinungen bestehen in Fieber, Augenbindehautentzündung, Lichtscheu, Husten, Heiserkeit. Ausserdem pflegen noch rote Flecke am weichen und harten Gaumen aufzutreten.

Der eigentliche Masernausschlag bildet über die Oberfläche der Haut emporragende, manchmal zusammenfliessende Flecke, die am Gesicht zu erscheinen beginnen und in schneller Folge den ganzen Körper überziehen. Manchmal entspricht dem Ausschlag auf der Haut ein solcher auf der Schleimhaut des Darmkanals. Nach 2—3 Tagen blasst der Ausschlag ab und es beginnt eine kleienförmige Abschuppung, die spärlicher ist als bei Scharlach. Die Masern pflegen eine lebenslängliche Immunität zu hinterlassen.

Als Nebenerkrankungen sind zu erwähnen die eitrige Mittelohrentzündung, die Vereiterung der Halslymphdrüsen, lange andauernde Luftröhren- und Lungenentzündung, starke Durchfälle, Nierenentzündung.

Veranlagte Kinder erkranken im Anschluss an Masern häufig an Tuberkulose und Keuchhusten.

**17. Keuchhusten** (blauer Husten). Nach einer Zeit von 1—2 Wochen, während deren leichter Husten aus sonstigen katarrhalischen Erscheinungen besteht, beginnen krankhafte Anfälle von Stickhusten, bei denen das Kind keuchend zwischendurch atmet und im Gesicht blaurot und gedunsen wird. Es besteht da häufig Erbrechen und Blutungen aus der Nase und in die Augenbindehäute.

**18. Die Lungenentzündung** (Pneumonie). Die Lungenentzündung wird plötzlich hervorgerufen durch die Lungenentzündungskeime. Sie beginnt mit einem Schüttelfrost und sehr hohem Fieber, ferner gesellen sich dazu Seitenstechen und ein kurzer trockener Husten, stark beschleunigte Atmung. Mühsam wird ein Sputum von rostbrauner Farbe ausgehustet. Im Gesicht entwickelt sich beim Ausbruch der Krankheit häufig ein bläschenförmiger Ausschlag an der Nase und den Lippen. Die hohe Temperatur bleibt mehrere Tage bestehen, währenddessen die ganzen Erscheinungen, wie Seitenstechen, Husten und Auswurf, totale Appetitlosigkeit anhalten. Das Gesicht eines an Lungenentzündung Erkrankten ist häufig fieberhaft gerötet, zuweilen aber auch blass.

Die Genesung zeigt sich meist durch eine plötzliche abfallende Temperatur an, wir nennen diese Krisis. Am häufigsten tritt diese ein am 5., 7. und 9. Tage. Im Anschluss an die Lungenentzündung können sich Eiteransammlungen im Brustraum bilden und eine Gehirnhautentzündung sich entwickeln.

Besonders gefährlich ist die Lungenentzündung bei älteren Leuten und bei Trinkern.

**19. Diphtherie.** Die Diphtherie wird von dem Diphtheriebazillus hervorgerufen. Inkubationszeit beträgt 2—5 Tage. Die Krankheit beginnt mit Mattigkeit, Appetitlosigkeit, Halsschmerzen. Die Sprache hat einen nasalen Klang.

Auf dem Rachen bilden sich weisse Beläge, in der Gegend der Mandeln und des Zäpfchens, welche fortschreiten können, sowohl in die Nasenhöhle, als auch in die Luftröhre und in den Kehlkopf. Die Lymphdrüsen an der Unterkiefergegend schwellen an.

Bei den schweren Formen liegen die Kranken blass und teilnahmslos da, es ist hohes Fieber vorhanden, aus Mund und Nase entleert sich übelriechendes bräunliches Sekret, überall finden sich schmierig belegte Geschwüre. Der Puls wird von Anfang an sehr schlecht, die Herzkraft lässt überraschend schnell nach. In kurzer Zeit erfolgt meist der Tod.

Geht die Krankheit in den Kehlkopf, so kommt durch die Verengerung der Stimmritze eine Atemnot zustande und vorher schon besteht kurzer rauher bellender Husten. Im weiteren Verlauf der Krankheit muss, wenn keine Besserung eintritt und die Atemnot bedrohlich wird, der Kehlkopfschnitt gemacht werden.

Als Nachkrankheiten sind auch bei leichteren Formen zu erwähnen die Herzmuskelentzündung, welche zu einer erheblichen Schwächung der Herzmuskulatur führt, so dass bei der geringsten Anstrengung, z. B. Aufstehen aus dem Bett, das Herz plötzlich versagen und der Patient tot umfallen kann.

Inkubationszeit der wichtigsten Infektionskrankheiten.

| Nr. | Art der Krankheit | Inkubationszeit | Nr. | Art der Krankheit | Inkubationszeit |
|---|---|---|---|---|---|
| 1 | Masern | 8—14 Tage | 13 | Ruhr | 2—7 Tage |
| 2 | Scharlach | 2—7 „ | 14 | Pneumonie | 2—5 „ (auch kürzer) |
| 3 | Röteln | 16—20 „ | 15 | Influenza | 1—3 „ (auch kürzer) |
| 4 | Pocken | 8—12 „ | 16 | Tetanus | 1—60 „ |
| 5 | Flecktyphus | 4—21 „ | 17 | Syphilis | 21—28 „ |
| 6 | Typhus | 7—14—21 „ | 18 | Milzbrand | 1—3 „ (auch kürzer) |
| 7 | Pest | 2—5 „ | 19 | Trichinose | 7—43 „ |
| 8 | Diphtherie | 2—5 „ | 20 | Tollwut | 14—60—70 „ |
| 9 | Keuchhusten | 2—5—8 „ | 21 | Tuberkulose | mehrere Wochen |
| 10 | Genickstarre | 1—4 „ | | | |
| 11 | Malaria | 1—8—18 „ | | | |
| 12 | Cholera | 1—4 „ | | | |

**20. Die Rose** (Erysipel). Der Keim, welcher die gefährlichen Wundeiterungen, Halsentzündung und Blutvergiftung bewirkt, ruft auch das merkwürdige Krankheitsbild der Rose hervor (Streptokokken). Die Krankheit geht meistens von kleinen Verletzungen am Eingang der Nase aus, verbreitet sich dann in Form einer Rötung und glänzenden Schwellung über das Gesicht, indem sie nach und nach immer einen Teil nach dem anderen ergreift, selten die behaarte Kopfhaut befällt, aber ziemlich häufig auf den ganzen Körper überwandert (Wanderrose). Die Rötung und Schwellung der Haut ist manchmal noch durch Blasenbildung, Abszesse, ausgezeichnet. Es besteht hohes Fieber, oft Benommenheit, starke Kopfschmerzen, Lymphdrüsenschwellung und starke Beeinträchtigung des Allgemeinbefindens. In günstigen Fällen heilt die Rose ohne jede Nachkrankheiten ab. In ihrem Gefolge kommt es aber manchmal zu bösen Erkrankungen, wie Lungenentzündung, Gelenkentzündungen, Gehirnhautentzündung, Vereiterung des Auges und allgemeiner Blutvergiftung. Bei den schweren Formen der Krankheit bestehen Delirien, besonders bei Trinkern, und in den allerschwersten Formen lösen sich die befallenen Hautpartien brandig ab. Besonders gefährlich ist die Rose, wenn sie bei Säuglingen, bei Wöchnerinnen und bei Menschen mit schwachem Herzen auftritt.

**21. Die Kinderlähmung.** Unter hohem Fieber, Kopf- und Rückenschmerzen, Erbrechen, Benommenheit und Krämpfen erkranken derartige Kinder im 1. bis zum 5. Lebensjahre. Nach einigen Tagen treten dann Lähmungen der Muskeln ein, z. B. der beiden Beine, oder zu Anfang beider Arme und Beine. Allmählich pflegen die Lähmungserscheinungen dann wieder abzunehmen und es bleiben nur einzelne Muskelgruppen unbrauchbar, z. B. an den Unterschenkeln. Die betreffenden Glieder bleiben im Wachstum zurück und erzeugen Klumpfuss, Spitzfuss, einseitige Verkrüppelung eines ganzen Beines, einer Hand usw. Die Erkrankung spielt sich im Rückenmark ab und tritt zuweilen gehäuft auf.

**22. Der Mumps** (Ziegenpeter). Der Mumps tritt meistenteils epidemisch auf. Inkubation 18 Tage. Fieber und starke Schwellung einer Ohrspeicheldrüse sind die hauptsächlichsten Zeichen. Das Sprechen und Schlucken ist behindert. Zuweilen tritt die Erkrankung in beiden Ohrspeicheldrüsen auf. Die Drüse kann vereitern. Meist verläuft die Erkrankung gutartig, jedoch ist auch schlimmer Ausgang beobachtet worden.

## Anzeigepflicht.

Das deutsche Reichsseuchengesetz vom 30. Juni 1900 schreibt vor, dass Anzeigepflicht für

**Lepra, Cholera, Flecktyphus, Gelbfieber, Pest und Pocken**

besteht.

Im Königreich Preussen (und in den Bundesstaaten ähnlich) sind laut Gesetz vom 28. August 1905 die folgenden Krankheiten ebenfalls anzeigepflichtig:

**Typhus, Diphtherie, Rückfallfieber, Scharlach, Ruhr, Genickstarre, Kindbettfieber, Körnerkrankheit der Augen, Tollwut, Verletzungen durch tollwutkranke Tiere, Fleisch-, Fisch- und Wurstvergiftung, Milzbrand, Rotz, Trichinose, Beri-Beri, Skorbut.**

Die Anzeige des Orts- und Wohnungswechsels muss ebenfalls erfolgen.

Die Anzeige muss ohne Verzug erstattet werden. Es stehen hierzu Meldekarten zur Verfügung. Die Anzeige kann auch telephonisch und mündlich bei der Ortspolizeibehörde erfolgen.

Verpflichtet zur Anzeige sind:

Der Arzt, der Haushaltungsvorstand, jede sonst mit dem Erkrankten bei Pflege und Behandlung in Berührung gekommene Person (Schwester, Hebamme), der Hausherr oder Vermieter. Bei Unterlassung der Anzeige ist Strafe bis 150 Mk. oder entsprechende Haft bis 8 Tage zu gewärtigen.

Bei den im Seuchengesetz vom 30. Juni 1900 erwähnten Krankheiten ist schon der blosse **Verdacht** anzeigepflichtig.

# III. Lehre vom Schutz gegen Krankheiten und deren Heilung.

## A. Desinfektionslehre.

### 1. Die Lehre von der Vernichtung der krankmachenden Keime (Desinfektion).

Wie wir gesehen haben, gelangen die Krankheitskeime von einem Menschen durch Übertragung auf den andern und rufen bei diesem genau dieselben Krankheitserscheinungen (Symptome) hervor. Die Übertragung geschieht durch eine grosse Summe von Zufälligkeiten und Begleitumständen. Die Keime eines an einer ansteckenden Krankheit leidenden Menschen haften natürlich besonders zahlreich an dem Orte der Erkrankung. So bei einer Halsentzündung auf der Schleimhaut des Rachens und den Mandeln. Beim Typhus in der Nähe des Afters und dem Stuhlgang, bei eiternden Wunden in der Umgebung der Wunden. Aber wir müssen in der Praxis immer damit rechnen, dass von dem Orte der Erkrankung die Keime allmählich durch die Angewohnheiten der Betreffenden sich auf den ganzen Körper verbreiten und auch in seine Umgebung übergehen. Deshalb ist praktisch nicht nur die örtliche Erkrankung, sondern der ganze Mensch als Infektionsquelle zu betrachten und ebenso die Gegenstände, mit denen er in Berührung gekommen ist. So besonders die Leibwäsche, das Bett und sogar sämtliche Gegenstände, die sich in dem Zimmer befinden. Es würde somit jede Krankenstube mit ihrem Inhalt die Verbreitungsquelle einer neuen Seuche werden können, hätten wir nicht Mittel und Wege, die Keime, die dort haften, unschädlich zu machen. Dieses leistet die Desinfektion.

### 2. Die Desinfektionsmittel.

Die Desinfektionsmittel werden in physikalische und chemische eingeteilt.

#### a) Physikalische Desinfektion.

Wir haben hier 4 Desinfektionsmittel: 1. Verbrennen, 2. die heisse Luft, 3. das kochende Wasser, 4. den Wasserdampf.

1. Das Verbrennen ist das radikalste und sicherste Desinfektionsmittel. Es ist natürlich nur bei wertlosen und brennbaren Gegenständen zu verwenden (Kinderspielzeug, Lumpen, Lappen, Strohsäcke, nicht mehr zu gebrauchende Wäsche und dergleichen).

2. Die heisse Luft. Hierunter verstehen wir Luft, welche auf 150 bis 200 Grad erhitzt ist. Es ist begreiflich, dass wegen dieses hohen Hitzegrades nur Gegenstände, welche sehr widerstandsfähig sind, so desinfiziert werden können. Besonders gut ist die trockene Hitze anzuwenden bei Gegenständen aus Glas und Porzellan, so z. B. zum Keimfreimachen von bakteriologischen Kulturgläsern, wie Petrischalen, Erlenmeyer-Kolben, Reagenzröhrchen, ferner Pipetten, Spateln aus Porzellan, Reibschalen, Näpfen, Lüerschen Spritzen.

Auch Metallgegenstände, wie Instrumente, können so keimfrei gemacht werden. Der Nickelüberzug der Instrumente leidet aber durch die hohe Hitze auf die Dauer.

Ein Apparat zur Sterilisation mit heisser Luft ist nachstehend abgebildet. Er besteht im wesentlichen aus einem doppelwandigen Kasten aus Eisenblech mit Schornstein, der an der unteren Fläche durch eine Wärmequelle, meistens wohl Gasleitung, kräftig angeheizt wird. Durch die obere Wand des Kastens ist ein Thermometer, welches bis auf 200 Grad eingerichtet ist, gesteckt, um die innere Temperatur ablesen zu können. Der innere Raum ist durch Querwände in verschiedene Fächer eingeteilt. Die Gegenstände werden gut ausgetrocknet hineingesetzt und die Tür fest verschlossen; wenn nun der Apparat in Gang gesetzt wird, so erwärmt sich zunächst die Luftschicht in der doppelten Wandung und es wird auf diese Weise eine gleichmäßige Hitze des Innenraumes erzielt. Die Gegenstände müssen ½ Stunde bis ¾ Stunde lang bei 160 Grad gehalten werden. Nach Beendigung der Desinfektion darf man den Schrank nicht sofort öffnen, weil sonst wegen der starken Abkühlung z. B. die Glasgefässe springen würden. Man dreht deshalb zunächst nur die Flamme aus und lässt die Gegenstände im geschlossenen Apparat von selber erkalten. Dieses dauert meistens nicht lange, da das Eisen die Wärme schnell wieder abgibt. Diese Art der Trockensterilisation ist eine sehr saubere und bequeme, kann aber leider aus den oben angeführten Gründen nicht überall angewendet werden.

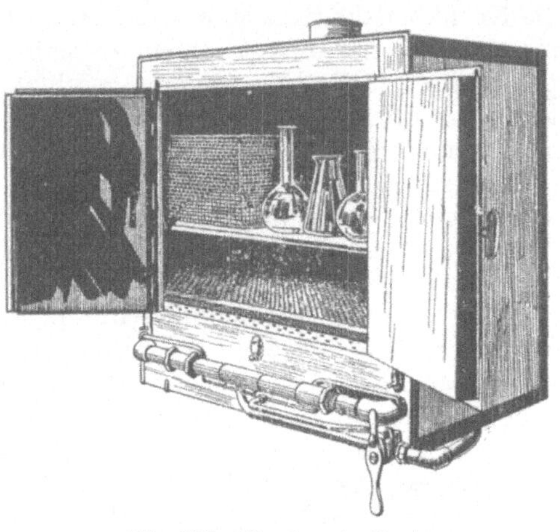

Abb. 108. Trockensterilisator.

3. Das kochende Wasser wird häufig zur Desinfektion von Glas, Porzellan und Metall, z. B. der chirurgischen Instrumente, gebraucht. Nach ½ Stunde ist die Desinfektion sicher beendet. In nachstehender Figur ist einer der vielen Apparate zur Keimfreimachung von chirurgischen Instrumenten abgebildet.

Man erkennt ohne weiteres in ihm die hauptsächlichsten Bestandteile. Einmal eine Quelle zum Heizen, den Wasserkessel, das Instrumentensieb, oder die Instrumentenschale, die das Wasser hineinlässt und den Deckel. Das Wasser, in dem die Instrumente kochen, wird mit Sodalösung versetzt und zwar hat sich ein Zusatz von 1—2 auf 100, also 1 %—2 % als zweckmäßig erwiesen. Die Instrumente werden nun sauber abgewischt und in das kalte Wasser hineingelegt und zum Sieden gebracht. Vom Moment des Siedens ab rechnet man bei Instrumenten, welche nicht mit Krankheitskeimen in Berührung gekommen sind, 15 Minuten, bis sie steril sind. Sind aber die Instrumente mit infizierten Sachen in Berührung gekommen, so gilt für sie die Infektionsdauer von ½ Stunde. Besonders gilt dies für Milzbrand, Tetanus (Starrkrampf), die besonders widerstandsfähig sind. Zum Herausnehmen der Instrumentenschale dienen 2 besondere Handgriffe, welche dauernd in einer desinfizierenden Lösung (Lysoformlösung 5 %) neben dem Kochapparat sich befinden.

Es können auch Gegenstände aus Stoff und Wäsche, die nicht allzusehr beschmutzt ist, in kochendem Wasser desinfiziert werden.

Hier ist aber unbedingt ½ Stunde Zeit erforderlich.

4. Das wichtigste Desinfektionsmittel ist der Wasserdampf. Er entsteht, indem man Wasser zum Sieden erhitzt. Wir unterscheiden 3 Arten von Wasserdampf: $\alpha$) den freiströmenden Dampf, $\beta$) den gespannten Dampf, $\gamma$) den überhitzten Dampf.

*α*) Der freiströmende Dampf hat seinen Namen daher, dass er die Behälter, deren Inhalt er desinfizieren soll, ungehindert durch eine Abzugsöffnung wieder verlassen kann. Er hat nur eine Temperatur von 100 Grad und muss, wenn er die Gegenstände steril machen soll, mindestens eine Stunde auf sie einwirken.

Eine solche Vorrichtung zur Desinfektion mit freiströmendem Dampf ist sehr bequem anzulegen. Es gehört dazu nur ein Wasserkessel mit Feuerungsvorrichtung und ein Behälter, welcher mit den zu desinfizierenden Gegenständen darüber gehängt werden kann. Denn stellen wir uns z. B. die Instrumentenschale nicht in das

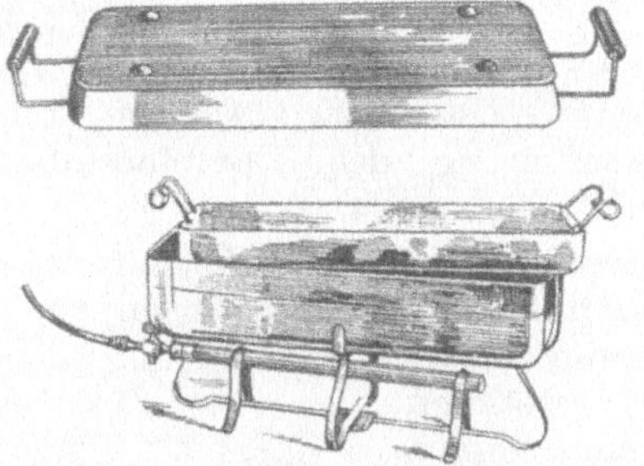

Abb. 109. Auskochvorrichtung.

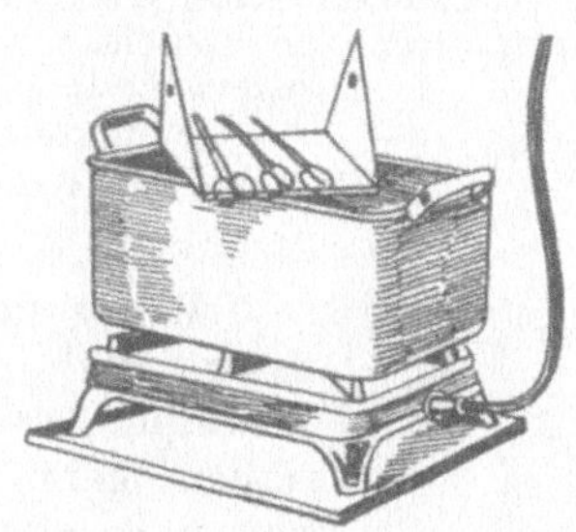

Abb. 110. Instrumentenkocher.

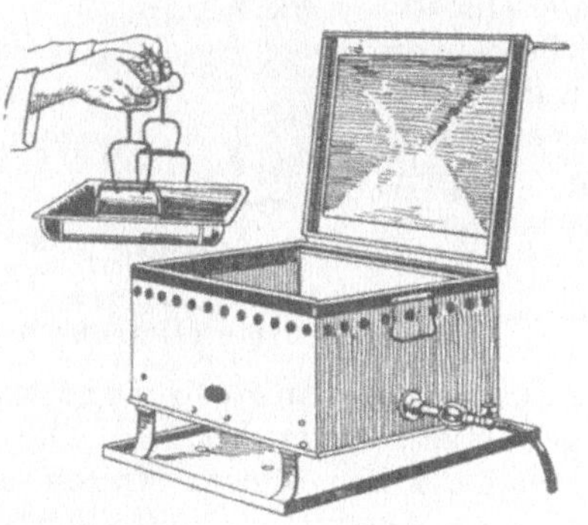

Abb. 111. Grosser Instrumentenkocher.

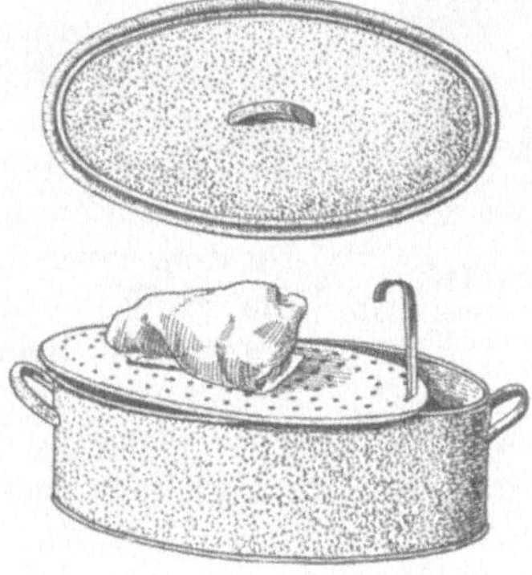

Abb. 112. Wäschekocher mit Deckel.

Wasser hineingehängt, sondern über dem Wasser befindlich vor, so werden die Dämpfe durch die Öffnung des Siebes oder durch die Maschen des Drahtnetzes hindurchstreichen und die darin befindlichen Gegenstände (Verbandsstoffe, Tupfer, Instrumente) keimfrei machen. Man kann auch die betreffenden zu desinfizierenden Stoffe oder z. B. Watte in einen Beutel schnüren und diesen in geeigneter Weise in den Dampf hineinhängen. So kann z. B. der Arzt auf dem Lande jederzeit sich selbst die notwendigsten Sachen desinfizieren.

*β*) Der gespannte Wasserdampf unterscheidet sich von dem freiströmenden dadurch, dass er unter einem höheren Drucke steht. Dieser wird dadurch erreicht, dass man ihn nicht frei wieder ausströmen lässt, sondern durch Verschluss der Ausströmungsöffnung zurückhält. Er gerät infolgedessen in einen zusammengepressten Zustand; er wird, wie der Fachausdruck lautet, gedrosselt. Zu gleicher Zeit entwickelt sich eine höhere Temperatur des Dampfes, die mit zunehmendem Druck ebenfalls steigt. Es verdient der gespannte Wasserdampf unbedingt den Vorzug vor dem freiströmenden, denn seine Desinfektionskraft ist bedeutend grösser. Die zu desinfizierenden Gegenstände werden rascher von dem Dampf durchdrungen, so z. B. hohe Matratzen, in welche der freiströmende Dampf nur unvollkommen hineindringen würde.

Es genügt schon ein verhältnismäßig geringer Überdruck, um eine Temperatur von 2—3 Grad mehr zu erzeugen. So erhält der Dampf durch eine Spannung von $^2/_{10}$ Atmosphäre eine Temperatur von 102—103 Grad. Die Desinfektionszeit beträgt 30—45 Minuten. Die Gegenstände, welche der Dampfdesinfektion unterworfen werden, sind vor allem Kleidungsstücke, Matratzen, Teppiche, Gardinen, Leinen oder nur wenig beschmutzte Wäsche. Glas und Metallgeräte. Nicht alle Gegenstände vertragen die Dampfdesinfektion, so z. B. Möbel, Hüte, Hutfedern, Pelze und Gummiwaren, Ledersachen, in Leder gebundene Bücher, Samt- und Plüschgegenstände. Mit Blut, Kot und Eiter beschmutzte Wäsche kann ebenfalls nicht mit Dampf desinfiziert werden.

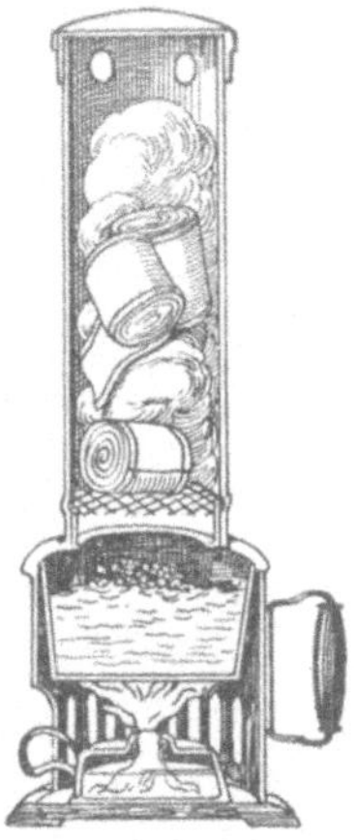

Abb. 113. Kleiner Apparat für strömenden Wasserdampf.

Die praktische Ausführung der Dampfdesinfektion geschieht in den Desinfektionsanstalten.

Wo es sich einrichten lässt, wird der gespannte Wasserdampf auch zur Sterilisation der zu Operationen und zur Wundpflege angewendeten Materialien gebraucht. Es existieren hierzu in allen grösseren Kliniken besondere Sterilisationsöfen, welche direkt an die Dampfleitung der Heizungszentrale angeschlossen sind, und es sind auch solche kleinere Apparate überall anzutreffen, z. B. die sogenannten Autoklaven, die zu demselben Zweck verwendet werden. In dem Sterilisationsraum werden die zu desinfizierenden Stoffe in besondere Behälter hineingesetzt. Besonders geeignet sind hierzu und fast allein angewendet die Trommeln von Schimmelbusch, welche auch für freiströmenden Wasserdampf angewendet werden können. Die Einrichtung einer solchen Trommel ist nebenstehend abgebildet. Durch einen einfachen Handgriff lassen sich die Ein- und Ausströmungsöffnungen der Trommel nach der erfolgten Sterilisation schliessen und damit ist ihr Inhalt von der keimerfüllten Aussenwelt abgeschlossen.

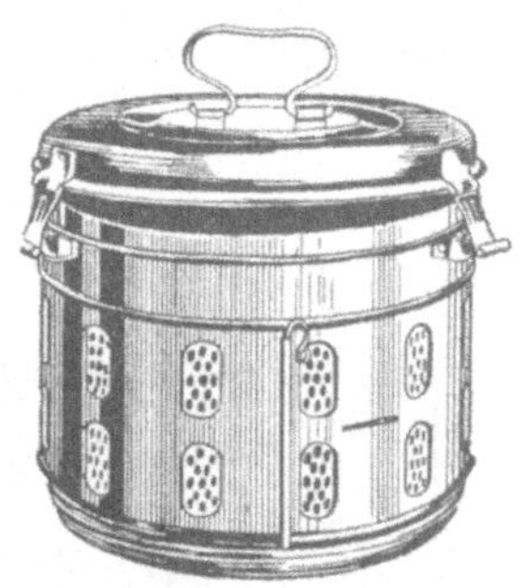

Abb. 114. Schimmelbusch-Trommel.

Ebenso wie bei der Desinfektion der Kleider, Gardinen usw. muss der Sterilisationsofen erst angeheizt werden und zum Schluss, wenn die Desinfektion vorüber ist und der Dampf, der in das Innere des Apparates strömte, abgestellt wurde, nachgetrocknet werden. Denn würde man dieses nicht tun, so würden die noch im Innern befindlichen Dämpfe sich kondensieren und alle Sachen würden nass aus dem Ofen kommen.

### b) Chemische Desinfektion.

Wir haben eine grosse Anzahl chemischer Desinfektionsmittel. Wir können sie zweckmäßig in 5 Klassen einteilen:

1. Die Säuren; 2. die Laugen; 3. Metallverbindungen; 4. Produkte des Steinkohlenteers; 5. Gase.

**Die Säuren.** Die Säuren finden in der Desinfektion eine seltene Anwendung und dürfen auch nur in ganz verdünnten Lösungen zur Anwendung kommen. So verwendet man z. B. verdünnte Salzsäure und Schwefelsäure. Die Schwefelsäure wird z. B. angewendet, wenn das Rohrsystem einer Wasserleitung auf Infektion verdächtig ist. Es wird dann 4%ige Schwefelsäure durch die Bleirohre geleitet, jedoch darf diese Art der Desinfektion nur mit Genehmigung des Regierungspräsidenten erfolgen.

**Die Laugen.** Die Laugen bilden gewissermaßen einen Gegensatz zu den Säuren. Die gewöhnlichste Lauge, welche wir im Haushalt verwenden, ist die Sodalauge. Sodalauge und Säure zusammengebracht vereinigen sich unter sehr grosser Wärmeentwicklung zu einem sogenannten Salz. Wenn z. B. Natron und Salzsäure zusammenkommt, so entsteht unser gewöhnliches Kochsalz und Wasser.

Die Laugen finden schon eine häufigere Anwendung. Wir nehmen zusammen in das Wasser, mit dem wir die Instrumente auskochen, etwas Soda hinein und zwar, dass die Lösung 2%ig wird. Nehmen wir also an, wir würden mit 2 Liter Wasser die Instrumente ansetzen, so würden wir dazu 40 g gewöhnliche Soda gebrauchen. Ferner ist ein gewöhnliches Desinfektionsmittel, allerdings schwach wirkend, 3%ige Lösung von Kaliseife, die auch unter dem Namen schwarzer Seife oder Schmierseife bekannt ist.

Eine grosse Rolle spielt der Kalk und zwar als Ätzkalk und als Chlorkalk.

1. Der Ätzkalk heisst auch frisch gebrannter Kalk; als solcher ist er nicht zu verwenden, sondern muss gelöscht werden, wobei man sehr vorsichtig sein muss, dass man sich durch die dabei entstehende grosse Hitze keine Verbrennung zuzieht. Gelöschter Kalk wird dann zur sogenannten Kalkmilch verarbeitet. Man besprengt zu diesem Zwecke frisch gebrannten Kalk in nicht zerkleinertem Zustande in einem geräumigen Gefässe (Holzeimer, Tontopf, Emailleschüssel) mit etwa der halben Menge Wasser. Hierauf zerfällt der Kalk zu einem bröckligen Pulver. Von diesem Pulver nimmt man 1 Liter und vermischt es mit 3 Liter Wasser. Man kann auch 1 Liter gelöschten Kalk aus einer Kalkgrube herausnehmen und ihn mit 3 Liter Wasser mischen. In der Oberfläche der Kalkmilch bildet sich durch die Kohlensäure der Luft eine Schicht, welche nicht zur Desinfektion genommen werden darf, da sie unwirksam ist. Mit Kalkmilch desinfiziert man Aborte, Kübel, Kalkwände, Rinnsteine, Kanäle, Abwässer und dergleichen.

2. Chlorkalk. Der Chlorkalk ist ein weisses Pulver von stechendem Chlorgeruch und wird gleich fertig aus den Drogengeschäften bezogen. Man muss ihn immer in gut schliessenden Gefässen aufbewahren und vor Licht schützen. Es ist unzweckmäßig, ihn in der Papiertüte stehen zu lassen, da das Chlor das Papier so mürbe macht, dass es beim Anfassen zerreisst. Es soll nur stark riechender Chlorkalk verwendet werden. Man kann den Chlorkalk als trockenes Streupulver benutzen oder als Kalkmilch verwenden (1 Liter Chlorkalk und 5 Liter Wasser).

**Die Metallverbindungen**[1]**.** Obenan steht das Sublimat. Dieses enorme Gift ist eigentlich ein weisses Pulver, kommt aber in Form von Pastillen zu ½ und 1 g in den Handel. Die Pastillen zu 1 g haben gewöhnlich in der Mitte einen Teilungsstrich, dass man sie in 2 Hälften zu ½ g teilen kann. Die Pastillen sind rot gefärbt (mit Eosin) und enthalten einen Zusatz von Kochsalz, der die Pastillen haltbar macht. Die zur Desinfektion verwendete Sublimatlösung enthält 1 g auf 1 Liter Wasser. Man verwendet das Sublimat zur Desinfektion von Wäsche, stark beschmutzter Stücke, zum Abwaschen fester Gegenstände, des Bodens usw. Bei Metallgegenständen soll man Sublimat nicht verwenden, weil diese dann schwarz werden.

Die Oxyzyanidtabletten (Pastilli Hydrargyri Oxycyanati) stellen eine andere Verbindung mit Quecksilber dar und werden vielfach als Ersatz dafür angewendet. Die in den Handel kommenden Pastillen sind blau gefärbt

[1]) Hier sind solche Verbindungen gemeint, welche Metalle, z. B. Quecksilber, Kupfer, Silber usw. enthalten.

und werden in derselben Weise und in derselben Konzentration ($^1/_{1000}$) wie das Sublimat angewendet.

Höllenstein. Dieser ist eine von Silber sich ableitende chemische Verbindung. Er kommt in Anwendung als Lösung und als Höllensteinstift. Seine keimtötende Kraft wird in der Hauptsache bei Infektionserkrankungen von Wunden und Schleimhäuten angewendet. Will man aus einer konzentrierten Lösung eine verdünnte herstellen, so darf man hierzu nur destilliertes Wasser nehmen, da sich sonst eine weisse Trübung bildet.

Die Lösungen sind stets nur in brauner Flasche und am besten mit Glasstöpsel aufzubewahren.

Kupfervitriol. Das Kupfervitriol kommt in Anwendung als Kupferlösung und als sogenannter Kupferstift. Es ist dieselbe Lösung, die wir zur Herstellung der Trommerschen Reaktion gebrauchen. Seine Anwendung ist wie die des Silbers.

Ebenso finden Anwendung der Alaun (zur Spülung der Scheide, z. B. ein Esslöffel auf 2 Liter Wasser) oder Gurgelungen bei Angina (eine Messerspitze auf ein Glas Wasser), übermangansaures Kali (zu verschiedenen Zwecken) und nach Verordnung des Arztes essigsaure Tonerde, Zinkvitriol.

In gewissem Zusammenhange mit diesen Körpern steht die Jodtinktur; diese wird zur Desinfektion des Operationsfeldes in neuerer Zeit häufig angewendet. Jodtinktur ist eine 10%ige alkoholische Jodlösung.

**Produkte des Steinkohlenteeres.** 1. Die Karbolsäure. Sie hat eine grosse Vergangenheit. Sie wurde durch den Engländer Lister eingeführt. Man verwendet sie in 3%iger Lösung. Ihre Anwendungsweise ist jetzt nach Einführung der Asepsis bedeutend eingeschränkt.

2. Das Kresol ist am gebräuchlichsten in Form der sogenannten Kresolseifenlösung, wie sie in jeder Apotheke zu haben ist; diese ist ohne weiteres in Wasser löslich. Da die Kresolseife aus gleichen Teilen Kresol und Kaliseife besteht, haben wir, wenn wir eine 5%ige Kresolseifenlösung herstellen, in Wirklichkeit nur eine 2,5%ige Kresollösung. Eine Lösung von 5 g Kresol auf 100 g Wasser heisst Kresolwasser (Aqua cresolica). In Österreich ist die Lösung nur 2% vorgeschrieben. Man desinfiziert hiermit zweckmäßig Speigläser, Nachtgeschirre und Steckbecken.

Von dem Kresol leiten sich mehrere reinere Produkte ab, so das Lysol, Phobrol. Alle werden zu dem gleichen Zwecke wie oben angeführt verwendet.

**Gase.** Wenn man ein Zimmer mit sämtlichem Inhalt an Möbeln, Decken, Betten usw. gleichzeitig und einheitlich desinfizieren will, so eignet sich hierzu am besten ein gasförmiger Körper, den man in das Zimmer hineinlässt und der dann in alle Spalten und Ritzen hineindringt. Ein solches Gas besitzen wir in dem Formaldehyd, welches seit seiner Entdeckung in grossem Umfange verwendet wird. Es ist ein stechend riechendes Gas, welches die Schleimhaut stark reizt und nicht eingeatmet werden kann, da sofort Erstickungsanfälle eintreten. In den Handel kommt das Formaldehyd als Flüssigkeit in Form einer 85%igen Lösung; diese heisst Formalin, man kann sich aus ihr eine verdünnte Lösung herstellen (30 ccm Formalin mit Wasser auf ein Liter auffüllen) und damit z. B. Messer und Gabeln und Gegenstände, die das Auskochen nicht vertragen, desinfizieren. Sonst wird das Formaldehyd als Gas aus der Flüssigkeit durch Hitze ausgetrieben. Man verdünnt zu diesem Zwecke das käufliche Formalin mit dreifachem Quantum Wasser und erhitzt es zum Sieden. Dann entwickelt sich Formalindampf und Wasserdampf.

Es sei zunächst auf die Wohnungsdesinfektion mit Formalin eingegangen. Mit Erfolg erprobt ist der Breslauer Apparat nach Flügge. Es wird in ihm verdünnte Formalinlösung verdampft. Eine Abbildung des Apparates bringt nachstehendes Bild (Abb. 116).

Zur Desinfektion eines Zimmers ist eine Zeit von 4 Stunden erforderlich und für 1 cbm werden 15 ccm der käuflichen Formalinlösung gerechnet. Nehmen wir also an, wir hätten ein Zimmer, welches 6 Meter lang, 5 Meter breit und 4 Meter hoch ist, so hätten wir einen Inhalt von 120 cbm, wir würden also dazu 180 ccm Formalinlösung gebrauchen; diese würde mit der entsprechenden Menge Wasser, also ungefähr 5 Liter Wasser, verdünnt werden. Gewöhnlich sind dem Apparat Tabellen mit der fertigen Berechnung beigegeben.

Wenn wir nun ein Zimmer desinfizieren wollen, so müssen wir den ganzen Raum sorgfältig abdichten, damit das Formalin nicht entweicht. Besonders ist auf das Verstopfen grosser Öffnungen, wie die des Ofenrohres und der Ventilations-

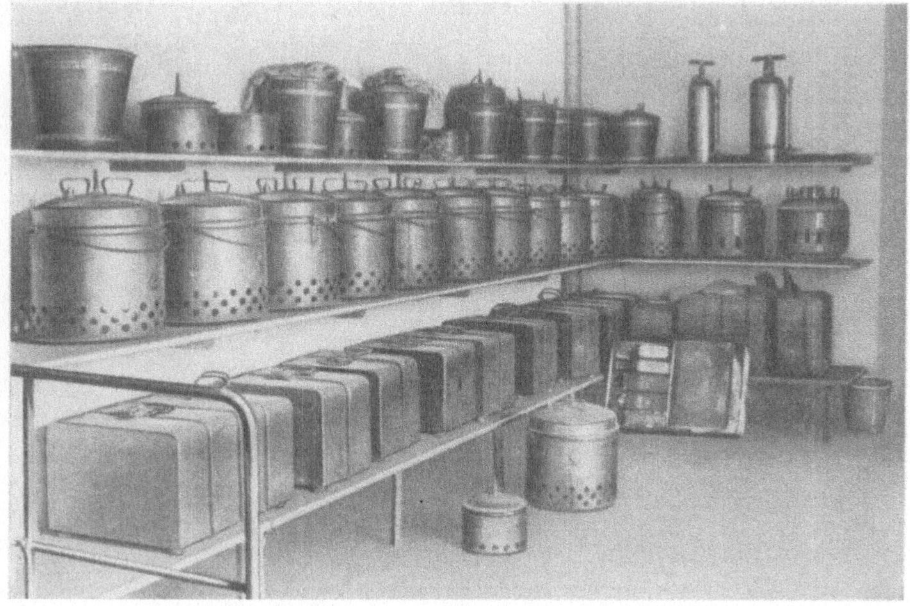

Abb. 115. Flüggesche Formalinapparate (Desinfektionsanstalt Halle).

klappen zu achten, dann wird der Apparat in Gang gebracht und 4 Stunden in Betrieb gehalten. Hierzu muss auch die erforderliche Menge Spiritus berechnet werden. Zu beachten ist, dass das Formaldehydgas nicht sehr in die Tiefe dringt, deshalb müssen alle Gegenstände so hergerichtet werden, dass das Gas überall hinein kann, als Öffnung der Schrankfächer, Auseinanderbreiten der Tücher, Teppiche usw. Nachdem das Formaldehydgas gewirkt hat, muss es aus dem Raum wieder entfernt werden, da es sonst lange Zeit in den Vorhängen, Stoffen usw. haften bleibt. Das gelingt nicht durch einfache Ventilation, sondern durch Einleiten von Ammoniak; es entsteht nämlich, wenn Ammoniak und Formaldehydgas zusammenkommen, eine geruchlose Verbindung. Das Ammoniak wird in 25%iger Lösung in einem Kupferkessel erhitzt und durch das Schlüsselloch mittelst einer Röhre geleitet.

## Desinfektionsanstalt.

In Städten, wo ansteckende Krankheiten zur gleichen Zeit mehrfach vorkommen, muss auch dafür gesorgt werden, dass genügend Gelegenheit zur Desinfektion vorhanden ist. Diese bietet sich in den jetzt fast überall vorhandenen

Desinfektionsanstalten. In ihnen wird vorwiegend die Desinfektion mit gespanntem Dampf ausgeführt. Der Dampf wird in grossen Kesselanlagen zunächst entwickelt und in Röhren in die verschiedenen Desinfektionsapparate (es sind deren meistenteils mehrere) geleitet. Einen Desinfektionsapparat sehen wir in Figur Seite 91 abgebildet. Er ist so gross, dass bequem in ihn Matratzen und mehrere Kleidungsstücke zu gleicher Zeit eingelegt werden können. In die doppelte Wandung wird nun der Dampf eingeleitet; dieses bezeichnet man als Vorwärmung, dann erst lässt man in den Innenraum den Desinfektionsdampf ein. Der Dampf muss auf die Sachen $\frac{1}{2}-\frac{3}{4}$ Stunde wirken. Nach Beendigung der eigentlichen Desinfektion wird der Dampf für den Innenraum abgestellt und noch einmal in die doppelte Wandung Dampf eingeleitet, welcher zur Trocknung dient. Würde man nicht nachtrocknen und auch nicht vorwärmen, so würde der Dampf mit der kalten Luft zusammen-

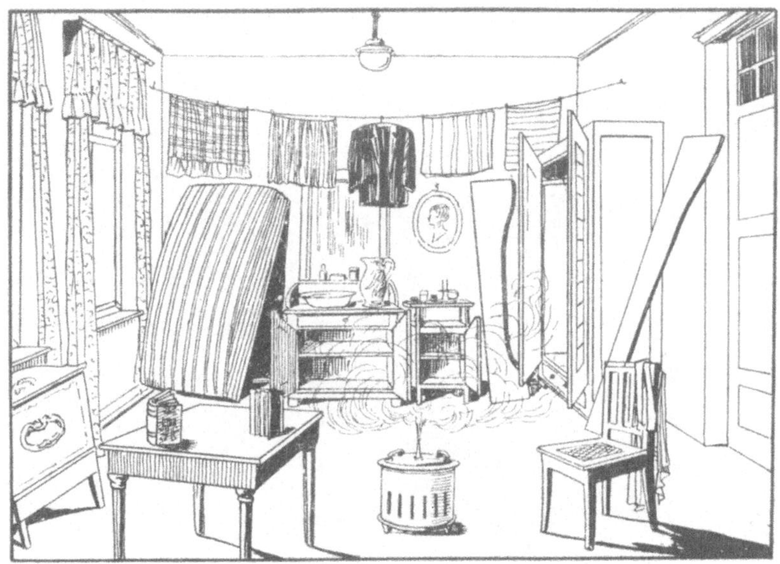

Abb. 116. Formalindesinfektion eines Zimmers.

treffen und sich zu Wasser kondensieren; infolgedessen würden die Sachen nass werden. Eine Desinfektionsanstalt ist nun zweckmäßig so eingerichtet, dass eine sogenannte unreine und eine reine Seite streng voneinander geschieden sind. Das zu desinfizierende Material wird nun zunächst auf einen mit Blech ausgeschlagenen Wagen zur Desinfektionsanstalt geführt und dort durch besonders geschultes Personal, das mit Arbeitsanzügen versehen sein soll, abgeladen. Nachdem die Sachen, die sich zur Dampfdesinfektion eignen, ausgesucht sind, werden sie sortiert und in den Apparat gebracht. Am zweckmäßigsten ist es so, dass auf beiden Seiten getrenntes Personal arbeitet, damit der grossen Gefahr einer Keimverschleppung wirkungsvoll vorgebeugt werden kann. In einer Desinfektionsanstalt befinden sich ferner noch die Einrichtungen zur Desinfektion mit chemischen Mitteln, besonders mit Formaldehyd.

## c) Alkoholdesinfektion.

Der Alkohol hat sich in letzter Zeit eine besondere Anerkennung als Desinfektionsmittel erworben. Seine besondere Anwendungsweise ist in der Händedesinfektion gegeben. Besonders die Operateure und die Operationsschwestern desinfizieren sich in der Hauptsache mit Alkohol und hierbei ist wichtig, zu merken, dass nicht der absolute Alkohol, sondern der 50—70%ige Alkohol die beste desinfizierende Wirkung hat. Von der grössten Wichtigkeit ist aber, dass wir unsere Hände und die Haut der Vorderarme, ehe wir den Alkohol daraufbringen, mechanisch gründlich von Staub und Schmutz, besonders in der Gegend der Fingernägel, säubern.

Man tut das am zweckmäßigsten so, dass man zunächst mit heissem Wasser und Seife den oberflächlichen Staub und Schmutz wegbringt. Dann werden mit der Nagelschere die Nägel geschnitten und der Schmutz unter dem Nagel und in dem Nagelfalz mit dem Nagelreiniger entfernt. Dann folgt eine 5 Minuten lange Waschung mit heissem Wasser und Seife. Danach wird die Seife in strömendem Wasser abgespült und nun kann man entweder sofort an den Alkohol gehen oder erst die Haut mit einem sterilen Handtuch oberflächlich abtrocknen. Die Haut

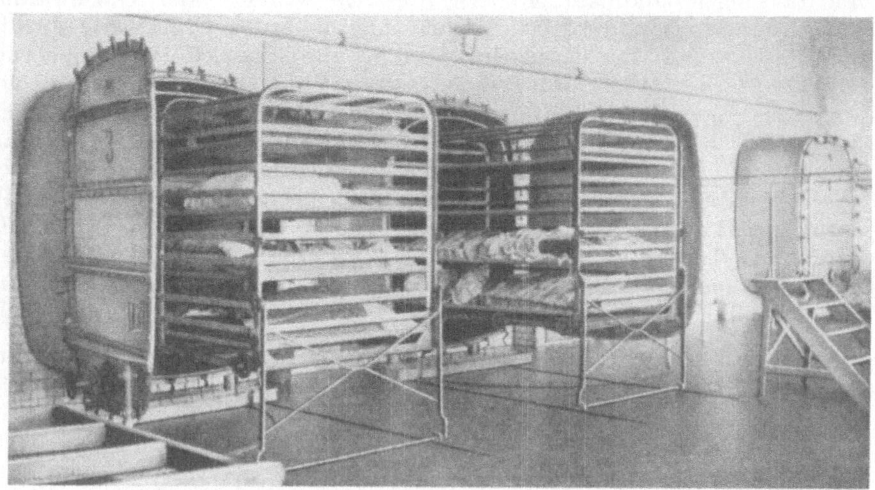

Abb. 117. Desinfektionsapparat.

soll aber noch halbfeucht sein, denn dann wirkt der daraufgebrachte Alkohol am besten. Es wird nun 5 Minuten lang jede Stelle der Hand und des Vorderarmes mit Alkohol abgerieben. Hierbei ist darauf zu achten, dass auch zwischen den Fingern desinfiziert wird und dass wirklich der Alkohol auf die Haut gerieben und nicht nur darauf abgespült wird. Dann folgt Abtrocknen mit sterilem Handtuch und dann ist eigentlich zur Desinfektion nichts mehr nötig.

Manche nehmen nun noch eine Waschung mit Sublimatlösung oder Oxyzyanidlösung oder 1,5%igem Lysolwasser vor. Das Lysolwasser hat den Vorzug, dass es die Haut schlüpfrig erhält, während sie durch Sublimat sehr leicht rissig wird.

Kurz zuammengefasst ist also die **Heisswasseralkoholdesinfektion** folgende:

1. Mechanische Reinigung der Hände mit heissem Wasser und Seife, sowie der Nagelglieder der Finger mit Nagelreiniger und Kürzen der Fingernägel;
2. gründliches Waschen mit heissem Wasser und Seife 5 Minuten lang;
3. Waschen mit 50—70%igem Alkohol, ebenfalls 5 Minuten lang;
4. Trocknen mit sterilem Handtuch;
5. je nachdem Waschen mit 1‰iger Sublimatlösung oder Oxyzyanidlösung oder 1,5%igem Lysolwasser.

## d) Die fortlaufende Desinfektion.

Die Hauptaufgabe dieser fortlaufenden Desinfektion besteht darin, die von dem Kranken abgesonderten schädlichen Stoffe sofort immer wieder zu vernichten. Es sind besonders zu beachten bei Tuberkulose jede Art von Auswurf, auch die feinen Schleimtröpfchen, welche beim Sprechen ausgeschleudert werden; bei Diphtherie Nasen- und Rachenschleim; bei Masern Auswurf, Nasenschleim, Hautschuppen; bei Scharlach Nasen- und Rachenschleim, Hautschuppen; bei Influenza Auswurf und besonders die Schleimtröpfchen, welche beim Husten, Niesen, Sprechen umhergespritzt werden; bei Typhus Stuhlentleerung und Urin, auch Auswurf; bei Ruhr Stuhlentleerung; bei Cholera Stuhlentleerung, Erbrochenes; bei Kindbettfieber Blutungen und blutige oder wässrige Wund- oder Geschwürausscheidung, der Wochenfluss, das Ausgehustete und der Urin; bei Genickstarre Nasen- und Rachenschleim; bei Körnerkrankheit Absonderung der Bindehaut der Augen und der Nasenschleim; bei Pest Wund und Geschwürsausscheidungen, Blutauswurf, Nasenschleim, Stuhlentleerung, Erbrochenes; bei Flecktyphus ebenso; bei Pocken Hautabgänge (Eiter aus Pockenpusteln), Hautschuppen und Schorf. Auswurf und Nasenschleim; bei Milzbrand Karbunkelsaft, Blut und blutige Geschwürsausscheidungen; bei Lungenmilzbrand Auswurf, Nasenschleim, Stuhlentleerung und Erbrochenes; bei Darmmilzbrand Rotz, Nasenschleim, Nasenausfluss, Lungen- und Kehlkopfauswurf, Blut und blutig-eitrige und wässrige Geschwürsausscheidungen.

Die praktische Anwendung der Desinfektion geschieht folgendermaßen:

### 1. Ausscheidungen der Kranken.

a) Bei Lungen- und Kehlkopfauswurf Rachenschleim und Gurgelwasser. Diese sind in Speigefässen aufzufangen und in diesen in einer 2,5%igen Kresolseifenlösung 2—3 Stunden lang zu desinfizieren. Die Speigefässe können auch hinterher durch Auskochen mit Sodawasser oder in strömendem Wasserdampf desinfiziert werden.

b) Erbrochenes, Stuhlgang und Harn werden in Nachtgeschirren, Steckbecken und sonstigen hierzu verwendeten Gefässen mit der gleichen Menge Kalkmilch oder Kresolwasser 2—3 Stunden desinfiziert. Es ist zweckmäßig mit einem Holzspatel die Kalkmilch mit dem Stuhl usw. zu verrühren.

c) Blut, Wund- und Geschwürausscheidungen, Nasenschleim, Hautabgänge, Schorf und Schuppen u. dgl. sind in Wattebäuschchen, Leinen- oder Mulläppchen aufzufangen, die nachher verbrannt oder mit 2,5%iger Kresollösung desinfiziert werden. Ebenso sind beschmutzte Verbände zu desinfizieren.

### 2. Schmutz- und Badewässer.

Vermischung mit etwa der gleichen Menge Kalkmilch oder Zusatz von Chlorkalk, bis das Gemisch stark nach Chlor riecht; 2 Stunden lang.

### 3. Gefässe, Becken usw.

Waschbecken, Speigefässe, Nachtgeschirre, Steckbecken, Badewannen usw. werden mit 2,5%igem Kresolwasser oder Sublimatlösung ausgescheuert; Nachspülen mit Wasser.

#### 4. Ess- und Trinkgeschirre.

Auskochen mit Wasser mit Sodazusatz, 15 Minuten lang, dann ausspülen. Messer und Gabeln und sonstige Gegenstände, welche das Auskochen nicht vertragen, müssen mit Formalin desinfiziert und dann gründlich trockengerieben werden.

Die bei der Pflege des Kranken beschäftigte Person hat beim Betreten des Krankenzimmers ein waschbares Überkleid, am besten einen Mantel mit verschliessbaren Ärmeln und verschnürbarer Halsöffnung anzulegen, der bei Verlassen des Zimmers wieder ausgezogen und in der Nähe der Tür aufzuhängen ist. Mahlzeiten dürfen vom Pflegepersonal im Krankenzimmer nicht eingenommen werden. Dauernd hat die Pflegerin auf eine sorgfältige Handdesinfektion zu achten.

Das Krankenzimmer muss feucht gewischt werden, evtl. mit verdünnter Kresollösung. Jedes Ansammeln und jede Entwicklung von Staub ist streng zu vermeiden. Der Kehricht wird verbrannt, im Notfalle mit Kresolwasser und Sublimatlösung durchtränkt. Über die Desinfektion der übrigen im Krankenzimmer befindlichen Gegenstände siehe Schlussdesinfektion.

### e) Schlussdesinfektion.

Nach Beendigung der Krankheit muss eine sogenannte Schlussdesinfektion ausgeführt werden. Diese ist begreiflicherweise die wichtigste und daher besonders gründlich anzustellen. Sie hängt von der Art der Erkrankung ab.

Im allgemeinen gelten folgende Vorschriften: Spielzeug soll verbrannt werden, ebenso sonstige wertlose Gegenstände; Bücher werden möglichst aufgeblättert und mit Formaldehyd desinfiziert. Die Bett- und Leibwäsche wird in einen Kübel mit Kresolwasser oder Sublimatlösung gelegt. Kleidungsstücke, Betten, Matratzen, Teppiche, Decken kommen in den Dampfapparat oder in Formaldehyd. Strohsäcke werden am besten verbrannt. Holz- und Metallteile von Bettstellen, Nachttischen und anderen Möbeln werden wiederholt sorgfältig mit Lappen, die in Kresolseifenlösung oder Sublimatlösung getränkt sind, abgerieben. Samt, Plüsch und ähnliche Möbelstoffe werden mit Kresolwasser oder Sublimatlösung feucht gebürstet und dann gut gelüftet. Man kann sie auch mit 1 %iger Formaldehydlösung tränken, bürsten, gut durchklopfen und in die Sonne stellen. Gegenstände aus Leder oder Gummi sind für die Dampfdesinfektion nicht geeignet, sie werden mit Kresolwasser oder Sublimatlösung abgerieben. Pelze werden behandelt wie Samt und Plüsch. Alle Bürsten werden 2 Stunden lang in 1%ige Formalinlösung gelegt, gut ausgewaschen und dann getrocknet. Die infizierten Zimmer werden mit Formaldehyd desinfiziert oder mit Kresollösung überall abgewaschen und hinterher mit heissem Seifenwasser nachgespült. Die Tapeten werden am besten heruntergerissen und dann Decken und Wände mit frischer Kalkmilch getüncht. Leichen werden in Tücher mit Kresolwasser gewickelt und müssen in gut schliessbaren Särgen mit Zinkeinsatz geborgen werden. Aborte sind mit Kresolwasser oder Sublimatlösung auszuscheuern; besonders zu beachten sind Türen, Klinken, Innenwände, Sitzbretter und Fussböden. In die Sitzöffnungen müssen mehrere Liter Kresollösung gegossen werden. Der Inhalt der Aborte, Gruben, Tonnen und Kübel wird mit Kalkmilch reichlich übergossen und ist ihre Entleerung während der Dauer der Erkrankung tunlichst zu vermeiden. Düngerstätten, Misthaufen, Rinnsteine und Kanäle sind reichlich mit Chlorkalk oder Kalkmilch zu überschütten. Fahrzeuge, in denen Infektionskranke befördert wurden, müssen mit Kresolwasser oder Sublimatlösung und hinterher mit Seife ausgescheuert werden. Brunnen werden mit Wasserdampf oder Kalkmilch desinfiziert.

## B. Allgemeine Arzneimittellehre und die hauptsächlichsten starkwirkenden Mittel (Arzneimittellehre).

Es ist nötig, dass eine Schwester oder überhaupt eine mit Krankenpflege sich beschäftigende Person in den wichtigsten Punkten der Arzneien, die sie zu verabfolgen hat, unterrichtet ist. Befinden sich doch unter diesen so starkwirkende Mittel, dass grosses Unheil mit ihnen angerichtet werden kann.

Was zunächst die *Aufbewahrungsform* der Arzneimittel anlangt, so muss unbedingt daran festgehalten werden, dass sowohl harmlose wie giftige Stoffe stets *verschlossen* aufbewahrt werden. Der Schlüssel zum Arzneischrank hat sich stets gut verwahrt in der Tasche am Schlüsselbund der Schwester zu befinden. *Schon manche Schwester hat, weil sie diese Grundregel nicht befolgte, sich vor dem Gericht zu verantworten gehabt.*

Wir scheiden die Arzneien in *innerliche* und *äusserliche*. Die für den äusseren Gebrauch bestimmten werden in *sechseckigen Flaschen aus der Apotheke verabfolgt. Die Flaschen haben drei glatte und drei geriffelte* Seiten und sind mit einem *roten* Etikett versehen. Die für den *inneren* Gebrauch haben runde Form und *weisse* Etiketten. Wird für den einzelnen eine bestimmte Arznei verschrieben, so hat auf der Flasche stets der Name mit der Verordnungsweise zu stehen, nach der sich das

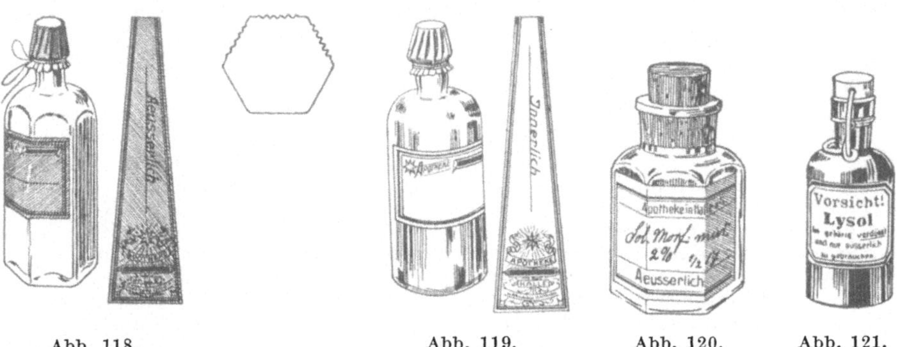


Abb. 118. Äusserliche Arznei.

Abb. 119. Innerliche Arznei.

Abb. 120.

Abb. 121.

Pflegepersonal streng richten muss. Sind die Arzneien giftig, oder *feuergefährlich*, so wird dies durch eine besondere Aufschrift kenntlich gemacht. Bei *Gift* befindet sich ein Zettel mit dem Totenkopf und in grossen Buchstaben das Wort „*Gift*“ auf der Flasche, und bei feuergefährlichen ein roter Zettel mit weisser Aufschrift „feuergefährlich“. Arzneimittel, die zu Injektionszwecken (z. B. Morphium, Kampfer) verwendet werden, müssen in *weithalsigen* Flaschen von der Apotheke verabfolgt werden. *Stets ist hier ebenso wie bei allen Arzneimitteln das Datum der Anfertigung und die Stärke der Lösung ganz genau anzugeben.* Es ist auch zu berücksichtigen, dass Arzneien von Zeit zu Zeit *erneuert* werden müssen; so verliert eine alte Kampferlösung z. B. ihre Wirksamkeit mit dem Alter immer mehr.

Die Apotheke bringt unsere Arzneimittel in den verschiedensten Formen zum Verkauf.

1. *Als Flüssigkeiten*, die, wenn sie sehr stark wirksam sind, in Tropfenform gegeben werden; hierzu ist ein besonderes *Tropfglas* notwendig (siehe Abbildung). Unter Tee versteht man einen *Aufguss*, und zwar wird auf den Stoff, aus dem der Tee bereitet werden soll, siedend heisses Wasser gegossen. Daneben gibt es auch *Abkochungen*, z. B. von Pflanzenwurzeln, und *kalte Aufgüsse*.

2. Als Pulver. Wir unterscheiden hier die sogenannten Schachtelpulver oder offene Pulver und abgeteilte Pulver. Die offenen oder Schachtelpulver sind meist keine starkwirkenden Pulver und werden meist messerspitzenweise eingegeben. Zu den pulverförmigen Arzneimitteln gehören auch die Salze (Glauber-, Karlsbader, Emser Salz) usw.

3. Als Pillen.

4. Als Stuhlzäpfchen.

5. Als Kapseln; diese sind meist aus Oblaten oder Gelatine und enthalten in sich den wirksamen Arzneistoff.

6. Pastillen. Dieses ist eine sehr bequeme Verwendungsform von Arzneimitteln. Hier sind meist pulverförmige Stoffe zu festen Pastillen

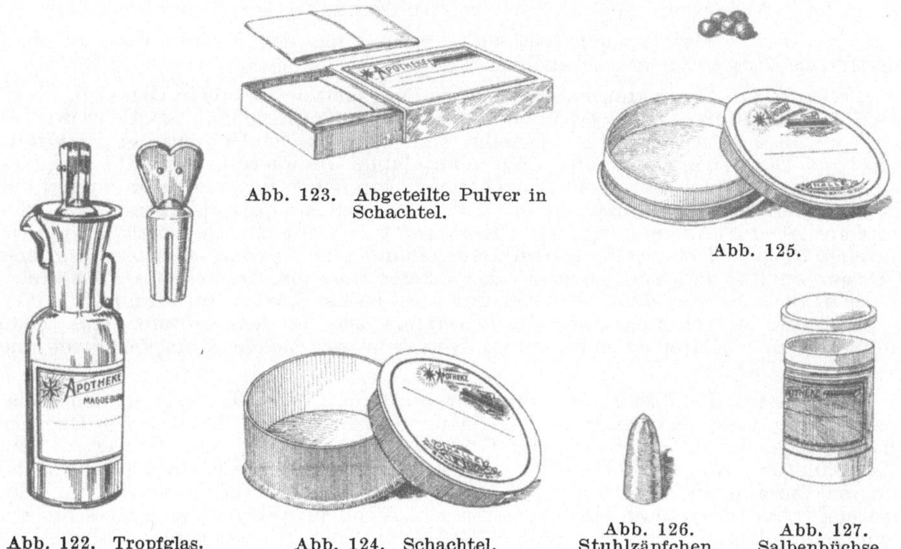

Abb. 122. Tropfglas. Abb. 123. Abgeteilte Pulver in Schachtel. Abb. 124. Schachtel. Abb. 125. Abb. 126. Stuhlzäpfchen. Abb. 127. Salbenbüchse.

zusammengepresst und lassen sich in dieser Form bequem verabfolgen und einnehmen (Compretten).

7. Salben.

8. Pasten (dicke Salben).

9. Pflaster (Heilpflaster, Heftpflaster).

## Starkwirkende Arzneimittel.

Von den starkwirkenden Arzneimitteln muss die Schwester die hauptsächlichsten kennen.

1. Morphium. Das Morphium stammt wie das Opium aus dem Milchsafte des Mohnes, welcher aus Kleinasien, China, Indien und Ägypten eingeführt wird. Es bewirkt eine Herabsetzung des Willens und erzeugt in Gaben von 0,01—0,03 tiefen Schlaf. Besonders empfindlich gegen Morphium sind kleine Kinder. Bei Säuglingen kann schon 0,001 eine Lebensgefahr hervorrufen. Mit der Zeit kann eine Gewöhnung an Morphium eintreten, wie wir es bei den Morphinisten zu sehen gewöhnt sind, welche ganz hohe Mengen ohne Vergiftungserscheinungen sich einverleiben können. Als Nebenwirkung des Morphiums sind zu merken: Verstopfung, Pupillenverengerung, Verminderung der Schleimerzeugung in der Luftröhre und Verminderung der Harnmenge. Wir wenden infolge seiner

Wirkung Morphium überall da an, wo es sich um quälende und schmerzende Krankheiten handelt, dann als wirksames Schlafmittel, als Beruhigungsmittel bei der Narkose und bei trockenem Husten (Hustenreiz) und endlich, wenn wir den Darm ruhigstellen wollen. Das Morphium ist eigentlich ein weisses Pulver; wir verwenden es in verschiedenen Formen in Pulvern, Pillen, Pastillen und in Lösungen. Besonders bevorzugt ist das Morphium als Einspritzung, gewöhnlich ist hierzu eine 2%ige Lösung auf der Station vorrätig. Wir würden also, wenn wir 1 ccm dieser Lösung dem Kranken einspritzen, 0,02 Morphium damit geben, das ist schon eine starke Dosis, und man beginnt meistenteils erst mit einer halben Spritze, dieses ist 0,01. Die grösste Menge, welche man auf einmal geben darf, ist 0,03 und während 24 Stunden im ganzen 0,1.

2. Das Opium (heisst auch Laudanum und Mekonium); aus ihm wird das Morphium gewonnen. Es ist ein sehr wirksames Mittel, um Beruhigung und einen schlafähnlichen Zustand hervorzurufen, ausserdem wird es zur Ruhigstellung des Darmes dem Morphium vorgezogen. Meistenteils wird es in Form von Opiumtinktur angewendet. Ausserdem wird es noch zu Stuhlzäpfchen verarbeitet.

3. Kodeïn. Das Kodeïn ist ein Abkömmling des Morphiums und wird besonders als Hustenmittel gebraucht.

4. Kampfer. Der Kampfer stammt aus dem Kampferbaum in Ostasien. Sein Geruch ist allbekannt. Wir verwenden den Kampfer hauptsächlich als Herzmittel in Gaben von 0,1—0,5 und hat derselbe eine sehr rasche Hebung der Herzkraft zur Folge. Die Wirkung ist allerdings nicht lange andauernd, weshalb man das Eingehen von Kampfer mit einem Peitschenhieb verglichen hat, um noch einmal das Herz zu einer Tätigkeit anzutreiben. Der Kampfer kommt als Kampferöl oder Kampferäther zur Anwendung. Das Kampferöl in Deutschland ist 10%ig und in Österreich 25%ig. Geben wir also in Deutschland eine Spritze, so haben wir erst die Dosis von 0,1, während sie nach der österreichischen Art schon 0,25 beträgt. Wir geben deshalb von dem letzteren nur eine halbe Spritze auf einmal.

Eine gute Anwendungsweise des Kampfers ist die des Kampferweins (beim Durchliegen zum Einreiben gebraucht). Neuere wasserlösliche Kampfermittel sind Hexeton und Cardiazol.

5. Koffeïn. Koffeïn ist der wirksame Stoff in Kaffee, Tee und in den Kolanüssen. Eine Tasse Kaffee aus 16 Bohnen oder eine Tasse Tee aus 5 g Blättern enthalten ungefähr 0,1 Koffeïn. Das Koffeïn wirkt anregend auf das Gehirn, auf die Muskulatur, Nieren und auf das Herz und wird infolgedessen als Herzmittel manchmal zusammen mit Kampfer angewendet. Die Herzkraft nimmt zu, der Blutdruck steigt. Man kann Koffeïn ziemlich viel geben. Wir müssen unterscheiden, ob wir reines Koffeïn vor uns haben (Coffeïnum purum) oder mit Salizylsäure vermischt (Coffeïnum natrio salyzilicum). Vom ersteren geben wir 0,5—1,5, von dem letzteren 1,0—3,0. In grösseren Mengen bewirkt das Koffeïn Erregungszustände und durch übergrosse Mengen kann auch eine Vergiftung zustande kommen.

6. Theobromin ist dem Koffeïn verwandt und in dem Diuretin enthalten, welches häufig zur Anwendung gelangt.

7. Kokaïn. Das Kokaïn stammt aus Peru und dient dem dortigen Menschenschlag als Genussmittel. Wir gebrauchen das Kokaïn vor allen Dingen zur Betäubung der Empfindungsnerven. Hierdurch hat sich das grosse Arbeitsgebiet der lokalen Betäubung ausgebildet. Es ist beim Kokaïn besonders vor Vergiftung zu warnen, denn die grosse tägliche Gabe beträgt bereits 0,15. Bei Kokaïn sind bedauerliche Unglücksfälle dadurch vorgekommen, dass die Prozentigkeit der Lösungen nicht genau beachtet wurde. Das Kokaïn wird nämlich zur Betäubung der Schleimhaut, z. B. des Rachens, in 10%iger Lösung angewendet. Es enthält also 1 ccm bereits 0,1 Kokaïn. Verschiedentliche Vergiftungsfälle sind infolgedessen bekannt geworden. Man hat, weil das reine Kokaïn ziemlich viel schädliche Nebenwirkungen hat, verschiedene Ersatzpräparate eingeführt. Unter diesen soll das Novokaïn und das Tropakokaïn genannt sein.

8. Atropin. Das Atropin stammt aus der Tollkirsche, welche auch in unsern Wäldern (Thüringen, Harz) anzutreffen ist. Seine Anwendungsweise ist besonders bekannt aus der Augenheilkunde, wo es zur Erweiterung der Pupillen gebraucht wird. Innerlich gegeben unterdrückt es die Absonderung der Drüsen, z. B. Speicheldrüsen, Milchdrüsen, Schweissdrüsen. Wir verwenden es daher, um lästige Schweiss-

absonderungen bei Lungentuberkulose, Speichelfluss zu unterdrücken. Es gehen daraus einige wichtige Erkrankungszeichen der Atropinvergiftung hervor, welche in grossen weiten Pupillen, abnormer Trockenheit im Halse und auf der Haut bestehen. Das Arzneimittel ist von einer sehr starken Wirkung und wir brauchen nur ganz kleine Mengen. Auf einmal geben wir 0,001 und höchstens innerhalb 24 Stunden 0,003. Es wird in verschiedener Form gebraucht, wie schon erwähnt in der Augenheilkunde als Lösung zum Einträufeln in den Bindehautsack.

9. Digitalis. Dieses bekannte Herzmittel stammt aus dem Fingerhut. Die Wirkung ist auf das Herz gerichtet, es bewirkt eine Zunahme der Herzkraft und der Puls wird voller und langsamer. Die Wirkung der Digitalis ist anhaltend und hat deshalb einen wesentlichen Vorzug vor dem vorübergehend wirkenden Kampfer und Koffeïn. Eine Gefahr ist nur bei der Digitalis vorhanden, dass sie sich im Körper allmählich anhäuft und Ursache zu Vergiftungserscheinungen geben kann. Gewöhnlich gibt der Arzt die Digitalis als Abkochung aus den Blättern; es können aber auch die gepulverten Blätter selbst gereicht werden. Ein Mittel zum Einspritzen unter die Haut ist das Digalen. Wir benutzen die Digitalis in allererster Linie als wichtiges Herzmittel und es ist auffallend, wie gut Kreislaufsstörungen durch Digitalis beseitigt werden. Es ist besonders auch bei der Digitalis auf das Alter zu achten, denn es ist um so wirksamer, je frischer die Lösung hergestellt wurde. Findet man irgendwo alte Digitalislösung, so ist sie am besten zu vernichten.

10. Strophantus. Strophantus wirkt wie Digitalis, aber schneller und vorübergehender. Man gibt von der Strophantustinktur einige Tropfen mehrmals täglich oder als Einspritzung in die Blutadern.

11. Secale cornutum oder Mutterkorn wird aus dem schwarzen Überzug der von dem Mutterkorn befallenen Getreidearten bereitet, hat früher Anlass zu Vergiftungen gegeben, wenn es mit dem gesunden Mehl zusammen genossen wurde. Es ist ein wichtiges Mittel zur Anregung der Zusammenziehung der Gebärmutter und wird auch bei Stillungen von Blutungen aus Magen oder Lungen gegeben. Bei Vergiftung entsteht die sogenannte Kribelkrankheit.

12. Chloralhydrat und Amylenhydrat sind Schlafmittel, welche zusammen meistenteils mit Bier gegeben werden. Vom Chlorhydrat gibt man 3 g auf einmal, im ganzen 6 g am Tage; und vom Amylenhydrat gibt man auf einmal 4 g und am ganzen Tage 8 g.

13. Arsenige Säure ist ein weisses Pulver, welches mit Staubzucker verwechselt werden kann, daher als Vergiftungsmittel gern angewendet. Es darf nur in sehr kleinen Mengen gegeben werden. Auf einmal 0,001, und wirkt dann günstig auf die Ernährung und das Wachstum. Bei grösseren Gaben entstehen die Zeichen der Arsenvergiftung. In neuerer Zeit hat sich ein Arsenpräparat, das Salvarsan, als besonders wirkungsvoll gegen Syphilis erwiesen.

14. Phosphor. In der Hauptsache angewendet als Phosphorlebertran in der Kinderpraxis. Es wirkt ähnlich wie Arsen und darf nur in ganz kleinen Mengen verordnet werden.

15. Santonin. Santonin ist ein Wurmmittel, besonders gegen Spulwürmer. Man beziehe am besten die fertigen Wurmkuchen aus der Apotheke, jedoch nur auf ärztliche Verordnung.

16. Strychnin. Ein furchtbares Gift, wird bei gewissen Arten von Nervenschwäche gegeben und zwar meistenteils als Lösung Strychninum nitricum, ebenfalls nur in sehr kleinen Mengen anzuwenden.

Es sei bemerkt, dass diese Angaben über die starken Arzneimittel der Schwester nur zur Orientierung dienen sollen, besonders soll sie sich über die Menge, welche man einmal und während des ganzen Tages geben darf, im klaren sein. Die höchste Einzel- und Tagesgabe von Morphium, Kampfer, Koffeïn muss sie sicher kennen und soweit im Rechnen bewandert sein, dass sie aus der Stammlösung sofort die Konzentration der einzelnen Gaben ausrechnen kann. (Näheres siehe in der praktischen Arzneimittellehre.) Im übrigen sind in jeder Beziehung allein maßgebend die Anordnungen des Arztes.

## C. Unterbringung von Kranken.

**(Krankenhaus und Krankenzimmer, Beseitigung der Abgänge, Heizung, Beleuchtung, Lüftung, Wasserversorgung.)**

### 1. Das Krankenhaus.

Zur Unterbringung einer grösseren Anzahl kranker Menschen hat man sich seit jeher genötigt gesehen, Krankenhäuser zu bauen (Hospitäler, Lazarette). Dadurch, dass mitunter zahlreiche Menschen an einem Orte vereinigt werden müssen, ist es nötig, die hygienischen Anforderungen, d. h. die für die Erhaltung und Förderung der Gesundheit notwendigen Vorschriften besonders sorgfältig zu beachten. Die Verbesserungen der Bauweise derartiger Anstalten haben denn auch in der Hauptsache diesen Forderungen bis in die neueste Zeit Rechnung tragen müssen.

Der Platz für ein Krankenhaus soll möglichst in einiger Entfernung einer Stadt auf einer Anhöhe in Gartengebiet gelegen sein. Weitere Erfordernisse sind trockener Baugrund, gute Möglichkeit der Abfuhr von Abgängen, Schutz gegen rauhe Winde. Die in der Gegend vorwiegend herrschende Luftströmung soll keine üblen Gerüche oder Dünste dem Krankenhaus von der Stadt aus zutragen. Die Hauptfront liegt zweckmäßigerweise nach Süden. Eine wichtige Forderung besteht in dem Vorhandensein eines guten Trinkwassers. Der Anschluss eines Krankenunterkunftraumes oder Gebäudes an eine städtische Wasserleitung erfüllt die Notwendigkeit zur Genüge. Anders dagegen, wenn nicht mit Sicherheit für die Reinheit Sicherheit gewährleistet werden kann. Hier ist dann stets das Abkochen des Wassers zu raten. Es bekommt allerdings dadurch einen faden Geschmack, der durch Zusatz von etwas schwarzem Tee oder Schütteln mit Luft behoben werden kann. Für Brunnen auf dem Lande ist es wichtig, dass sie sich nicht in der Nähe von Dungstätten oder Orten befinden, wo eine Verwesung vor sich geht. Die Krankheitskeime sickern mit der Dungflüssigkeit in die Tiefe und gelangen in das Grundwasser und mit diesem in den Brunnen. Die leichte Verbreitung von krankheitserregenden Stoffen hierdurch liegt auf der Hand. Es genügt, an dieser Stelle darauf hinzuweisen, dass Cholera und Typhus in der Hauptsache durch verseuchtes Trinkwasser verbreitet werden.

Die ältere Bauart der Krankenhäuser ist das sogenannte Einheitssystem mit den wirtschaftlichen Gebäuden im ersten Stock und Krankensälen im zweiten und dritten Stock. An dieses Hauptgebäude schliessen sich dann die Nebenflügel an. Lange Korridore laufen durch die einzelnen Gebäude, an die sich reihenweise die Krankensäle und Krankenzimmer anschliessen. Dieses System hat seine Vorteile in der Einfachheit der Bewirtschaftung, aber besitzt einen grossen Nachteil in der in kürzester Zeit eintretenden Verschlechterung der Luft, wozu auch die Wirtschaftseinrichtungen, falls sie sich in dem Gebäude selbst befinden, viel mit beitragen. Auf langen Korridoren und in grossen Krankensälen kann nur mit den grössten Schwierigkeiten eine genügende Ventilation herbeigeführt werden, und die Gefahr der Verbreitung ansteckender Krankheiten ist sehr gross, da die Ventilation praktisch unmöglich ist.

Es ist deshalb schon seit mehreren Jahrzehnten neben diesem Einheitssystem das sogenannte Pavillonsystem entstanden. Hier werden die Kranken in einzelne kleine Gebäude (Baracken und Blöcken) geteilt, so dass immer nur eine verhältnismäßig geringe Anzahl in einer solchen kleinen Abteilung ihr Unterkommen hat. Besonders praktisch hat sich diese Einrichtung erwiesen zur Isolierung von Infektionserkrankungen und Verhütung ihrer Verschleppung. Es gibt ferner je nach den einzelnen Fächern, die das Krankenhaus besitzt, chirurgische, medizinische und psychiatrische Pavillons und auch die wirtschaftlichen Gebäude, Heizungsanlagen, Waschanlagen, Küche, sind in besonderen Gebäuden untergebracht. Das Pavillonsystem ist in der Bewirtschaftung entschieden schwieriger als das Einheitssystem, z. B. Verteilung der Speisen, Durchführung der Heizung, Verwaltung; aber diese Nachteile werden durch die unleugbar vorhandenen segensreichen hygienischen Vorteile bedeutend überwogen. In neuerer Zeit überwiegt bei Anlagen von Krankenhäusern der Pavillonbau.

## 2. Das Krankenzimmer.

Bei der Beurteilung der Güte eines Krankenzimmers muss man von dem Grundsatz ausgehen, dass die beste hygienische Einrichtung für den Kranken gerade gut genug ist; diese ist nicht gleichbedeutend mit Luxus und es kann ein luxuriös ausgestattetes Krankenzimmer durchaus untauglich sein und ist es meist auch.

Nicht immer aber sind musterhafte hygienische Einrichtungen vorhanden. Man muss sich oft mit einfacheren, elenden Zimmern begnügen.

Wesentliche Punkte in der Beurteilung der Brauchbarkeit für Krankenzimmer sind folgende:

Zunächst ist eine gewisse Grösse erforderlich. Es soll auf einen Kranken ein Luftraum von ungefähr 30—40 cbm fallen. Dieser Anforderung dürfte also ein Raum entsprechen, welcher 3 m breit, 4 m lang und 5 m hoch ist = 35 cbm. Es ist aber wünschenswert, dass das Zimmer eher etwas grösser ist, falls es sich um Einzelzimmer handelt. Die Wände und der Fussboden müssen trocken sein, d. h. frei von der in den Mauern befindlichen Nässe, welche sich durch modrigen Geruch und sonstige schädliche Ausdünstungen bemerkbar macht. Ferner muss für Möglichkeit genügender Lüftung, zweckmäßiger Heizung, entsprechender Beleuchtung und eine einfache zweckmäßige Ausstattung gesorgt sein. In der Umgebung des Zimmers und in ihm selbst soll eine peinliche Ruhe herrschen. Deshalb keine schlagenden oder laut tickenden Uhren, keine laute Flurunterhaltung, Abdämpfung der Schritte, Fernhaltung des Strassenlärms! Manche Kranke sind gegen das leiseste Geräusch äusserst empfindlich. Sauberkeit ist eine selbstverständliche Voraussetzung. Eine wichtige und für den Kranken auch seelisch wertvolle Forderung ist genügend Tageshelle und Sonnenlicht, worauf besonders in den Lungenheilstätten viel Wert gelegt wird. Einen freundlichen und heiteren Eindruck machen die Glasveranden, die bei schönem Wetter geöffnet und bei schlechtem wetterfest geschlossen werden können. Sie sind für Liegekuren besonders brauchbar. Die Sonne und das Licht sind ganz wesentliche Unterstützungsmittel in unseren Heilbestrebungen.

Die Lüftung, Heizung und Beleuchtung müssen zunächst etwas näher besprochen werden.

### a) Die Lüftung.

Die Lüftung bezweckt das Beseitigen der schlechtgewordenen Luft und ihren Ersatz durch gute Luft. Es gibt hierzu meist besondere Ventilationsvorrichtungen, welche ein Ein- und Abströmen der Luft gestatten. Bei der sogenannten Winterventilation ist die Einströmungsöffnung über Kopfhöhe mit der Richtung nach der Decke zu und der abführende Luftschacht befindet sich am Boden auf der entgegengesetzten Zimmerseite. Letzterer führt meist in den Schornstein. Die Luft strömt in diesem Falle über Kopfhöhe ein, senkt sich auf den Boden und wird von dort durch den abführenden Schacht weggesogen. Bei der Sommerventilation befindet sich der zuführende Schacht in der Nähe des Fussbodens, der abführende an der Decke der entgegengesetzten Seite. Die Luft strömt also am Boden ein, steigt in die Höhe und wird oben abgesogen. Oft — bei Fehlen von besonderen Ventilationseinrichtungen immer — wird es nötig sein, die Lüftung durch Öffnen von Fenstern und Türen herbeizuführen.

Es genügt hier meistenteils, wenn man nur den oberen Teil der Fenster öffnet. Die meisten Fenster haben ja eine kleine obere und eine grössere untere Hälfte. Hierzu ist es zweckmäßig, dass diese am oberen Teil eine Klappvorrichtung besitzen. Hierdurch werden auch die Kranken am wenigsten belästigt. Es ist bei der Lüftung selbstverständlich immer Rücksicht auf die Aussentemperatur zu nehmen, damit nicht auf einmal zuviel kalte Luft hineinströmt. Wenn es erforderlich ist, die Luft im Krankenzimmer schnell zu erneuern und hierdurch plötzlich Abkühlungen nicht vermieden werden können, die Kranken aber gegen eine solche empfindlich sind, muss man diese gegen unangenehme Einwirkungen zu schützen versuchen. Das kann auf mannigfache Weise geschehen, durch Bedecken mit Tüchern, Aufstellen von spanischen Wänden und dergleichen. An sehr heissen Tagen ist es zweckmäßig, das Glasfenster oder ein Teil desselben durch Siebdraht oder Gazefenster zu ersetzen. Von grosser Wichtigkeit für die Ventilation in einem Krankenzimmer ist das Funktionieren des Ofens, da durch den Ofenschacht sehr viel Luft abgesogen wird. (Das ist natürlich nur gültig für Räume, welche keine Zentralheizung besitzen.) Im allgemeinen gilt der Grundsatz, dass man lieber einmal zu viel als zu wenig lüften soll und der beste Maßstab für die Notwendigkeit des Lüftens ist der Geruch. Sobald unangenehm riechende Stoffe sich in der Luft befinden, muss dieselbe erneuert werden.

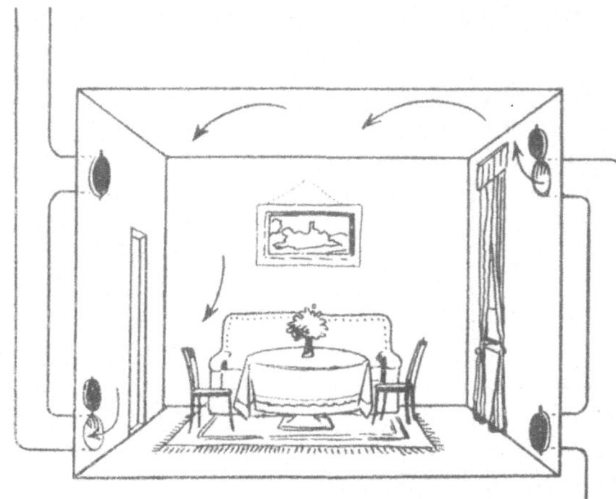

Abb. 128. Zimmer mit Winterventilation. Sommerventilation geschlossen.

Die Technik hat Apparate konstruiert, um ozonreiche Luft schnell zu erzeugen. Der Ozon hat ausserdem die Eigenschaft, üble Gerüche schnell zu beseitigen. Das ist wertvoll für Krankenstuben, in denen Kranke z. B. mit Blasen- und Darmlähmung liegen. Der immerfort abfliessende Urin und Kot verderben dort ständig die Luft. Bei Krebskranken ist es ebenso. Hier müsste man eigentlich ständig lüften, was im Winter doch auf Schwierigkeiten stösst.

### b) Die Heizung.

Die Temperatur in einem Krankenzimmer soll tagsüber 17 bis 19 Grad C., des Nachts einige Grade weniger betragen, aber nicht unter 12 Grad. In den modernen Krankenanstalten finden wir überall jetzt Zentralheizung, die, falls sie funktioniert und gut reguliert werden kann, eine gleichmäßige Erwärmung der Krankensäle sowohl wie der einzelnen Zimmer ermöglicht, besonders dann, wenn die Heizungskörper zweckmäßig angebracht sind. (Unter den Fenstern!)

Bei jeder Heizung, wenn sie über lange Zeit im Krankenzimmer fortgesetzt wird, besteht die Gefahr der Austrocknung der Luft. Hier kann in einfacher Weise durch Aufstellen von Wasserbehältern, die eine recht breite Verdunstungsfläche haben, vorgebeugt werden. Dieselben Dienste tun auch angefeuchtete und auf eine Leine aufgehängte Laken, z. B. Badetücher, Bettücher; ferner Besprengen des Zimmers, Aufstellen von Wasserschalen auf den Heizungskörper, bei Öfen Einstellen eines Topfes mit

Wasser in die Ofenröhre, Zerstäubungsapparate usw. Es ist von grosser Wichtigkeit, dass die Luft in einem Krankenzimmer niemals trocken ist, weil sonst die Schleimhäute der Atmungswege austrocknen und in der Nase sich Krusten bilden können, was besonders bei Kranken, die eine Borkenbildung in Mund und Nase sowieso schon leicht aufweisen (z. B. Hochfiebernde), zu unerträglichen Beschwerden Anlass geben kann. Auch für andere Kranke ist trockne Luft schädlich. Es ist deshalb besser, die Luft ist eher etwas feuchter als zu trocken.

Die gewöhnliche Ofenheizung hat ihre Hauptgefahr in der Ausbreitung gesundheitsschädlicher Gase im Zimmer. An erster Stelle steht hier das Kohlenoxydgas, auch Kohlendunst genannt, welches bei der Kohlenoxydvergiftung näher besprochen wird. Es genügen hier schon ganz kleine Mengen, um einen gesundheitsgefährlichen Zustand herbeizuführen.

Die Gefahr der Kohlendunstentwicklung ist überall da gegeben, wo der Ofen nicht ordentlich zieht, z. B. bei lange unterbliebener Reinigung des Ofenschachtes, und gelegentlich auch bei Anwendung minderwertigen Heizungsmaterials. Bei Regulierungsöfen, wo durch eine Klappe der Abzug verstellt werden kann, muss, solange das Feuer brennt, die Klappe am Ofenrohr auf sein. Im übrigen existieren für die zahlreichen Regulierungsöfen genaue Vorschriften, welche eingehalten werden müssen. Gasöfen sind in Krankenzimmern am besten gar nicht zu benutzen, elektrische Öfen finden in der Jetztzeit noch eine recht seltene Anwendung.

Bei den eisernen Öfen ist zu beachten, dass in ihrer unmittelbaren Nähe eine sehr grosse strahlende Hitze entsteht, besonders bei den sogenannten kleinen Kanonenöfen. Das Bett oder der Aufenthaltsort des Kranken darf deshalb auf keinen Fall in unmittelbarer Nähe einer solchen Heizquelle sich befinden. Ofenschirme müssen hier die Hitze ableiten.

### c) Die Beleuchtung.

Wir unterscheiden die Beleuchtung durch 1. Talg-, Stearin-, Wachslichte, 2. Öl-, Petroleum-, Spirituslampen, 3. Gas, 4. Elektrisch Licht. Bei der Auswahl der geeigneten Beleuchtung ist der Gesichtspunkt maßgebend, dass keine für das Befinden des Kranken schädlichen Stoffe entstehen können. Das elektrische Licht ist in jeder Beziehung das beste. Es besitzt alle überhaupt möglichen Vorzüge, welche an eine Beleuchtungsquelle gestellt werden können. Durch Kontakte in der Nähe des Kranken ist es diesem selbst immer leicht möglich, sich sofort im Raume Licht zu verschaffen und auch beim Betreten des Krankenzimmers ist es für das Pflegepersonal äusserst angenehm, ohne Streichhölzer und Lichtquelle erst suchen zu müssen, das Zimmer zu erhellen. Es ist deshalb das elektrische Licht die jetzt herrschende Beleuchtungsquelle in Krankenhäusern.

In den meisten älteren Krankenanstalten wurde das Gaslicht angewendet, dieses ist auch jetzt noch manchmal im Gebrauch. Eine grosse Gefahr besteht in dem Ausströmen des Gases, wenn die Hähne nicht sicher geschlossen sind oder wenn irgendwo ein Gashahn undicht geworden ist, oder was ein häufiges Vorkommnis ist, wenn die sogenannten Sparbrenner, ohne dass es jemand merkt, ausgehen und nun das Gas aus den kleinen Düsen ausströmt. Hier droht die so gefährliche Vergiftung mit Leuchtgas und ausserdem die Explosionsgefahr bei Betreten des Raumes mit einer brennenden Kerze oder einer Lampe. Es ist deshalb eine stetige genaue Kontrolle von Gasbeleuchtungsanlagen notwendig und sollte jeden Tag ausgeführt werden, besonders abends.

Ist man auf Petroleumlicht angewiesen, so wird am besten die brennende Lampe in das Krankenzimmer gebracht und nach dem Hinaustragen erst gelöscht. Denn bekanntlich entwickeln sich beim Auslöschen des Petroleumlichtes, übelriechende schwelende Gase, welche sehr gesundheitsschädlich sind. Die Petroleumlampe muss selbstverständlich in einem guten Zustande sein, dass sie vollständig klar und geruchlos brennt.

Lichte entwickeln ebenfalls beim Auslöschen, besonders beim Auspusten schwelende Produkte.

Manche Kranke können weder das Tageslicht, noch das Licht anderer Beleuchtungsquellen (besonders Augenkranke), ohne lästige Beschwerden zu empfinden, vertragen. Alle Lampen müssen daher in irgendeiner Weise abgeblendet werden, durch Anbringen von Lampenschirmen, geeignetes Aufstellen der Beleuchtungsquellen usw. Das Kopfende des Bettes steht am zweckmäßigsten nach dem Fenster zu, so dass das Gesicht des Kranken vom Licht abgewendet ist. In Fällen, wo es notwendig ist, kann ausserdem ein Schirm über den Augen angebracht werden, eine Schneebrille tut ebenfalls gute Dienste.

### d) Das Beseitigen der Abgänge.

Für den nicht an einer Infektionserkrankung des Darmes leidenden Kranken ist die sofortige Beseitigung aller Abgänge, besonders des Stuhlganges und des Urins, falls nicht ärztlicherseits hierauf Wert gelegt wird, ohne Desinfektion sofort auszuführen. Sollen derartige Abscheidungen aufgehoben werden, so geschieht dies ausserhalb des Krankenzimmers, in einem besonders dazu eingerichteten Raum. Zum Auffangen des Kotes und des Urins dienen besondere Vorrichtungen, z. B. Stechbecken und die verschieden gestalteten Urinflaschen (siehe weiter hinten).

Ist es dem Kranken möglich, zur Stuhlentleerung das Zimmer zu verlassen, so soll er dies unbedingt tun. Jedenfalls soll so selten wie möglich ein Zimmerklosett sich in dem Krankensaal befinden.

Wenn dies trotzdem vorhanden sein sollte, wie es ja manchmal nicht zu umgehen sein mag, so soll dafür gesorgt werden, dass es geruchlos ist. Es gibt genügend derartige Konstruktionen im Handel. Zweckmäßig ist das Einstreuen von Torfmull. In allen Städten gibt es jetzt fast überall Klosettanlagen. Diese führen die Abgänge in den einzelnen Häusern in die Abort- oder Senkgruben. Sehr zweckmäßig sind Wasserspülungen, die ebenfalls fast überall eingebaut sind. Neuerdings werden die Abortanlagen an das gemeinsame Kanalnetz der Städte angeschlossen. Die Abort- und Senkgruben sind dann also nicht mehr notwendig. Es ist für solche Verhältnisse das Beseitigen der Abgänge nicht mit Schwierigkeiten verknüpft. Nur ist natürlich darauf zu achten, dass bei ansteckenden Krankheiten vor dem Fortschütten in den Abort vorher eine Desinfektion stattfindet (Kalkmilch, Kresol, Chlorkalk etc.). Auf den Dörfern und in kleineren Städten sind noch vielfach einfachere Einrichtungen vorhanden. Der Kot wird hier in Kästen, Kübeln und Gruben aufgefangen. In diesen Fällen muss besonders sorgfältig bei infiziertem Stuhlgang verfahren werden, auch dann natürlich, wenn die Abgänge gleich auf den gemeinsamen Misthaufen kommen.

Andere Abscheidungen sind Speichel und Erbrechen. Hier ist im allgemeinen nach denselben Grundsätzen zu verfahren.

Sobald der Kranke an einer Infektionskrankheit des Darmes leidet, treten sofort die Bestimmungen über Desinfektion in Kraft. Dasselbe ist bei allen anderen Infektionskrankheiten der Fall, in deren Abscheidungen die Krankheitserreger enthalten sind. (Siehe den einschlägigen Abschnitt über Desinfektion, besonders über fortlaufende Desinfektion.)

### e) Die Ausstattung des Krankenzimmers.

In einem Krankenzimmer sollen nur unbedingt notwendige Gegenstände sich befinden. Einfachheit und leichte Säuberungsmöglichkeit ist der oberste Grundsatz! Besonders sollen alle Gegenstände, welche unnütz Staub fangen und deren Reinigung Schwierigkeiten macht, fehlen. Staub im Krankenzimmer ist sehr gefährlich. Die Wände sollen glatt und am besten abwaschbar sein, also ohne Tapete, unter der sich ausserdem manchmal Ungeziefer verbirgt.

Der Anstrich besteht am besten aus Ölfarbe. Sind die Wände mit Kalkfarbe getüncht, so kann an Stelle des Abwaschens ein neues Tünchen treten. Der Fussboden besteht am besten aus Terrazzo, da dieser sich am sichersten sauber halten lässt. Gedielter Fussboden ist um so schwieriger sauber zu halten, je schlechter ausgefugt er ist. Es muss dafür gesorgt werden, dass sich auf ihm kein Staub ansammeln kann, der durch zufällige Luftbewegungen emporgewirbelt und dann eingeatmet wird. Häufig sind die Krankenzimmer mit Linoleum ausgelegt, das sich leicht reinigen lässt.

Zu den notwendigen Einrichtungen des Krankenzimmers gehören: ein Krankenbett mit Nachttisch, Klingel (Handglocke, elektrische Klingel), ein Schrank, Waschtisch, Stühle, Uringlas, Stechbecken, Speibecken, Fieberthermometer, Arzneilöffel, Wasserflasche mit Trinkglas, Leuchter, Feuerzeug, Eimer, eine nicht schlagende Uhr, ein Zimmerthermometer. Zur Ausschmückung des Zimmers sind Bilder, welche künstlerisch einen möglichst gleichgültigen Inhalt haben sollen, zweckmäßig. Bekommt der Kranke tagsüber Blumen, so müssen diese des Nachts aus dem Zimmer entfernt werden.

Für besonders ansteckende Krankheiten, besonders wenn sie unvermutet auftreten, haben sich Barackenbauten sehr bewährt. Als infolge des Krieges böse Seuchen, wie Cholera, Fleckfieber und Pocken, in die Grenzen des Deutschen Reiches einzubrechen drohten, hat man die klaren und verdächtigen Fälle sofort in schnell aufgeschlagenen Baracken untergebracht und isoliert. Durch die Möglichkeit des schnellen Beschaffens solcher nach bewährtem System gebauter Unterkunftsräume ist das Inland von Seuchen frei geblieben. Die gebräuchlichsten Baracken sind die von Döcker.

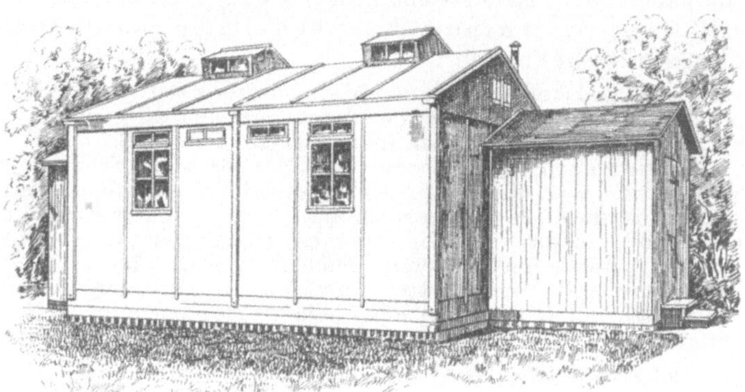

Abb. 129. Isolierbaracke.

# Praktischer Teil.

## I. Allgemeine Übersicht über die praktische Tätigkeit der Schwester.

Das Tagewerk beginnt je nach den Diensteinrichtungen der betreffenden Anstalt. Beim Betreten der Station sind zunächst die Nachtwachen auszufragen und ihre Berichte entgegenzunehmen. Man mache sich Notizen, am besten in ein dazu bestimmtes Buch, keine losen Zettel, die leicht verloren gehen können! Vor dem Erscheinen der Schwester hat das Wartepersonal schon mit der Arbeit begonnen. Die Säuberung des Krankenzimmers oder Krankensaales und die Reinigung der Kranken, Lüften, Beseitigen der nicht zum Aufheben bestimmten Abgänge ist bereits geschehen. Die Schwester hat alles sorgfältig zu kontrollieren, denn sie ist für alles verantwortlich. In erster Linie aber für die Sauberkeit der Station. Es soll nicht nur oberflächlich, sondern **gründlich** sauber sein; dies stellt man unter den Betten, unter und auf den Schränken, in den Schubladen der Nachttische, unter den Fensterbrettern usw. fest. Ein äusserlich gut aussehendes Krankenzimmer kann dennoch eine Menge Schmutz beherbergen.

Dem Wartepersonal müssen feste Weisungen nach Anordnung des Arztes gegeben sein, was von den Abscheidungen der Kranken alles aufgehoben werden soll. Nichts ist ärgerlicher als Versehen in solcher Hinsicht. So hat z. B. der Arzt tagelang auf das Aushusten des Sputums oder Entleeren des Stuhles gewartet: Es wird alles weggeräumt und die ganze Arbeit erleidet eine unliebsame, manchmal für den Kranken verderbliche Unterbrechung. Was von den Abscheidungen aufgehoben werden soll, bleibt vorläufig am besten am Bett des Kranken stehen, ausgenommen sind stark übelriechende Sachen, welche die Luft des Zimmers verpesten. Diese sind mit einem Zettel versehen, auf dem der Name mit Datum steht, an einem dazu bestimmten Ort aufzuheben. Der Vorraum zu einem Klosett eignet sich gut hierzu.

Hat die Schwester sich von der Sauberkeit der Station überzeugt und hat sie den Eindruck gewonnen, dass alles in sinngemäßer Weise von ihrem Pflegepersonal ausgeführt worden ist, so kann sie an die übrige Tätigkeit gehen. Sind Versehen vorgekommen, so muss hiervon ebenfalls dem Arzt Mitteilung gemacht werden. Etwas verschweigen oder vertuschen zu wollen, wäre ein nicht genug zu tadelndes Vergehen. Manchmal kommt es z. B. vor, dass Urin- oder Auswurfschalen miteinander verwechselt werden. Herrscht Unsicherheit, so würden hierdurch die widersprechendsten Ergebnisse zutage gefördert werden, was z. B. einem wissenschaftlich arbeitenden Arzt die grössten Unannehmlichkeiten bereiten kann.

Die Schwester hat zunächst die Aufgabe, den Puls zu zählen, die Temperatur zu messen, nötigenfalls die Atmung zu bestimmen und, wenn es angeordnet ist, das Gewicht des Kranken festzustellen. Bei dieser für den Arzt ungemein wichtigen Tätigkeit muss sie vielerlei Fragen an den Kranken richten: Nach der Art des Schlafes, ob Stuhlgang und Urinlassen in Ordnung sind, ob Schmerzen besonderer Art vorhanden waren, wie es dem Kranken überhaupt geht und über was er sonst zu klagen hat. Manche Kranke bieten von einem Tag zum andern gänzlich verändertes Aussehen oder ändern ihr Benehmen. Die Schwester soll darauf achten und dem Arzt davon Mitteilung machen. Gut ist es auch, wenn sie von allem Besonderen, was sie dem Arzt vorbringen will, sich vorher Notizen macht.

Puls, Atmung, Temperatur, Stuhlgang, Gewicht und je nachdem noch andere Feststellungen werden in die Temperaturkurve eingetragen (siehe später). Diese ist ein wichtiges Dokument. Sie gleicht dem Kontobuch des Kaufmanns. Die grösste Gewissenhaftigkeit ist bei ihrer Führung und Sauberkeit zu üben. An einer gut geführten Temperaturkurve kann die ganze Krankheitsgeschichte abgelesen werden.

Bei der eben geschilderten Visite, welche die Schwester morgens bei dem Kranken macht, zeigt es sich, ob sie Interesse hat. Hier kann sie beweisen, dass sie ihrem Arzt in die Hände arbeitet und eine gemeinsame Arbeit zu fördern versucht.

Freilich, wer nur mechanisch seine Arbeit wie in einer Tretmühle verrichtet, wird wenig Wertvolles leisten!

Eine allgemeine Bemerkung über das Verhalten der Schwester den Patienten gegenüber findet hier Platz. Die Kranken zeigen ein verschiedenes Wesen, sie betragen sich nicht immer, wie die guten Sitten es erfordern. So geduldig und ergeben manche ihre schweren Leiden ertragen, so hässlich benehmen sich manche. Sie ergehen sich in unflätigen Redensarten, wiegeln die Mitkranken des Saales auf, treiben politische Propaganda aller Art, beschweren sich über viele Sachen ohne Grund usw. Da gehört viel Geduld dazu, um solchen Menschen gegenüber ruhig zu bleiben und sich nicht zu unüberlegter Handlung fortreissen zu lassen, und doch ist es ein Haupterfordernis, dass Ruhe und Gleichmäßigkeit sich die Schwester unter allen Umständen bewahrt. Weiter müssen alle Kranken dem Benehmen nach tunlichst gleichmäßig behandelt werden. Keiner der Pflegebefohlenen darf bevorzugt werden; leicht werden Schosskinder grossgezogen, die gewöhnlich den anderen ein Dorn im Auge sind. Das gute Einvernehmen der Kranken leidet auf diese Weise. Das allgemeine Verhalten dem Kranken gegenüber sei freundlich, aber bestimmt, keinesfalls abweisend und unzugänglich. Dabei sollen lange Unterhaltungen, mit denen die Schwester überhaupt vorsichtig sein soll, vermieden werden. Freilich soll sie sich nicht in ein absolutes Schweigen hüllen, aber langwierigen Erzählungen über Familienangelegenheiten, über Mißstände im Krankenhause, Verdächtigungen zur Klinik gehöriger und anderer Personen oder gar Auslassungen über den Arzt muss sie einen bestimmten Widerstand entgegensetzen. Im allgemeinen wird der Takt — den muss man eben besitzen — der Schwester sagen, welche Gespräche sie in des Kranken und ihrem eigenen Interesse unterlassen soll. Findet schon Unterhaltung statt, so soll das Thema neutral und gleichgültig sein. Auf der anderen Seite gibt es eine Reihe von Kranken, denen man eine aufmunternde und tröstende Unterhaltung widmen muss. Hier ergibt sich das Gesprächsthema von selbst. Sehr verdienstvoll ist es, wenn eine Schwester versteht, in dem kranken Herzen Trost und Hoffnung zu erwecken. Die Hoffnung soll und darf dem Elendesten nie und nimmer genommen werden. Erreichen wir das, so helfen wir mehr als mit Arznei.

In dem Verhalten dem Kranken gegenüber zeigt sich die feine Bildung der Schwester und die wahre Herzensbildung, ohne die eine gute Schwester nicht zu denken ist.

## Die ärztliche Visite.

Vor dem Erscheinen des Arztes ist das erste Frühstück bereits ausgeteilt und verzehrt worden. Die Schwester muss jeden Tag, damit die Speisen in der richtigen Menge aus der Küche geliefert werden können, die Kopfzahl ihrer Pflegebefohlenen genau feststellen und in das Diätbuch eintragen, das entweder schon am Abend vorher oder bei der Morgenvisite dem Arzt vorzulegen ist.

„Guten Morgen" ist das erste, was dem Arzt zu sagen ist. Überhaupt befleissige sich die Schwester dem Arzt gegenüber der Höflichkeit. Dazu gehört vor allen Dingen, dass sie ihm die Tageszeit bietet. Es erfolgt dann der Bericht über die Kranken in knapper, aber erschöpfender mündlicher Form, oder in Übergabe von Aufzeichnungen oder auch Verlesen derselben. Auf diese Angaben muss der Arzt sich unbedingt verlassen können.

Die zur Untersuchung der Kranken notwendigen Instrumente hat der Arzt gewöhnlich bei sich. Lässt er sie zur Aufbewahrung auf der Station, so haben sie morgens in sauberem Zustande auf dem Schreibtisch der Station zu liegen.

Bei der Visite hat die Schwester meist zusammen mit einer Hilfsschwester oder Pflegerin den Arzt bei der Untersuchung der Kranken zu unterstützen (siehe Abbildung). Von besonderer Wichtigkeit ist es, dass von ihr alle Anordnungen, die der Arzt trifft, in ein Notizbuch eingetragen werden. So gut ihr Gedächtnis auch sein mag, unbedingt zuverlässig ist nur das geschriebene Wort. Ist etwas unklar, so muss sofort, solange der Arzt noch anwesend ist, Klarstellung erfolgen. Die Schwester hat alle Kranken zu instruieren, dass bei der Visite absolute Ruhe herrscht. Die ausser Bett befindlichen Kranken sollen an dem Fussende ihres Bettes mit der Fieberkurve in der Hand den Arzt erwarten. Bei der Visite müssen ferner **alle** Kranken anwesend sein. Nach Beendigung der Visite überlege die Schwester noch einmal, ob sie mit allen Anordnungen im klaren ist, damit sie nichts Falsches ausführt und Unheil anrichtet.

Die ärztlichen Verordnungen müssen gewissenhaft und pünktlich befolgt werden. Es ist immer dabei zu bedenken, dass die Kranken die Art der Verordnung und die Zeit ihrer Ausführung ebenfalls mit anhören. Sie warten daher auf das ihnen Bestimmte wie ein Kind auf das Geburtstagsgeschenk. Auf der anderen Seite dient es der Schwester zum grossen Nachteil, wenn sie die Anordnungen nicht richtig befolgt. Sie schadet dadurch ihrem Ansehen ausserordentlich. Sie muss sich ferner darüber klar sein, dass eine unpünktliche Befolgung bzw. Ausserachtlassung ärztlicher Anordnungen die sofortige Entlassung ohne Einhaltung der

Kündigungsfrist nach sich ziehen kann. Es ist oft Vertrauenssache, was der Arzt einer Schwester alles überlässt. Jedenfalls kann eine gute Schwester dem Arzt viel Arbeit abnehmen und eine ungeschickte Schwester Arzt und Patienten viel Unannehmlichkeiten bereiten.

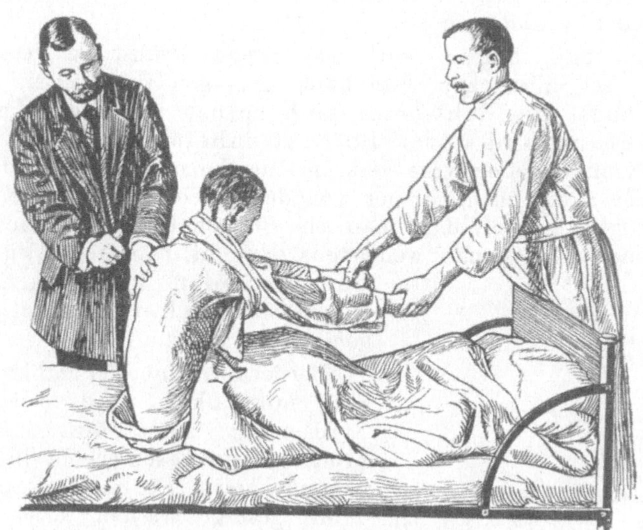

Abb. 130. Hilfeleistung bei der Untersuchung des Rückens. 1.

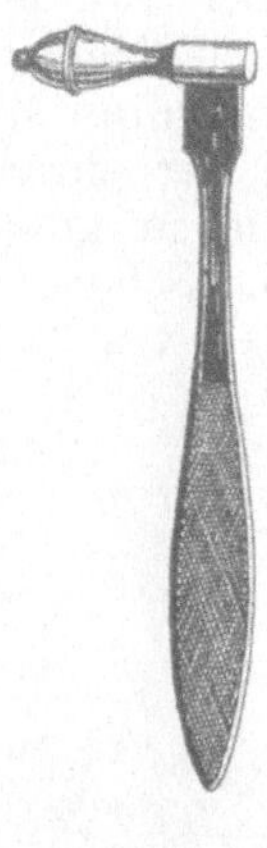

Abb. 132. Untersuchungshammer.

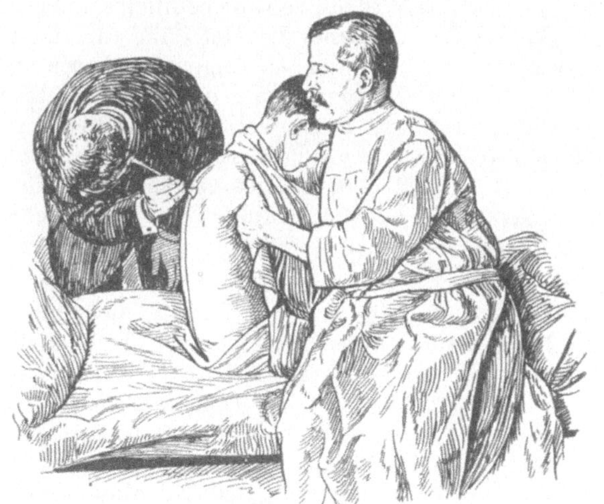

Abb. 131. Hilfeleistung bei der Untersuchung des Rückens. 2.

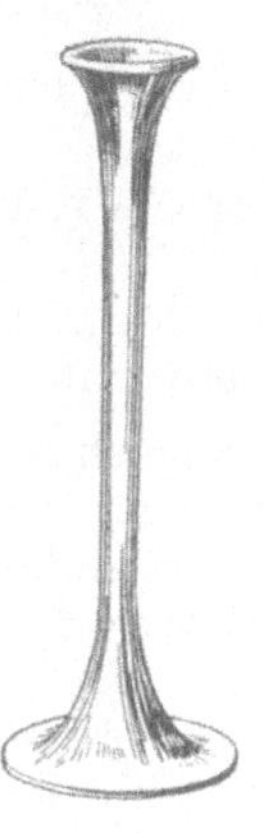

Abb. 133. Hörrohr (Stethoskop).

Zum einfachen Auffrischen des Krankenlagers und zum sogenannten Bettenmachen ist die richtige Zeit die vor dem ärztlichen Besuch. Ebenso kann das Wartepersonal bereits vor dem Erscheinen der Schwester im Krankenzimmer oder Station in dieser Hinsicht tätig gewesen sein. Das Umbetten hilfloser Kranker jedoch, das Versorgen derselben mit frischer

Wäsche und sonstige mehr Zeit in Anspruch nehmende Pflegetätigkeiten muss auf den ganzen Tag verteilt werden. Die Schwester muss ausserdem, nachdem der Arzt die Station oder das Krankenzimmer verlassen hat, entscheiden, welche Anordnungen sofort und welche später ausgeführt werden sollen. Es ist meist genug zu tun, so dass unverzüglich an die Arbeit gegangen werden muss.

Zwischen Morgen und Mittag wird das zweite Frühstück verteilt. Hierbei sowohl wie bei allen zur Verteilung gelangenden Speisen der anderen Mahlzeiten muss die Schwester sich selbst von deren einwandfreier Zubereitung und guter Beschaffenheit überzeugen. Die Kost der einzelnen Kranken pflegt eine verschiedene Zubereitung zu fordern, welche in gewünschter Form nicht immer von der Küche geliefert werden kann. Schon hieraus geht hervor, dass man als Schwester vom Kochen soviel verstehen muss, dass man wenigstens eine einfache Teeküche gut bedienen kann. „Salondamen" stossen hier meist auf eine gefährliche Klippe.

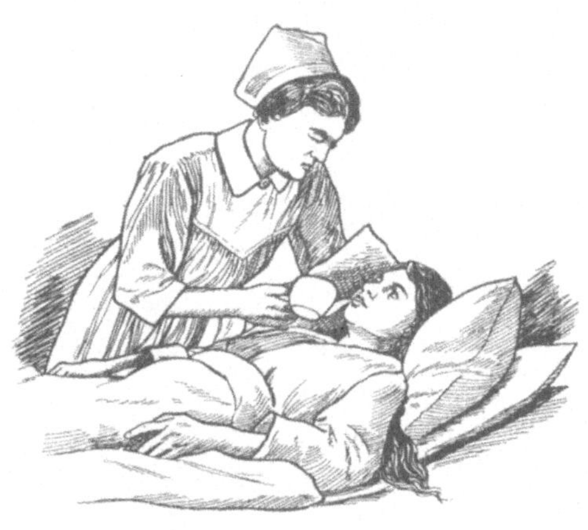

Abb. 134.
Laben einer Patientin aus der Schnabeltasse.

Bei der Einnahme der Mahlzeiten soll möglichst eine heitere Stimmung herrschen, denn Frohsinn beim Essen erhöht die Bekömmlichkeit. Es muss deshalb dafür gesorgt werden, dass unfreundliche Eindrücke gerade in der Essenzeit wegfallen. Die Speisen müssen auf peinlich sauberen Tellern und die Getränke in reinen Tassen und sonstigen sauberen Gefässen gereicht werden. Das Essbesteck muss selbstverständlich in tadellosem Zustande sich befinden. Nach dem Mittagessen soll eine Ruhepause folgen, die Verdauungsperiode ist für Kranke besonders wichtig. Sie wird meist mit einem wohltuenden Schlaf ausgefüllt.

Der Nachmittag ist nun mit der weiteren Durchführung der ärztlichen Verordnungen weiter auszufüllen. Es gibt auch nebenbei noch manches zu tun, so dass die Zeit der Ruhe eng bemessen bleibt. Nach Verteilung der Nachmittagserfrischung muss die zweite ärztliche Visite vorbereitet werden. Hier müssen die Eintragungen in die Temperaturkurve wie am Morgen geschehen. Die Abendtemperaturen sind besonders wichtig. Bei den fieberhaften Krankheiten z. B. pflegt abends die Temperatur höher zu sein als morgens. Gleichzeitig pflegt sich das ganze Krankheitsbild zu verschlechtern. Es sind deshalb besonders wertvolle Beobachtungen gerade in den Spätnachmittagsstunden zu machen, die dann wieder dem Arzt zu berichten sind.

Es ist möglich, dass bei der Morgenvisite nicht alle Kranken in gleicher Weise zu säubern und vorschriftsmäßig zu betten waren. Jedenfalls soll aber bei der Abendvisite alles sauber sein, da tagsüber, wenn nichts Aussergewöhnliches vorliegt, genug Zeit hierfür vorhanden ist.

Nach Verteilung des Abendessens wird die Station für die Nacht vorbereitet. Hierzu gehört die Kontrolle der Temperatur des Zimmers, Sorge für frische Luft, Ausgeben der für die Nacht bestimmten Arzneimittel mit **Ausnahme des Morphiums,** welches der Arzt am besten selbst in Verwahrung hat. Manche Kranken haben für die Nacht besondere Wünsche. Soweit diese den ärztlichen Verordnungen nicht zuwiderlaufen, müssen sie berücksichtigt werden. Ehe die Schwester zu Bett geht, überdenke sie noch einmal den Geschäftsgang des ganzen Tages, besonders die Verordnungen des Arztes, so dass sie mit gutem Gewissen sagen kann, dass sie ihre Pflicht getan hat.

Schwestern haben ein schweres und verantwortungsvolles Dasein, aber besonders solche, die auf chirurgischen Stationen oder chirurgischen Privatpflegen tätig sind. Ihrer harren eine ganze Reihe von Spezialaufgaben. Sie muss sich mit der Wundpflege, dem Verbinden, der speziellen Pflege von Darm-, Brust- und Kopfoperationen z. B. widmen. Besonders verantwortungsvoll sind auch Kehlkopfoperierte zu bewachen. Es ist klar, dass hierbei nur besonders gewissenhafte und gut ausgebildete Menschen gebraucht werden können, sonst wäre das Leben der Patienten oft in grosser unmittelbarer Gefahr.

Die Operationsschwester hat eine der grössten Verantwortungen. Von ihr hängt die ganze Sterilität bei den Operationen in erster Linie ab. Was das heisst, dürfte jedem ohne weiteres einleuchtend sein.

Ähnlich ist die Aufgabe bei der Wochenbett- und Säuglingspflege. Auch hier steht und fällt die Tüchtigkeit mit der Beherrschung der Asepsis und Antisepsis.

Im folgenden sollen die einzelnen Berufstätigkeiten näher besprochen werden, nachdem noch etwas auf das Verhalten der Schwester gegenüber den mit ihr in Berührung kommenden Personen hinzugefügt ist.

Dem Arzt gegenüber ist Höflichkeit und Unterordnung in allen die Station und Krankenpflege betreffenden Dingen zu beobachten. Auf freundliches Wesen legen viele Ärzte Gewicht. Nicht allen Schwestern ist ein freundliches Wesen von der Natur gegeben. Dann soll sie aber mindestens stets ein entgegenkommendes Benehmen an den Tag legen. Launen, mürrisches Wesen oder gar leidenschaftliche Kundgebungen müssen unbedingt unterbleiben. Wahrheitsliebe, Gewissenhaftigkeit, Takt und Bescheidenheit soll die Schwester **immer** zeigen.

Es ist ferner darauf zu achten, dass im gegenseitigen Verkehr mit Mitschwestern ein guter friedliebender Ton herrscht. Wenn jeder sich wirklich ernst bemüht, im Frieden miteinander auszukommen, würde das leicht möglich sein.

Die Oberschwester hat in dieser Hinsicht eine Hauptaufgabe zu erfüllen. Sie muss dafür sorgen, dass die ihr unterstellten Schwestern gute Umgangsformen und einen guten Umgangston haben, und dass Zwietracht im Keime erstickt wird. Im übrigen wird die Tätigkeit der Oberschwester durch den Direktor der Klinik geregelt.

Die Angehörigen der Kranken machen oft Mühe. In übergrosser Sorge und Ängstlichkeit bedrängen sie die Schwester und fragen, ob die Operation gut gelungen sei, wie es geht und kommen mit tausenderlei anderen Sachen.

Auch hier ist es schwer, den richtigen Ton zu finden. Als allgemeiner Grundsatz muss aber das beachtet werden, dass ohne Wissen und Zustimmung eines Kranken, sobald er mündig ist, keinerlei Mitteilungen über die Art seiner Krankheit, Operation usw. gemacht werden dürfen. In Zweifelsfällen weise man die neugierigen Frager an den Arzt! Am besten ist es, wenn eine Schwester sich in Unterhaltungen mit Angehörigen nicht einlässt, sondern nur sehr wenig mit ihnen in Berührung kommt.

# II. Puls, Atmung, Temperatur, Gewicht, Messung, Betten, Bett, Lagerung, Durchliegen, Umbetten, Wäschewechseln, Krankensäuberung und Waschung.

## 1. Der Puls.

Man fühlt den Puls an der Speichenschlagader mit locker aufgelegtem 2. und 3. Finger, nicht mit dem Daumen, mit dem man am schlechtesten fühlt. Zuweilen ist die Speichenschlagader schlecht entwickelt, man muss dann versuchen, an der Ellenschlagader den Puls zu fühlen. Ausserdem sind an verschiedenen anderen Stellen des Körpers Schlagadern zu tasten, z. B. am Halse, die Halsschlagadern, rechts und links vom Kehlkopf, die Oberarmschlagadern an der inneren Fläche des Oberarmes (siehe das Abdrücken der Schlagadern bei der ersten Hilfe bei Unglücksfällen).

Der normale Puls beträgt 60 bis 80 Schläge in der Minute. Man muss eine ganze Minute durchzählen. Als Zeitmesser kann man ausser der Taschenuhr eine Minute lang laufende Sanduhren benutzen, die an einer Kette ständig getragen werden können. Die Art eines Pulses kann nur nach grosser Übung beurteilt werden. Man unterscheidet einen grossen kräftigen Puls und einen kleinen schwachen Puls.

Daneben kommen oft Unregelmäßigkeiten in der Schlagfolge vor und es kann ein kräftiger Pulsschlag mit einem schwachen abwechseln. Bei starken Blutungen und Ohnmachtszuständen ist der Puls zuweilen kaum zu fühlen, ganz klein und sehr beschleunigt. Die Beurteilung des Pulses ist aber oft für die Voraussage eines Krankheitsbildes von grosser Wichtigkeit und nicht nur von alten, sondern auch von Ärzten der Neuzeit als wichtiges Zeichen geschätzt.

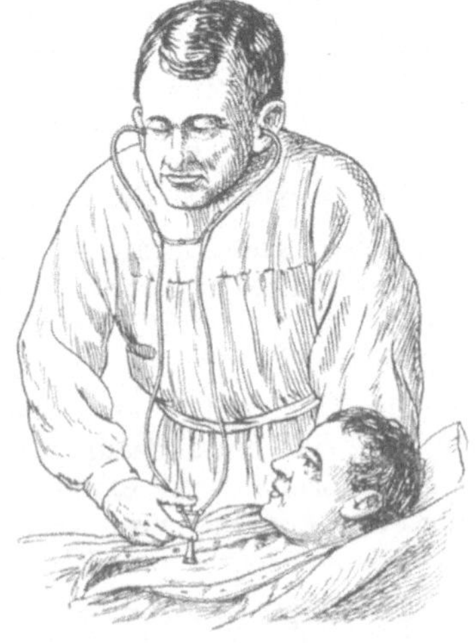

Abb. 137. Abhorchen des Herzens mit Schlauchstethoskop.

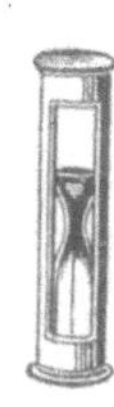

Abb. 135. Sanduhr.

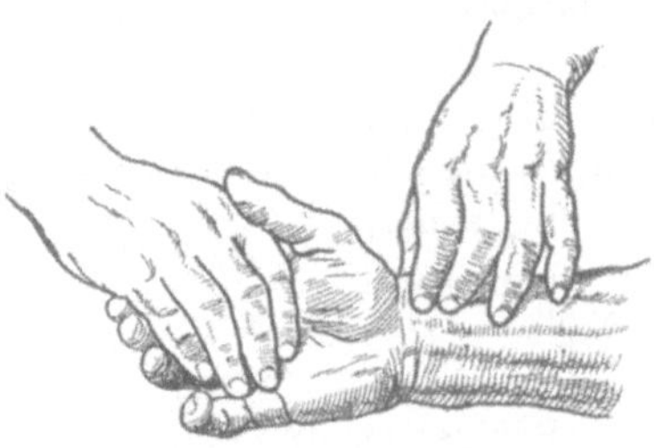

Abb. 136. Fühlen des Pulses.

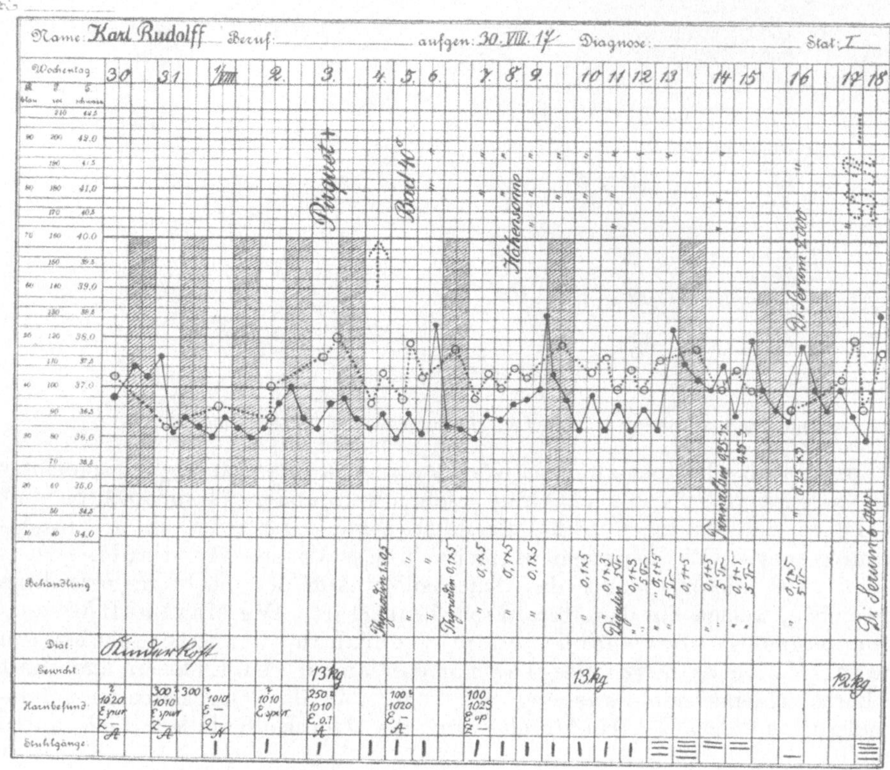

Abb. 138. Temperaturkurve. (Temp.: schwarz, Puls: punktiert.

## 2. Die Temperatur.

Zur Messung der Eigenwärme des Menschen benutzen wir das Thermometer (zu deutsch Wärmemesser). Die wesentlichen Bestandteile desselben sind ein feines haardünnes Glasröhrchen (Kapillare) als Steigrohr für das Quecksilber, welches in einem dem Glasrohr unten angeschmolzenen Behälter sich befindet.

Das Quecksilber ist ein flüssiges Metall, welches bei Kälte sich zusammenzieht und bei Wärme sich ausdehnt. Es muss also bei Erwärmung die Quecksilbersäule steigen. Das Steigen und Fallen des Quecksilbers liest man an der Gradeinteilung (Skala) ab. Ein vollständiges Thermometer beginnt mit 0 Grad (Gefrierpunkt) und reicht bis 100 Grad (Siedepunkt). Die Einteilung in 100 Grade stammt von Celsius. Bei der Einteilung nach Reaumur haben wir nur 80 Grade, d. h. der Siedepunkt befindet sich bei 80 Grad. Es entsprechen also 100 Grad Celsius 80 Grad Reaumur. Wenn man also von Celsius auf Reaumur umrechnen will, so muss man mit 4 multiplizieren und mit 5 dividieren oder umgekehrt.

Erstes Beispiel: 30 Grad C entsprechen wieviel Grad R?

Ausführung: $\frac{30 \cdot 4}{5} = 24$ Grad R.

Zweites Beispiel: 20 Grad R entsprechen wieviel Grad C?

Ausführung: $\frac{20 \cdot 5}{4} = 25$ Grad C.

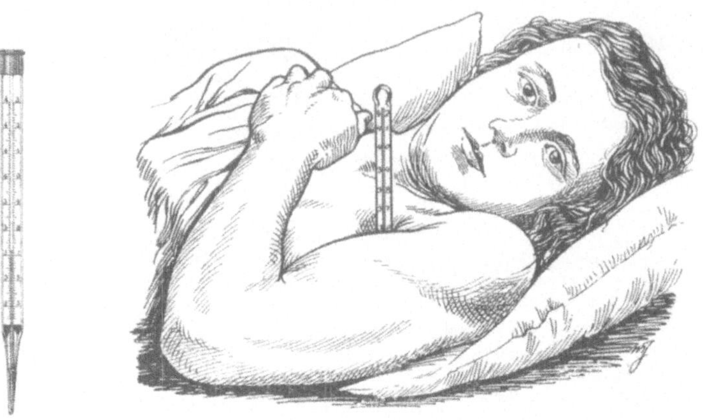

Abb. 139. Abb. 140. Thermometer in der Achselhöhle.

Zur Messung der menschlichen Körperwärme hat man nur ein Thermometer nötig, welches von 34 bis 42 Grad reicht, weil andere Temperaturen mit dem Leben der Menschen nicht vereinbart sind. Dieses ist unser Fieberthermometer. Wir benutzen es meist in Gestalt des Maximalthermometers. Bei diesem bleibt das Quecksilber auf der höchsten erreichten Stelle stehen, welches für das Ablesen sehr bequem ist. Die Maximalthermometer müssen aber nach jedem Gebrauch heruntergeschlagen werden. Man fasst hierzu das Thermometer am oberen Ende an und führt eine kurze schleudernde Bewegung, als wenn man das Quecksilberende fortschleudern wollte, aus. Hierdurch wird der Quecksilberfaden nach unten gebracht.

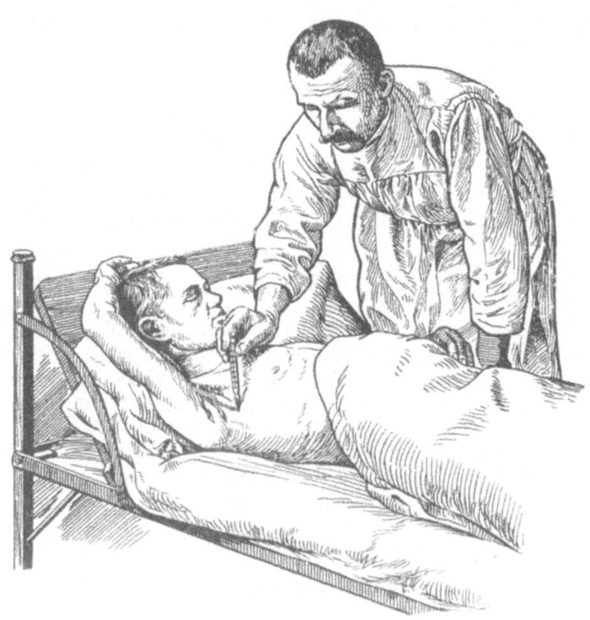

Abb. 141. Einlegen des Thermometers.

Das Badethermometer hat ein Holzgehäuse und ist nicht als Maximumthermometer eingerichtet. Zur Messung höherer Temperaturen, z. B. in Heissluftkästen und Sterilisier-Apparaten, sind bis zu 200 Grad Celsius reichende Thermometer im Gebrauch.

Die Messung erfolgt in der Achselhöhle. Es ist darauf zu achten, dass das Quecksilberende des Thermometers allseitig von der Achselhöhle umschlossen wird, damit keine kalte Luft daran kommt. Der Kranke muss entweder selbst mit dem Arm das Thermometer festhalten, indem er den Unterarm der Seite, an der gemessen wird, über die Brust legt, oder indem der Unterarm, falls der Kranke zu schwach ist, festgehalten wird. Das Thermometer soll 10 Minuten lang in der Achselhöhle bleiben und auch dann muss man noch darauf achten, ob es nicht noch steigt. Die Normaltemperaturen des Menschen sind morgens 36,5, abends 37,3. Die Achselhöhle ist stets trocken auszuwischen.

Es gibt auch noch andere Körperstellen, die zu Temperaturmessungen benutzt werden. 1. Der After. Besonders bei Kindern und bei Kranken, welche im Verdacht der Simulation stehen. Es ist zu beachten, dass die Temperatur im After um einige zehntel Grad höher ist als in der Achselhöhle. Das Einführen geschieht in diesem Falle am besten in Seitenlage. Hierbei müssen die Kinder gehalten werden. Das Thermometer muss eingefettet oder geölt sein.

2. Die Temperaturmessung unter der Zunge lässt man am besten ganz weg. Bei ansteckenden Krankheiten muss sorgfältig auf die Desinfektion der Thermometer gesehen werden. Nach Gebrauch werden sie am besten sogleich in Sublimat- oder Kresolseifenlösung gesteckt. Jeder Infektionskranke hat tunlichst sein eigenes Thermometer. Nach Aftermessung ist das Thermometer jedesmal auch mechanisch zu reinigen.

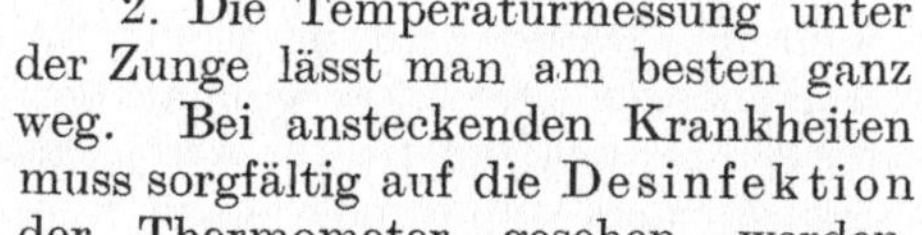

Abb. 142. Wage mit Laufgewicht.

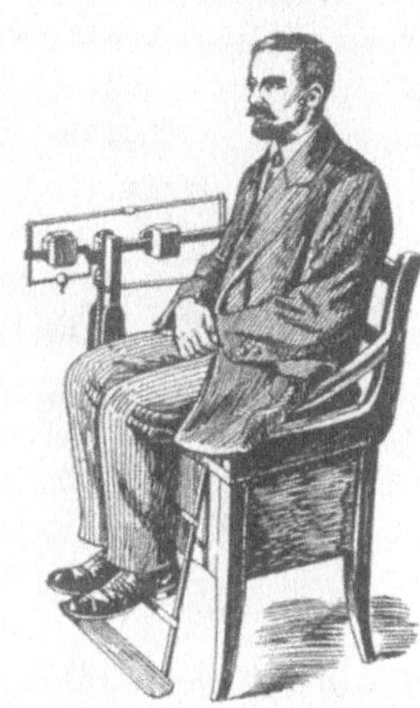

Abb. 143. Sitzwage.

## 3. Die Atmung.

Wir verstehen unter einer Atmung das einmalige Ein- und Ausatmen. Die Atmung zählt man durch Auflegen der Hand auf den Brustkorb, durch Beobachten des Hebens und Senkens desselben. Hierbei ist zu beobachten, dass die weiblichen Personen mehr mit dem oberen Teil des Brustkorbes, die Männer dagegen mehr mit dem unteren Teil und der Oberbauchgegend atmen. Der normale Mensch hat gewöhnlich 16 bis 18 Atemzüge in der Minute. Bei gewissen Krankheiten steigern sie sich lebhaft (Fieber).

## 4. Das Gewicht.

Es ist für gewisse Krankheiten, z. B. Stoffwechselkranheiten und besonders dann, wenn etwa wissenschaftliche Arbeiten und wichtige Beobachtungen gemacht werden sollen, erforderlich, das Gewicht eines Patienten genau festzustellen. Uns stehen hierfür eine ganze Reihe von verschieden konstruierten Wagen zur Verfügung. Bei der Dezimalwage entspricht immer ein aufgesetztes Gewichtsstück dem zehnfachen Gewicht des Körpers.

Man muss also, wenn man einen menschlichen Körper von 135 Pfund wiegen will, 13½ Pfund auf die Wagschale legen. Dies würde durch ein 5 Kilo-Gewicht, ein 1 Kilo-, ein 500 g- und 250 g-Gewicht auszuführen sein. Es gibt in Krankenanstalten bequem konstruierte Wagen mit Laufgewichten. Dabei entsprechen die grösseren unteren Laufgewichte Kilogrammen, die oberen Grammen. Beide werden auf horizontalen Wagebalken verschoben.

Von grösster Wichtigkeit ist es stets, dass der Kranke immer unter vollständig gleichen Verhältnissen gewogen wird. Am besten im nackten Zustande. Sonst muss die Kleidung besonders gewogen und von dem Gesamtgewicht abgezogen werden.

## 5. Längen- und Umfangmessung.

Das Messen der Dicke, der Längen und des Umfanges eines Körpers wird meist vom Arzt selbst ausgeführt, kann aber auch von der Schwester gemacht werden. Hierzu verwendet man die verschiedensten Arten von Bandmaßen, aus Stoff oder Metall, und zur Messung der Dicke eines Gliedes einen Tasterzirkel. Wichtige Feststellungen sind gewöhnlich vergleichende Dickenmengen von Arm und Bein, wenn z. B. an einer Seite Muskelschwund eingetreten ist, ferner der Brustumfang. Dieser wird in der Höhe der Brustwarzen gemessen und zwar einmal bei vollständiger Einatmung und ein anderes Mal bei vollständiger Ausatmung. Die Länge des menschlichen Körpers misst man mit einem dazu konstruierten Stativ oder einfach an der Wand, auf welcher man vorher eine Zentimetereinteilung angebracht hat. Die Längenmessung muss in nacktem Zustande gemacht und das Kopfhaar darf nicht mitgemessen werden.

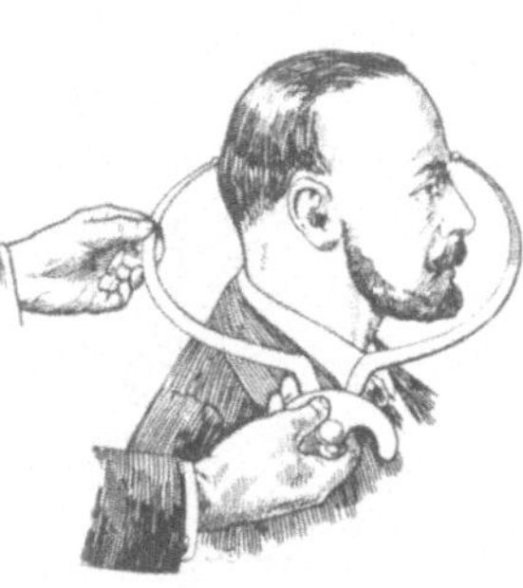

Abb. 144.

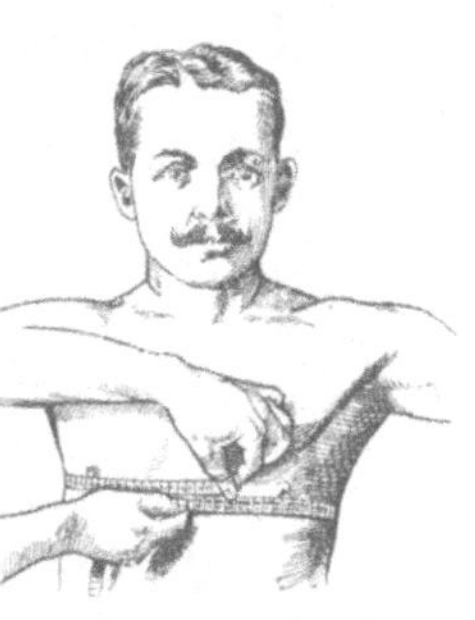

Abb. 145.

## 6. Das Betten.

Das Bett. Am besten sind Bettstellen aus Metall, weil sie bequem zu reinigen sind, besonders nach Infektionskrankheiten und Ungeziefer. Im Privathause wird man allerdings häufig genug noch hölzerne Bettstellen antreffen von mehr oder weniger guter Konstruktion. In ärmlichen Verhältnissen stehen manchmal nur Bettkästen zur Verfügung. Wenn es irgend geht, ist es so einzurichten, dass die Bettstellen hoch genug sind, damit das Pflegepersonal sich nicht zu tief zu bücken braucht. Die Bettböden bestehen jetzt meist aus straffen Drahtfedermatratzen. Diese sind recht brauchbar, jedoch dürfen sie nicht zu sehr federn. Dieses kann z. B. bei chirurgischen Kranken (Knochenbrüche) Schmerzen hervorrufen. Es gibt daher dann auch besonders konstruierte Betten für derartige chirurgische Kranke. Manchmal besteht der Bettboden aus zusammengelegten Brettern.

Über der Drahtfedermatratze oder dem Bettboden liegt die sogenannte Leibmatratze. Diese ist in den älteren Konstruktionen meist aus einem Stück und hat an den beiden Enden Henkel, um sie bequem herauszunehmen. Sehr zweckmäßig ist es, wenn die Matratze in 3 Teile zerlegt ist (sogenannte Stückmatratze), weil man dann die einzelnen Teile bequem herausnehmen und für sich reinigen und lüften kann. Am Kopfende liegt auf der Matratze in derselben Weise meist angefertigt das Keilkissen. Bei der Beurteilung der Brauchbarkeit solcher Matratzen ist in der Hauptsache maßgebend, dass die Füllmittel (Rosshaar, Seegras usw.) derartig verteilt sind, dass beim Liegen keine Dellen entstehen, dass also die Matratze straff gestopft und prall elastisch ist. Die Sprungfedermatratzen lassen leicht an manchen Stellen nach. Dann ist die Matratze meist unbrauchbar. Für chirurgische

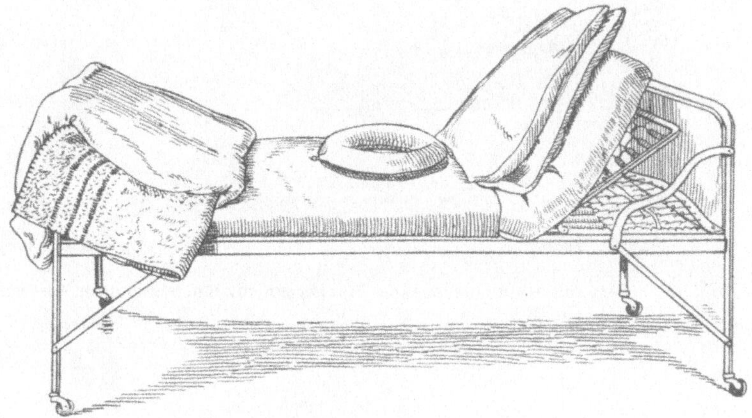

Abb. 146. Bett mit verstellbarer Rückenlehne, Luftring, Unterlage.

Kranke ist wegen der meist vorhandenen starken Federung die Sprungfedermatratze nicht zu empfehlen. In einfacheren Verhältnissen muss der Strohsack oft die Rolle einer Matratze übernehmen. Die Kunst, einen Strohsack zu stopfen, muss von der Schwester erlernt werden, besonders wenn sie viel auf dem Lande zu tun hat. Der Strohsack ist aus einem leinenen Stoff hergestellt, überall vernäht, und hat nur an seiner Liegefläche eine etwa $\frac{1}{2}$ m lange schlitzförmige Öffnung. Durch diese wird das Stroh, am besten halblanges, eingestopft. Es ist darauf zu achten, dass möglichst gleichmäßig und in genügender Menge das Stroh eingestopft wird, besonders müssen die Ecken ordentlich ausgefüllt werden. Der Strohsack soll, wenn er gestopft ist, an beiden Flächen gewölbt sein. Wenn der Kranke sich dann darauflegt, wird das Stroh eingedrückt. Deshalb muss jeden Morgen der Strohsack von neuem aufgeschüttelt werden. Man geht hierzu mit der Hand durch den Schlitz in das Stroh hinein und rüttelt und schüttelt es durch, bis der Strohsack wieder seine gewölbte Form annimmt. Auf der Matratze oder dem Strohsack liegt das Bettlaken. Dieses soll stets ohne Falten ausgezogen sein und um die Matratze geschlagen werden. Bei der Gefahr der leichten Beschmutzung sind Unterlagen nötig. Diese bestehen entweder aus irgendeinem einfachen Leinenstoff oder aus wasserdichtem Zeug (Gutta-Percha, Mosettig, Billrothbattist). Die Kranken sollen nicht direkt auf der wasserdichten Unterlage liegen, sondern es müssen ein oder zwei Lagen Leinenstoffes dazwischen sein. Die Unterlagen reichen gewöhnlich von der Mitte des Rückens bis zur Kniegegend.

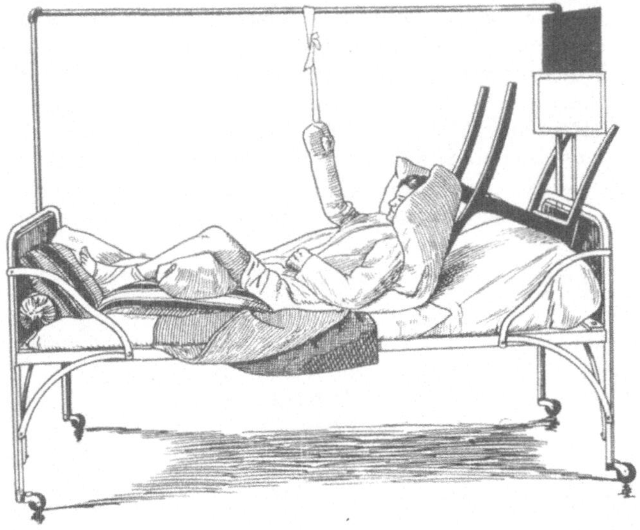

Abb. 147. Bett mit Stuhlbehelfslehne, Hängerahmen, Knie- und Fusspolstern.

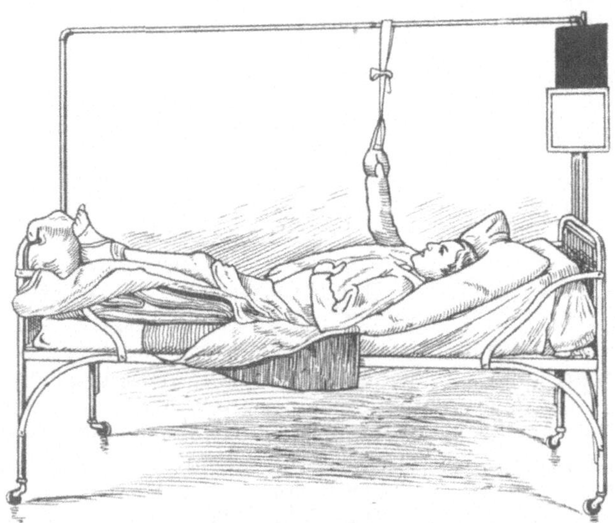

Abb. 148. Bett mit Unterlagen, Fusshochlagerung, Hängerahmen.

Die Bettdecke soll der Jahreszeit angepasst sein. Dicke Federeinlagen hinein zu tun ist nicht ratsam, da hierdurch nur unnötiges Schwitzen hervorgerufen wird. Man denke an die Bettberge auf dem Lande, in die man sozusagen begraben wird, um ein Musterbeispiel zu haben, wie man es nicht machen soll. Die Einlage der Bettdecke besteht am besten wohl aus wollenen Decken, die man schon nach Witterungsverhältnissen vermehren oder vermindern kann. Gute Dienste leisten auch Steppdecken. Die Bettdecke soll ferner vor allen Dingen gross genug sein. Es ist ein unerträgliches Gefühl für Kranke, wenn die Decke nicht reicht.

Über die Wahl der Farbe des Bettzeuges ist zu sagen, dass sie wohl am besten weiss ist, wenn es sich irgend ermöglichen lässt. Dieses hat den praktischen Grund, dass man Beschmutzungen besser erkennen kann. Nun ist jedoch zur Genüge bekannt, dass buntes Bettzeug sehr verbreitet ist, besonders wird die Schwester auf dem Lande nicht nur bei der armen Bevölkerung noch buntes Bettzeug antreffen. Hier muss dann besonders sorgfältig auf Beschmutzungen geachtet werden.

Man kann am Bett selbst, teils zur Erhöhung der Bequemlichkeit der Kranken, teils um besondere Behandlungsweise, z. B. chirurgisch-orthopädischer Art, durchzuführen, verschiedene Einrichtungen treffen. So besitzen moderne Krankenhausbetten eine verstellbare Rückenlehne. Diese kann man sich behelfsmäßig so herstellen, dass man einen Stuhl in der abgebildeten Weise in das Kopfende des

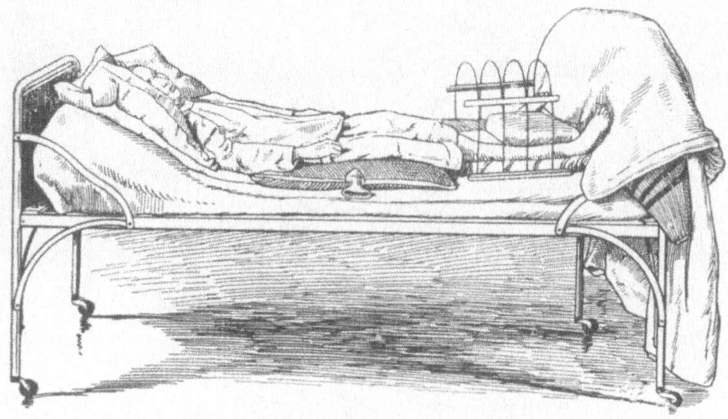

Abb. 149. Bett mit Wasserkissen, Reifenbahre, Sandsäcken zur Festlegung des Fusses.

Bettes einbaut. Um das Rutschen nach dem Fussende des Bettes zu verhindern, kann man mit Leinwand überzogene Fussbänke oder Kissen einlegen, sonstige Bequemlichkeitseinrichtungen aber auch zur Lagerung erkrankter Gliedmaßen. Wichtige Maßnahmen kann man durch allerhand Polster und sonstige Kissen bewerkstelligen. Es gibt derartige Lagerungs- und Polsterkissen in grosser Anzahl fertig käuflich zu erwerben, man kann sie auch jederzeit selbst herstellen. Die Füllung kann aus verschiedenen Stoffen (Häcksel, Hirsespreu) bestehen. Sehr gute Dienste leisten auch in verschiedener Grösse angefertigte Sandsäcke, besonders wenn ein Glied in einer ganz bestimmten Lage festgehalten werden soll. Endlich seien noch Rollen erwähnt, welche unter das Genick geschoben werden können, damit der Kopf eine bequeme Lage hat. Ebenso kann man unter die Füsse Rollen von etwas grösserem Umfang tun, besonders bei Lagerung eines Patienten auf einer Pritsche, oder auf einem Operationstisch. Sie sind zweckmäßigerweise mit einem wasserdichten Stoff, z. B. Wachsleinwand, Billrothbattist usw., überzogen.

Auf die grosse Anzahl sonstiger im Gebrauch befindlicher spezialeingerichteter Betten für Chirurgie und an diesen angebrachten zur Lagerung für Glieder benutzten Spezialeinrichtungen kann nicht im einzelnen eingegangen werden. Wir erwähnen nur noch 1. das Kinderbett, welches praktisch so eingerichtet ist, dass die Seitenwände herabgeschlagen werden können und welches zu gleicher Zeit mit einem, wie die Abbildung zeigt, bequem zu benutzenden Spiel- und Esstisch ausgerüstet ist. 2. Das Säuglingsbett in ähnlicher Weise eingerichtet (siehe Säuglingspflege). 3. Das

Bett für Krampfanfälle. Dieses hat besonders hohe Wände und ist zweckmäßigerweise, um Verletzungen zu verhüten, gepolstert. Für Kranke, welche in geistiger Umnachtung ständig unruhig sind, aus dem Bett springen wollen usw., empfiehlt sich die Einrichtung von sogenannten Netzbetten. Es ist dies eigentlich ein richtiger Bettkäfig. 4. Es sind noch Betten zu erwähnen, welche für unreinliche Kranke konstruiert sind. Es gibt hierfür verschiedene Einrichtungen, z. B. solche mit einem Loch auf dem Grunde des Bettbodens, durch welches Urin und Kot sich in ein darunter befindliches Gefäss entleeren kann.

Das Bett muss so aufgestellt sein, dass man von allen Seiten bequem dazu kann, damit auch die Luft von allen Seiten be-

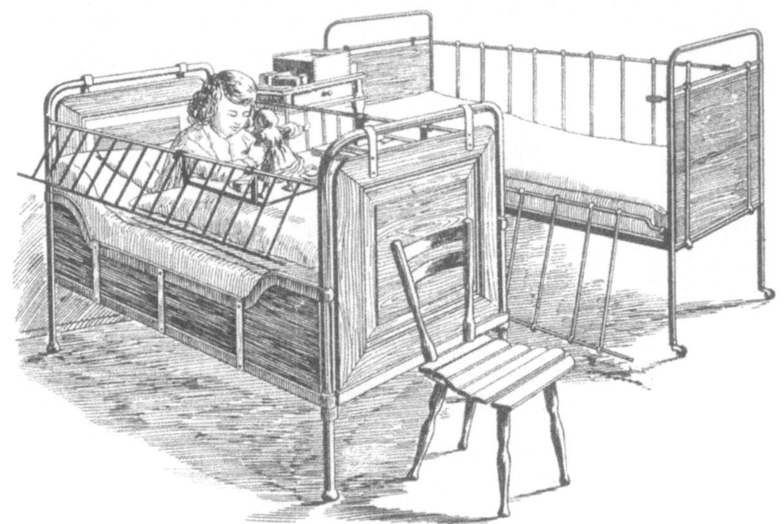

Abb. 150. Kinderbett mit Spiel- und Esstisch.

quemen Zutritt hat. Es ist deshalb notwendig, dass es nicht direkt an der Wand steht und ferner, dass, falls mehrere Betten, wie in Krankenhäusern immer, nebeneinander stehen, zwischen jedem ein genügender Zwischenraum sich befindet, und ferner ist zu beachten, dass keine starken Wechsel in der Temperatur an der Stelle, wo das Bett steht, etwa Zugluft, allzu grosse Nähe der Zentralheizung und des Ofens, eintreten können.

## 7. Das Durchliegen.

Mit dem Betten in engster Beziehung steht das unangenehmste Ereignis, welches während eines Krankenlagers eintreten kann, nämlich das Durchliegen. Es soll deshalb gleich im Anschluss hieran besprochen werden. Das Durchliegen bezeichnen wir mit einem Fremdwort „Dekubitus". Von vornherein sei bemerkt, dass man an der guten Pflege eines derartigen Kranken und an der Verhütung des Durchliegens bei langem Krankenlager die Güte einer Schwester oder einer Pflegerin erkennen kann. Eine Schwester würde wertlos sein, wenn sie nicht diese Tätigkeit genau verstünde, selbst bei sonst vorhandenen vorzüglichen Kenntnissen.

Kranke, welche zu einem langen Bettlager verurteilt sind, liegen sich, besonders wenn sie, wie es meist der Fall ist, stark abmagern erfahrungsgemäß leicht durch. Die Gefahr des Durchliegens besteht vorzüglich an den Stellen, wo die Knochen nur von Haut und wenig oder gar keinem Fettpolster bedeckt sind. Also am Kreuzbein, den Hacken, den Schulterblättern, der Wirbelsäule. Eine Reihe von Ursachen wirken ausserdem noch günstig auf die Entstehung eines Druckgeschwürs, wie man den Dekubitus auch noch nennt. Vor allem mangelhafte Sauberkeit, Falten im Bettuch und Hemd, Nahrungsreste wie Semmelkrumen im Bett, Feuchtigkeit der Haut, besonders bei Kranken, welche Kot und Urin nicht halten können. Besonders gefährdet sind auch Kranke mit Wassersucht (Ödemen) und solche mit langdauernden fieberhaften Erkrankungen, z. B. Typhus.

Es entsteht bei der Bildung eines Durchliegens zunächst eine rote Stelle, die sich durch Absterben der Haut in der Mitte und Blaufärbung, manchmal schneller, manchmal langsamer, in ein Geschwür verwandelt. Das Geschwür bleibt zuweilen oberflächlich, geht aber meist in einer überraschend kurzen Zeit in die Tiefe. Es fällt das Gewebe an dieser Stelle wie Zunder heraus und durch das Hineingelangen von Wundspaltpilzen, welche bekanntlich überall verbreitet sind, entstehen dann langdauernde Eiterungen. In manchen Fällen heilt das Geschwür mit Hinterlassen einer Narbe nach langem Bestehen. Manche Dekubitalgeschwüre zeigen aber einen recht bösartigen Verlauf. Trotz der grössten Mühe greifen die blau-roten, schwärzlich verfärbten Stellen immer weiter um sich. Die Haut und das darunterliegende Gewebe fällt aus, und es kann auf dem Grunde einer solchen brandigen Stelle der Knochen blossliegen und ebenfalls mit absterben. Wenn sich zu den gewöhnlichen Wundspaltpilzen, die in das Geschwür hineingelangen, noch Fäulniskeime hinzugesellen, so verjaucht manchmal das ganze Geschwür. Es entsteht dann von dem Geschwür aus hohes Fieber, manchmal auch eine allgemeine Blutvergiftung mit tödlichem Ausgang (Dekubitalsepsis).

Es kommt nun die Frage, wie man am besten ein Durchliegen verhüten kann. Als wirksames Mittel wird hierfür seit altersher das kalte Waschen des Körpers empfohlen. Dem Waschwasser kann man etwas Weingeist oder Essig zusetzen.

Die letzteren Mittel erfüllen einmal den Zweck, die Haut zu beleben und eine gute Blutzirkulation aufrecht zu erhalten, auf der anderen Seite machen sie die Haut härter.

Es ist peinlichst darauf zu achten, dass an den gefährdeten Körperstellen die Haut ganz trocken gehalten wird. Wenn sich nämlich Feuchtigkeit dort befindet, so werden die oberflächlichen Hautschichten aufgelockert und bieten weniger Widerstand gegen Schädigungen und eine bequemere Eingangspforte für Keime. Fremdkörper, wie Semmelkrumen usw., müssen aus dem Bettuch entfernt werden. Falten dürfen sich ebensowenig wie in der Leibwäsche des Kranken bilden. Täglich muss bei lang im Bett befindlichen Kranken die hintere Körperseite vom Kopf bis zum Fuss genau betrachtet werden, damit im ersten Anfang bestehende Druckstellen sofort sachgemäß behandelt werden können. Hat die Schwester oder Pflegerin Verdacht auf die Entstehung eines Geschwürs, so muss sofort der Arzt darauf aufmerksam gemacht werden. Tut die Schwester dieses nicht, so übernimmt sie eine sehr schwere Verantwortung und es kann ihr von dem Arzt aus dem Unterlassen solcher Meldungen mit Recht der grösste Vorwurf gemacht werden.

Um das Durchliegen von vornherein möglichst hintenan zu halten, benutzt man seit langer Zeit Einrichtungen, welche einen grösseren Druck überhaupt nicht zustande kommen lassen. Das sind die verschiedenen Arten von Lager-

und Luftkissen. Es gibt auch ringförmige Kissen aus verschiedenen Stoffen angefertigt, welche so gelegt werden, dass die durch den Druck bedrohte Stelle in der Höhlung des Ringes liegt. Letztere lassen sich behelfsmäßig ähnlich wie die Polsterkissen herstellen, z. B. für die Hacken, für die Schulterblätter besonders einfach.

Der Luftring besteht aus Gummi und wird regelmäßig mittels eines besonderen Luftgebläses aufgeblasen. Es sind dann weiter noch Luft- und Lagerkissen im Gebrauch. Bei allen ist sehr darauf zu achten, dass die Ventile gut schliessen. Besonders erlebt man es bei Luftkissen sehr häufig, dass irgendwo eine feine Öffnung da ist, aus der dann zuerst unmerklich, aber vielleicht im Verlauf von 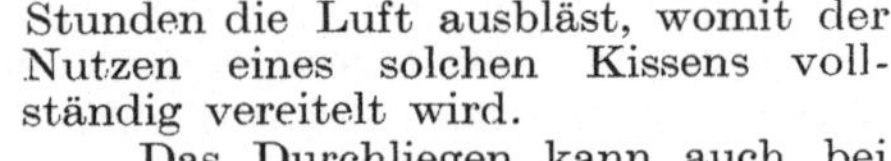 Stunden die Luft ausbläst, womit der Nutzen eines solchen Kissens vollständig vereitelt wird.

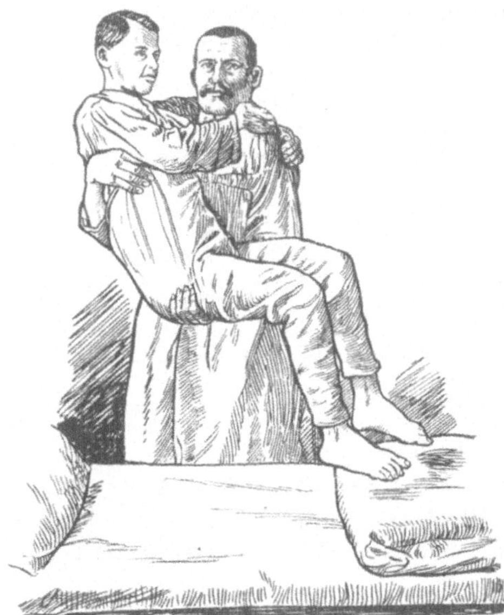

Abb. 151. Tragen durch einen Wärter.

Das Durchliegen kann auch bei unrichtigem Anliegen von Verbänden entstehen. Dies ist besonders wichtig für Schwestern, welche auf chirurgisch orthopädischen Abteilungen zu tun haben. Die sogenannten Stütz- und Streckverbände, welche aus hartem Material, wie Gips, Holz, Metallschienen, hergestellt werden, können an manchen Stellen, so besonders an vorspringenden Knochenenden, an Ecken und hervorstehenden Gliedern, drücken und es entwickelt sich dann an dieser Stelle eine Blaufärbung mit möglicherweise nachfolgender schwerer geschwürartigen Veränderung. Es kann hierdurch der ganze Nutzen des Verbandes aufgehoben und der Patient in eine sehr grosse Gefahr gebracht werden. Das beste Mittel, solche bösen Zufälle zu vermeiden, ist zunächst das *häufige Fragen, wo es den Patienten drückt und die beständige Kontrolle aller dem Auge zugänglichen Stellen des Verbandes*. Die Schwester hat sorgfältig jede Klage des Patienten, die in dieser Hinsicht geäussert wird, zu berücksichtigen und dem Arzt rechtzeitig Meldung zu erstatten. Ein beliebter Sitz von Druckstellen ist z. B. beim Unterschenkelgipsverband, der bis zu den Zehen geht, der äussere Kleinzehenrand, besonders dann noch, wenn der Verband wegen eines Spitzklumpfusses angelegt worden ist. Ferner bei Verkrümmungen der Wirbelsäule mit bestehendem Rippenbuckel die Höhe der Krümmung und die Höhe des Rückenbuckels.

Es wurde schon vorher erwähnt, dass die Behandlung eines Dekubitalgeschwürs vom Arzt geleitet werden muss. Einige in der Praxis sehr bewährte Heilmittel seien erwähnt. Zunächst ist es erforderlich, dass ein nässendes Geschwür *trocken* gehalten werden muss, besonders dann, wenn ein übler Geruch vorhanden ist. Dieser verschwindet meistens nach Austrocknung sofort. Polster mit Sublimatholzwolle, Zellstoffkissen und sonstige aufsaugende Vorrichtungen tun hier ausgezeichnete Dienste. Später verordnet der Arzt meist Salbenverbände (Schwarzsalbe, Perubalsamsalbe). Ausgezeichnet kann man Geschwüre mit Wasserstoffsuperoxyd reinigen. Für geringe Grade des Dekubitus und für seine ersten Anfänge ist Zinkpasta, besonders in Mischung mit Dermatol sehr zu empfehlen.

Hinzugefügt sei noch, dass die Gefahr des Durchliegens besonders dann noch sehr drohend ist, wenn die Patienten gelähmt sind und vielleicht auch noch

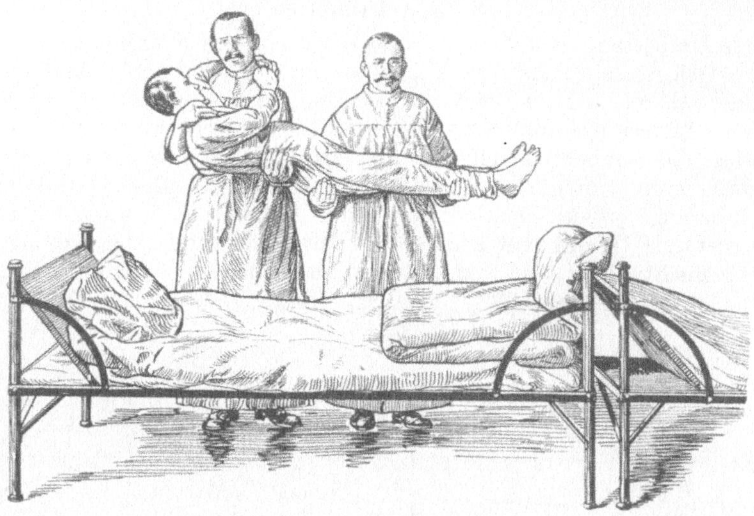

Abb. 152. Tragen durch zwei Wärter.

in den gelähmten Gliedern kein Gefühl besitzen. Das kommt bei gewissen Nervenleiden (Rückenmarksleiden) vor. Die Verhältnisse werden insofern hier noch verwickelter, weil solche Kranke Kot und Urin nicht halten können. Die bedauernswerten Geschöpfe sind ganz und gar der Pflege ausgeliefert. Sie können nicht einmal angeben, ob irgendwo etwas drückt und merken überhaupt nicht, dass sich ein Geschwür bildet. Hat sich aber ein solches entwickelt, so pflegt es mit grosser Schnelligkeit weiterzugehen, denn die Heilungsaussichten sind bei solchen Kranken besonders trübe. Die Beschmutzung mit Kot und Urin lässt nur allzuleicht eine Infektion eines entstehenden Geschwürs erfolgen. Aus allem geht hervor, wie sorgfältig die Schwester einen solchen armen Kranken pflegen und auf die Entstehung des Durchliegens achtgeben muss.

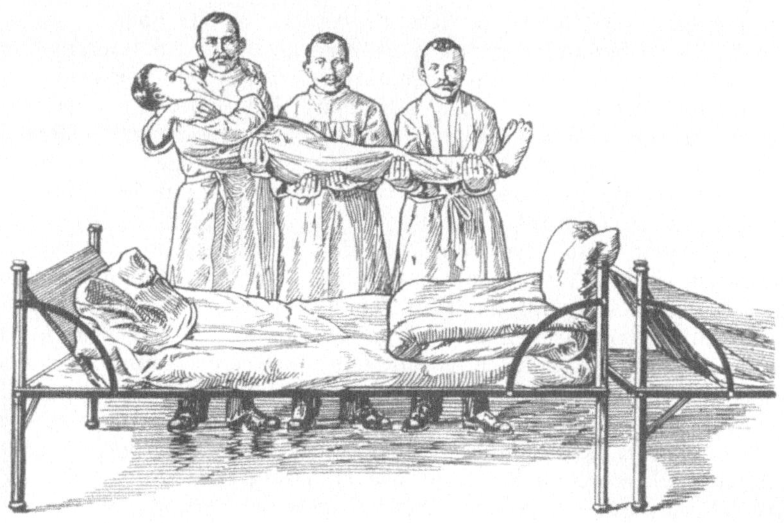

Abb. 153. Tragen durch drei Wärter.

## 8. Das Umbetten.

Unter Umbetten verstehen wir das Wechseln des Krankenlagers. Es gibt eine gute Gelegenheit, das alte Lager zu reinigen und aufzufrischen. Wenn die Sonne scheint, ist es sehr zweckmäßig, die einzelnen Bettstücke und Matratzen, ebenso wie die Bettstelle ordentlich durchsonnen zu lassen. Wir wissen, dass das Sonnenlicht ein grosser Feind von krankmachenden Stoffen ist.

Soweit irgend möglich, werden die Bettstücke tüchtig durchgeklopft, die Bettüberzüge sowie sonstige Leib- und Bettwäsche werden sofort in die Wäsche getan. Wenn Infektionskrankheiten vorlagen, so geschieht alles unter Rücksichtnahme auf die in dem betreffenden Abschnitt angeführte Desinfektionsvorschrift.

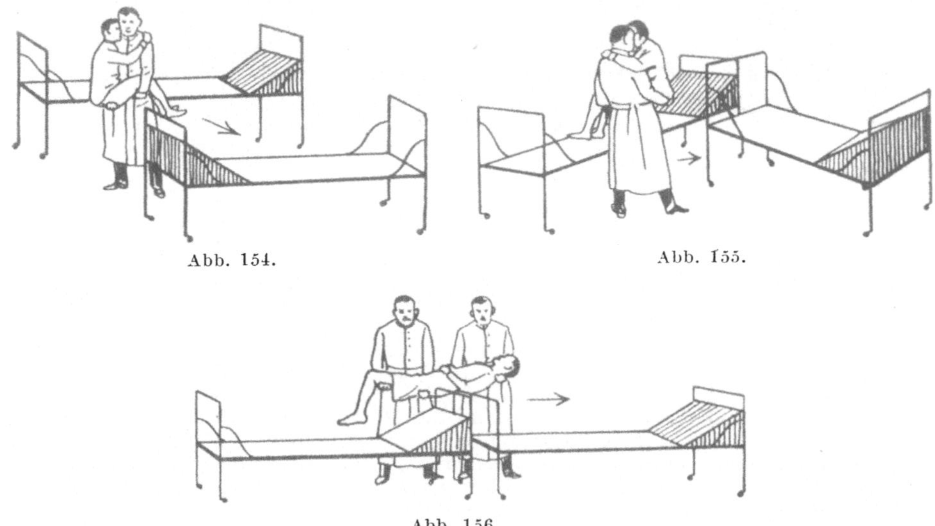

Abb. 154. Abb. 155.

Abb. 156.

Ist ein Strohsack etwa in irgendeiner Weise durchnässt, so darf das Stroh nicht wieder benutzt werden, da es sonst leicht modert und einen muffigen Geruch verbreitet. Wenn keine Infektionskrankheiten vorlagen, wird das Stroh in den Abfallhaufen oder auf den Mist geworfen, der Strohsack gewaschen. Im Fall des Vorliegens ansteckender Krankheiten jedoch verbrennt man am besten das Stroh und, falls genügend Ersatz für den Strohsack da ist, auch diesen. Sonst unterwirft man ihn der Desinfektion.

Das neue Bett soll schon vollständig fertig bereitstehen. Hierbei ist folgendes zu beachten. Wenn neue Leinwand aus dem Schrank genommen ist, so fühlt sie sich meist kalt an. Durch Kälte wird aber stets bei Kranken ein starkes Gefühl des Unbehagens erweckt. Das neue Krankenbett muss also mit Wärmflaschen gut vorgewärmt sein. Man soll ferner alles so einrichten, dass der Kranke nur auf das neue Lager hinübergehoben und zugedeckt zu werden braucht, vor allen Dingen keine Unterlagen, Luft- oder Wasserkissen und dergleichen vergessen, vorher in das neue Bett zu tun. Bei dem Hinüberheben kann man den Kranken, wenn er gegen Kälte sehr empfindlich und gebrechlich ist, in warme Decken einhüllen.

Das Hinüberheben muss mit der grössten Sorgfalt und Nächstenliebe geschehen. Einige wichtige Verhaltungsmaßregeln folgen. 1. Man soll nie ein

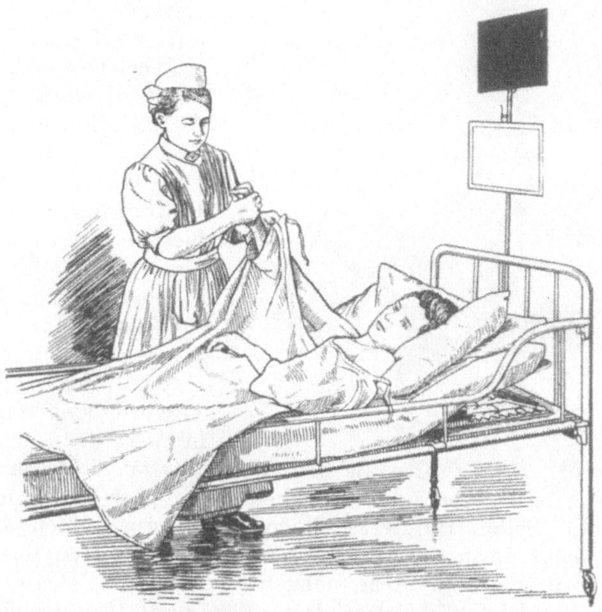

Abb. 157. Anziehen des Hemdes (hinten offenes Hemd).

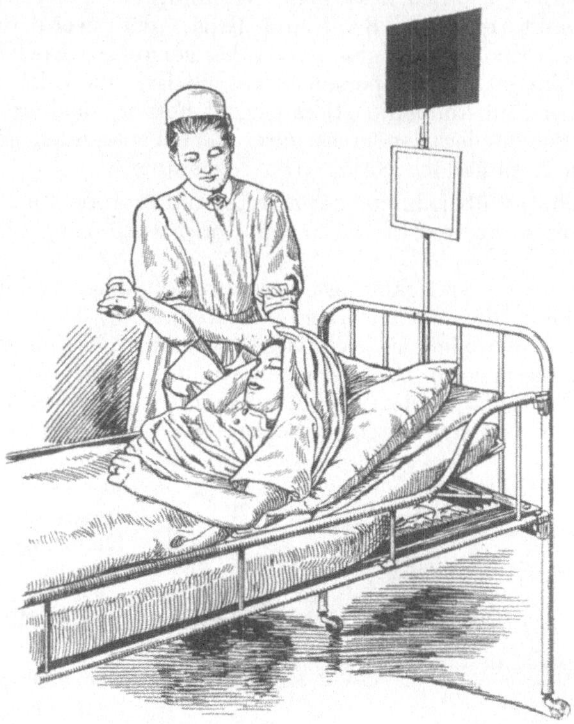

Abb. 158. Anziehen des Hemdes (hinten geschlossenes Hemd).

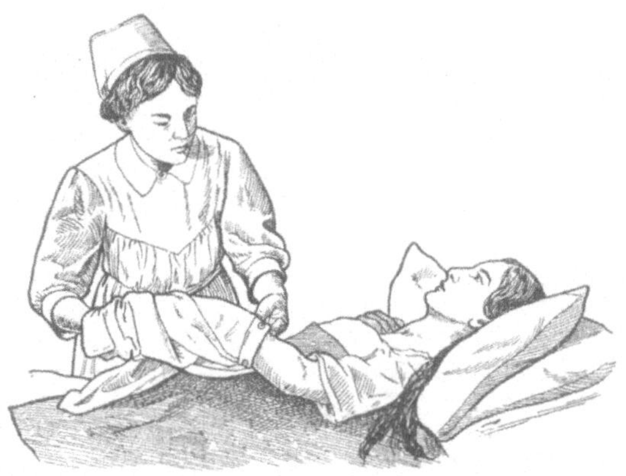
Abb. 159. Anziehen der Nachtjacke.

verletztes Glied oder Körperteil mit den Händen anfassen, so dass ein Drücken oder Lasten auf der schmerzhaften Stelle entsteht. 2. Das Heben soll gleichmäßig erfolgen, wenn mehrere dabei beteiligt sind. Deshalb ist die Einführung von Kommandos hierbei seit langer Zeit üblich. Die Kommandos sollen nicht schneidig ausgeführt werden, sondern gleichmäßig und langsam.

Bei Anwesenheit von zwei Trägern oder Hilfskräften übernimmt der erste Brust und Lendenwirbelsäule, der zweite Becken, den unteren Teil des Oberschenkels und das Knie. Der Kopf des Kranken lehnt sich an den Oberarm des ersten Trägers. Seine Hände schlingen sich um seinen Kopf. Ist der Kranke dazu nicht imstande, so werden die beiden Hemdärmel aneinander festgesteckt, damit der freie Arm nicht herunterhängt. Das erste Kommando lautet: Fasst an! Dieses bedeutet das vollständige Unterschieben der Arme unter den Kranken. Das zweite Kommando lautet: Fertig, hebt auf! und muss gedehnt gesprochen werden. Wenn drei Träger zusammen arbeiten können, übernimmt der erste Kopf und Brust, der zweite das Becken, der dritte die Beine. Im übrigen geschieht alles genau so, wie eben geschildert. Wenn nur ein Träger als Hilfsperson anwesend ist, muss der Kranke sich an dessen Kopf festhalten können. Hieraus geht hervor, dass er bei Bewusstsein sein muss. 3. Das Niederlegen muss unter allen Umständen sanft geschehen. Es wird auf das Kommando: Setzt ab! ausgeführt.

Die Kommandos übernimmt der älteste und erfahrenste Pfleger. Jedenfalls soll von vornherein Übereinstimmung herrschen, wer kommandieren soll.

4. Von grosser Wichtigkeit ist die zweckmäßige Stellung der Betten zueinander. Stehen die Betten längs hintereinander, so muss Fussende an Kopfende stossen. Stehen sie sich längs gegenüber, so muss das eine umgekehrt stehen, da ja zum Hinüberheben für die Pfleger eine Kehrtwendung erforderlich ist. Stehen sie im Winkel zueinander, so muss wieder Kopf- und Fussende zusammenstossen. Stehen die Betten vollständig frei, so dass man um sie herumgehen kann, so können die beiden Kopfenden auch nach derselben Richtung stehen.

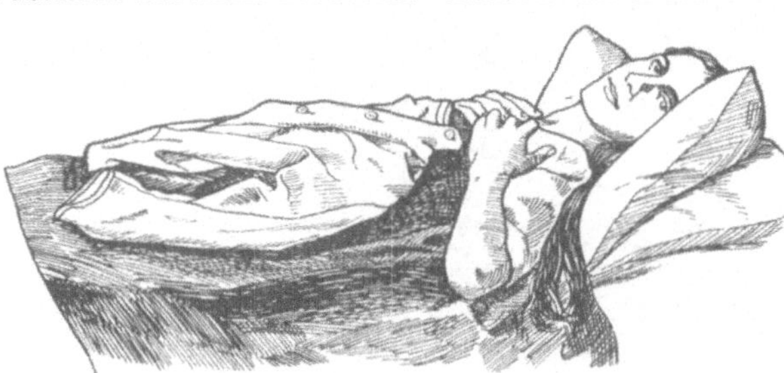
Abb. 160. Anziehen der Nachtjacke.

## 9. Das Wechseln von Bett- und Leibwäsche.

Bei allen Wäschewechseln ist ebenso wie bei dem eben beschriebenen Umbetten darauf zu achten,

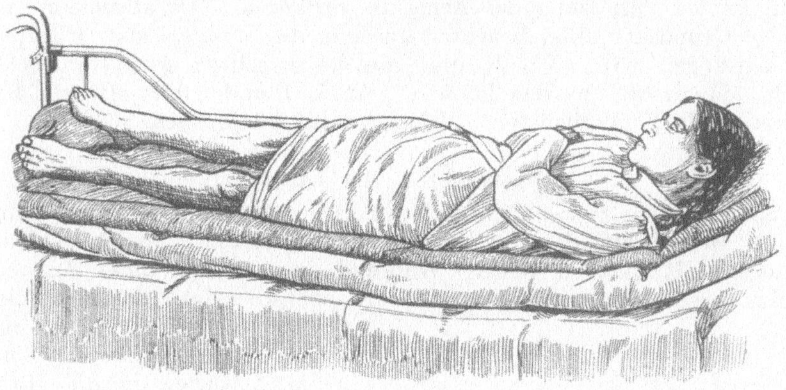

Abb. 161. Lakenwechsel.

dass keine unnötigen Abkühlungen des Kranken stattfinden. Die Wäsche muss vorgewärmt werden. Leicht zu wechseln sind Bettdecken, Kopfkissen, Bettpolster, schwer und bei gebrechlichen Patienten nur mit äusserster Sorgfalt Hemden und Bettlaken.

## a) Hemdwechsel.

Das Ausziehen des Hemdes geschieht vom unteren Ende her. Unter leichtem Anheben des Patienten wird es bis an die Schulterblätter gestreift und von hintenher schonend über den Kopf gezogen. Die Ärmel werden zuletzt ausgezogen. Das Anziehen des Hemdes erfolgt in umgekehrter Richtung. Das Hemd wird mit der äusseren Rückseite dem Kranken zugekehrt gehalten. Man geht nun durch den ganzen Hemdärmel vom Handbund aus mit der Hand hindurch, fasst die Hand des Patienten und streift den Ärmel über bis zur Schulter. Dasselbe tut man mit dem anderen Arm. Nun wird das Hemd über den Kopf geführt und langsam über den Rücken angestrichen. Mit besonderer

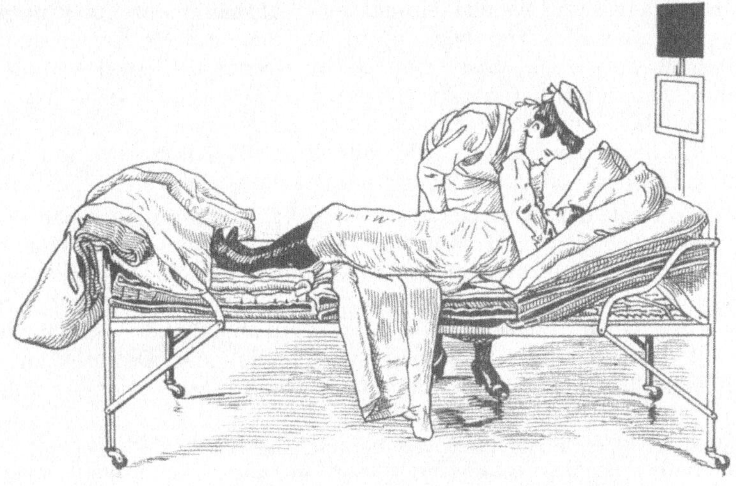

Abb. 162. Lakenwechsel.

Vorsicht ist bei Verletzung der Arme zu verfahren. Als allgemein zu beobachtender Grundsatz muss beachtet werden, dass immer das verletzte Glied zuerst angezogen wird. Für Kranke, welche so schwer darniederliegen, dass sie nicht aufgerichtet werden können, gibt es Hemden mit offenem Rücken, ähnlich wie die Kinderhemden. Diese lassen sich bequem anziehen.

### b) Wechseln der Laken.

Wenn das Laken zu wechseln ist, legt sich der Kranke zunächst dicht an einen Bettrand. Darauf wird das alte Laken an den Kranken herangerollt. Das neue wird längsgerollt daneben gelegt. Während das alte nun unter Anheben des Patienten rasch weggenommen wird, wird ebenso schnell das neue darunter gerollt und ausgebreitet. Der Kranke legt sich dann wieder in die Mitte des Bettes. Oder das alte Laken wird vom Fuss und Kopfende her quer zusammengerollt, das neue von beiden Enden bis zur Mitte quer gerollt bereit gehalten. Die alte Lakendoppelrolle wird unter vorsichtigem Aufheben des Patienten entfernt und die neue schnell daruntergeschoben und nach beiden Seiten ausgebreitet. Die Abbildungen illustrieren das nötige.

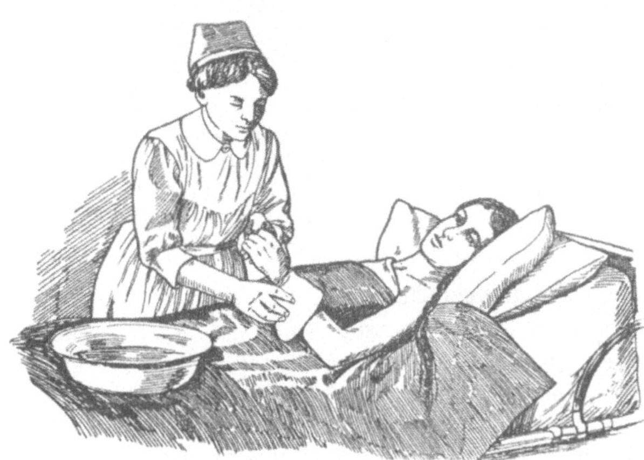

Abb. 163. Waschung.

## 10. Die Säuberung des Kranken.

Die erste Säuberung pflegt bei der Aufnahme in das Krankenhaus zu erfolgen. Jede Schwester, welche einmal eine Aufnahmeabteilung unter sich gehabt hat, wird den Zustand kennen, in welchem die Patienten manchmal das Krankenhaus aufsuchen, bzw. eingeliefert werden. Überall befinden sich Läuse, Krätze, Schmutzkrusten und Geschwüre. Wie gefährlich, wenn solch ein Mensch plötzlich auf einen Krankensaal gelegt wird! Das ist z. B. sehr leicht beim Militär zu beobachten, wie schnell z. B. Krätze die auf die Mitbewohner des Zimmers oder des Schlafsaales sich verbreitet.

Zuerst bekommt der Kranke, wenn es geht, ein Reinigungsbad, welches manchmal recht viel Zeit und Mühe in Anspruch nimmt. Der Körper wird zu gleicher Zeit auf die verschiedenen kleinen Tierchen genau untersucht. Sind die Sachen auf Läuse oder sonstiges Ungeziefer verdächtig, so werden sie gesondert in einen Beutel gesteckt oder in ein Laken gehüllt, welches fest zugebunden wird und so schnell wie möglich der Desinfektion unterzogen. Einige Merkmale wichtiger „Schmutzerkrankungen" seien im folgenden angeführt:

**a) Kopfläuse.** (Vergleiche auch die Schilderung bei den Parasiten). In ausgesprochenen Fällen ist das ganze Haupthaar, besonders bei Frauen verfilzt. In besonders schweren Fällen sind die Haare stark verkümmert und überall ist der Kopf von Borken und geschwürigen Stellen, welche besonders in der Gegend der

Ohren und des Nackens sich befinden und nässen, bedeckt. An den Haaren selbst befinden sich wie Sandkörner aussehende kleine Körperchen, sogenannte Nissen. Besteht nur ein Verdacht auf Läuse, so kann man durch Auskämmen mit einem groben Kamm sich Sicherheit verschaffen; man deckt hierzu um die Schultern ein Tuch und lässt den Patienten auf eine Unterlage treten, die man später fortnehmen und reinigen kann. Es fällt dann beim Kämmen aus dem Haar allerhand heraus, was einem zur Sicherheit verhelfen kann.

Die Behandlung besteht in dem Unterlegen einer Läusekappe. Man reibt zunächst das Kopfhaar und die Kopfhaut mit Sabadillessig tüchtig durch und wickelt den ganzen behaarten Kopf — Frauen muss dazu das Haar hochgebunden werden — mit einer in Sabadillessig getränkten Binde ein. Darüber kommt ein wasserdichter Stoff, eine richtige Kappe oder Kapuze aus Billrothbattist, Gutta-Percha u. dgl., welche mit einer Binde festgemacht wird. Der nässende Ausschlag am Kopf wird mit Schwefelsalbe (Schwefelvaseline) behandelt. Nach 24 Stunden wird die Läusekappe gewechselt und überhaupt erst ganz fortgelassen, wenn wirklich keine Läuse mehr vorhanden sind. Es empfiehlt sich auch, wenn augenblicklich keine Läuse zu finden sind, später immer wieder auf Läuse nachzusehen; sie kommen oft wieder.

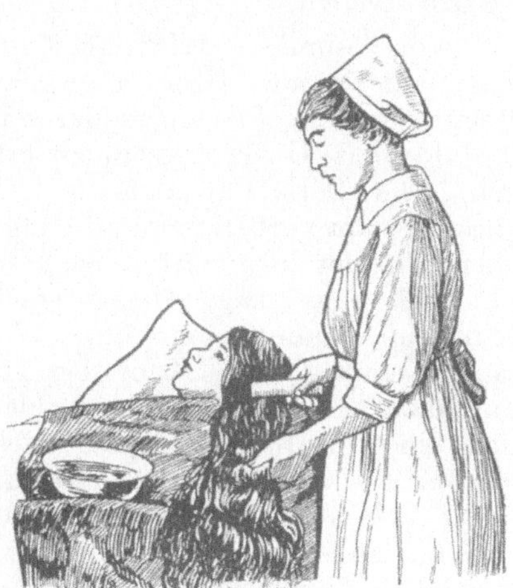
Abb. 164. Kämmen.

**b) Kleiderläuse.** Die Kleiderläuse sitzen in den Nähten der Kleider. Sie sind in grösster Wahrscheinlichkeit die Verbreiter des Fleckfiebers. Die Kleider sind unter allen Umständen zu desinfizieren, am besten mit Heissluft (170 bis 180 Grad Celsius). An dem Körper des Kranken sind die Läuse nicht zu finden, sondern meist nur ein Ausschlag (Läuseekzem), der nach Angabe des Arztes behandelt wird.

**c) Filzläuse.** Diese Tiere halten sich in den Schamhaaren und den Achselhöhlen, aber auch an anderen behaarten Körperstellen, mit Ausnahme des Kopfes, auf. Sie sitzen um eine Haarwurzel herum ganz fest und sehen hellbraun bis schwarzbraun aus. An den Haaren findet man schwarze Körnchen. Die Läuse rufen einen intensiven Juckreiz hervor, deshalb sieht man meist Kratzeffekte.

Am besten wird hier überall nach gründlichem Einseifen rasiert, sonst ist das Einreiben mit grauer Salbe ein gutes Mittel.

**d) Die Krätze** (Skabies). Überall befinden sich am Körper Kratzeffekte, der Patient gibt an, dass es ihn, besonders nachts, stark juckt. Hier muss geschmiert werden, am besten mit Perubalsam oder mit Styrax (Wilkinsonsalbe). Es muss eine besondere Wäsche für Krätzekranke bereit gehalten werden, weil das Arzneimittel nicht zu tilgende Flecke hinterlässt.

**e) Bei sonstigen auf Ansteckung verdächtigen Ausschlägen** muss der Arzt sofort befragt werden, besonders wenn es sich um den Verdacht auf Vorliegen von Geschlechtskrankheiten handelt. Bemerkt sei, dass ein Syphilitiker unter Umständen aussieht wie ein Masernkranker oder wie ein solcher mit einer einfachen Halsentzündung.

Die Säuberung und Waschung ist auch bei einem im Bett befindlichen Kranken notwendig. Jeder hat nach dem Waschen ein wohltuendes Gefühl der Erleichterung, der Ordnung und der Beruhigung. Ist der Kranke nur insoweit an das Bett gefesselt, dass er sich mit dem Oberkörper frei bewegen kann, so werden ihm alle zum Waschen und Reinigen notwendigen Gegenstände an das Bett gebracht. Es muss darauf geachtet werden, dass das Bett nicht unnötigerweise beschmutzt wird. Der Kranke wäscht und kämmt sich selbst. Sehr häufig wird die Schwester mit Patienten in Berührung kommen, welche von einer zweckmäßigen Gesundheitspflege, was Mund, Nase und Hände anbelangt, nicht den richtigen Begriff haben. Das Zähneputzen lernen überhaupt sehr viele erst im Krankenhause. Man soll aber darauf dringen, dass ordentlich Zahnpflege getrieben wird. Das hauptsächlichste ist das Spülen des Mundes, wobei die Zähne ordentlich mitabgespült werden. Dem Spülwasser kann man etwas Salz oder Myrrhentinktur oder auch Wasserstoffsuperoxyd zusetzen. Die Nägel sind bei jedem Patienten nachzusehen und gehörig zu verschneiden, am besten ganz kurz. Nur keine Trauerränder und Krallenpfoten! Ebenso lässt man gelegentlich sich die Füsse vorzeigen. An diesen befindet sich zuweilen eine solche Kruste von Schmutz, besonders bei Leuten, welche barfuss gegangen sind, dass tatsächlich nur mit grosser Mühe und Ausdauer einigermaßen für das Bett erträgliche Verhältnisse geschaffen werden können.

Von besonderer Wichtigkeit ist die Säuberung bei solchen Kranken, welche ganz auf fremde Hilfe angewiesen sind. Hier muss der ganze Akt der Reinigung vom Pflegepersonal vorgenommen werden. Hierbei ist eine grosse Geduld und Unverdrossenheit erforderlich. Man muss dafür sorgen, dass man dem Patienten nicht weh tut, dass man ihn ordentlich stützt, hebt, alles sorgsam vorbereitet und dass die Reinigung zwar in allen Teilen gründlich, aber mit der möglichsten Schnelligkeit vorgenommen wird, denn so schonend sie auch sein mag, etwas beschwerlich auch für den Kranken sind die Säuberungsmaßnahmen stets. Wenn es geht, soll ein solcher hilfloser Kranker täglich einmal von Kopf bis zu Fuss gewaschen werden. Man entkleidet ihn dazu am besten gänzlich, deckt die Bettdecke über ihn zu und wäscht nun einen Teil des Körpers nach dem andern, am besten mit lauwarmem Wasser ab und trocknet hinterher gleich den gewaschenen Teil wieder ab. Meist kommt man allein nicht aus, sondern braucht die Hilfe einer zweiten Person. Das Haupthaar ist bei Männern leicht zu pflegen, bei Frauen muss es täglich durchgekämmt werden. Hierzu teilt man es in zwei Hälften, welche seitlich gelegt und auch seitlich ausgekämmt werden. Vor dem Kämmen wird ein Tuch untergelegt. Die Zöpfe werden auch seitlich geflochten. Unstreitig einfacher ist die Pflege des Bubikopfes. Ebenso wie jeder andere Kranke sich nach jeder Mahlzeit Hand und Mund waschen soll, muss mit hilflosen Kranken nach jeder Mahlzeit dasselbe gemacht werden.

Besonderen Schwierigkeiten begegnet häufig die Pflege des Mundes. Mit einer Zahnbürste lassen sich die Zähne schlecht reinigen. Man hilft sich hier mit in Wasser oder in eine Wasserstoffsuperoxydlösung getauchten Mulläppchen oder Wattebäuschchen, mit denen man die Zähne abreibt. Die Mundhöhle selbst kann man mit Stieltupfern auswischen. Eine solche Reinigung des Mundes wirkt immer besonders wohltuend auf den Kranken und ist besonders da am Platze, wo es sich um fieberhafte Erkrankungen handelt. Hierbei bilden sich erfahrungsgemäß häufig Krusten auf den Zähnen, auf den Lippen und auf der Zunge, welche schliesslich ganz hart werden. Hier muss durch allseitiges Betupfen mit Wasser der Austrocknung vorgebeugt werden. Ein Inhalationsapparat kann hierbei ausgezeichnete Dienste leisten. Von der Zunge kann man die Krusten mittels eines halbstumpfen Schabers abkratzen. Es sollen jedoch nur mühelos zu entfernende Belege weggenommen werden. Wenn der Kranke ein künstliches Gebiss trägt, so wird es nachts in einfachem kalten Wasser aufbewahrt und öfter gereinigt.

In eine besondere Klasse von Kranken gehören diejenigen Menschen, welche ausser ihrer Hilflosigkeit sich noch dauernd beschmutzen. Es kommt dieses bei gewissen Rückenmarkserkrankungen vor, bei denen ständig Kot und Urin abgeht. Hier lässt sich ein bestimmtes Säuberungsschema nicht aufstellen. Solche Kranken stellen die höchsten Anforderungen an die Leistungsfähigkeit des Pflegepersonals. Es existieren allerdings für solche unreinliche Kranke eine besondere Art von

Betten. Diese schützen aber nicht absolut vor deren Beschmutzung. Es sei auch an dieser Stelle, wie schon beim Beschreiben des Durchliegegeschwürs, darauf hingewiesen, dass solche Kranke sehr leicht zum Durchliegen neigen.

Bei der Säuberung des Kranken ist besonders darauf zu achten, dass die Haut hinterher ordentlich trocken gemacht wird. Nässe erzeugt auf der Haut Kälte und ein unbehagliches Gefühl. Während des Waschens muss der Körper vor Zugluft geschützt werden. Das Abtrocknen geschehe mit nicht zu weichen, aber auch nicht zu rauhen Tüchern.

# III. Praktische Arzneimittellehre.

Wir können die Arzneien auf verschiedenem Wege dem Körper des Kranken einverleiben. Im grossen ganzen unterscheiden wir:

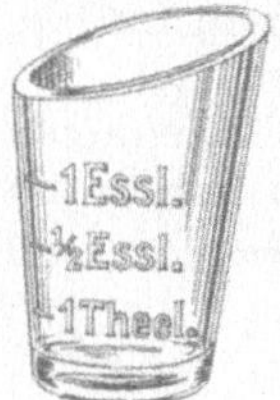

Abb. 165.

1. das Eingeben durch den Mund (der fremdlautige Ausdruck lautet per os),
2. in den Mastdarm (per rectum, rectal),
3. in und unter die Haut (intracutan, subcutan),
4. in die Blutadern (intravenös),
5. auf die Haut,
6. in die Muskulatur (intramusculär).

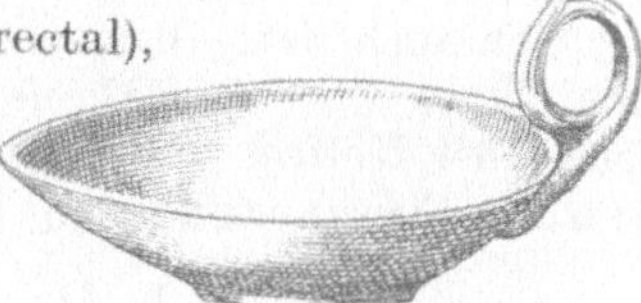
Abb. 166. Einnahmelöffel.

Für alle Arten des Eingebens ist die Kenntnis der dazu gebräuchlichen Maße und Gewichte vor allen Dingen erforderlich. Es existieren für Flüssigkeiten bestimmte, durch Übereinkommen festgelegte Abmessungen. Die kleinste ist der Tropfen, hierzu sollte immer eine Tropfflasche mit Tropfenzähler benutzt werden. Hat man eine solche nicht zur Hand, so muss man die Mündung der Flasche vorher etwas durch Ausgiessen anfeuchten und dann die Tropfen abzählen. Weil es sich hier meist um starkwirkende Mittel handelt, ist besondere Vorsicht und Sorgfalt notwendig. Man kann die Tropfen in Wasser, Milch, Kakao, Kaffee usw. auflösen oder auf Zucker oder Brot u. dgl. geben, je nachdem nun der Geschmack derselben ein angenehmer ist oder nicht.

Wir unterscheiden bei dem Eingeben von Arzneien den Teelöffel (5 g), den Kinderlöffel (10 g) und den Esslöffel (15 g). Es gibt recht zweckmäßige Einnehmegläser, welche aus durchsichtigem Glase angefertigt sind und eine Einteilung von 5, 10, 15 und 20 g aufweisen. Ausserdem gibt es Arzneilöffel aus Porzellan, welche auf der Innenfläche schwarze Marken für die Grösse des Tee- und Kinderlöffels haben. Von grösseren Maßen, welche bei Verordnungen von Salzlösungen, Heilquellen, Wein zur Anwendung kommen, können gemerkt werden ein Likörglas (20 ccm), ein Portweinglas (60 g), ein Weinglas (125 g), eine Tasse (200 g) und ein Wasserglas oder ein Suppenteller (250 g).

Während die flüssigen Arzneien sich meist leicht durch den Mund verabfolgen lassen, ist dies bei pulverförmigen oft nicht der Fall. Manche Pulver werden teelöffel- und messerspitzenweise genommen (sog. Schachtelpulver), sonst kommen sie in kleinen Paketchen als abgeteilte Pulver vom Apotheker zur Ausgabe. Manche Pulver lösen sich in Wasser und können so schnell heruntergetrunken werden; man muss darauf achten, dass auch alles eingenommen wird. Die Pulver, die sich im Wasser nicht lösen, können in irgendeiner Flüssigkeit verrührt und dann getrunken werden. Wenn es sich um schlecht schmeckende Pulver handelt, so z. B. um das sehr bitter schmeckende Chinin, so hüllt man es in Oblaten oder in Kapseln ein. Oblatenpulver werden folgendermaßen zugerichtet: Man feuchtet eine Oblate an, legt sie schnell auf einen Ess- oder Einnehmelöffel, schüttet das Pulver darauf und schlägt die Ränder der Oblate über dem Pulver zu, dann gibt man es mit etwas Wasser dem Kranken zu schlucken. Die Oblate ist so schlüpfrig, dass sie ohne Beschwerde hinabgleitet. Handelt es sich um Tabletten, so ist manchem das Einnehmen unmöglich und manche zerkauen die Tabletten erst, was das Einnehmen nur erschwert. Hier hilft man sich, indem man die Tabletten vorher in Wasser auflöst oder indem man sie in eine Oblate einhüllt. Pillen hüllt man ebenfalls zweckmäßig in Oblaten ein oder man gibt sie zusammen mit etwas Marmelade oder Pflaumenmus. Einem besonderen Widerwillen begegnet man bei dem Eingeben von Rizinusöl. Es ist schon zweckmäßig, vorher dem Kranken nicht zu sagen, dass er Rizinusöl bekommen soll. Die im Gebrauch dafür bekannten Scherznamen sind Ananasöl oder Soldatenhonig. Man kann aber das Einnehmen sehr erleichtern durch Verrühren mit Braunbier oder Kaffee. Zweckmäßig ist auch das Aufschichten auf heisse, gut gesalzene Fleischbrühe.

## 1. Das Einatmen von Arzneimitteln.

Wenn es sich um eine Erkrankung der Mund- und Nasenhöhle oder der Atemwege, z. B. des Kehlkopfes handelt, so benutzt man sehr gern die sogenannten Inhalationsapparate.

Es ist hier dasselbe Prinzip wie bei der Blumenspritze angewendet, nur dass die einblasende Person hier durch einen Wasserkessel, in dem Dampf entwickelt wird, ersetzt ist. Der Kessel darf nur zur Hälfte mit Wasser gefüllt werden. Auf dem Kessel befindet sich ein Sicherheitsventil. Wenn nun der Dampf sich entwickelt, so strömt er aus der Düse oder einer schmalen, feinen Öffnung aus. Indem er nun an einem ebenso feinen, senkrecht zu ihm stehenden Glas- oder Metallröhrchen, welches in der betreffenden Arzneiflüssigkeit steht, vorbeistreicht, verteilt sich die Arzneiflüssigkeit in dem Wasserdampf. Diese Inhalationsapparate werden besonders gern bei Katarrhen der Nase und des Kehlkopfes angewendet, auch bei Luftröhrenentzündungen; ausserdem, wenn z. B. bei fieberhaften Erkrankungen der Mund und auch die Rachenhöhle dauernd eintrocknen.

Es gibt ferner besondere Einatmungsmasken, welche zur Einatmung, z. B. von Terpentin und Eukalyptusöl, dienen; ferner die in manchen Krankenhäusern gebrauchte sogenannte Terpentinpfeife, die von den Kranken immer sehr gern benutzt wird.

Sehr wichtig ist die Einatmung von Sauerstoff. Hierzu haben wir besondere Einatmungsmasken, welche durch einen Schlauch mit einer Sauerstoffbombe verbunden sind. In dieser Bombe, welche nichts anderes als einen besonders widerstandsfähigen eisernen Behälter darstellt, ist Sauerstoff unter grossem Druck eingepresst und kann durch ein Ventil abgelassen werden[1]).

Der Sauerstoff spielt, wie wir aus der Physiologie des Blutkreislaufes wissen, in unserem Körper eine grosse Rolle und wir können ohne ihn überhaupt gar nicht leben. Bei Erstickungsgefahren fehlt uns der Sauerstoff, wir können ihn aber mit der eben geschilderten Vorrichtung künstlich zuführen. Die Maske wird auf Mund und Nase gepresst, dann strömt der Sauerstoff direkt in den Mund ein und wird geatmet (wichtig für Unglücksfälle!).

Gewisse Arzneistoffe werden tropfenweise in die hohle Hand oder auf ein Taschentuch gegossen und eingeatmet. So z. B. bei Asthmaanfällen.

[1]) Siehe den Roth-Drägerschen Apparat bei der Narkose!

Endlich sind noch die Gurgelungen zu erwähnen. Die Gurgelflüssigkeit darf auf keinen Fall verschluckt werden. Das Gurgelwasser soll streng nach ärztlicher Vorschrift bereitet werden und lauwarm sein. Jedesmal, wenn noch etwas Gurgelwasser übrig geblieben ist, entfernt man das Glas aus der Nähe des Kranken, damit es nicht mit dem gewöhnlichen Trinkwasser verwechselt wird. Das gilt besonders für giftige Gurgelungen (Kali chloricum).

Ein sehr wichtiges Kapitel, welches die Schwester beherrschen muss, ist die Verabfolgung von Arzneimitteln durch den Mastdarm. Das einfache Wasserklystier soll unter dieser Rubrik mitbesprochen werden. Zur Verabfolgung von Flüssigkeiten in den Mastdarm stehen uns die Klystierspritzen zur Verfügung. In neuerer Zeit verwendet man die Stempelspritzen zu Wasserklystieren überhaupt nicht mehr, sondern nur die Irrigatoren, die aus verschiedenem Material mit Einteilung in ccm angefertigt sein können. Die Irrigatoren müssen stets peinlich sauber gehalten werden. Der Gummischlauch

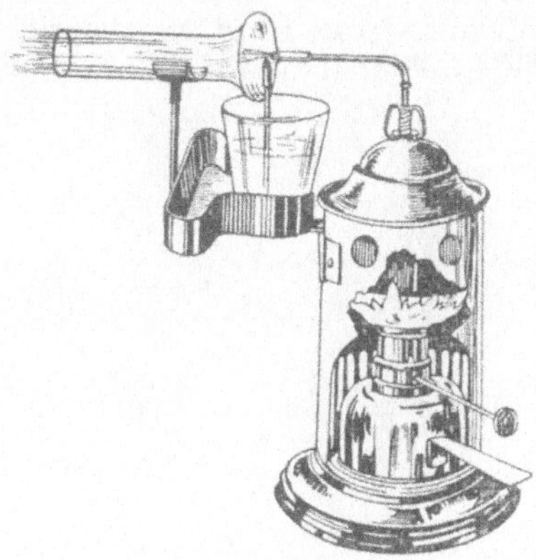

Abb. 167. Inhalationsapparat.

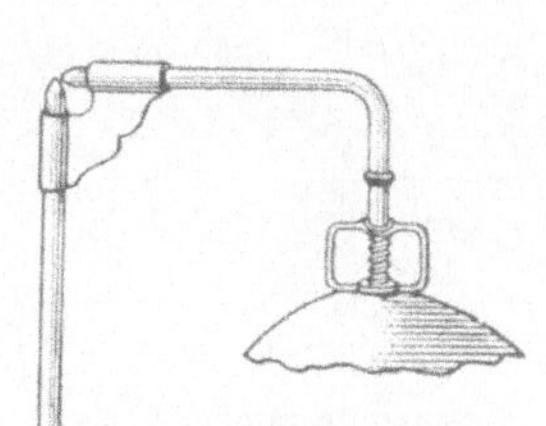

Abb. 167a. Dampfausströmungsöffnung des Apparates.

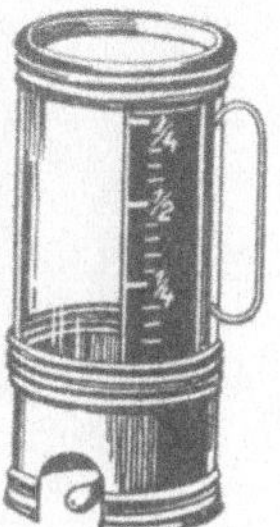

Abb. 168.

und das in den After einzuschiebende Mündungsstück müssen stets nach Gebrauch gesäubert und durchgespült werden. Man tut das Ansatzstück zweckmäßigerweise vorher in Lysolwasser und spült es hinterher gut durch. Wenn man das Mündungsstück in den After einführt, so muss man dabei behutsam vorgehen und etwas Öl oder Fett gebrauchen. Keineswegs darf Gewalt angewendet werden. Ein Klystier umfasst gewöhnlich 500 ccm. Bei Verabfolgung des Klystiers soll der Kranke auf der linken Seite liegen, in der Nähe der Bettkante.

Man unterscheidet zunächst Reinigungs- und Entleerungs-Klystiere. Diese werden gewöhnlich mit reinem Wasser ausgeführt. Für die Reinigungsklystiere genügt meist reines, lauwarmes Wasser in der Menge von $\frac{1}{2}$ bis $\frac{3}{4}$ Liter; auch zu abführenden Zwecken genügt diese Menge meistenteils. Zusatz von Seife und Salz verstärken die Wirkung. Stopfende Klystiere sind z. B. solche aus Haferschleim, Salepschleim usw. (Menge: 5 Esslöffel voll). Nährklystiere kann man nach einem alten Rezept folgendermaßen bereiten: Man nimmt $\frac{1}{4}$ Liter Rotwein, gibt dazu einen Eidotter, einen Esslöffel Traubenzucker, einen Esslöffel Pepton und einen Esslöffel Mehl, quirlt alles durcheinander, gibt dazu 10 Tropfen Opiumtinktur und verteilt ein solches Nährklystier auf ungefähr 3 Teile. Man muss es bei dem Kranken ausprobieren, wieviel man auf einmal geben kann; manche können nur kleine Mengen halten und manche behalten einen ganzen Viertelliter bei sich. Man fange deshalb mit kleinen Mengen an. Vor den Klystieren muss ein Reinigungsklystier gegeben werden.

Recht wirkungsvoll ist das Einspritzen von Glyzerin zu Abführungszwecken in den After. Hierzu gibt es besondere Spritzen, die je nachdem 5—10 ccm fassen und ein gebogenes Ansatzstück haben.

Kochsalzeinläufe sind bei solchen Patienten, welche stark ausgeblutet waren und wo es sich darum handelt, Flüssigkeit rasch zu ersetzen, von ausgezeichneter Wirkung. Man gibt derartige Einläufe am besten als Tröpfcheneinläufe. Vorher muss aber eine Reinigungsklystier gemacht werden. Macht man keinen Tröpfcheneinlauf, so gibt man am besten in viertelstündigen Abständen etwa je 100 ccm ein. Man wird erstaunt sein, wie schnell die Aufnahme in den Körper erfolgt. Besonders hat sich diese Form als praktisch bei den starken Nachblutungen im Wochenbett erwiesen, wenn keine Einrichtungen zur Hand waren, unter die Haut einzuspritzen. Der Tröpfcheneinlauf wird folgendermaßen angestellt: Man nimmt ein Darm-

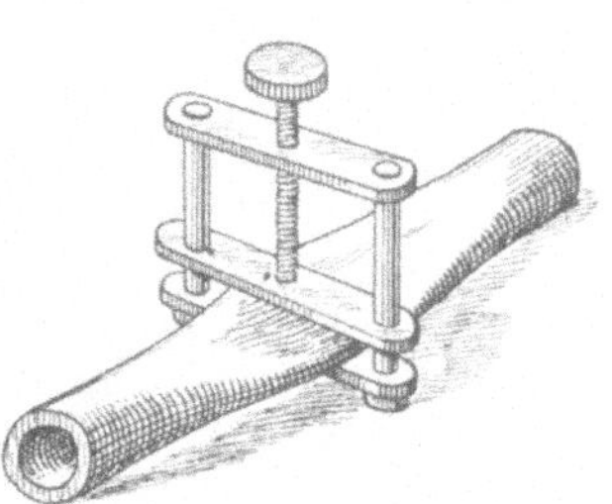

Abb. 169. Schraubenklemme zum Tröpfcheneinlauf.

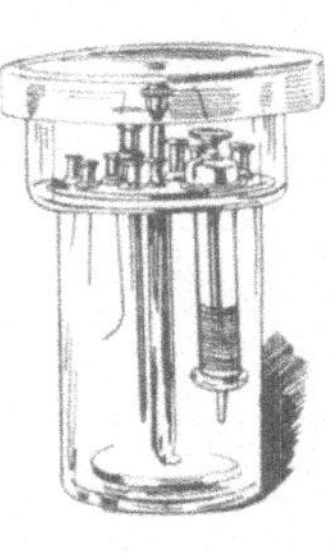

Abb. 170.

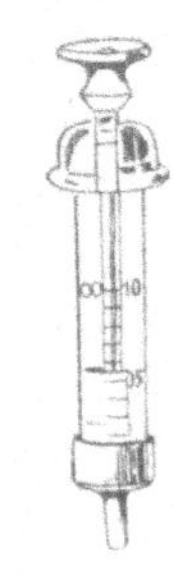

Abb. 171. Rekordspritze.

rohr, verbindet es mit dem Irrigatorschlauch und legt an den Schlauch eine Klemmschraube, welche soweit zugedreht wird, dass gerade die Flüssigkeit aus dem Darmrohr abtropfen kann.

Es ist nun auf weiter nichts zu achten, als darauf, dass das Rohr nicht aus dem After herausgeht und dass der Irrigator mit einem Tuch überdeckt wird. Derartige Tröpfcheneinläufe lassen sich besonders gut anwenden, um das Allgemeinbefinden der Kranken nach Operationen schnell zu heben und überhaupt, wenn starker Flüssigkeitsverlust aus irgend einem Grunde bei vorhergehender Krankheit vorhanden gewesen ist. Als Lösung verwendet man 0,7 bis 0,9%ige Kochsalzlösung, die sogenannte physiologische Kochsalzlösung. Es wird auch ein Zusatz von Traubenzucker empfohlen.

Sollen auf dem Wege des Mastdarmes Arzneimittel (Adrenalin, Digitalis) verabfolgt werden, so werden sie am besten tropfenweise einer Flüssigkeit zugesetzt.

Die Einspritzungen in und unter die Haut geschehen mittels kleiner Spritzen. Die älteste von ihnen, die ihren Namen von ihrem Erfinder Pravaz hat, hält eine Flüssigkeit von 1 ccm. Die Spritze ist in $^1/_{10}$ ccm abgeteilt. Es gibt jetzt derartige Spritzen in verschiedenen Ausführungen, am besten sind die Rekordspritzen und die Luerschen Spritzen. An den Luerschen Spritzen haben wir fast nur Glas, der Stempel ist eingeschliffen. Die Rekordspritzen haben einen Stempel aus Metall und lassen sich ebenso wie die Luerschen Spritzen gut auseinandernehmen und sterilisieren.

Dieses ist von den alten Spritzenmodellen, deren Teile aus Hartgummi mit z. B. Papier- oder Lederstempel sind, nicht der Fall. Wenn man Spritzen auskocht, so soll man sie voll Wasser ziehen und nach dem Kochen in Alkohol oder 3%ige Karbolsäure legen. Will man Einspritzungen vornehmen, so muss man vorher die desinfizierende Flüssigkeit sorgfältig durch mehrfaches Ausspritzen mit destil. Wasser entfernen. Das Aufbewahren der Spritzen geschieht jetzt vielfach in besonderen Gläsern über Formalindämpfen, dieses hat sich als zweckmäßig erwiesen. Man hat sich immer davon zu überzeugen, dass der Stempel der Spritzen gut im Gange ist und dass die Kanülen sich niemals verschliessen. Beides erreicht man dadurch, dass man nach jedem Gebrauch Kanüle und Spritze mehrmals

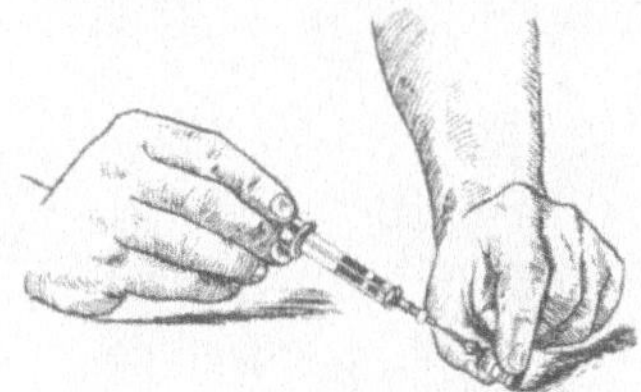

Abb. 172. Aufsaugen der Injektionsflüssigkeit.

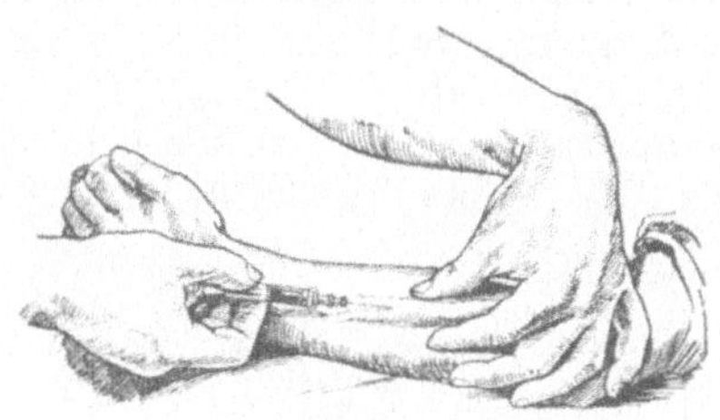

Abb. 173. Subkutane Injektion.

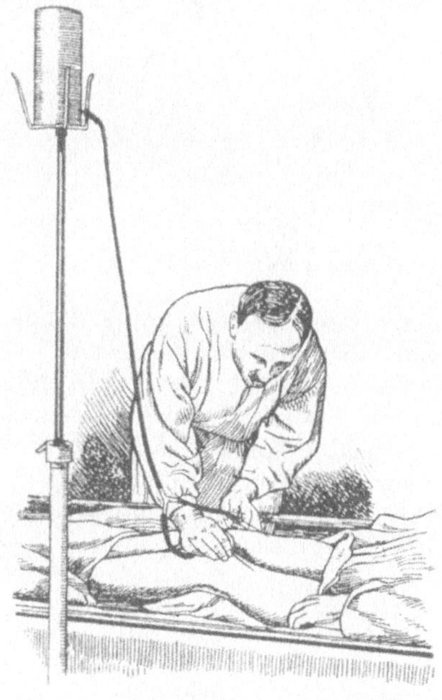

Abb. 174. Subkutane Kochsalzinfusion.

mit Alkohol durchzieht und einen feinen Draht in die Kanüle einzieht. Den Spritzenstempel kann man mit einer Fettart nur ganz leicht bestreichen, z. B. Vaseline. Wenn die Spritzen längere Zeit nicht gebraucht werden, muss man sie nachsehen.

Will man nun eine Einspritzung vornehmen, so wird die Haut an der betreffenden Stelle in eine Falte gehoben und in diese Falte eingestochen. Man wähle nie die Beugeseiten der Arme, denn hier verlaufen grosse Gefässe, welche man verletzen kann, deshalb wähle man stets die Streckseite. Gebräuchlich ist der Unterarm z. B. für Morphiumeinspritzungen. Zweckmäßig ist die Rückseite des Oberarmes, weil dort die Haut weicher ist und ein grösseres Fettpolster besitzt. Es muss darauf geachtet werden, dass keine Luft in der Spritze bleibt, die beim Anziehen leicht hineinkommen kann. Die Stelle der Haut, wo die Einspritzung gemacht wird, wird vorher mit Alkohol, Äther, Benzin abgerieben oder mit Jodtinktur bestrichen. Der

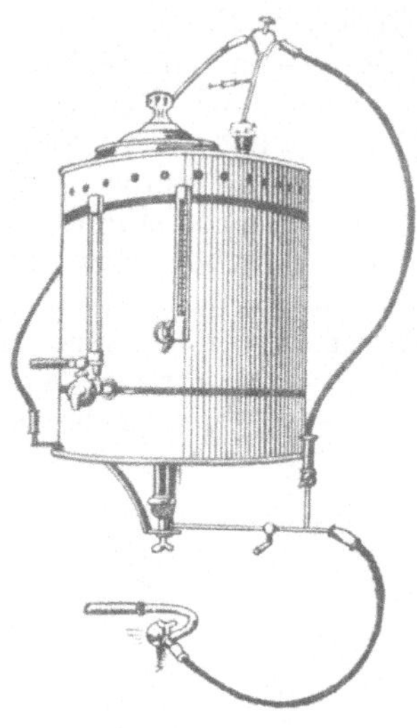
Abb. 175. Apparat für sterile Kochsalzlösung, die ständig auf 45° bleibt.

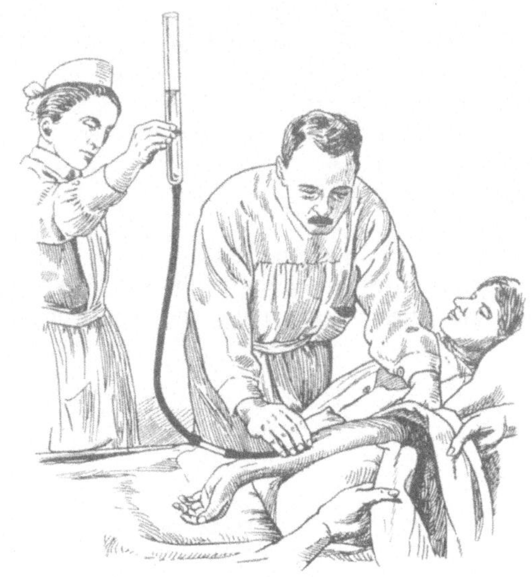
Abb. 176. Intravenöse Injektion.

Inhalt der Spritzen muss langsam unter die Haut gespritzt, die Spritze schnell herausgezogen werden. Die Öffnungen durch ein besonderes Pflaster zu verkleben, ist nicht notwendig. Unter die Haut werden aber nicht nur Mengen bis zu 1 ccm, wie es bei den Pravazschen Spritzen der Fall ist, eingespritzt, sondern auch zuzeiten bedeutend mehr. Sehr bekannt ist das Einspritzen von Heilserum, z. B. bei Diphtherie oder Tetanus. Hierzu wählt man grössere Rekord- oder Luersche Spritzen, welche vorher peinlich sauber sterilisiert sein müssen, und benutzt die Rückseite des Oberarmes,

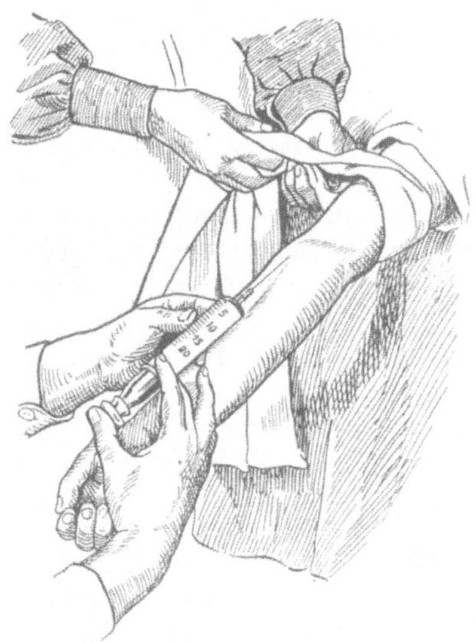
Abb. 177. Intravenöse Injektion (Binde auf).

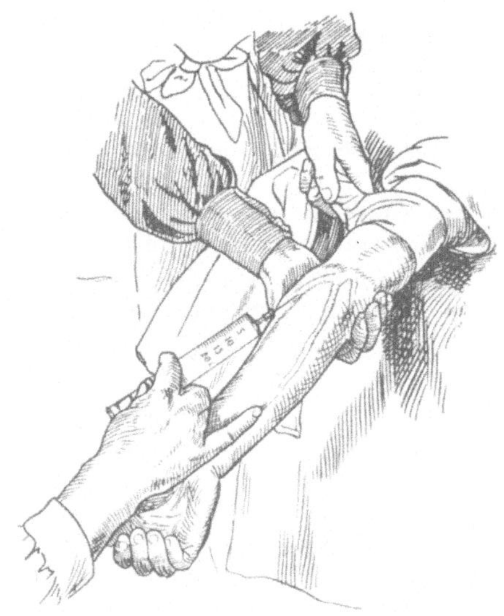
Abb. 178. Blutentnahme (Venen gestaut).

die Haut des Bauches oder der Oberschenkel. Die subkutane Kochsalzinfusion spielt eine sehr grosse Rolle. Die hierzu erforderlichen Instrumente sind ein Irrigator, ein Schlauch, der sich mit Hilfe eines angeschalteten Glaswinkels in 2 Teile teilt und in seinen beiden Enden besonders gestaltete Kochsalzkanülen trägt. Die Schwester hat dafür zu sorgen, dass dieser Apparat, wenn er gebraucht wird, vollständig steril zubereitet wird. Für den Gebrauch gilt die Vorschrift wie bei allen anderen subkutanen Infusionen, besonders die, dass keine Luft mithineingespritzt wird.

Einer besonderen Beliebtheit erfreuen sich zur Zeit die Einspritzungen in die Blutadern. Hierdurch kommt das Arzneimittel sogleich in den allgemeinen Blutkreislauf und an die Zellen heran. Auf diese Weise werden eingespritzt Salvarsan (gegen Syphilis), Kollargol (gegen Sepsis), Digitalis, Strophanthus, Arsen, Kochsalz und noch manche andere Mittel. Die Einspritzung nimmt stets der Arzt vor. Vor ihr müssen die Blutadern angestaut werden. Da meist die Gegend der Ellenbeuge benutzt wird, weil hier recht grosse Blutadern unmittelbar unter der Haut verlaufen, wird die Stauungsbinde, welche auch durch ein gedrehtes Handtuch zu ersetzen ist, am Oberarm angelegt und so fest geschnürt, dass die Blutadern dick hervortreten. Sobald der Arzt die Kanüle in die vorher mit Äther abgeriebene Blutader eingeführt hat, wird die Staubinde gelockert, damit das Arzneimittel in den Körper zurückfliessen kann.

Für manche Zwecke, z. B. Untersuchung auf im Blut befindliche Bakterien, zur Anstellung der Wassermannschen Reaktion auf Syphilis, wird dem Patienten Blut entnommen. Das geschieht entweder mit der Kanüle allein oder mit der Luerschen Glasspritze. Hierbei wird die Staubinde nicht gelockert, damit das Blut herausfliessen soll.

Es bilden sich nach intravenösen Einspritzungen manchmal kleine Blutergüsse unter der Haut. Hierbei ist auch von dem scheinbar Harmlosesten dem Arzt sofort Nachricht zu geben, da sie häufig erst später durch Blaufärbung der Haut zu erkennen sind.

Auch die äussere Haut kann als Aufnahmemittel für Arzneistoffe dienen. Diese werden aufgerieben. Zu den im Volke sehr verbreiteten Einreibungen werden spiritushaltige Lösungen, ferner mit Öl und Fett gemischte Arzneien benutzt. (Opodeldok, flüchtiges Linement, Chloroformöl, Salizyltalg, graue Salbe). Beim Einreiben kann man lederne Handschuhe anziehen oder sogenannte, aber nicht sehr verbreitete Reibeballen aus Leder benutzen. Die Haut wird vorher ordentlich gesäubert, weil sonst leicht Furunkel entstehen. Besondere Wichtigkeit hat die Anwendung der grauen (Quecksilber-) Salbe bei Syphilis. Mit dem Einreiben geht man hier schrittweise vorwärts, indem man ein Glied nach dem anderen darannimmt. Eine verbreitete Anwendung findet die Einreibung auf die Haut bei der Behandlung der Hautkrankheiten. Da manche Salben (Chrysarobin, Peru, Protargol) untilgbare Flecke in der Wäsche hervorbringen, ist in den Kliniken für solche Kranke meist eine besondere Wäsche eingeführt.

Anhangweise seien erwähnt die Spülungen der Blase, der Scheide und die Einträufelungen in Auge und Ohren.

Zum Spülen der Blase ist das Einführen eines Blasenkatheters notwendig. Wir unterscheiden weiche und harte Katheter. Der Katheterismus ist stets Sache des Arztes. In Ausnahmefällen kann die Schwester die weibliche Blase katheterisieren. Hierzu muss die Harnröhrenmündung mit einem Sublimattupfer abgetupft werden, während Daumen und Zeigefinger der anderen Hand die kleinen Schamlippen spreizen. Dann wird der ausgekochte sterile Katheter direkt auf die Harnröhrenmündung aufgesetzt und in die Blase geschoben.

Spülungen der Blase hat die Schwester nur vorzubereiten. Die Spülflüssigkeit muss, wenn vom Arzt nichts anderes verordnet ist, lauwarm und in genügender Menge vorhanden sein.

Spülungen der Scheide können ausnahmsweise vom Pflegepersonal ausgeführt werden. Man achte darauf, dass sich im Spülrohr keine Luft mehr befindet und führe das Spülrohr laufend ein. Keine Spülung der Scheide darf ohne ärztliche Erlaubnis und Verordnung gemacht werden! Das Spülrohr ist am besten fingerdick mit abgerundetem stumpfem Scheidenende. Es sind viele verwerfliche Scheidenspülapparate im Handel, besonders solche mit spitzen Ansatzstücken. Hier kann eine verständige Gemeindeschwester viel Aufklärung schaffen und gesundheitsfördernd wirken.

Einträufelungen werden hauptsächlich in Auge und Ohr vorgenommen. Beim Auge träufelt man dem Patienten bei hintenübergelegtem Kopf einen oder nach Bestimmung des Arztes mehrere Tropfen in die abgezogene untere Lidtasche. (Tropfenpipetten!)

In das Ohr träufelt man die vorher erwärmte Flüssigkeit bei Seitenlage des Kopfes.

Bei Ausspritzung der Ohren benutzt man eine besondere Ohrenspritze. Die Flüssigkeit muss lauwarm sein. Man zieht die Ohrmuschel etwas an und richtet den Strahl mit mittlerer Kraft nicht direkt in den Gehörgang, sondern etwas winkelig zu ihm.

# IV. Badepflege.

## A. Wärme- und Kältebehandlung.

Es hat Zeiten gegeben, in denen die Wasser- und Bäderbehandlung von führenden Ärzten geringschätzig betrachtet wurde. Sie ist aber ein wichtiger Heilfaktor. Die Heileinflüsse, welche wir durch die Wasserheilkunde vermitteln, rühren her von Kälte und Wärme, die wir je nachdem stärker oder schwächer anwenden. Daneben wird die Haut durch die mechanische Berührung mit Tüchern, Kneten und Klatschen gereizt. Man kann dem Bad auch noch Arzneimittel verschiedener Art zusetzen.

Es ist durch genaue Untersuchung festgestellt, dass die Kälte einen grossen Einfluss auf die Blutgefässe ausübt. Durch Kältereize erfolgt zunächst ein Blasserwerden der Haut, bald aber eine mehr oder weniger starke Rötung. Je heftiger die Kälte wirkt, um so stärker pflegt die Rötung (Reaktion) zu sein. Wenn die Haut von einem Kältereiz betroffen wird, so ziehen sich die ganzen Hautgefässe und vielleicht die oberflächlichen Muskelgefässe zusammen, und zwar ist es gleich, ob nur ein kleinerer Teil oder der ganze Körper abgekühlt wird. Es wird infolgedessen aus der Umgebung des Körpers ein grosser Teil des Blutes nach dem Inneren getrieben, und es kommt eine Anreicherung der Organe der Bauchhöhle und Brusthöhle mit Blut zustande. Das Herz hat daher im Anfang eines kalten Bades mehr Arbeit zu leisten, weil der Blutdruck zunächst steigt. Später wird seine Arbeit leichter. Der Puls wird deutlich langsamer. Eine ausgesprochene Wirkung ist ferner auf die Atmung vorhanden. Trifft ein kalter Wasserstrahl unseren Körper, so pflegt die Antwort darauf eine tiefe Einatmung zu sein. Besonders leicht lässt sich diese durch plötzliche Kälteeinwirkung auf Nacken und Hinterhaupt hervorrufen. Die Anregung zur tiefen Atmung ist einer der wichtigsten Einflüsse der Kälte auf den menschlichen Körper. Die Leistungsfähigkeit der Muskulatur wird durch kalte Bäder erhöht; auf das Nervensystem üben sie eine belebende und erfrischende Wirkung aus.

## 1. Die kalte Teilwaschung.

Eine recht beliebte und schonende Kaltwasseranwendung ist die Teilwaschung.

Der Patient befindet sich hierbei völlig nackt im Bett zugedeckt, oder auf einer Pritsche. Das Wasser, welches verwendet wird, soll eine Temperatur von 20—10 Grad Celsius haben. Es sind weiter 2 Handtücher erforderlich. Das eine kommt in den Eimer mit dem kalten Wasser, das andere wird als Frottiertuch benutzt. Beim Beginn der kalten Waschung am Arm streckt der Patient den einen Arm unter der Bettdecke hervor, der Pfleger wringt das nasse Tuch aus und legt es um den Arm des Patienten. Der Arm wird dann unter dem Tuche in langen Zügen gerieben, etwa ½ Minute lang. Dann wird das Armtuch in das Wasser zurückgeworfen und der Arm mit dem Frottiertuch trocken gerieben. In gleicher Weise wird der andere Arm, die Beine, Brust und Bauch und zuletzt der Rücken bearbeitet.

Man kann je nachdem das Wasser kälter oder wärmer nehmen und stärker oder schwächer frottieren und bekommt dementsprechend einen stärkeren oder schwächeren Reiz.

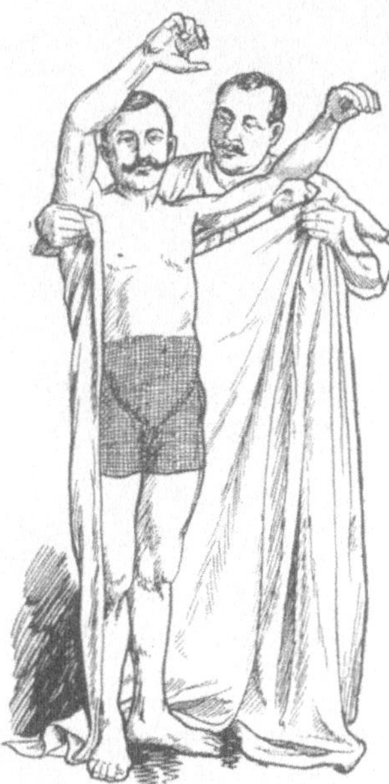

Abb. 179. Ganzabreibung 1.

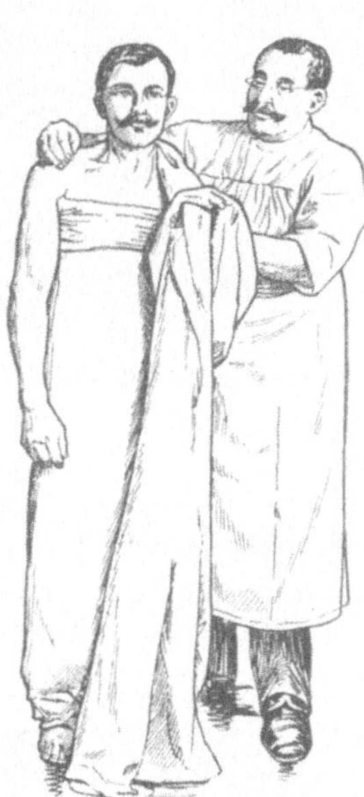

Abb. 180. Ganzabreibung 2.

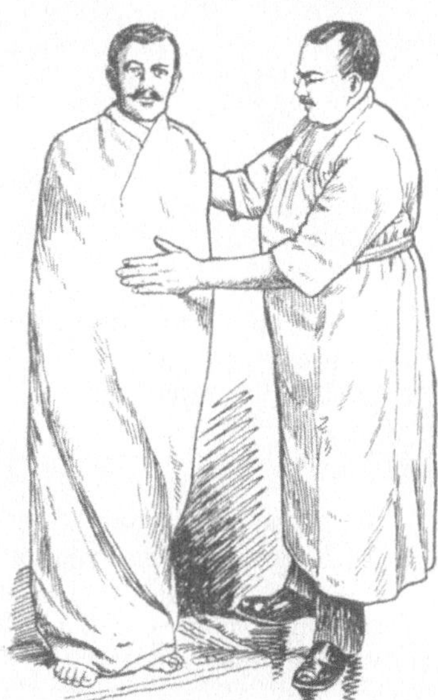

Abb. 181. Ganzabreibung 3.

## 2. Die Ganzabreibung.

Der Patient befindet sich in einem gut temperierten Zimmer stehend auf einer Unterlage aus Schilf oder Stroh. Er kann auch Pantoffeln aus Bast oder Schilf tragen. Ein grobes Leinentuch, von der Grösse eines Bettlakens, wird in Wasser von 25—10 Grad C getaucht und ausgerungen. Der Patient hält die Arme horizontal. Das Laken wird nun in folgender Weise um den Körper gewickelt. Man beginnt an der rechten Achselhöhle und legt es über den Rücken hinweg. Den Anfang des Lakens hält der Patient mit dem herabgeschlagenen rechten Arm fest. Das Laken wird nun unter den linken Arm, der dann ebenfalls angelegt wird, über die Brust zur rechten Achselhöhle und über den Rücken zur linken Schulter und rechten geführt. Wenn das Laken ganz umgeschlagen ist, so erfolgt die Abreibung. Der Pfleger reibt mit flachen Händen auf dem Badetuche an dem Körper auf und nieder. Nach 2—3 Minuten wird das Tuch abgenommen und der Patient abgetrocknet.

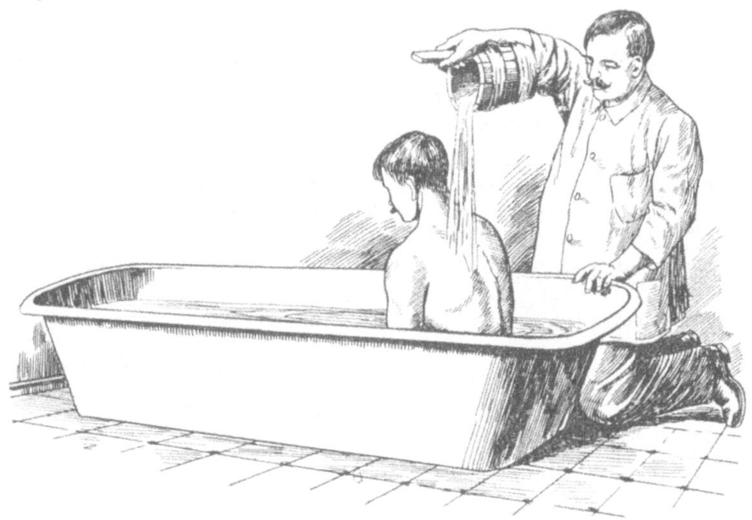

Abb. 182. Halbbad.

## 3. Die Abklatschung.

Man kann den Reiz, welchen man durch das Streichen ausübt, noch dadurch erhöhen, dass man den Körper abklatscht. Dies geschieht mit flachen Händen und schonend.

## 4. Das Halbbad.

Das Halbbad gehört zu den beliebtesten Mitteln der Badekunst. Der Patient nimmt es in einer Wanne, in der das Wasser nur etwa 30 cm hoch steht.

Die Temperatur des Wassers soll 28—18 Grad C betragen. Der Patient setzt sich, nachdem er sich abgekühlt hat, in die Wanne und reibt sich selbst tüchtig mit dem lauen Wasser Brust und Bauch. Nun folgt die Übergiessung. Diese wird mit einem Holzschöpfer und bedeutend kühlerem Wasser als das der Badewanne, nämlich 8—15 Grad C, allmählich kühler werdend, ausgeführt. Die Übergiessungen sollen vor allem Hinterkopf und Rücken treffen, weniger die Brust. Dies wird solange fortgesetzt, bis eine lebhafte Rötung der Haut eingetreten ist. Dann wird das Bad abgebrochen oder dieselbe Sache wiederholt. Man kann zuletzt auch, um den Reiz noch zu steigern, kaltes Wasser zulaufen lassen, so dass etwa eine Abkühlung der Temperatur des Bades um 2 Grad zustande kommt. Während des ganzen Bades soll der Patient sich stets lebhaft selbst frottieren.

## 5. Duschen und Güsse.

Einen intensiven Reiz üben die überall sehr verbreiteten Übergiessungen mit verschieden kaltem Wasser aus. Wenn man einen geringeren mechanischen Reiz ausüben will, so benutzt man die Brausen: einen stärkeren Effekt hat der Strahl, den man aus verschiedener Höhe herabfallen lassen kann. Die hauptsächlichste Wirkung solcher Kaltwasserbehandlung beruht auf der kurzen intensiven Kälteeinwirkung. Man soll deshalb eine Übergiessung oder eine kalte Dusche nicht lange ausdehnen. Das sogenannte Schwammbad eignet sich vorzüglich zur Abhärtung. Der Patient saugt hierzu einen möglichst grossen Schwamm voll kalten Wassers und drückt ihn über sich aus und reibt sich danach ordentlich ab.

Man unterscheidet verschiedene Formen von Duschen.

1. Die Regendusche. Das Ansatzstück einer solchen besteht aus einer Brause, wie bei einer Giesskanne, mit mehr oder weniger feinen Löchern. Das ausstrahlende Wasser kann ferner verschiedene Figuren durch besondere Einrichtungen annehmen. Man spricht deshalb von Glocken-, Zirkel- und Kapellenduschen. Unter schottischer Dusche versteht man eine solche, welche warm anfängt und mit einer kurzen kalten Dusche beschlossen wird. Ähnlich wirkt die sogenannte Wechseldusche; hier folgt auf einen kurzen heissen Strahl ein kurzer kalter in mehrmaligem Wechsel.

Einen ähnlichen Einfluss wie die Duschen haben die von Kneipp empfohlenen Güsse. Diese werden meist kalt angewendet. Sie lassen sich sehr leicht ausführen. Man benötigt dazu nichts weiter als einen Schlauch, den man an eine Wasserleitung anschliesst. Die einzelnen Güsse sollen kurz ausgeführt werden, dabei soll die Kraft des Wasserstrahles nicht erheblich sein, sondern er soll breit am Körper herablaufen. In der einfachsten Form kann man zum Giessen eine einfache Giesskanne benutzen, der man die Dülle abgeschraubt hat.

Den geringsten Reiz üben Bäder aus, welche eine der Körpertemperatur möglichst entsprechende Wärme haben. Das sind solche von 34—37 Grad C (indifferent warme Bäder). Meist werden sie als einfache Reinigungsbäder verwendet. Längere Zeit hindurch ausgedehnt machen sie müde und beruhigen.

## 6. Wärme

ruft in nicht zu grosser Stärke auf den Körper gebracht kein Blasswerden der Haut hervor, sondern sogleich eine Rötung. Das beruht auf der Erweiterung der Hautgefässe, ein Vorgang, der sich aber auch in der Tiefe bemerkbar macht. Nur wenn die Hitze stärker wirkt, kommt auch bei ihr zuerst ein Erblassen der Haut zustande, dem aber die Rötung folgt. Die stärkere Blutfüllung der Gewebe hat einen heilenden Einfluss, so z. B. bei Entzündungen.

Bei der Einwirkung der Kälte hatten wir gesehen, dass der Puls verlangsamt wird. Das umgekehrte ist bei der Hitze der Fall. Bei Temperaturen, welche über 36 Grad C liegen, kommt eine starke Beschleunigung der Herztätigkeit zustande. Das Herz hat zu Anfang eine geringere Arbeit zu leisten, auf die Dauer erhöht sich aber im heissen Bade die Leistung des Herzmuskels. Es ist somit ein heisses Bad für das Herz gefährlicher als ein kaltes. Die Muskulatur wird nach einem kurzen heissen Bade gestärkt, nach längerer Einwirkung aber ermüdet. Das Nervensystem verhält sich ähnlich.

## 7. Das Heissluftbad.

Ein Heissluftbad lässt sich mit einfachen Mitteln herstellen. Der Patient legt sich in sein Bett und bekommt eine Trockeneinpackung (ein trockenes Laken und darüber ein wollenes Tuch oder wollenes Bettlaken). Dann wird ein Überbau über dem Patienten hergestellt, indem einige grosse Reifenbahren übergestellt werden. Diese werden mit wollenen Decken überdeckt. An dem einen Ende wird nun die heisse Luft zugeleitet. Das bewerkstelligt man mit einem dünnen Ofenrohr, welches nur gut abgedichtet sein muss. Die Heizquelle ist je nachdem eine Spirituslampe, ein Bunsengasbrenner oder ein besonders konstruierter Ofen, deren mehrere im Handel zu haben sind.

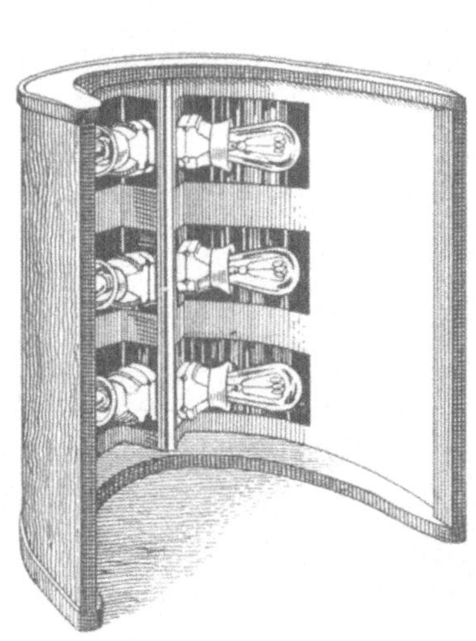

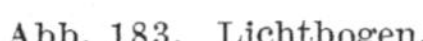

Abb. 183. Lichtbogen.

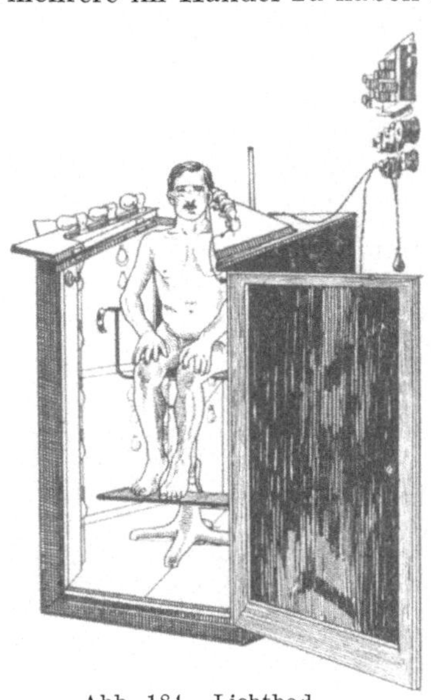

Abb. 184. Lichtbad.

In neuerer Zeit hat man auch elektrische Heizvorrichtungen zur Erhitzung des Körpers angewendet. Die Temperatur steigt sehr schnell in einem solchen Heissluftbad. Sie braucht 50—55 Grad nicht zu übersteigen. Wenn ein kräftiger Schweissausbruch erfolgt ist, so kann man den Patienten noch ungefähr $^{3}/_{4}$ Stunde in dem Apparat lassen, wobei man ihn allerdings ständig wegen etwaiger Nebenwirkungen auf das Herz beobachten muss. Später gibt man ihm anschliessend ein Wasserbad von lauwarmer Temperatur und lässt ihn dann noch $^{1}/_{2}$ Stunde lang ausruhen.

Eine sehr brauchbare Einrichtung für das Schwitzen ist das Lichtbad. Hier sitzt der Patient bis zum Kopf in einem Kasten, welcher innen mit gut heizenden Glühbirnen ausgekleidet ist. Die Temperatur erreicht hier ziemlich schnell je nach der Zahl der eingeschalteten Lampen bis zu 75 Grad und noch mehr. Es ist dringend notwendig, den Kranken im Lichtbad ständig zu beobachten.

## 8. Sandbäder

werden in flachen hölzernen Wannen hergerichtet. Der Sand wird vorher erwärmt. Der Patient wird, nachdem er sich in die Wanne gelegt hat, bis auf den Kopf vollständig mit dem Sand bedeckt. Die Temperatur des Sandes beträgt etwa 45—50 Grad. Man kann die Temperatur auch noch etwas steigern. Der Patient bleibt eine Stunde in dem Bad liegen und wird nachher in ein Reinigungsbad gebracht, damit die am Körper haftende Sandkruste entfernt wird.

### 9. Dampfbäder

sind besonders in Russland sehr verbreitet. Man kann sie sehr einfach zu Hause so herstellen, dass man in eine Badewanne einen Holzrost tut, den Patienten darauflegt und darunter kochendes Wasser leitet.

Es gibt auch sehr billige kleine Dampfentwickler, die sehr zu empfehlen sind. In den modernen Badeanstalten gibt es ganze Zimmer und Kammern, welche mit Dampf durchströmt werden. Die Temperatur in einem Dampfbad soll nicht höher sein als 47 Grad.

Sehr beliebt bei manchen Leiden ist die örtliche Anwendung der Heissluft. Am meisten hat sich hier die Methode von Bier, der sogenannten Heissluftkästen, eingebürgert. Es gibt für alle Gelenke des Körpers besonders konstruierte Kästen, in welche die Heissluft durch einen Quinckeschen Schornstein eingeleitet wird. Am Deckel des Kastens ist ein Luftventil und ein Thermometer angebracht. Die Hitze kann bis 95 Grad C und noch mehr betragen. Die Sitzung soll ca. eine Stunde dauern.

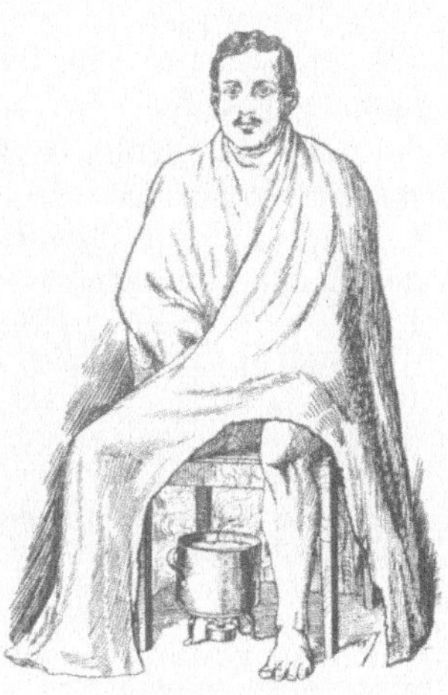
Abb. 185. Dampfbad.

Ebenso lassen sich Sandbäder in Form von heissen Sandsäcken örtlich anwenden. Beliebte ähnliche Mittel sind Thermophore, heisse eingewickelte Bügeleisen, mit heissem Wasser gefüllte Steinkruken usw.

Neuerdings wendet man die Heissluft auch in Duschenform an. Man benutzt hierzu elektrisch zu heizende Apparate (Fönapparate).

### 10. Das Dauerbad.

Bei gewissen Erkrankungen ist es vorteilhaft, die Patienten ständig im Wasser zu haben. Wenn der Körper z. B. von Wunden bedeckt ist, die eine einigermaßen schmerzfreie Lagerung selbst mit den vollkommensten Erleichterungen nicht gestatten (Brandwunden, schwerer Dekubitus, Geschwüren der Haut), haben wir in dem permanenten Wasserbad eine Einrichtung, welche einen schädlichen Druck auf die erkrankten Stellen nicht aufkommen lässt. Ein solches Bad kann mit einfachen Mitteln hergerichtet werden. In eine Wanne mit einem Abflussrohr wird ein Laken eingehängt. Dieses kann durch besondere Lakenhalter befestigt werden oder auch mit Holzschrauben, wie sie der Tischler gebraucht (Leimzwingen). Der Kopf der Patienten kann auf ein Gummikissen gelagert werden. Die Temperatur eines solchen permanenten Bades nimmt nur langsam ab. Zweckmäßig ist allerdings eine Heizvorrichtung. Die Industrie hat ebenfalls einige gute Muster derartiger Bäder konstruiert, doch dürfte deren Anschaffung nur in einem grösseren Betriebe gerechtfertigt sein.

## B. Medizinische Bäder.

### 1. Das Kohlensäurebad.

In der Natur existieren viele kohlensäurehaltige Quellen, so z. B. in Marienbad, in Nauheim, welche seit langer Zeit als wichtige Medizin z. B. bei Herzkrankheiten verordnet werden. Wir können uns auch künstliche kohlensaure Bäder herstellen.

In den Apotheken und Drogengeschäften gibt es schon fertig vorbereitete, mit Gebrauchsanweisung versehene Badezusätze. Für den Hausgebrauch eignet sich besonders ein älteres Verfahren, nämlich der Zusatz von Salzsäure und doppeltkohlensaurem Natron. Aus diesen beiden Stoffen entwickelt sich dann die Kohlensäure. Man hat zu einem Bade etwa 1 Kilo doppeltkohlensaures Natron und 1 Kilo rohe Salzsäure notwendig (250 Liter Wasser gerechnet). Eine andere Art der Zubereitung ist der Zusatz von saurem schwefelsaurem Salz und doppeltkohlensaurem Natron.

Man beginnt das Kohlensäurebad mit einer Temperatur von ungefähr 34 Grad zuerst 7—10 Minuten lang. Der Gehalt an Kohlensäure soll zunächst nur ein geringer sein. Allmählich steigt man und gibt dann immer kühlere Bäder.

Die Kohlensäure ist gasförmig und steigt in Form feinster Bläschen in dem Badewasser in die Höhe: sie perlt. Diese Bläschen sammeln sich überall an dem Körper des Badenden, und die Haut rötet sich lebhaft. Im allgemeinen hat der Badende das Gefühl einer wohltuenden Wärme.

Da die Kohlensäure schwerer als die Luft ist, sammelt sie sich *auf der Oberfläche des Bades*. Wenn also der Patient gerade mit dem Gesicht nur aus dem Badewasser heraussieht, so wäre es möglich, dass er in der Kohlensäureatmosphäre atmen muss. *Es kann hierdurch Erstickung hervorgerufen werden.* Daraus geht schon hervor, dass ein Kohlensäurebad nie ohne Aufsicht verabreicht werden soll.

## 2. Das künstliche Soolbad.

Das Bad soll 1—5%ig soolhaltig sein. Zu 250 Liter Wasser sind also bis zu 25 Pfund Badesalz (Stassfurter Badesalz) erforderlich. Die Temperatur betrage im Anfang 34 bis 37 Grad.

## 3. Senfbäder.

Man nimmt zu den Senfbädern frischgestossenes Senfmehl, ungefähr 250 g, rührt es zu einem Brei an, tut den Brei in einen Leinwandbeutel und drückt ihn in dem Badewasser aus. Es entwickelt sich bei den Senfbädern ein Geruch, der die Augen stark reizt. Man deckt daher am besten das Bad zu.

## 4. Moorbäder.

Die Moorbäder werden selten in der Wohnung eines Kranken angewandt, sondern meist in den bekannten Badeorten, wie Schmiedeberg, Elster usw. Man unterscheidet das eigentliche Moorbad und das daran anschliessende Reinigungsbad. Zu einem Bade braucht man ungefähr 50 Kilo Moorerde. Diese wird mit heissem Wasser zu einem Brei verrührt von ungefähr 37 Grad C.

## 5. Kräuterbäder.

Es werden zu den Kräuterbädern starkriechende Kräuter wie Pfefferminz, Rosmarin, Thymian, Majoran, Lavendel, Gewürznelken und Kubeben verwendet. Man nimmt auf ein Bad 250 g.

Macht man ein Heu- oder Gräserbad, so nimmt man 1 kg auf das Bad.

## 6. Kleiebäder.

Man kocht in einem Leinwandbeutel 4 bis 6 Pfund Kleie mit 6 Liter Wasser $^1/_2$ Stunde lang und setzt die Abkochung dem Bade zu.

## 7. Warme Aufschläge.

Die warmen Aufschläge erfreuen sich einer recht grossen Beliebtheit, da sie die Wärme meist gut halten. Man verwendet Leinsamen und mit der Schale gequetschte gekochte Kartoffeln.

Der Brei wird in einer Pfanne hergestellt und in einem Leinwandbeutel eingeschlagen. Zum Erwärmen des Breies gibt es besonders kleine Öfen.

### 8. Der Thermophor.

Thermophore sind Gummibeutel, welche mit einem Salz gefüllt sind. Vor der Anwendung werden sie meistens eine halbe Stunde lang gekocht und dann, in ein Tuch gewickelt, aufgelegt. Sie halten die Wärme sehr lange und haben sich schnell eine grosse Beliebtheit gesichert. Lange dauernde und oft wiederholte Wärmeumschläge färben schliesslich die Haut braun. Man kann selbstverständlich auch Verbrennungen erzeugen. Überhaupt soll man bei der Anwendung sowohl starker Kälte als starker Wärmereize in Form der ebengenannten Umschläge recht vorsichtig sein und lieber öfter einmal zuviel als zu wenig kontrollieren, da schon recht unerfreuliche Vorkommnisse zu Ersatzansprüchen gegen Schwester und Arzt geführt haben. An Stelle der Thermophore sind jetzt elektrische Heizkissen häufig verwendet.

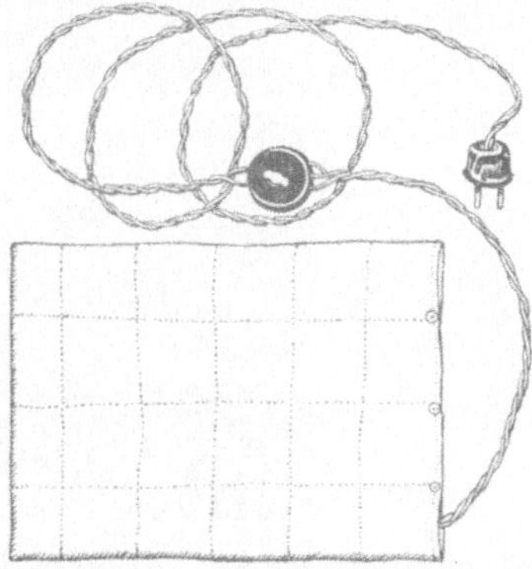

Abb. 186. Elektr. Heizkissen.

## C. Teilbäder.

### 1. Das Sitzbad.

Das Sitzbad wird in einer Sitzbadewanne verabreicht, in welcher der Patient etwa bis zum Nabel ungefähr bis zur Mitte der Oberschenkel im Wasser sitzt. Wir unterscheiden zunächst

a) das kurze kühle Sitzbad:
Dauer 3—5 Minuten bei einer Temperatur von 10—15 Grad C;

b) das verlängerte kalte Sitzbad:
Dauer 10—30 Minuten, Temperatur dieselbe;

c) das warme Sitzbad:
Temperatur bis zu 38 Grad C und von halbstündiger Dauer;

d) das heisse Sitzbad:
Temperatur je nachdem sie vertragen wird.

### 2. Das Fussbad.

Fussbäder werden in kleinen Fussbadewannen verabreicht. Man kann diese auch so einrichten, dass sie von dem Wasser durchströmt werden. Sie werden je nach den Temperaturen in verschiedene Arten eingeteilt (siehe Einteilung der Sitzbäder).

### 3. Hand- und Armbäder.

Zum Verabreichen dieser Bäder dient eine Arm- bzw. Handbadewanne, wie sie sich sehr einfach herstellen lässt. Am gebräuchlichsten sind heisse Handbäder, besonders bei gleichzeitiger Anwendung der Massage.

### 4. Einpackungen und Umschläge.

Die feuchte Einpackung: Die feuchte Einpackung wird zu zweierlei Zwecken angewendet, 1. zur Wärmeentziehung und 2. zur Wärmestauung.

Ausführung zu 1:

Ein Leinentuch wird in kaltes Wasser getaucht und der Körper des Patienten damit eingehüllt. Über dieses Laken kommt ein wollenes Tuch.

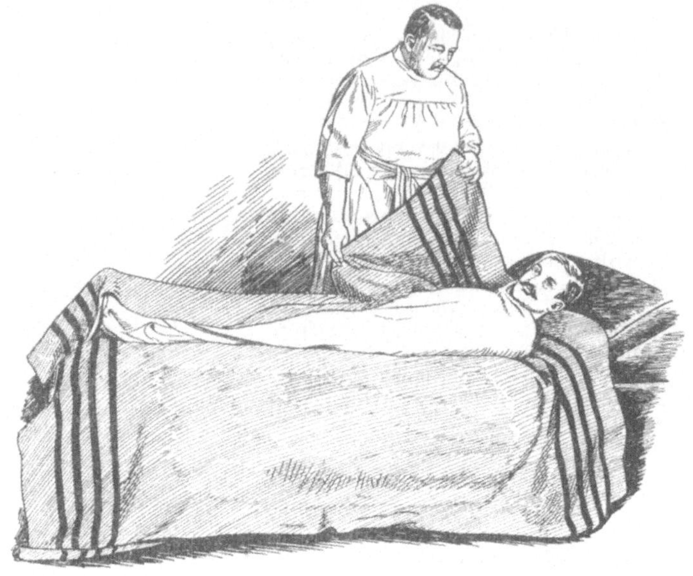

Abb. 187. Ganzpackung 1.

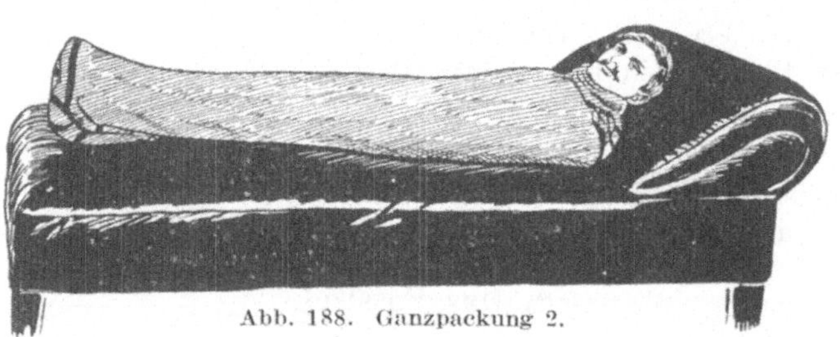

Abb. 188. Ganzpackung 2.

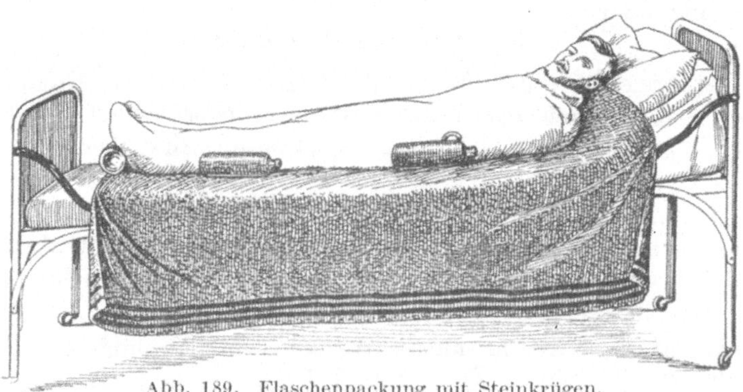

Abb. 189. Flaschenpackung mit Steinkrügen.

Sobald das Laken warm geworden ist, wird es gewechselt, damit dem Körper von neuem Wärme entzogen werden kann. Man wechselt das Laken ungefähr 4 mal.

Will man eine wärmestauende Wirkung hervorrufen, so wird zunächst wieder ein in Wasser von 10—15 Grad C getauchtes Laken möglichst dicht umwickelt und eine doppelte Lage wollener Decken darüber getan. Nach verschieden langer Zeit kommt es in dieser Packung zum Schweissausbruch, meist nach 45 Minuten. Es ist nötig, einen solchen Patienten zu beobachten, da viele die Wärme und das Schwitzen von Anfang an nicht gut vertragen.

## 5. Die verschiedenen Umschläge (Wickel).

Die Umschläge stammen von Priessnitz. Sie werden so ausgeführt, dass ein in kaltes Wasser getauchtes Leinentuch gut ausgerungen auf den Körper gebracht wird, darüber kommen eine oder mehrere Lagen Wolle oder Flanell.

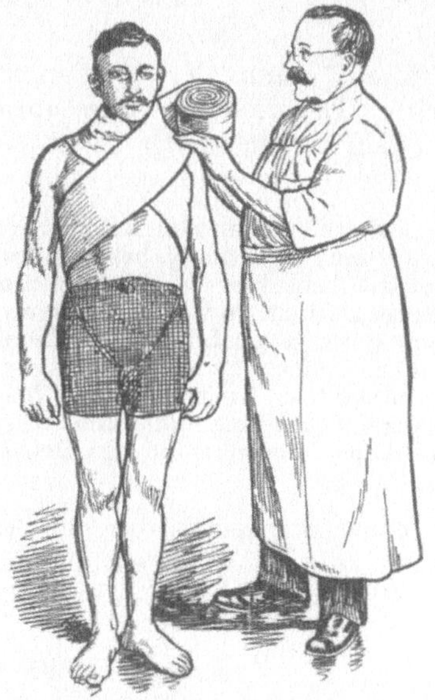

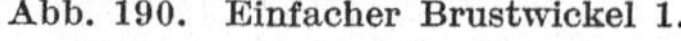

Abb. 190. Einfacher Brustwickel 1.

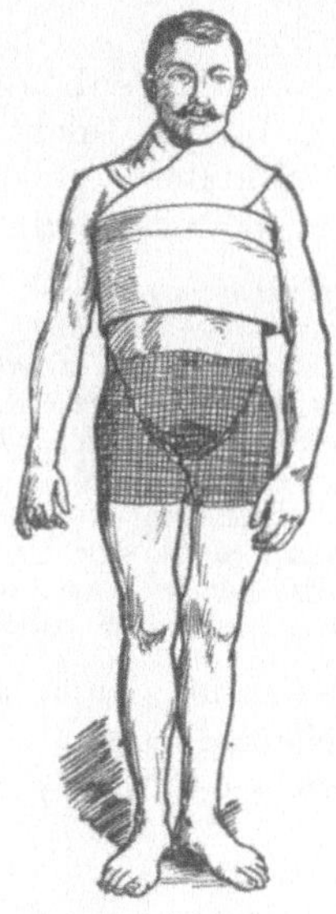

Abb. 191. Einfacher Brustwickel 2.

Die Umschläge werden gewöhnlich 2—3 stündlich gewechselt. Das Bedecken des feuchten Leinentuches mit einem undurchgängigen Stoff, wie Billrothbattist, Gutta-Percha u. dgl. entspricht nicht der Originalvorschrift von Priessnitz. Das Verfahren hat sich aber eingebürgert, wohl aus dem Grunde, dass Flanell- und Wolltücher, wenn sie unmittelbar mit dem nassen Umschlag in Berührung kommen, sich vollsaugen. Ein solcher Umschlag wäre dann folgendermaßen auszuführen: Auf die Haut kommt zunächst das in Wasser von 10—15 Grad C getauchte Leinentuch. Darauf kommt 2—3 cm über das Leinen hinausragend der wasserdichte Stoff und über ihn Flanellwickel- oder Wollfaden.

Es ist darauf zu achten, dass nach Abnehmen des Umschlages die Haut gleich abgetrocknet wird, weil sonst eine sehr starke Verdunstungskälte entsteht.

An allen Teilen des Körpers lassen sich solche Umschläge nach Priessnitz anbringen. Es gibt einen Brustumschlag, einen Halsumschlag, Kopfumschläge, Stammesumschläge, Bauchumschläge, Hämorrhoidalbinden usw.

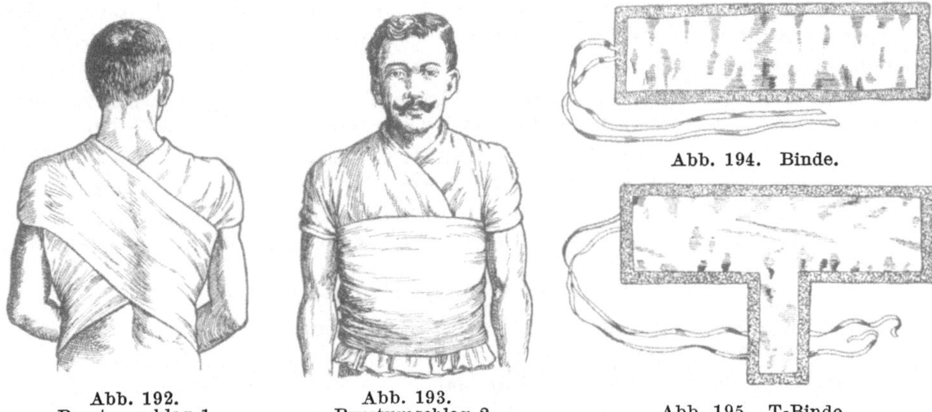

Abb. 192. Brustumschlag 1.

Abb. 193. Brustumschlag 2.

Abb. 194. Binde.

Abb. 195. T-Binde.

Der Brustumschlag. Es ist falsch, wenn der Brustumschlag die Spitzen der Lungen nicht mit umgreift. Ein richtiger Brustumschlag soll um beide Schultern gewickelt sein. Sehr zweckmäßig lässt sich dies folgendermaßen herstellen.

Man nimmt zwei an der kürzesten Seite zusammengenähte Handtücher, taucht sie in 10—15 Grad C warmes Wasser und legt die Nahtstelle auf die Mitte der Brust. Beide Enden werden dann unter die Achselhöhle nach hinten geschlagen, auf dem Rücken gekreuzt, über die Schultern geführt und sich kreuzend unter die Brustumwicklung gesteckt. Darüber kommt dann je nachdem eine Kreuzbinde aus Wollstoff, oder vorher noch eine Lage undurchlässigen Stoffes. Es ist sehr zweckmäßig, die einzelnen Touren mit Sicherheitsnadeln festzustecken. Man erreicht hierdurch auch, dass der Umschlag im ganzen zusammenhält und nicht rutscht, wie es häufig der Fall ist, wenn z. B. der Umschlag nur um die Brust geht und die Schultern nicht mit umgreift.

Der Stammesumschlag. Dieser Umschlag reicht von der Achselhöhle bis zur Schenkelbeuge. Das nasse Tuch soll 2—4 Lagen haben; darüber wird ein wollenes Tuch gelegt, welches die Ränder des nassen Tuches gut

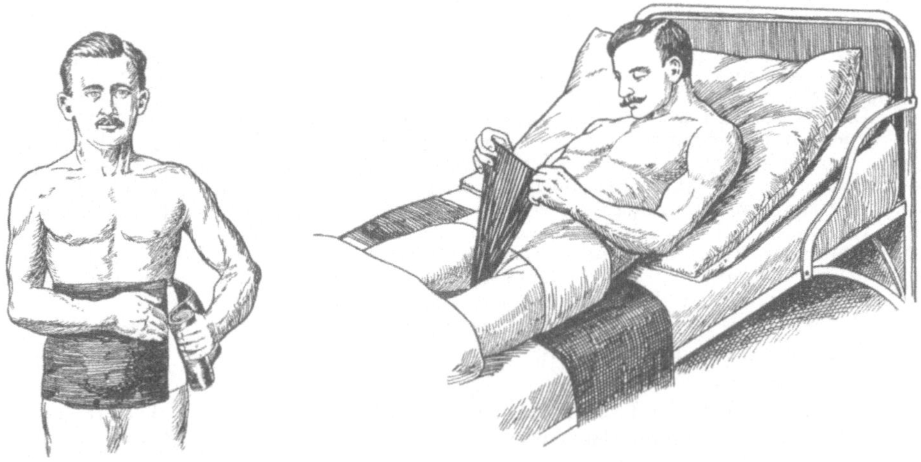

Abb. 196. Neptunsgürtel.

Abb. 197. Hämorrhoidalbinde.

überdeckt. Der Umschlag wird am besten so eingerichtet, dass man in ein Bett zu unterst das Woll- oder Flanelltuch legt, darauf das feuchte Leinentuch. Der Patient legt sich dann darauf, und es wird um seinen Körper zuerst das feuchte und dann das wollene Tuch geschlagen. Der Stammesumschlag bleibt gewöhnlich mehrere Stunden liegen.

Die Leibbinde (sogenannter Neptunsgürtel). Der richtige Neptunsgürtel besteht aus einem 40—50 cm breiten Leinenstreifen von etwa 3 m Länge. Am Ende befinden sich 2 Bändchen, mit welchen die Binde auf dem Leib festgebunden wird. Man rollt nun ein Meter der Binde auf, taucht ihn in kaltes Wasser, wickelt ihn um den Leib und den trockenen Teil der Binde darüber.

Der Halsumschlag. Der Halsumschlag wird oft zusammen mit dem Brustumschlag angelegt. Es ist bei ihm darauf zu achten, dass er nicht zu fest angezogen wird, damit keine Stauung eintreten kann. Am besten geht man um Schultern und Achselhöhle mit herum und wickelt die nassen Touren bis zu den Ohrläppchen. Besonders bei diesem Umschlag hat sich das Dazwischenwickeln eines undurchlässigen Stoffes eingebürgert.

Der Kopfumschlag wird in ähnlicher Weise hergestellt.

Hämorrhoidalbinden. Der Hauptbestandteil ist eine T-Binde, deren senkrechter Teil unter den Beinen über die Dammgegend geführt wird, während der horizontale wie ein Gürtel um den Leib gelegt wird.

Wadenbinden werden entweder nach dem obigen Umschlagschema ausgeführt oder in Form sogenannter hydropathischer Stiefel, d. h.: über einen mit kaltem Wasser durchfeuchteten Baumwollstrumpf wird ein wollener Strumpf gezogen. Dieses Volksmittel ist als sogenanntes ableitendes Mittel sehr im Gebrauch.

Eisbeutel. Der Eisbeutel ist ein Kälteträger. Er ist meistenteils aus Gummi oder einem Gummituch hergestellt. Zuweilen kann man auch eine Schweinsblase mit Eis füllen. Die Eisbeutel werden in verschiedener Form hergestellt, als runde und ovale Säcke von verschiedener Grösse, als Halskrawatten, Ohreisblasen und als sogenannte Chapmansche Beutel.

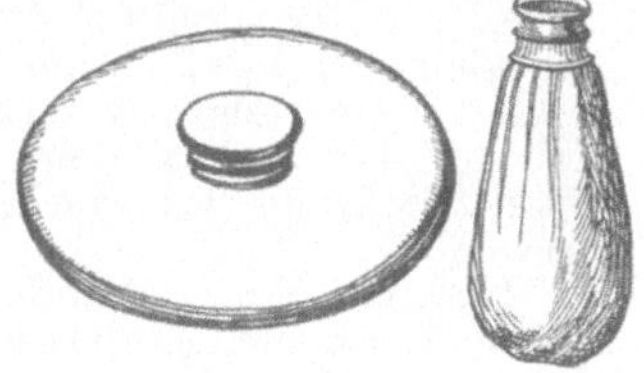

Abb. 198. Eisbeutel.

Der Verschluss besteht meistens aus einer Metallverschraubung, und es muss stets darauf geachtet werden, dass er wirklich gut schliesst. Man füllt die Eisbeutel mit kleinen Eisstückchen. Es soll möglichst wenig Luft hineinkommen. Das erreicht man besonders auch dadurch, dass man nach dem vollständigen Füllen erst den Verschluss fest verschraubt und dann die Eisblase hochnimmt. Nicht etwa, wie es oft geschieht vor dem Zuschrauben an der Verschlussöffnung die Eisblase in die Höhe heben! Eine Eisblase darf nicht lecken und niemals direkt auf den Körper gelegt werden. Man hüllt sie in ein Leinentuch ein. Wird sie von dem Patienten als unangenehmer Druck empfunden, z. B. bei Bauchfellentzündung, so wird man sie zweckmäßigerweise an eine Reifenbahre hängen. Ab und zu kommt es vor, dass durch allzu langes Liegen eines Eisbeutels auf der blossen Haut die Hautstelle brandig wird (Eisgangrän).

Ähnliche Wirkung wie die Eisblase haben die Kühlschläuche oder Kühlröhren. Sie werden in Form von Kappen für den Kopf, in Form von vielfach zusammengelegten Spiralwindungen für die Herzgegend und für alle Gelenke hergestellt. Man leitet durch dieses Kühlsystem Wasser von verschiedener Temperatur. Man braucht einen Eimer für die Zuleitung und einen Abflusseimer. Der Zuflusseimer steht etwa ½ m höher als das Lager des Patienten. Das Wasser wird mittels Heberwirkung aus dem hochstehenden Eimer herausgezogen. Das Rohr muss in ihm bis auf den Boden reichen.

Man kann natürlich auch heisses Wasser durch die Röhren leiten und sie ebenso zu Heizzwecken verwenden.

### 6. Fichtennadelbäder.

Es wird dem Bade ein Fichtennadelöl zugesetzt. Je nach der Herstellungsweise erzielt man eine verschieden starke Konzentration. Man richtet sich am besten nach der mitgegebenen Gebrauchsanweisung.

### 7. Schwefelbäder.

100—200 g Schwefelkalium werden im Bade aufgelöst.

# V. Tätigkeit der Operationsschwester.

## A. Die Operationsschwester (Instrumentierschwester oder Operationssaaloberin).

Die Operationsschwester hat in dem Krankenhaus eine Vertrauensstellung. Ihr müssen die Regeln der Desinfektion, der Aseptik und Antiseptik in Fleisch und Blut übergegangen sein. Auf ihrer Tätigkeit beruht in der Hauptsache der gute Operationsverlauf. Es geht hieraus auch hervor, wie verantwortungsvoll eine solche Stellung ist. Folgende Gegenstände unterstehen ihrer dauernden Kontrolle.

**1. Die Operationswäsche.** Operationsmäntel, Schleier, Handschuhe, Trikotärmel, Operationstücher und sonstige bei der Operation verwendete Stoffe.

**2. Verbandstoffe und Tupfer.**

Alle unter 1 und 2 genannten Gegenstände werden gewöhnlich in grösseren oder kleineren Sterilisationsbüchsen oder Trommeln nach Schimmelbusch verpackt. Die einzelnen Wäschearten sind dabei auf verschiedene Trommeln verteilt. Verbandstoffe und Binden aller Art, Watte, Tamponadetücher usw. werden stets in verschiedenen Trommeln für sich sterilisiert. Ebenso die Zwirn- und Gummihandschuhe.

Ehe man Gummihandschuhe dem Dampf aussetzt, müssen sie ordentlich mit Talkum innen eingepudert werden. Man kann auch die einzelnen Finger locker mit Gaze ausstopfen. Dann wird der Handschuh in eine doppelte Lage Gaze gepackt und so sterilisiert.

In eine sterilisierte Trommel darf nur die desinfizierte Hand hineingreifen. Erweist es sich trotzdem als notwendig, undesinfiziert etwas herauszunehmen, so muss man sich hierzu eines sterilisierten Instrumentes, einer Pinzette oder Kornzange, bedienen. Man kann auch ein Instrument zu diesem Zweck schnell in einer Gas- oder Spiritusflamme abbrennen. Ist zu dem Gebrauch einer Operation eine Trommel einmal geöffnet worden, so wird sie am besten gleich wieder sterilisiert. Sehr zweckmäßig sind die Schimmelbuschschen Trommeln mit Treteinrichtungen. Man tritt hierbei auf einen Hebel und öffnet sich dadurch den Deckel, welcher beim Loslassen des Hebels sofort wieder von selbst zuklappt.

**3. Instrumente.** Die Instrumente werden in eigens dazu hergerichteten Schränken aufbewahrt. Vor dem Gebrauch werden sie 10 Minuten lang in der unter Desinfektion beschriebenen Weise in Sodawasser gekocht. Danach werden sie auf der Schale mit desinfizierten Haken herausgenommen und auf sterilen Tüchern zurecht gelegt. Nach dem Gebrauch werden die Instrumente gesäubert (gründlich!) und leicht mit einem Öl eingefettet (am besten ist Knochenöl oder Paraffin. liquidum).

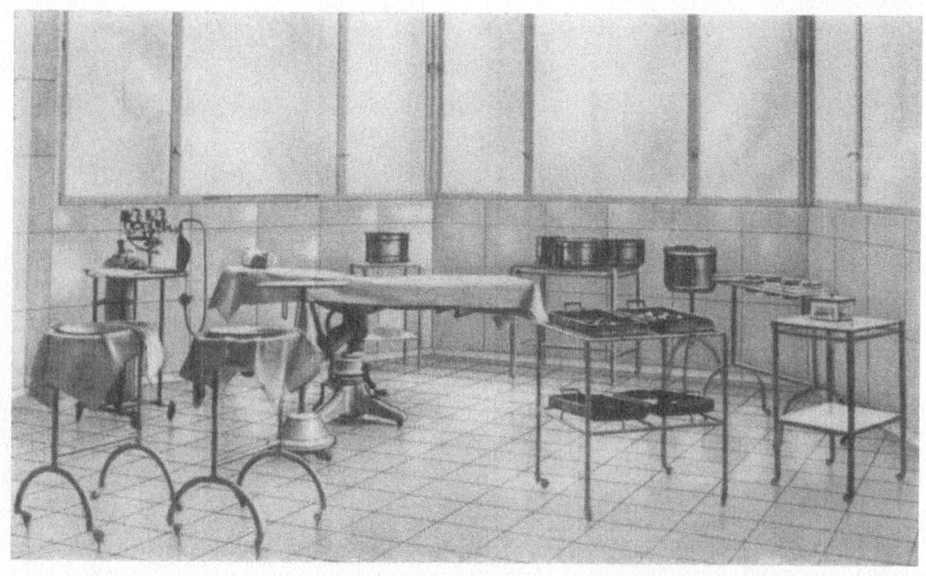

Abb. 199. Operationssaal im Krankenhaus Bergmannstrost, Halle.

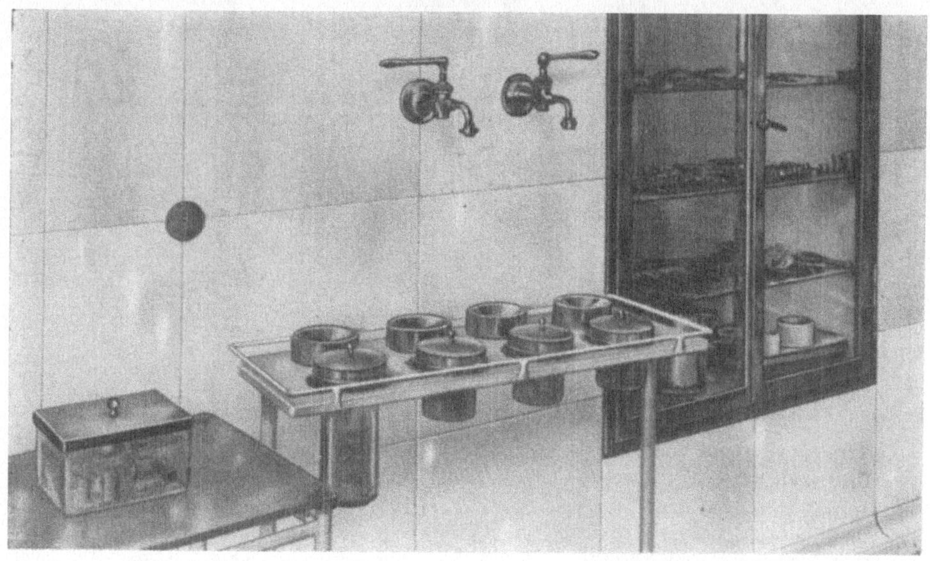

Abb. 200. Krankenhaus Bergmannstrost, Halle.

Nahtmaterial (links Seide, rechts Catgut) in verschiedenen Behältern. Eingebauter Instrumentenschrank, Kochsalzhähne für sterile Kochsalzlösung.

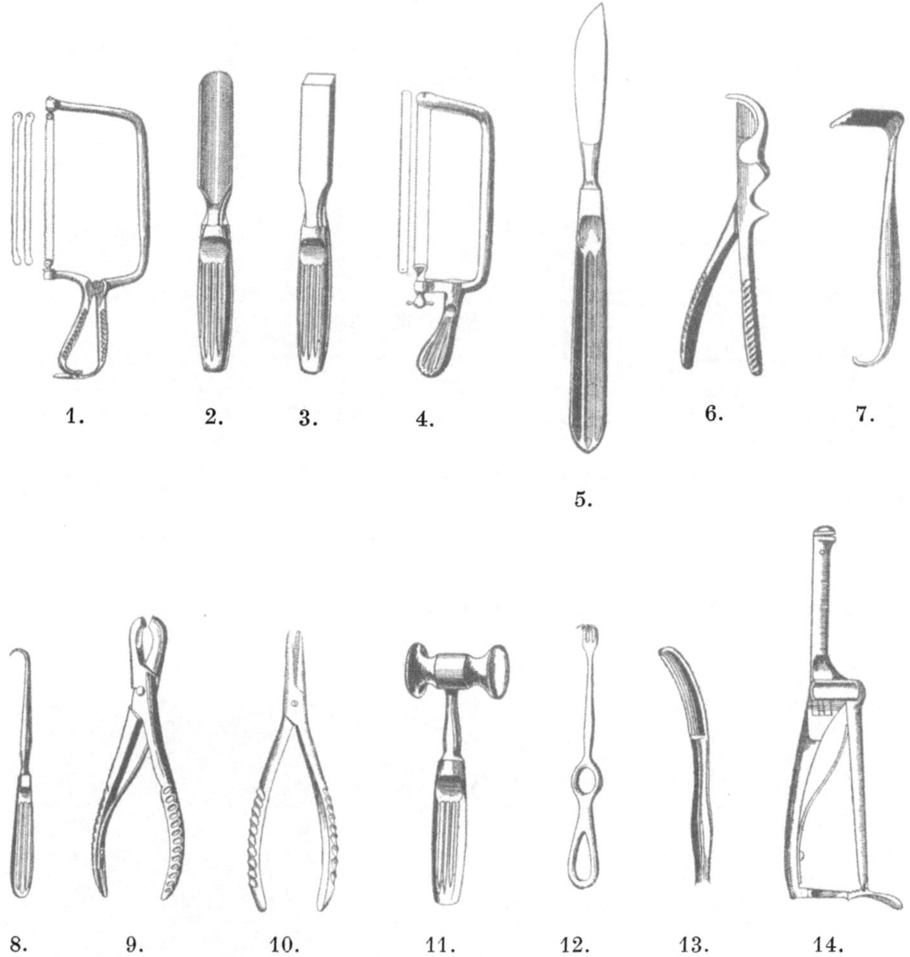


Abb. 201. Gebräuchliche Instrumente.

1. Chirurgische Knochensägen.
2. Hohlmeissel.
3. Flachmeissel.
4. Chirurgische Knochensägen.
5. Messer (Scalpell).
6. Rippenschere.
7. Spekulum.
8. Resektionshaken.
9. Knochenzange.
10. Nadelhalter.
11. u. 15. Hammer für Meissel aus Metall und Holz.
12. Scharfer Wundhaken.
13. Gebogenes Messer.
14. Hagedorn'scher Nadelhalter.

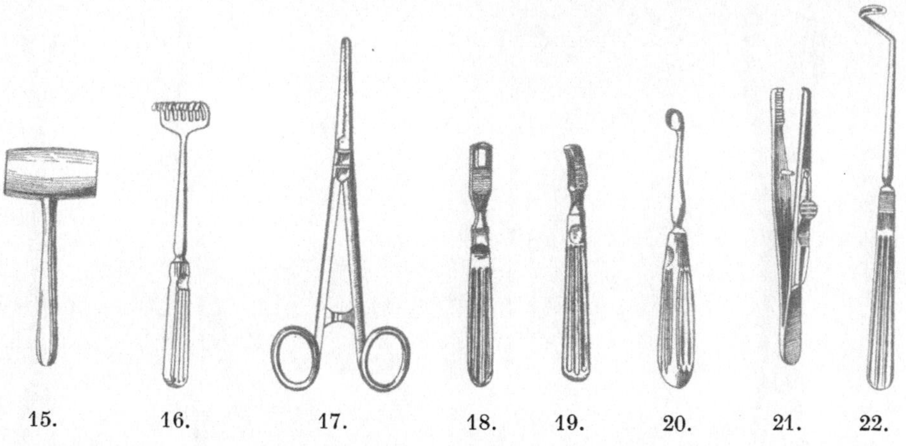


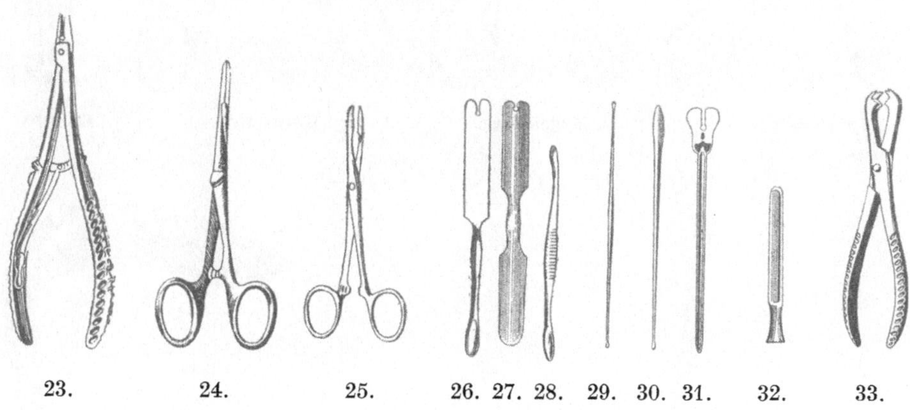


Abb. 201. Gebräuchliche Instrumente.

16. Stumpfer Wundhaken.
17. Klemme nach Kocher.
18. u. 19. Raspatorium.
20. Scharfer Löffel nach v. Volkmann.
21. Unterbindungsschieber nach v. Bergmann.
22. Déchamp'sche Unterbindungsnadel.
23. Nadelhalter.
24. Klemme nach Doyen.
25. Schlauchklemme.
26. Spatel und scharfer Löffel.
27. Spatel.
28. Doppelter scharfer Löffel.
29. Feine Sonde.
30. Myrtenblattsonde.
31. Hohlsonde.
32. Messer mit runder Spitze.
33. Knochenfasszange.

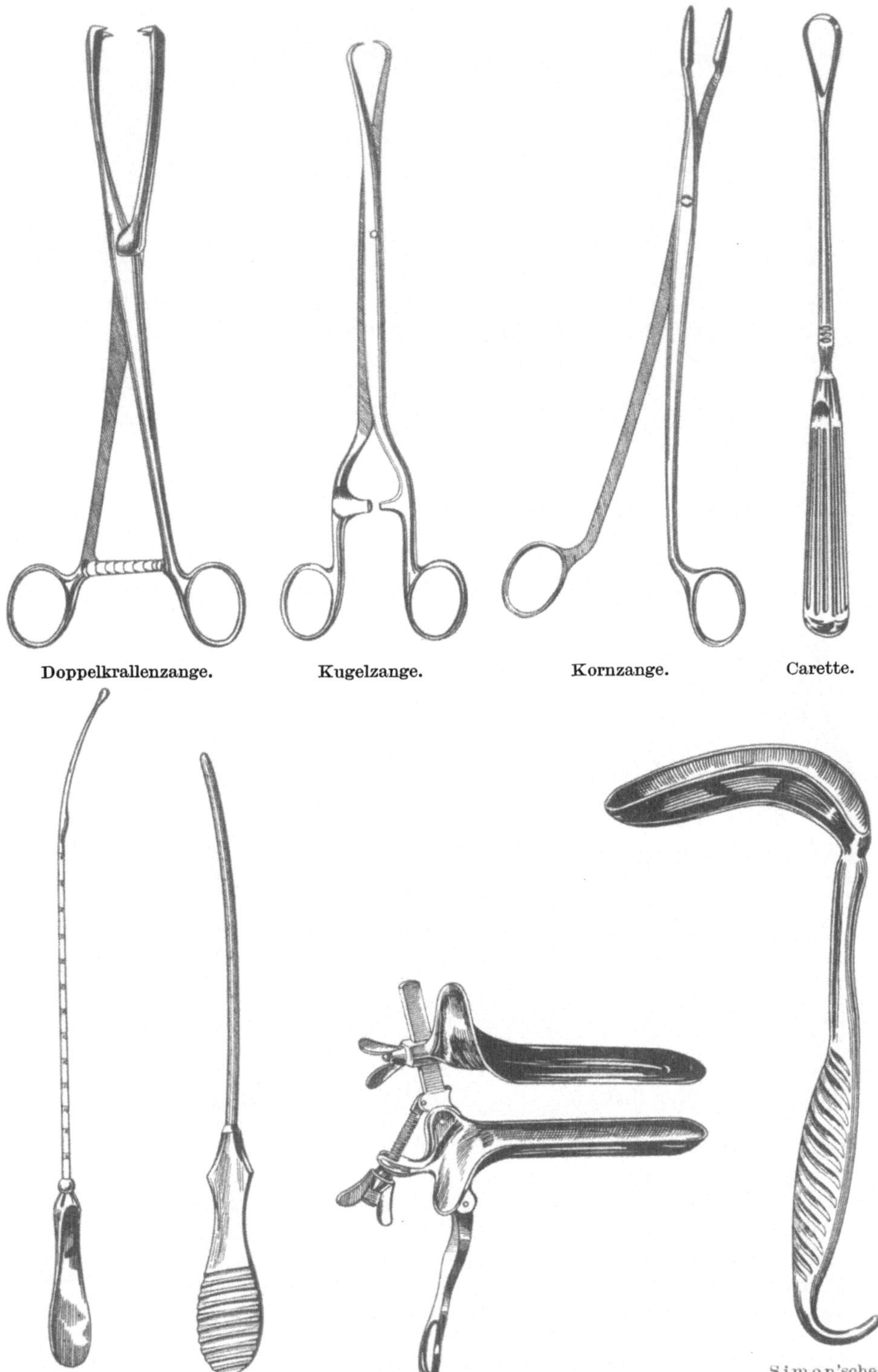


Abb. 202. Einige wichtige gynäkologische Instrumente.

Das Instrumentieren muss sorgfältig erlernt werden. Hier hilft nur ständige Übung weiter. Nervosität und Hast sind durchaus nicht am Platze, Ruhe und Sicherheit, dabei Schnelligkeit immer zu erstreben. Es ist eine genaue Kenntnis der Instrumente notwendig.

Das Hinreichen der Instrumente muss immer so geschehen, dass der Operateur beim Zugreifen sich nicht verletzen kann und dass ihm das Greifen möglichst bequem ist (vgl. die Bilder). Fühlt sich die Operationsschwester noch unsicher

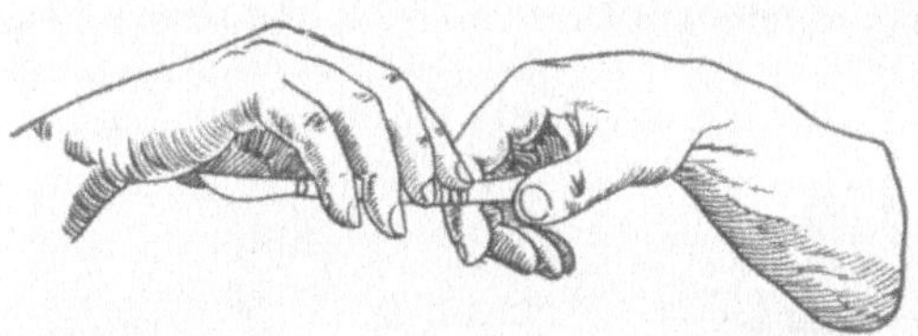

Schwester Operateur
Abb. 203. Hinreichen des Messers (Operateur gegenüber).

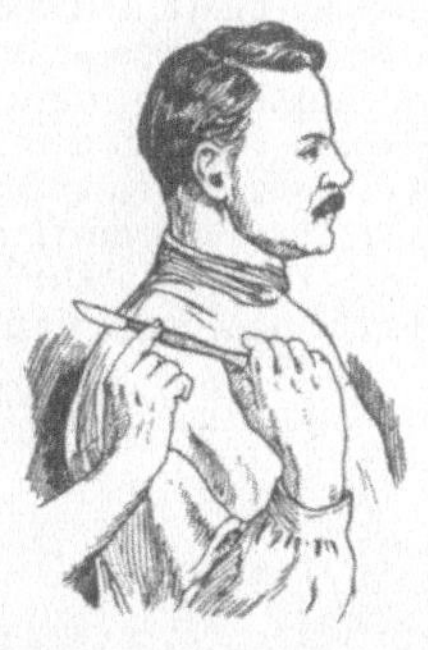

Abb. 204. Hinreichen des Messers (Operateur dreht der Schwester den Rücken zu).

im Instrumentieren, so kann sie durch Üben für sich, z. B. im Einfädeln von Nadeln usw., weitere Kenntnisse erlangen.

**4. Nahtmaterial.** Hier sind zu nennen a) Seide in verschiedenen Stärken, b) Catgut auch je nach Stärke, c) verschiedene Drahte (Bronze, Silber). Die Sterilisation dieser drei geschieht folgendermaßen.

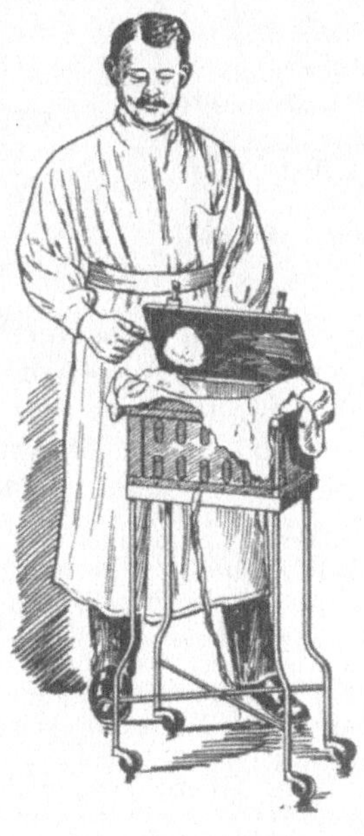

Abb. 205. Herausnehmen von Watte aus der sterilisierten Trommel mit nicht desinfizierter Hand.

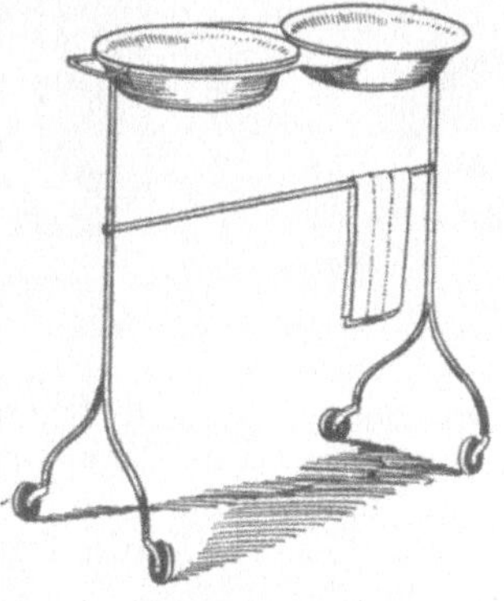

Abb. 206. Sublimat- und Alkoholschüssel.

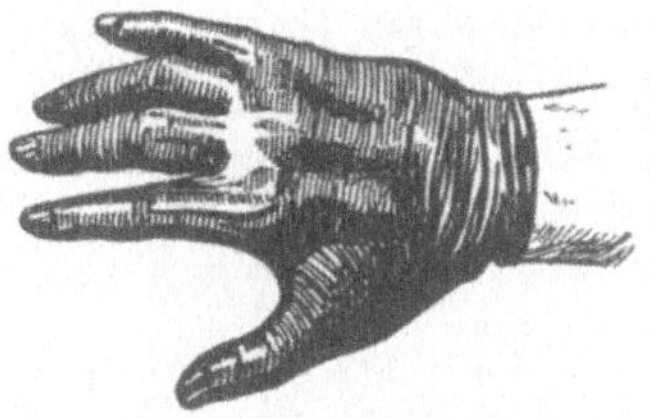

Abb. 207. Gummihandschuh.

a) Seide. Die Seide muss in kochende $1^0/_{00}$ige Sublimatlösung hineingeworfen werden und bleibt vom Moment des Kochens an 5 Minuten darin liegen, dann folgt Einlegen in $96^0/_0$igen Alkohol. Die Seide ist, nachdem sie 24 Stunden in Alkohol gelegen hat, sofort verwendungsfähig und kann auch dauernd gebrauchsfähig im Alkohol aufbewahrt werden. Zu beachten ist, dass das Alkoholgefäss geschlossen gehalten werden muss.

b) Catgut. Dies ist meist in Form des Jodcatguts zu beziehen, welches nach einer mitgegebenen Gebrauchsanweisung genau präpariert werden muss; ausserdem erhält man es auch in Form von schon fertig sterilisiertem Catgut, welches in kleinen Packungen verkauft wird. Zu beachten ist, dass das Jodcatgut nicht zu lange mit Jod gebeizt wird und nur in $80^0/_0$—$96^0/_0$igem Alkohol aufbewahrt werden darf, da es sonst zu spröde wird und leicht zerreisst.

c) Draht. Draht muss 5 Minuten lang in destilliertem Wasser gekocht werden ohne Zusatz von Sodalösung, welche den Draht angreift und zerreisslich macht.

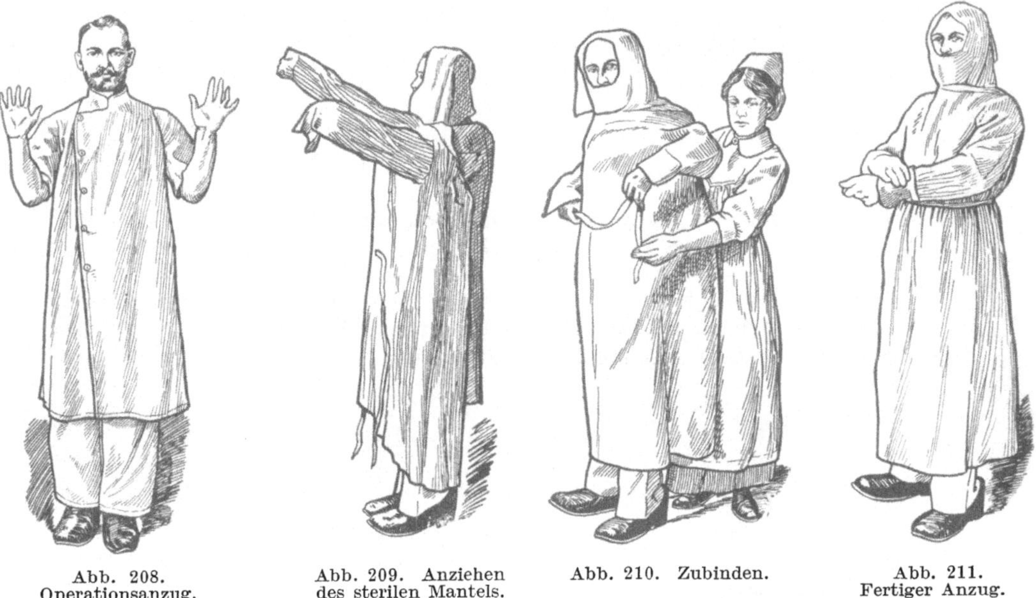

Abb. 208. Operationsanzug. Abb. 209. Anziehen des sterilen Mantels. Abb. 210. Zubinden. Abb. 211. Fertiger Anzug.

**5. Die Sorge für den Operationsraum.** Dieser muss selbstverständlich sauber sein. Für gute Beleuchtung ist zu sorgen. Alle für Operation in Verwendung kommenden Gegenstände sind auf ihre Brauchbarkeit zu prüfen. Wenn in dem Operationssaal irgend etwas entzwei und nicht gebrauchsfähig ist, so ist die Operationsschwester in erster Linie hierfür verantwortlich.

**6. Arzneimittel.** Sie muss darauf sehen, dass folgende Arzneimittel besonders im chirurgischen Operationssaal zugegen oder doch sehr schnell zu beschaffen sind: Kampfer, als Kampferöl oder Kampferäther, Morphium, meist in 2%iger Lösung, Koffeïn, Lobelin, am besten steril in Ampullen zu 1 ccm, Jodoformglyzerin, Jodtinktur, reines Glyzerin, Vaseline, Zinkpaste, Dermatol, Jodoform, und sonstige Wundpulver, Streubüchse mit Talkum, Höllensteinstift, Kupferstift, Äther, Benzin, Alkohol, Borwasser, 3%ige Karbolsäure, Lysol, essigsaure Tonerde, Wasserstoffsuperoxyd, Katheterpurin, Karbolglyzerin. Ferner müssen guter Kaffee, Wein (besonders heisser Rotwein), gegebenenfalls auch Sekt in Kürze beschafft werden können.

Häufig wird bei Operationen sterile Kochsalzlösung gebraucht. Es gibt besondere Apparate, die eine solche physiologische Kochsalzlösung, ständig genügend vorgewärmt, vorrätig halten. Die Kochsalzinfusion muss zur sofortigen Anwendung stets bereit sein.

**Die eigene Desinfektion.** Ehe die Operationsschwester sich desinfiziert, hat sie in vorsorgender Weise alles nötige vorher vorzubereiten, denn ist sie einmal steril, so kann sie nur noch Befehle erteilen, selbst aber unsteriles nicht mehr anfassen.

Die Desinfektion der eigenen Person erstreckt sich zunächst auf die Arme und Hände. Sie erfolgt nach dem schon früher auseinandergesetzten Prinzip der Heisswasseralkoholdesinfektion. Darauf zieht die Schwester einen sterilen Mantel an und tut einen Operationsschleier um. Beim Ankleiden hilft ihr eine zweite Person, welche ängstlich darauf bedacht sein muss, nichts anderes als die ihr zum Zuschnüren bereiteten Bänder zu berühren. Dann werden Gummihandschuhe und noch Trikotärmel zur Vervollständigung des Anzuges angelegt. Unter dem Operationsmantel trägt die Schwester am besten ein leichtes Waschkleid. Der Operateur kleidet sich gewöhnlich in derselben Weise an. In manchen Kliniken ist es für die Ärzte üblich, einen besonderen Operationsanzug anzulegen, welches als sehr zweckmäßig bezeichnet werden muss (siehe Abbildungen). Die Hilfeleistungen bei Anziehen desselben zeigen die vorhergehenden Bilder.

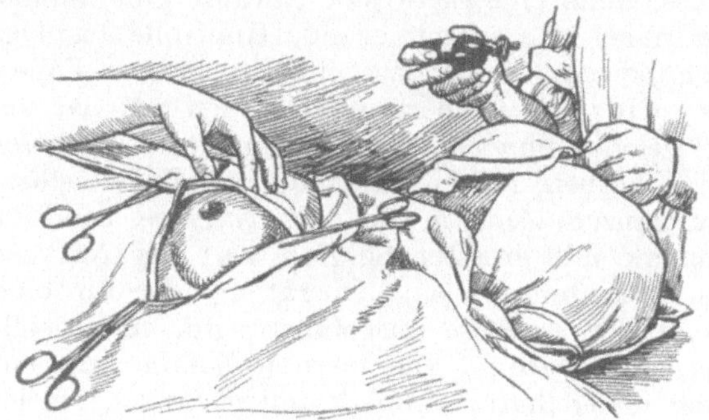

Abb. 212. Abdecken eines Operationsfeldes. (Brustoperation.)

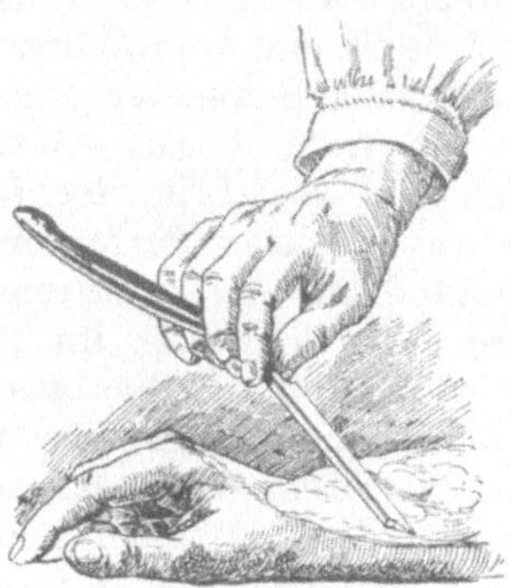

Abb. 213.

## B. Vorbereitungen des Patienten zur Operation.

Wenn kein dringlicher Fall vorliegt, werden die Patienten gewöhnlich erst an einem der folgenden Tage nach der Aufnahme operiert. Bei jeder grösseren Operation ist es erforderlich, dass der Patient morgens nüchtern bleibt, falls vormittags operiert wird. Sonst soll tunlichst 5—6 Stunden vorher keine Nahrungsaufnahme ausser von etwas Flüssigkeit mehr erfolgen. Eine besondere Vorbereitung erfordern die Darmoperationen, ja hierbei kann geradezu, wenn der Darm nicht leer ist, das Ergebnis ernstlich in Frage gestellt werden. Alle Bauchoperationen sollen am Tage vorher oder besser schon 2 Tage vorher ordentlich abführen (Bitterwasser, Kurellasches Brustpulver, Einlauf!) damit der Darm zusammengefallen und leer ist und, falls eine Darmkomplikation bei der Operation sich herausstellt, sofort am Darm operiert werden kann. Am Abend vor der Operation hat sich eine Gabe von 2 g Wismut als gut erwiesen. Das Operationsfeld wird rasiert, mit Benzin sorgfältig abgewaschen und dann mit Jodtinktur bestrichen. Durch sterile Tücher wird es sodann von der Umgebung abgedeckt. Siehe Abbildung.

Es gehört zum Rasieren eine gewisse Übung. Man rasiere z. B. seine eigene Hand zur Probe.

Verstreicht bis zum Anfang der Operation noch eine Zeit, so wird die gejodete Haut mit einem sterilen Tuch bedeckt.

Während der Operation werden die gebrauchten Instrumente besonders gelegt und nötigenfalls, wenn deren Wiederbenutzung während der Operation in Aussicht steht, sofort wieder gereinigt und ausgekocht. Instrumente, welche mit infiziertem Inhalt, wie Darm, einmal in Berührung gekommen sind, dürfen unter keinen Umständen noch weiter in Gebrauch genommen werden.

# VI. Narkose.

## A. Über Chloroformnarkose.

Einer Schwester kann, wenn sie das Vertrauen der Ärzte sich verdient hat, die Leitung einer Chloroformnarkose übertragen werden. Da nach dem Gesetz eigentlich zur Ausführung von Chloroformnarkose immer ein approbierter Arzt notwendig ist, muss, wenn eine Schwester Narkose gibt, immer wenigstens ein approbierter Arzt dabei sein, damit er eine Kontrolle ausüben kann. Die Schwester muss sich bewusst sein, dass ihr in solchen Fällen ein höchst verantwortungsvolles Amt übertragen worden ist, hat sie doch ein Mittel in der Hand, welches unvorsichtig gegeben, den Tod der ihr anvertrauten Person in Kürze herbeizuführen imstande ist. Es ist selbstverständlich, dass während der ganzen Zeit, in der die Narkose benötigt wird, die Schwester ihr Augenmerk mit grösster Sorgfalt nur der Narkose zu widmen hat. Was bei dem Patienten für eine Operation oder für eine andere Behandlungsweise während der Narkose ausgeführt wird, muss vollständig ihrem Interesse ferngerückt bleiben. Die meisten Zufälle während einer Narkose ereignen sich durch mangelhafte Aufmerksamkeit, welche meist durch Wissbegierde, etwas von der Operation zu sehen, hervorgerufen ist oder in einem flatterhaften Wesen seinen Grund hat.

Meist wird eine Schwester allein die Narkose nicht ausführen können, denn es können Umstände eintreten, bei denen die Hilfe einer zweiten Person unbedingt notwendig ist. So bedarf es schon einer grossen Geschicklichkeit, während einer Tropfnarkose Puls und Atmung des Patienten allein zu kontrollieren. In plötzlich eintretenden, das Leben bedrohenden Zufällen, die das Einleiten einer künstlichen Atmung notwendig machen, kann eine Schwester allein bestimmt nicht auskommen. Auch erfordert schon eine gute Tropfnarkose soviel Aufmerksamkeit, dass immer die Anwesenheit zweier Personen für die Narkose sehr wünschenswert erscheint, von denen eine das Betäubungsmittel aufträufelt und die Erscheinungen am Kopf des Betäubten kontrolliert, die andere ihr Augenmerk hauptsächlich auf Puls und Atmung lenkt.

## B. Betäubungsmittel.

Das Chloroform. Nicht nur der Arzt, sondern auch die Schwester ist für eine tadellose Beschaffenheit des zur Narkose verwendeten Chloroforms verantwortlich, die Schwester muss wissen, dass das Chloroform nur in Flaschen von dunklem Glas mit Glasstopfen, kühl und im Dunklen aufbewahrt werden darf, wenn es sich halten soll. Sie muss ferner jedes Chloroform, ehe man es verwendet, auf seine Güte prüfen. Es gibt vier Proben:

1. **Geruchsprobe.** Das Chloroform soll süsslich riechen und angenehm zu atmen sein, die Schleimhaut reizende und stechende Stoffe müssen fehlen.

2. **Die Verdunstungsprobe.** Giesst man auf ein weisses Leinentuch Chloroform, so soll es, ohne den geringsten Rückstand zu hinterlassen, in kurzer Zeit verdunsten und auch das Gewebe nicht gelb färben.

3. Wenn man zu einer kleinen Menge Chloroform 1—2 Tropfen einer Höllensteinlösung hinzuträufelt, darf keine Trübung entstehen.

4. Das Chloroform muss vollständig wasserklar sein; ist die geringste Verunreinigung und der geringste Bodensatz in der Flasche, muss es als unbrauchbar verworfen werden.

Sind diese vier Forderungen erfüllt, so kann die Schwester mit gutem Gewissen behaupten, dass sie zur Narkose ein reines Chloroform verwendet hat.

Weitere zur Narkose verwendete Stoffe sind Äther (Schwefeläther) und Chloräthyl. Beim Äther ist die enorme Feuergefährlichkeit hervorzuheben. In dem Raum, wo Äther verdunstet, darf keine offene Flamme brennen. Grässliche Explosionen mit Tötung vieler Menschenleben sind sonst die sicher eintretende Folge. Narkoseäther bezieht man am besten in kleineren Flaschen, damit man ihn immer wieder frisch hat.

Sehr beliebt ist ein Gemisch aus Äther und Chloroform zur Narkose, dem man noch etwas Alkohol zusetzen kann (Billroth-Mischung: 3 Teile Chloroform, 1 Äther, 1 Alkohol), (siehe auch Apparat von Roth-Draeger).

Das Chloräthyl verwendet man zur Allgemeinnarkose (Chloräthylrausch) nur kurzdauernd in den gewöhnlichen im Handel zu habenden Gebinden.

## C. Die Vorbedingungen zur Narkose.

Wenn wir jemand narkotisieren wollen, so muss der Betreffende psychisch sowohl wie körperlich in dem geeigneten Zustande sich befinden. Die Schwester, welche zu einer gleichmäßigen Gemütsverfassung durch beruhigende Worte mit beitragen hilft, welche die Angst vor der Operation zu benehmen imstande ist, wird hier viel Gutes tun können. Es sei die Schwester ängstlich darauf bedacht, unangenehme Eindrücke vor der Narkose fernzuhalten. Depeschen, Briefsachen und sonstige Nachrichten, die nicht unbedingt der Mitteilung bedürfen, müssen zurückgehalten werden. Die Angehörigen sind am besten in unauffälliger und ruhiger Weise aufzufordern, den Kranken zu verlassen, nur in seltenen Fällen wird man hiervon eine Ausnahme machen können. Je seelisch ruhiger der Kranke zur Narkose kommt, um so besser verläuft sie. Besonders erspare man ihm den Anblick der Vorbereitungen im Operationssaal, ferner Frischoperierter, welche gerade in der Chloroformnarkose erbrochen haben, oder gar einer Operation selbst. Das Schreien im Operationssaale macht ebenfalls oft die Patienten ängstlich.

Die Körperverfassung des Patienten zu beurteilen ist gewiss in der Hauptsache Aufgabe des Arztes. Nur er ist imstande, Fehler des Herzens und der Lunge zu erkennen, die von einer Allgemeinbetäubung Abstand nehmen lassen. Doch kann es dem gewissenhaftesten Arzt einmal passieren, dass er die Untersuchung vergisst. Er wird dann der gewissenhaften Schwester dankbar sein, wenn sie ihn in angemessener und bescheidener Form nach dem Befund an Herz und Lungen fragt, damit sie sich bei der Narkose danach richten kann. Ohne die Begutachtung des Zustandes von Herz und Lunge durch einen Arzt ist der Schwester die Ausführung der Narkose unter allen Umständen untersagt. Zu der körperlichen Vorbereitung gehört ferner die Beschaffenheit des Magendarmkanales. Der Magen muss leer sein; dieses erreicht man dadurch, dass man mindestens 4 Stunden vorher nichts essen lässt und die 4 Stunden vorher genommene Mahlzeit soll nur aus leicht verdaulichen Speisen bestehen (Brei, Suppe). Die Atemwege des Patienten müssen frei sein. Fremdkörper dürfen sich nicht im Munde des Patienten befinden (Gebiss, Priem, Bonbon, Pflaumenkern). Man fragt vorher: Haben Sie etwas im Munde oder ein künstliches Gebiss? Man lasse sich vorsichtshalber die Zähne und Gaumen zeigen.

## D. Die Narkose.

Wenn alle Vorbedingungen, besonders Forderung der Reinheit des Betäubungsmittels und Vorbereitung des Patienten, erfüllt sind, und auch über die Freiheit der Atemwege, sowie des körperlichen Befindens des Kranken Klarheit herrscht, so kann mit der Narkose begonnen werden.

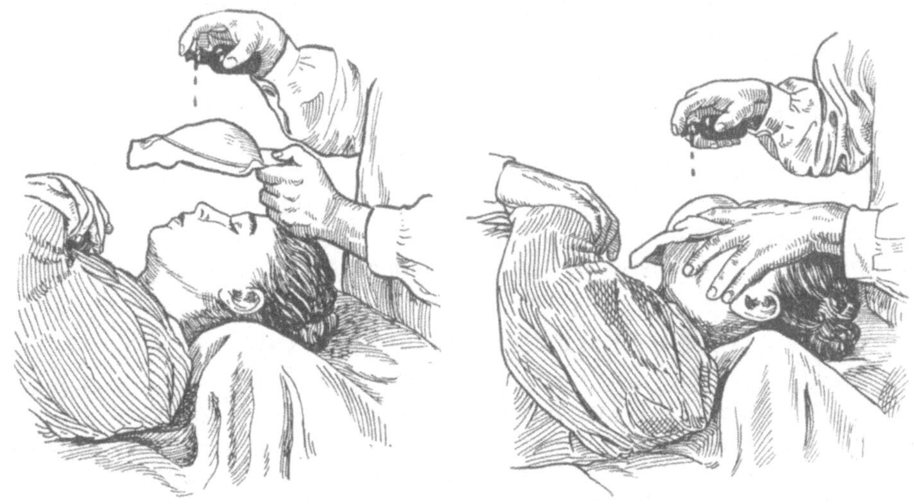

Abb. 214. Abb. 215.

Es sei zuerst die gewöhnliche Chloroformtropfnarkose mit der Maske nach Schimmelbusch geschildert.

Die Maske kann man auseinanderklappen und ein Stück doppelgefalteter Gaze wie in einen Rahmen dazwischen spannen. Die Gaze, auf welche das Chloroform geträufelt wird, soll möglichst vor jeder Narkose erneuert werden, denn Schleim und Speichel können für die Chloroformwirkung hinderliche Bestandteile auf ihr hinterlassen. Die Maske ist oval geformt und hat eine Ausbuchtung, damit sie bequem auch über die Nase des Patienten gelegt werden kann.

Den Patienten lagert man am besten so, dass er mit dem Kopf etwas tiefer liegt, als mit dem übrigen Körper. Der Kopf soll ferner durch eine flache Rolle im Nacken unterstützt sein, doch so, dass eine bequeme Seitwärtsbewegung des Gesichtes möglich ist und der Patient selbst das Empfinden hat, dass er bequem liegt. Hiernach muss man ihn immer fragen. Für manche Fälle ist es gut, die Patienten mit einem Quergurt über die

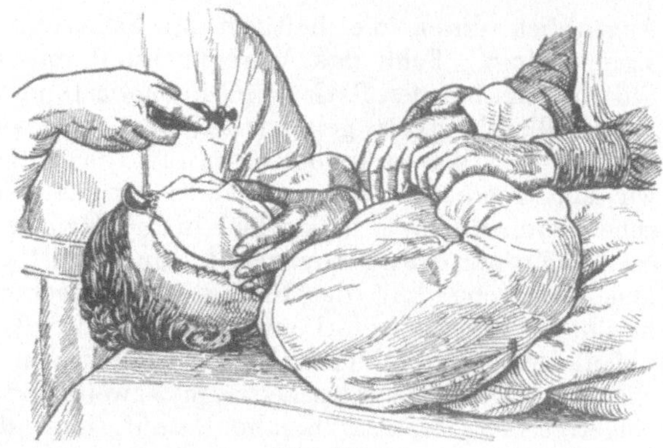

Abb. 216.

Oberschenkel, etwa handbreit über dem Knie, festzuschnallen, und auch die Oberarme kann man in dieser Weise ruhigstellen.

Bei Beginn der Narkose lasse man den Patienten entweder zählen, oder unterhalte sich mit ihm über gleichgültige Dinge und fordere ihn ab und zu auf, tief Luft zu holen. Man fängt nun die Narkose so an, dass man zunächst etwa in 20 cm Entfernung von Mund und Nase tropfenweise — aber auch nur tropfenweise — das Chloroform auf die Maske träufelt und langsam auf das Gesicht des Patienten die Maske niedersenkt. Es ist roh, abgesehen von der damit stets verbundenen grossen Gefahr, die Maske voll Chloroform zu schütten und fest auf das Gesicht des Patienten zu stülpen. Es ist von Wichtigkeit, dass die Luft sich mit dem Chloroform mischt und langsam die Konzentration der Chloroformdämpfe zunimmt. Allmählich merkt man nun, wie der Patient beim Zählen unaufmerksam wird, er beantwortet an ihn gestellte Fragen nur noch verwirrt, die geistige Konzentration geht verloren. Ehe aber der Patient vollständig einschläft, macht er, wohl nicht in allen, so doch in sehr vielen Fällen, ein sogenanntes Aufregungsstadium durch. Dieses ist um so weniger ausgesprochen, je ruhiger der Patient vorher war und je besser körperlich er vorbereitet wurde und, was besonders wichtig, je weniger Alkohol er in seinem Leben getrunken hat. Am schlimmsten ist es demgemäß bei Säufern. Das charakteristische Aufregungsstadium besteht in heftigen Muskelzusammenziehungen des ganzen Körpers, in lautem Schreien an Tobsuchtsanfälle erinnern kann, so dass ein solcher Patient oft nur mit Aufbietung aller verfügbaren Körperkräfte gebändigt werden kann. So ist es möglich, dass in einem unbewachten

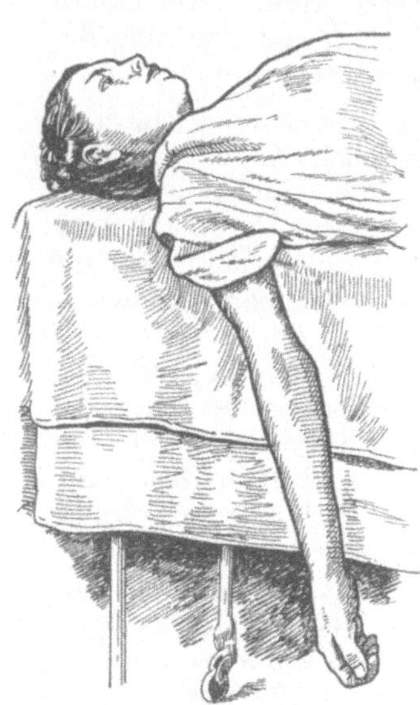

Abb. 217. Herabhängender rechter Arm. So entsteht die Armlähmung bei Narkose (Radialislähmung).

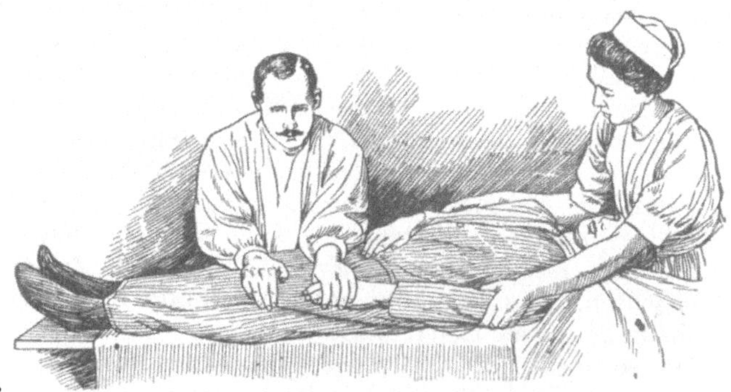

Abb. 218. Halten einer unruhigen Patientin.

Augenblick durch die heftigen Muskelzusammenziehungen der Patient vom Tisch springt. Fehlt das Aufregungsstadium, so gibt man tropfenweise weiter Chloroform, bis der Patient in einen Zustand vollständiger Unempfindlichkeit und Willenslosigkeit gelangt ist, bis also, wie wir sagen, die Narkose vollständig ist. Wie erkennen wir nun, dass dieser Zeitpunkt eintritt, damit wir dem Operateur mit gutem Gewissen das Zeichen zum Beginn der Operation geben können? Wir haben hier in der Hauptsache zwei Merkmale. Das eine ist die Empfindungslosigkeit der Hornhaut. Wenn man einem gewöhnlichen Menschen mit der Kuppe einer Stecknadel die durchsichtige Hornhaut berührt, so erfolgt sofort ein Schliessen des Augenlides. Dieses ist bei einem tiefchloroformierten Menschen nicht mehr der Fall, der „Hornhautreflex", wie wir sagen, ist erloschen. Das zweite wichtige Zeichen der vollständig eingetretenen Narkose beruht darauf, dass die Muskulatur vollständig erschlafft ist, wir sagen, der Patient spannt nicht mehr. Man kann also alle Gelenke, z. B. das Ellenbogengelenk, frei bewegen, ohne dass der Patient dabei irgendeinen Widerstand bietet. Der emporgehobene Arm fällt schlaff herab. Das sind die beiden hauptsächlichsten Merkmale, deren Eintreten die Erlaubnis zum Beginn der Operation geben.

Die beste Narkose ist die, welche mit der geringsten Menge des Chloroforms auskommt. Das erfordert eine grosse Übung und kann nicht durch Bücherstudium erlernt werden. Hier zeigt sich, wer das Chloroformieren wirklich versteht. Ist der Patient einmal betäubt, so darf er während der ganzen Operation nicht wieder aufwachen.

Während der ganzen Narkose muss man nun den Patienten unausgesetzt sorgfältig kontrollieren. Neugier, von der Operation etwas zu sehen, oder gar Unterhaltung, gehört zu den Hauptsünden dessen, dem eine Chloroformnarkose anvertraut ist. Er soll sich dann nicht wundern, wenn der Operateur ihm einen scharfen Verweis erteilt. Am besten ist es, wenn zwischen dem Operationsfeld und dem Narkotiseur eine Scheidewand, etwa aus einem Rahmen mit Gaze bespannt, errichtet wird.

Auf folgende drei Punkte ist streng zu achten: Augen, Puls und Atmung. An den Augen kann man in charakteristischer Weise die Einwirkung des Chloroforms beobachten. Im Anfang sind die Pupillen weit und verengern sich auf Lichteinfall. Allmählich richten sich die Augäpfel nach aussen und oben, so dass man nur das Weisse des Auges sieht. Wird die Narkose allmählich vollständig, so richtet sich das Auge wieder mehr geradeaus, die Pupillen werden eng und die Lichtreaktion verschwindet, die Pupille soll während des Verlaufes der ganzen Narkose eng bleiben. Wird sie plötzlich weit, so ist dieses entweder das Zeichen des Erwachens oder der Vorbote einer unmittelbaren Lebensgefahr für den Chloroformierten. Der Puls ist zu Anfang der Narkose etwas beschleunigt. Er wird dann aber bald, wenn die Narkose vollständig wird, ruhiger und voll. Ein guter, voller, ruhiger Puls ist ein sehr wichtiges Kennzeichen einer guten Narkose. Wird der Puls klein und schnell, so kann es ein Zeichen drohender Herzlähmung bedeuten. Es ist dann sofort Meldung zu erstatten. Die Atmung wird ebenfalls in der tiefen Narkose langsam und tief. Je oberflächlicher sie wird, um so mehr ist die Gefahr der Chloroformvergiftung zu fürchten. Oberflächliche flache Atmung in Verbindung mit kleinem schnellen Puls sind üble Zeichen.

## 1. Üble Zufälle während der Narkose.

**a) Der plötzliche Herzstillstand.** Die wichtigste Störung während der Narkose ist der plötzliche Herzstillstand, welcher ohne jede Vorboten eintreten kann. Manchmal ist es so, dass der Patient kaum einige Züge von dem Chloroform geatmet hat, dann wird das Gesicht leichenblass, die Pupillen erweitern sich und plötzliche, vollständig leichenhafte Leblosigkeit tritt ein. Es folgen noch einige schnappende Atemzüge in langen Pausen und der Patient stirbt. Meist beruht dieser Tod auf einer Lähmung des Herzens. Alle Wiederbelebungsversuche sind in den meisten Fällen erfolglos.

**b) Die plötzliche Blausucht (Asphyxie).** Dieses ernste Bild kann einmal hervorgerufen werden dadurch, dass der Patient irgendeinen Fremdkörper im Munde gehabt hat, der sich dann vor den Kehldeckel legt und die Atmung behindert. Solche Fremdkörper sind Prieme, Pflaumenkerne, Bonbons, künstliche Zähne. Ja es kommt vor, dass trotz mehrmaligen Fragens die Patienten nicht angeben, dass sie z. B. ein künstliches Gebiss tragen oder sonst etwas im Munde haben.

Wenn die Narkose tief ist, so wird ferner die Zungen- und Schlundmuskulatur gelähmt. Die Zunge sinkt zurück und legt sich mit ihrem hintersten Teil vor den Eingang zum Kehlkopf.

Die Zeichen der plötzlichen Blausucht sind Atmungsstillstand, Blauwerden des Gesichtes, besonders der Schleimhäute und in Kürze des ganzen Körpers. Es werden krampfhafte Versuche gemacht, einzuatmen, die jedoch fruchtlos sind.

**c) Das Erbrechen.** Der Patient erbricht meistenteils nicht in tiefer Narkose, so dass das Erbrechen an und für sich kein alarmierender Zustand ist. Gewöhnlich kann die Narkose ruhig weitergeleitet werden.

**d) Der Stimmritzenkrampf.** Es kommt manchmal im Anfang der Narkose zu einer krampfhaften Reizung der Kehlkopfmuskulatur oder zu Kinnbackenkrampf. Bei dem ersteren ist die Stimmritze verlegt und es kommt keine Luft in die Lunge, bei dem zweiten sind die Kiefer fest aufeinandergepresst und der Patient atmet nicht. Manchmal ist auch noch ein Zwerchfellkrampf dabei. In allen Fällen ergibt sich ein Stillstand der Atmung und ein Blauwerden des Patienten.

## 2. Hilfeleistungen bei plötzlichen Zufällen während der Narkose.

In allen diesen Fällen muss natürlich sofort das Chloroform weggelassen werden. Gewöhnlich steht mit dem Herzen auch die Atmung still oder letztere hat schon vorher aufgehört. Die beiden hauptsächlichsten Mittel, hier Hilfe zu bringen, ist die Herzmassage und die Einleitung der künstlichen Atmung. Bei der Herzmassage wird die Herzgegend ungefähr doppelt so schnell als der Pulsschlag beträgt, also 120—140mal in der Minute, regelmäßig kräftig geklopft. Am besten mit der flachen Handfläche. Man leitet zu gleicher Zeit die künstliche Atmung ein (das Verfahren der künstlichen Atmung ist unter der ersten Hilfe bei Unglücksfällen abgehandelt). Zu gleicher Zeit wird Kampfer gegeben und werden Hautreizungen ausgeführt. Diese bestehen hauptsächlich im Reiben der Fußsohlen und Schlagen des Gesichtes, ähnlich wie man Ohrfeigen gibt. Zur Reizung des Atemzentrums hat sich in den letzten Jahren das Lobelin bei Blausucht bewährt.

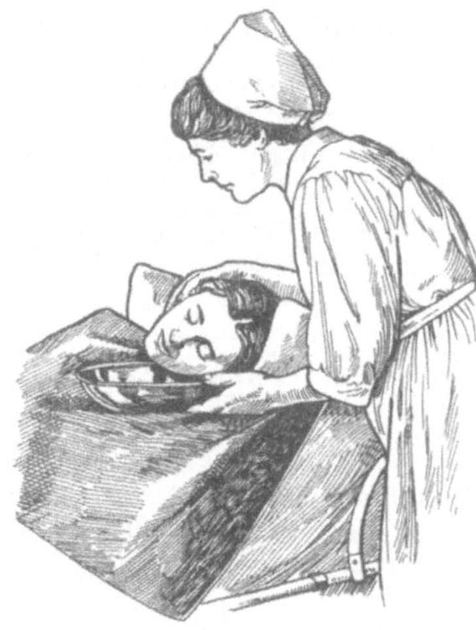
Abb. 219. Haltung des Kopfes beim Erbrechen.

Bei der eben beschriebenen Art der Hilfeleistung wurde vorausgesetzt, dass die Atemwege ganz frei sind und dass es sich lediglich um eine zu starke Chloroformierung handelte. Wenn die Atmung verlegt ist, sei es durch einen Fremdkörper, sei es durch das Herabsinken des Zungengrundes auf den Kehlkopfeingang, so muss natürlich zunächst das Hindernis beseitigt werden. Der Kopf wird tief gelagert etwas zur Seite gedreht und mit einem Stieltupfer der Rachen ausgewischt. Auf diese Weise sind manchmal Fremdkörper herauszubekommen. (Der Patient würde im nichtbetäubten Zustande den Fremdkörper selbständig ausgehustet haben. Da er aber chloroformiert ist, sind seine Empfindungsnerven in der Gegend des Kehldeckels gelähmt.) Ist es nicht möglich, den Fremdkörper zu fassen und ist er schon zu tief in den Kehlkopfeingang hinabgerutscht, so kann es notwendig werden, den Kehlkopfschnitt sofort auszuführen. Das Zurücksinken der Zunge kann durch zweierlei behoben werden. Erstens durch den Unterkiefergriff. Dieser wird so ausgeführt, dass man beide Hände flach an die Kopfseiten des Patienten legt. Den Zeige- oder Mittelfinger schiebt man hinter den Unterkieferwinkel und somit hinter den aufsteigenden Unterkieferast. Den Daumen legt man auf das Jochbein und drückt nun den Unterkiefer nach vorn, so dass die untere Zahnreihe vor die obere zu stehen kommt. Hierdurch zieht man den Zungengrund mit nach vorn, weil die Zunge mit dem Unterkiefer fest verbunden ist.

In manchen Fällen genügt dieser einfache Handgriff vollständig und die Atmung wird im Augenblick wieder frei. Zuweilen jedoch ist der Unterkiefergriff nicht auszuführen, wenn nämlich die Unterkiefer fest aufeinandergepresst sind. Hier muss man den Mund gewaltsam öffnen. Man hat hierzu mehrere Instrumente, z. B. den Heister und die Mundsperrzange nach Roser.

Diese gehen beide darauf hinaus, die beiden Kiefer auseinanderzubringen, ohne dass sie wieder zusammenklappen können. Dieses wird durch Arretierungen erreicht. Die Instrumente werden am besten seitlich in der Gegend der Backen-

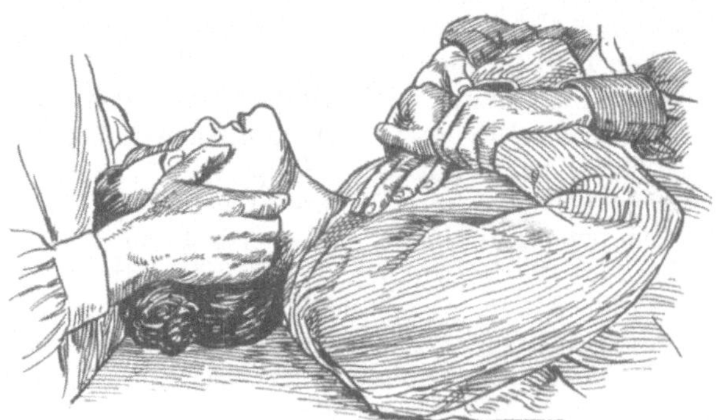
Abb. 220. Unterkiefergriff.

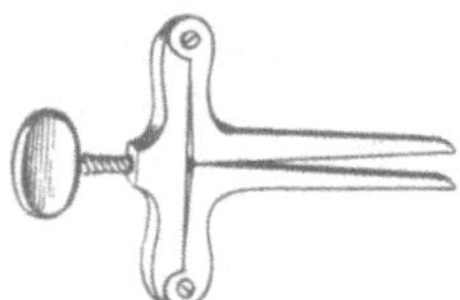
Abb. 221. Heister.

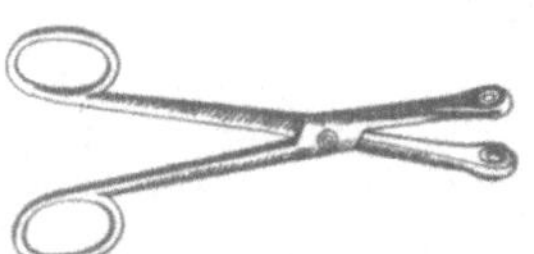
Abb. 222. Zungenzange.

zähne eingeführt. Ist es gelungen, die Kiefer auseinanderzusperren, so holt man mittels einer Zungenzange die Zunge hervor und wischt den Kehlkopfeingang mittels eines Stieltupfers ordentlich aus. Manchmal ist so viel Schleim angesammelt, dass dieser schon einen Grund zur Behinderung der Atmung bieten kann.

Sehr verbreitet ist neben dem Chloroform der Äther zu Betäubungszwecken. Alles über die Chloroformnarkose bisher Gesagte hat auch für die Äthernarkose Gültigkeit. Im allgemeinen kann man sagen, dass der Äther ungefährlicher ist als das Chloroform. Jedoch wird jeder, welcher einmal Äthernarkose ausgeführt hat, die starke Absonderung von Schleim aus den oberen Luftwegen und der Mundhöhle kennengelernt haben. Diese kann die Narkose recht schwierig gestalten.

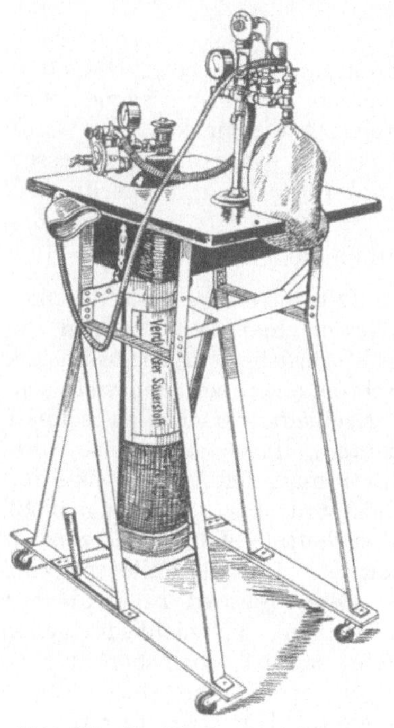

Abb. 223. Roth-Dräger-Apparat.

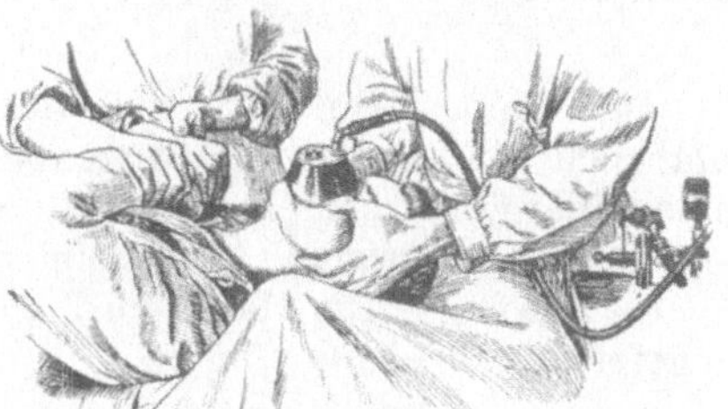

Abb. 224.

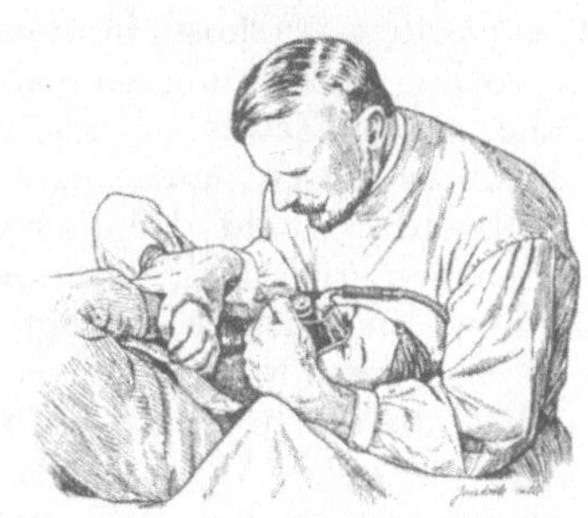

Abb. 225.

Abb. 224 u. 225. Narkose mit Roth-Drägerschem Apparat.

Es ist nun immer von Vorteil, dass man sowohl Äther als auch Chloroform niemals allein gibt, sondern entweder mit der Luft sich ordentlich mischen lässt oder einen bestimmten Teil Sauerstoff zusetzt. Dieses erreicht man durch die Roth-Drägerschen Chloroformapparate. Es wird in diesen Apparaten das Chloroform sowohl wie der Äther in bestimmten regulierbaren Verhältnissen gemischt und beide Betäubungsmittel besitzen infolgedessen eine geringere und schonendere Wirkung. Es dauert dann allerdings die Ausführung einer Narkose etwas länger. Dieses aber wird vollständig durch das wenigere Auftreten übler Zufälle ausgeglichen.

Eine Sauerstoffbombe sollte, wo längere Narkose gemacht wird, immer vorhanden sein. Man kann den Sauerstoff mittels einer Maske direkt dem Munde der Person zuleiten, bei der gerade künstliche Atmung gemacht wird. Es ist sicher, dass er sich dann schneller erholt. Vor dem Gebrauch sehe man immer zu, dass auch wirklich genügend Sauerstoff in der Bombe sich befindet und sorge stets dafür, dass immer eine Sauerstoffbombe als Ersatz vorhanden ist.

Ebenso sollen die Schraubenschlüssel zur Bombe, Korkzieher zu Chloroformflaschen, Ätherflaschen usw. und sonstige zur Narkose erforderliche Gebrauchsgegenstände stets immer vollzählig vorhanden sein und nicht erst bei Beginn der Narkose gesucht werden müssen. An dem Roth-Drägerschen Apparat muss öfter eine Reinigung der Tropfgänge vorgenommen werden. Es ist jedenfalls sofort zu melden, wenn die Tropfregulierung nicht mehr funktioniert, denn dann ist eine gute Dosierungsmöglichkeit gänzlich ausgeschlossen.

### 3. Verbrennung.

Das Chloroform ruft auf der Haut Verbrennungen hervor. Besonders gefährlich ist es für die Augenbinde- und -hornhaut. Meist ereignen sich diese Chloroformverbrennungen durch Aufschütten auf die Maske. Die Hilfe besteht in sofortigem Ausrieseln des Auges mit Bor- oder Leitungswasser, Kochsalzlösung. Die Haut wird an den verbrannten Stellen mit Vaselin dick eingefettet.

### 4. Die Versorgung des Kranken nach der Narkose.

Das Betäubungsmittel hält sich noch einige Zeit im Körper des Kranken auf. Es fühlt sich deshalb der Patient noch krank, man nennt diesen Zustand auch den Narkosenjammer. Häufig wird erbrochen, auch wenn der Magen vorher vollständig leer war. In dem Erbrochenen befindet sich sehr oft Galle. Das Erwachen nach der Narkose geschieht verschieden schnell. Man kann es durch lautes Anrufen des Patienten, durch Hautreize usw. beschleunigen. Sobald der Patient wieder bei Besinnung ist, fordere man ihn auf, ordentlich tief Luft zu holen, denn hierbei wird das Betäubungsmittel beschleunigt ausgeatmet. Klagt der Patient über heftige Kopfschmerzen, so tut eine Eisblase oder kalte Kompresse gute Dienste. Auf alle Fälle soll vom Augenblick des Aufhörens der Chloroformnarkose stets, besonders auch für die Nacht, eine Wache bei den Kranken bleiben, die nicht fortgehen darf, denn gesetzt den Fall, der Kranke erbricht und ist noch betäubt, so kann er das Erbrochene in die Lunge einsaugen und davon eine tödliche Lungenentzündung bekommen (Aspirationspneumonie). Alles, was der Wache sonst auffällt, wie schlechter Puls, auffallend schlechtes Aussehen, schlechte Atmung, ist sofort dem Arzt zu melden. Einstweilen ist es erlaubt, starken schwarzen Kaffee löffelweise zu geben. Nahrungsmittel darf der eben Erwachte auf keinen Fall bekommen. Man gibt nur teelöffelweise kalten Tee, eisgekühlte Milch, Zitronenlimonade usw.

Immer und in erster Linie ist ferner zu bedenken, dass ein Patient, der eine Narkose überstanden hat, friert, denn das Betäubungsmittel setzt die Temperatur des Menschen im ganzen herab. Kommt hierzu noch Blutverlust, eine überstandene Blausucht oder Herzschwäche, so kann allein durch Unterkühlung noch nach der Narkose der Tod erfolgen. Warmhalten nach der Narkose ist demnach eine sehr zu beherzigende Forderung!

### 5. Die örtliche Betäubung.

Bei kleineren Eingriffen kann man den Patienten die Gefahren und Unbequemlichkeiten einer allgemeinen Narkose sparen. Handelt es sich z. B.

um einen einfachen Schnitt, etwa zur Eröffnung eines Furunkels, so betäubt man die Empfindungsnerven der Haut an dieser Stelle mit Chloräthyl. Dieses ist eine schon bei 13 Grad C siedende Flüssigkeit, welche meist in kleinen Glasbomben in den Handel kommt. Beim Gebrauch schraubt man den Verschluss los, nimmt die Bombe in die hohle Hand und spritzt dann aus einer feinen Öffnung ein Strahl des Chloräthyls, den man auf die Stelle richtet, die man betäuben will. Es muss eine richtige „Vereisung" stattgefunden haben, ehe der Schnitt gemacht wird.

Die Wissenschaft hat aber die örtliche Betäubung auch zur Durchführung sehr grosser Operationen nutzbar gemacht. Zur Betäubung verwendet man hierbei Abkömmlinge des Kokaïns, z. B. das Novokaïn. Dieses wird gewöhnlich mit Spritzen in 0,5%iger Lösung unter die Haut gespritzt. Dann werden alle in diesem Bezirk liegenden Nerven gelähmt und der Patient fühlt nichts mehr. Man kann so Brüche operieren, Schädeloperationen vornehmen usw. Besonders wichtig ist die Einspritzung von solchen betäubenden Lösungen in den Rückenmarkskanal. Man gebraucht hierzu z. B. das Tropakokaïn. Die betäubende Flüssigkeit gelangt in das Rückenmarkswasser

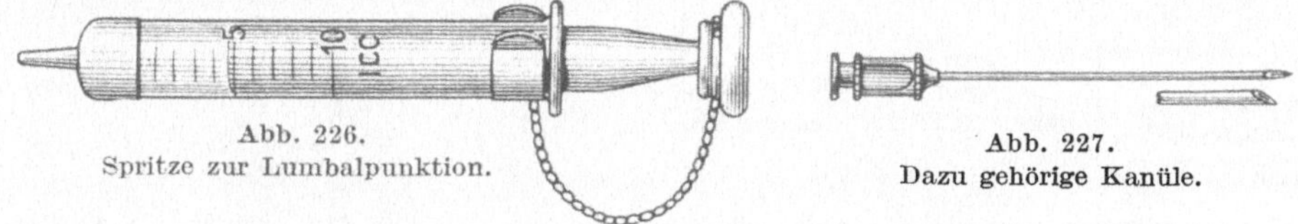

Abb. 226. Spritze zur Lumbalpunktion.

Abb. 227. Dazu gehörige Kanüle.

und mit diesem an die grossen Nerven, welche die ganze untere Körperhälfte versorgen. Diese Nerven werden dann also alle vorübergehend gelähmt (Lumbalanästhesie). Man ist so imstande, schmerzlos ohne allgemeine Narkose Bauchoperationen, Beinamputationen vorzunehmen.

Auch bei der Lumbalanästhesie ist es nötig, den Patienten unausgesetzt zu beobachten. Es kommt vor, dass er nicht richtig atmet, man muss dann immer wieder auffordern, tief Luft zu holen. Wegen sonstiger Unregelmäßigkeiten muss der Arzt sofortige Meldung haben.

Das reine Kokaïn wendet man noch zur Betäubung von Schleimhäuten, z. B. der Nase, des Rachens und der Harnröhre an. Durch einfaches Bestreichen mit der Lösung oder Einspritzung wird die Schleimhaut völlig unempfindlich.

# VII. Verbandlehre.

Verbände, welche wir anlegen, können verschiedene Zwecke verfolgen. Wir verbinden z. B. Operationswunden, durch Zufall (Unfall, Verletzung, Verbrennen) entstandene Wunden. Das sind die Wundverbände, die wir in aseptische, antiseptische, feuchte und Salbenverbände einteilen können. Wir bedienen uns aber des Verbandes auch zu dem Zwecke, Knochenbrüche zu heilen, sowohl solcher die durch Unfall hervorgerufen wurden als auch durch chirurgische Maßnahmen entstandener. (Das Knochenbrechen bei der Orthopädie z. B.).

Die besonderen Verhältnisse bei den verschiedenen Arten der Verbände haben eine bestimmte Verbandstechnik zur Folge gehabt, die wir im folgenden betrachten wollen.

## A. Der aseptische Wundverband.

Bei keimfrei entstandenen Wunden, so vor allem nach Operationen, ist die Verhütung der Infektion der Wunde die Hauptsache. Wir dürfen also unter keinen Umständen mit unserer nicht desinfizierten Hand eine solche Wunde berühren, sondern nur mit sterilen Instrumenten in die Nähe der Wunde kommen. Die verwendeten Verbandstoffe müssen ebenfalls steril sein. In dem Abschnitt über Infektion und Desinfektion sind Keime, welche eine Infektion machen können, bereits erwähnt. Es genügt hier, darauf hinzuweisen, wie wichtig eine gute Ausbildung in der Lehre von der Infektion der Asepsis und der Antisepsis ist. (Asepsis heisst Keimfreiheit, Infektion Keimanwesenheit, Antisepsis Keimfreimachen mit chemischen Mitteln.)

Die sterilen Verbandstoffe werden am besten in Schimmelbuschtrommeln aufbewahrt. Aus diesen werden sie mit sterilen Instrumenten, z. B. Kornzangen, die dauernd in 3% Lysoformlösung stehen, oder frisch ausgekocht sind, entnommen. Über Sterilisieren von Verbandstoffen und Instrumente siehe Kapitel Desinfektion!

Auf eine frische Wunde darf man niemals Watte unmittelbar auflegen. Es wird die Wunde vielmehr grundsätzlich zunächst mit einer aseptischen Mullplatte bedeckt. Watte würde auf der Wunde festkleben, so dass feine Teilchen davon zurückbleiben,

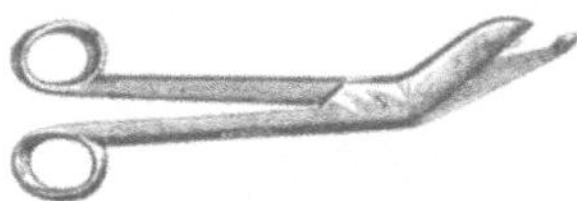

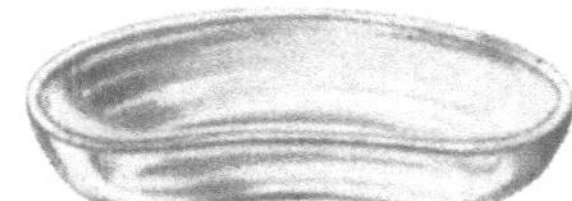

Abb. 228. Verbandschere. Abb. 229. Pflasterschere. Abb. 230. Abfallschale aus Glas.

die den Wundverlauf stören. Auf die Mullplatte oder Kompresse kommt ein aufsaugendes Material, also meist Watte (entfettete weisse) oder Zellstoff, steriler Torfmull, Sägespäne, Holzwolle je nach der Menge der zu erwartenden Absonderung und schliesslich wird diese Auflage mit Binden festgewickelt. Damit ist der aseptische Wundverband fertig und nur darauf zu achten, dass er ruhig und unverschieblich liegen bleibt.

## B. Der antiseptische Wundverband.

Durch Unfall enstandene, mit Kleidungsstücken in Berührung gekommene oder nachträglich infizierte Wunden, wie sie besonders im Kriege sehr zahlreich beobachtet wurden, erheischen ein aktiveres Vorgehen insofern, als zu der vom Arzt vorgenommenen Wundtoilette meist ein Mittel an die Wunde herangebracht werden muss, welches keimtötend wirkt. Hier stehen uns verschiedene Möglichkeiten des Vorgehens zur Verfügung.

## C. Der antiseptische austrocknende Verband.

Man bestreut die Wunde mit Pulvern, welche die oft stark vorhandene Absonderung aufsaugen, z. B. Dermatol, Vioform, Airol, Noviform, Tierkohle, welche zu gleicher Zeit medikamentös antiseptisch wirken oder Zinkpulver, Bolus alba. Darauf wird dann Mull, Watte usw. gelegt. Man kann auch gleich mit derartigen Mitteln imprägnierte Verbandstoffe verwenden, so Dermatol-Jodoformgaze usw.

Sehr beliebt war während des Krieges die Anwendung der Jodtinktur.

## D. Der feuchte Verband.

Mit dem feuchten Verband kann man Wärme und Kälte erzeugen. Es kommt darauf an, ob man der Wärme Gelegenheit gibt, zum Verdunsten oder sie von der zirkulierenden Luft völlig abschliesst. So wird eine feuchte Kompresse, die man ohne Bedeckung auflegt, da der Stoff leicht und wärmedurchlässig ist, Kälte erzeugen, wenn sie aber von wasserundurchlässigem Stoff bedeckt ist, eine wärmestauende Wirkung entfalten. (Vergl. Priessnitzumschläge, feuchte Packungen).

Als Flüssigkeit für den feuchten Verband wählt man gewöhnlich Alkohol 50%, Rivanollösung, essigsaure Tonerde, und oft auch gewöhnliches abgekochtes Wasser oder Kamillentee. Die feuchten Verbände sind besonders beliebt bei Entzündungen aller Art, so beginnenden und bestehenden Zellgewebsentzündungen, infizierten Wunden, Eiterungen usw.

Eine besondere Art des feuchten Verbandes ist die Dauerberieselung, die im Kriege besonders ausgebildet wurde, und gute Resultate zu verzeichnen hatte. Man berieselt hierbei dauernd die Wunde aus einem Tropfirrigator mit antiseptischen Flüssigkeiten, z. B. Wasserstoffsuperoxyd, unterchlorigsaurem Natron (Dakinsche Lösung), 3% Karbolsäure, übermangansaurem Kali und ähnlichen Flüssigkeiten. Eine schnelle Reinigung stark verschmutzter und infizierter Wunden (Granatsplitter) ist damit erreicht worden und zu gleicher Zeit eine Beseitigung der üblen Wundgerüche.

Die antiseptischen trockenen und feuchten Verbände, ebenso wie die noch zu erwähnenden Salbenverbände erheischen keine so peinliche Beobachtung der Asepsis wie die aseptischen Verbände. Es heisst das aber nicht, dass man alle Sorgfalt ausser acht lassen soll, denn man soll den Keimreichtum einer Wunde durch unsaubere Maßnahmen nicht unnötig vermehren, hantiere also auch hier nur mit Instrumenten, abgesehen davon, dass man sich selbst an der infizierten Wunde infizieren kann. Zweckmäßigerweise nehme man auch hier sterile Verbandstoffe.

Die Salbenverbände sind besonders da angebracht, wo man ein Verkleben der Wunde mit dem Verbandstoff zu fürchten hat.

Der Arzneischatz verfügt über Salben, welche eine spezifische Wirkung auf eine Wunde oder Wundfläche auszuüben imstande sind.

So kann man durch Scharlachsalbe oder Pellidolsalbe eine schlecht sich überhäutende Wunde zur guten Epithelisierung bringen, ebenso durch Schwarzsalbe gute Granulationen anregen usw. Die Wahl der Salbe muss also dem Arzt vorbehalten bleiben, weil man durch unzweckmäßige Anwendung auch einmal schaden kann. Man streicht die Salbe am besten auf einen Stoff, der die Salbe nicht sofort aufsaugt, wie es z. B. bei gewöhnlichem Mull der Fall ist, sondern auf Leinwand, Billrothbattist, starken Baumwollstoff. Die weitere Anlegung erfolgt wie beim aseptischen Verband. Beim Verbandwechsel versäume man nicht, die Reste der alten Salbe mit fettlösenden Mitteln, wie Äther, Benzin zu entfernen, da sich sonst leicht bakterienhaltige Schmutzkrusten bilden.

Aus allem geht hervor, dass das Anlegen eines noch so einfachen Verbandes ernst genommen werden muss. Einen kunstgerechten Verband anzulegen ist eine Kunst wie das Operieren.

Bei der Vielgestaltigkeit der menschlichen Körperformen, besonders der kegelförmigen Gestaltung der Beine, der Arme, der Winkelbildung der Extremitäten, besonders an ihren Abgängen vom Rumpfe, ist es oft schwierig, einen Verband dauernd und gut zu fixieren. Man hat deshalb schon seit den ältesten Zeiten (Griechen, Araber, Inder) Verbandschemata für die einzelnen Körpergegenden aufgestellt, die zu beherrschen von Bedeutung ist und welche gewöhnlich in einem besonderen Verbandkurs gelehrt werden.

Im folgenden sind die hauptsächlichsten Verbände, die sämtlich am lebenden Objekt gestellt wurden, abgebildet. Die Richtungen der Bindetouren sind durch Pfeile markiert.

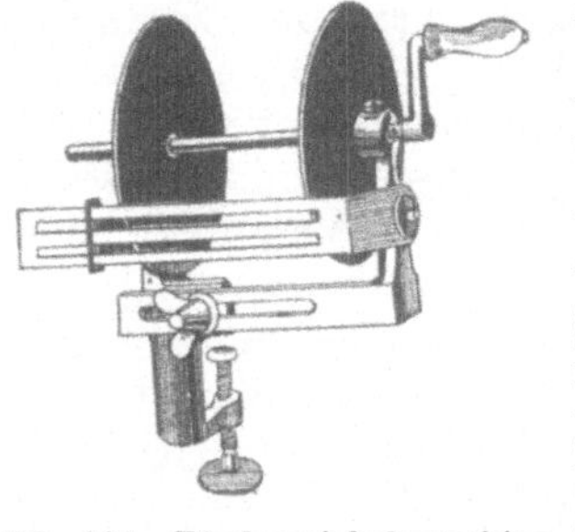

Abb. 231. Bindenwickelmaschine.

Die eigentlichen Bindenverbände. Die gewöhnlichen Mullbinden sind 6—10 cm breit. Man unterscheidet ein Bindenende und einen Bindenkopf, das sind die sogenannten einköpfigen Binden. Wenn man eine Mullbinde zur Hälfte aufwickelt und vom Ende aus wieder zusammenrollt, so erhält man eine doppelköpfige Binde. Zum Aufwickeln der Binde benutzt man entweder die Hand oder die Bindenwickelmaschinen. Eine Schleuderbinde erhält man dann, wenn man ein Bindenstück von beiden Seiten einschneidet, so dass nur in der Mitte eine Stelle ganz bleibt. T-Binden werden in der abgebildeten Weise zusammengenäht.

Beim Anlegen eines Verbandes wickle man im allgemeinen von links nach rechts, Linkshändige sind allerdings geschickter umgekehrt. Jeder Verband beginnt mit einer sogenannten Kreistour, welche in der abgebildeten Weise angelegt wird. Man fasst hierzu, wenn man z. B. einen Unterarm einwickeln

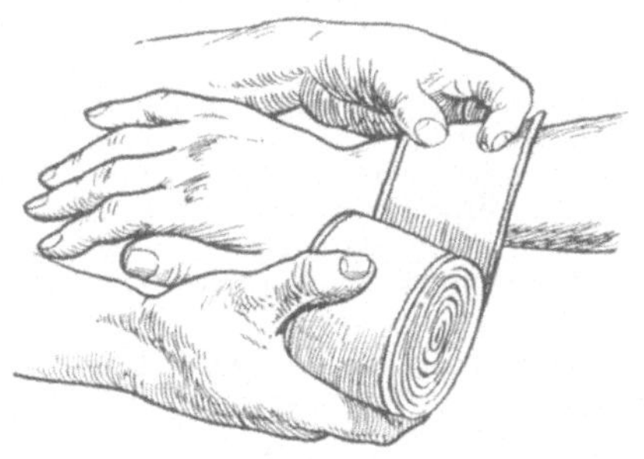

Abb. 232.

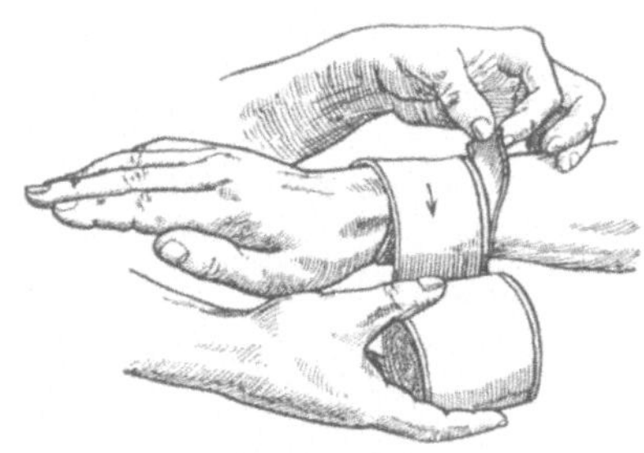

Abb. 233.

will, das Bindenende und legt es in etwas schräger Richtung auf das Handgelenk, macht eine Kreistour, schlägt den herausschauenden Zipfel des ersten schräg angelegten Bindenendes in die nächste Tour ein. Hierdurch erreicht man, dass der Anfang des Verbandes einen festen Halt bekommt. Wickelt man nun so weiter, dass die einzelnen Bindengewebe sich nicht decken, sondern spiralig sich übersteigen, so hat man den sogenannten Schlangengangverband.

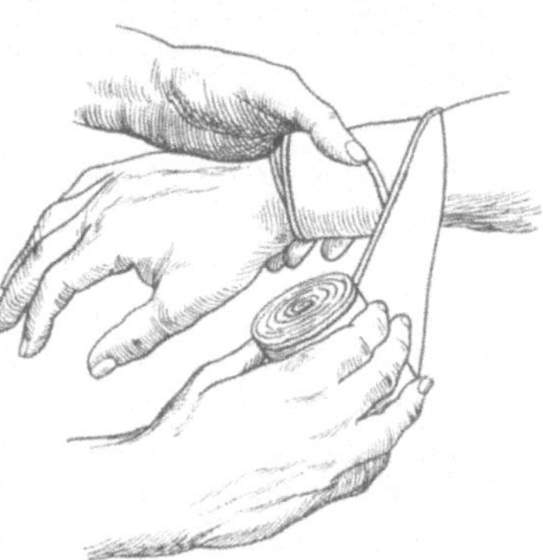

Abb. 234.

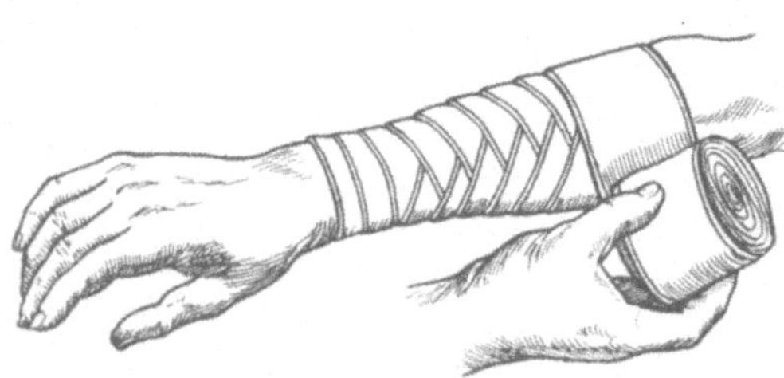

Abb. 235.

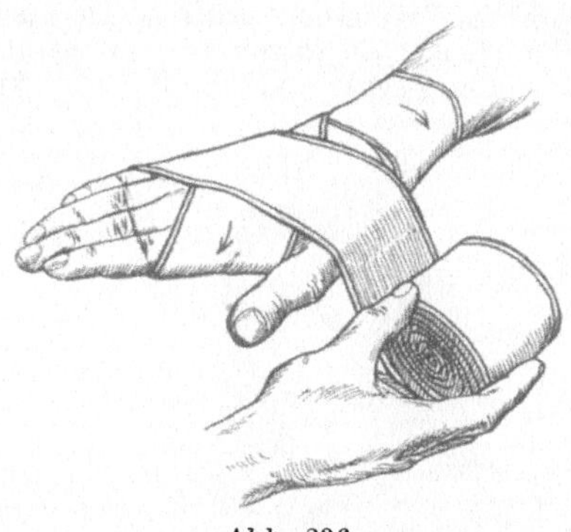

Abb. 236.

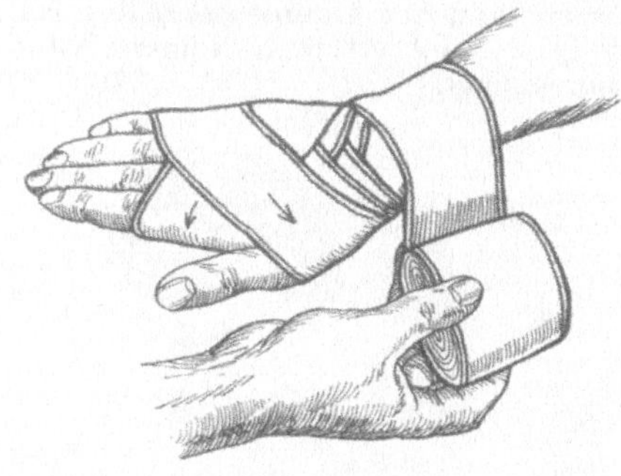

Abb. 237.

Legt man die einzelnen Touren so an, dass sie sich mehr oder weniger decken, z. B. bei gleichmäßig dicken Gliedern, so spricht man von einem Hobelspantourenverband. Eine besondere Form, besonders bei einem Ende sich verjüngenden Gliedmaßen anzuwendender Bindengänge, sind die sogenannten Umschlagtouren, deren Ausführung zur Genüge aus den Bildern hervorgeht (Renversé). Hierbei muss darauf geachtet werden, dass man den Bindenkopf nicht zu weit abwickelt und dass man, wenn man die Umschläge macht, die Binde nicht zu stark anzieht. Ferner müssen die einzelnen Gänge streng parallel weitergeführt werden.

Es gibt nun besondere an den einzelnen Körperteilen immer wiederkehrende charakteristische Verbände.

## E. Der Kornährenverband (Spika).

Hierbei überdecken sich die einzelnen Bindengänge ähnlich so wie der Bau einer Kornähre aussieht. Als Erläuterung diene des Kornährenverband der Hand.

### 1. Der Kornährenverband der Hand.

#### a) Der absteigende Kornährenverband.

Man beginnt mit einer Kreistour oberhalb des Handgelenkes. Von der Kreistour aus geht man über den Handrücken schräg zum unteren Glied des Zeigefingers, dann über die Handfläche weg zum seitlichen Rand des kleinen Fingers und zur Anfangstour zurück. Diese Tour nennt man eine sogenannte Achtertour. Man wickelt nun noch zwei gleichlaufende Achtertouren, welche die vorhergehenden nach den Fingerspitzen zu decken; weil der Verband nach den Fingerspitzen zu hingeht, gewissermaßen absteigt, nennt man ihn den absteigenden Kornährenverband. Nach der dritten Achtertour wird eine sogenannte Schlusstour um das Handgelenk gelegt.

#### b) Der aufsteigende Kornährenverband der Hand.

Dieser beginnt mit einer Kreistour um die Hand herum und macht Achtertouren derart, dass sie sich nach dem Herzen zu decken. Die Schlusstour wäre um das Handgelenk.

Die Kornährenverbände sind auch an den übrigen Körperteilen sehr beliebt und praktisch anzuwenden. Gleich im Anschluss an den Kornährenverband der Hand findet der Kornährenverband des Daumens Erwähnung. Der wird wie folgt angelegt: Beginn mit einer Kreistour um das Handgelenk, dann über den Hand-

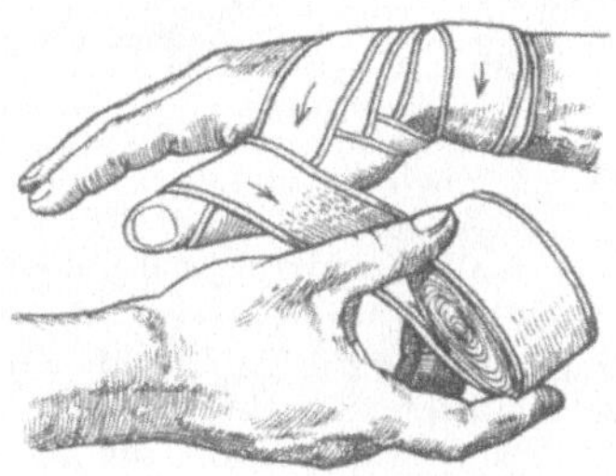

Abb. 238.

rücken hinweg zur Aussenseite des Grundgelenkes des Daumens, um den Daumen herum und zur Daumenseite des Handgelenkes zurück. Es folgen noch zwei absteigende Achtertouren dieser Art und zum Schluss eine Kreistour um das Handgelenk.

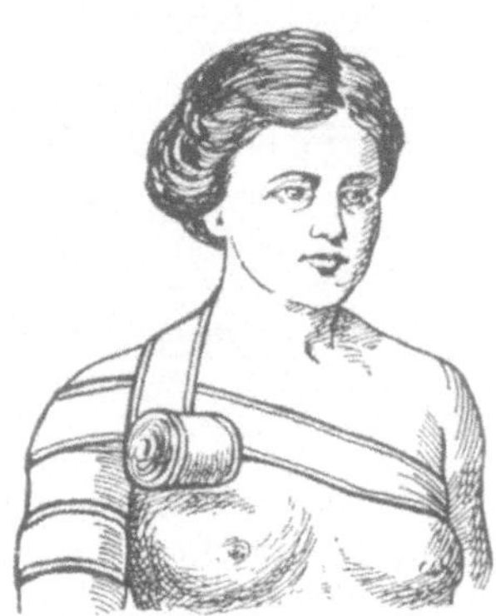

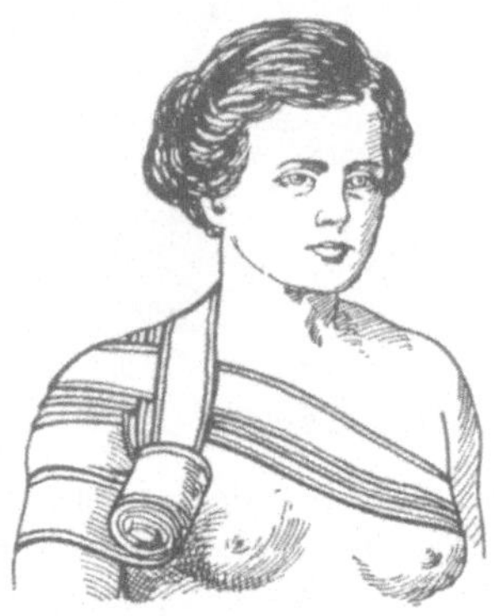

Abb. 239. Abb. 240.
Aufsteigender Kornährenverband der Schulter.

### c) Der aufsteigende Kornährenverband der Schulter.

Man macht zunächst eine Kreistour um den Oberarm, dann geht man von hintenher über die Schulter hinweg, über die Brust zur Achsel der gesunden Seite, von dort über den Rücken zur kranken Schulter, die erste Tour überkreuzend zum Oberarm. Die zweite Tour wird der ersten parallel angelegt und deckt die erste Tour nach dem Kopf zu. Nachdem die dritte Tour in derselben Weise angelegt worden ist, folgt die Schlusstour um den Oberarm.

### d) Der absteigende Kornährenverband der Schulter.

Man beginnt mit einer Kreistour um die Brust herum in der Höhe der Brustwarzen, indem man zu der kranken Schulter hin wickelt. Man wickelt nun nach der ersten Zirkeltour von der Achselhöhle der gesunden Seite vorn schräg an-

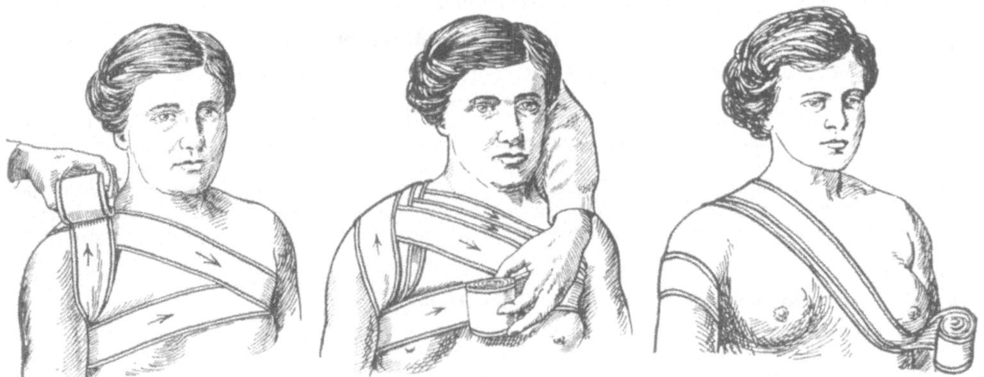

Abb. 241. Abb. 242.
Absteigender Kornährenverband der Schulter.

Abb. 243.
Hebeverband der Brust.

steigend über die Brust, über die Schulter in die Achselhöhle, dann vorn herum über die Schulter zum Rücken zum Anfang zurück. Die zweite Tour deckt die erste nach den Fingerspitzen zu. Sie ist also eine absteigende. Nachdem drei Touren dieser Art gelegt sind, folgt die Schlusstour um die Brust.

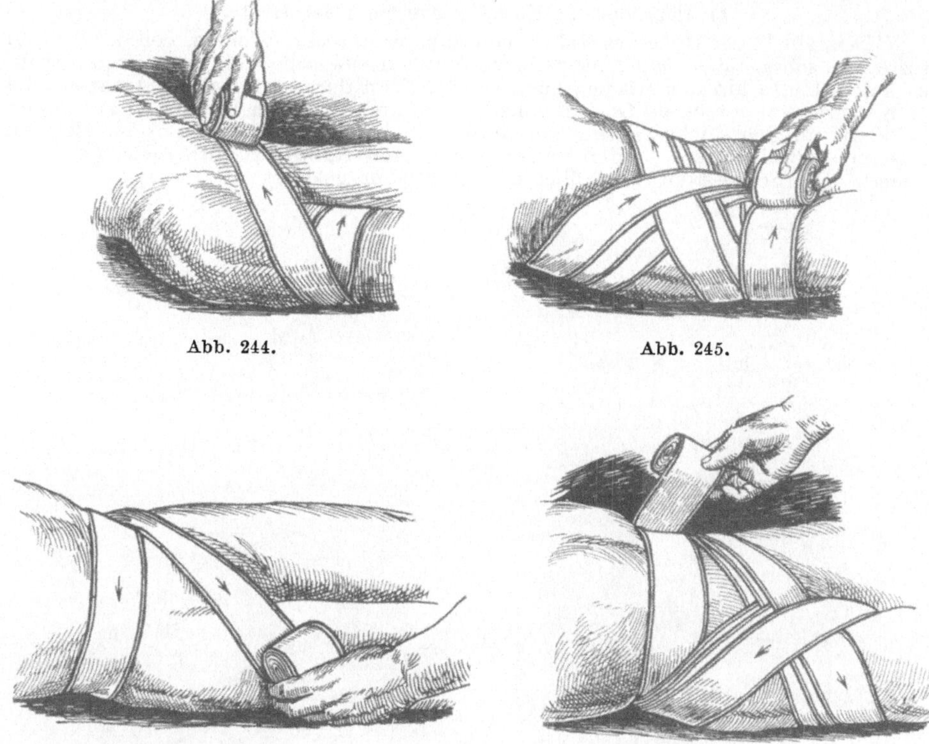

Abb. 244. Abb. 245.

Abb. 246. Abb. 247.

## e) Der Kornährenverband der Hüfte.

1. Aufsteigend. Kreistour um den Oberschenkel, von dort aus geht die Binde schräg über den Unterleib hinweg in die Hüftgegend der entgegengesetzten Seite. Von dort zum Rücken und von da wieder auf die vordere erkrankte Seite. Dieser ersten Tour folgen noch zwei weitere Touren, welche sie nach dem Kopf hin decken. Die Schlusstour ist wieder um den Oberschenkel.

2. Absteigend. Kreistour in der Höhe des Nabels nach der kranken Seite hin. Von der Kreistour aus geht man von der gesunden Hüfte schräg über den Unterleib zur kranken Seite hinüber, um den oberen Teil des Oberschenkels herum auf seine Vorderfläche über und führt die Binde um die Hüfte der kranken Seite zur Ausgangsstelle der ersten Tour zurück. Es folgen nun jetzt noch zwei absteigende Touren, welche den oberen Rand der vorhergehenden freilassen und schliesslich folgt die Schlusstour über der Anfangstour.

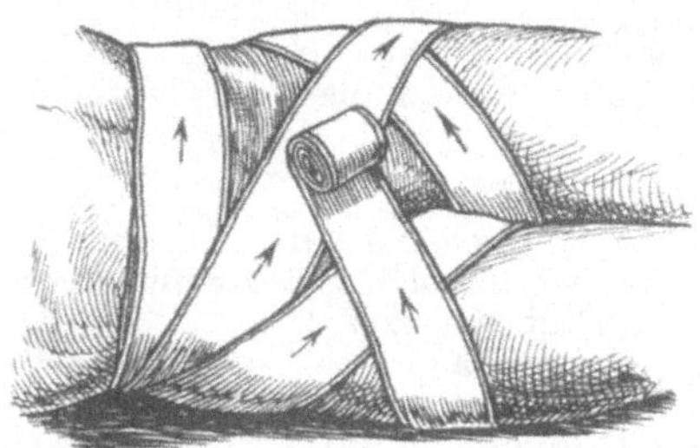

Abb. 248.

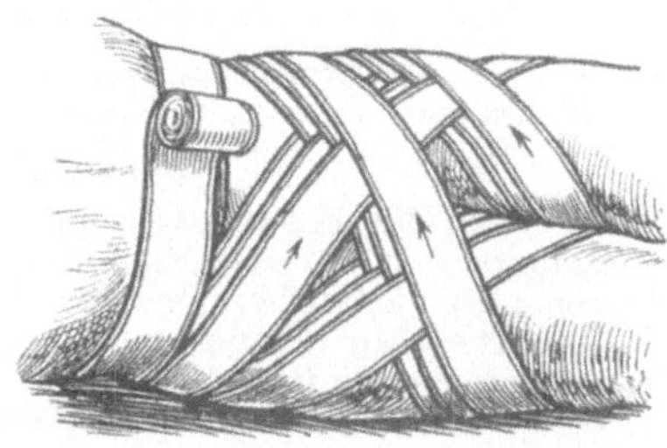

Abb. 249.

#### f) Der doppelte Kornährenverband der Hüfte.

Kreistour in der Höhe des Nabels von links nach rechts wickeln, von der rechten Hüfte aus schräg über den Unterleib zum linken Oberschenkel, um diesen herum zur linken Hüfte um den Rücken zur rechten. Von dort aus, also der Anfangsstelle der Kreistour, zum rechten Oberschenkel herum und schräg nach aufwärts zur linken Hüfte und um den Rücken herum zur Anfangsstelle. Man führt nun in der gleichen Weise noch zwei weitere Touren immer den oberen Rand der vorhergehenden freilassend. Die Schlusstour wird über die erste Tour gelegt.

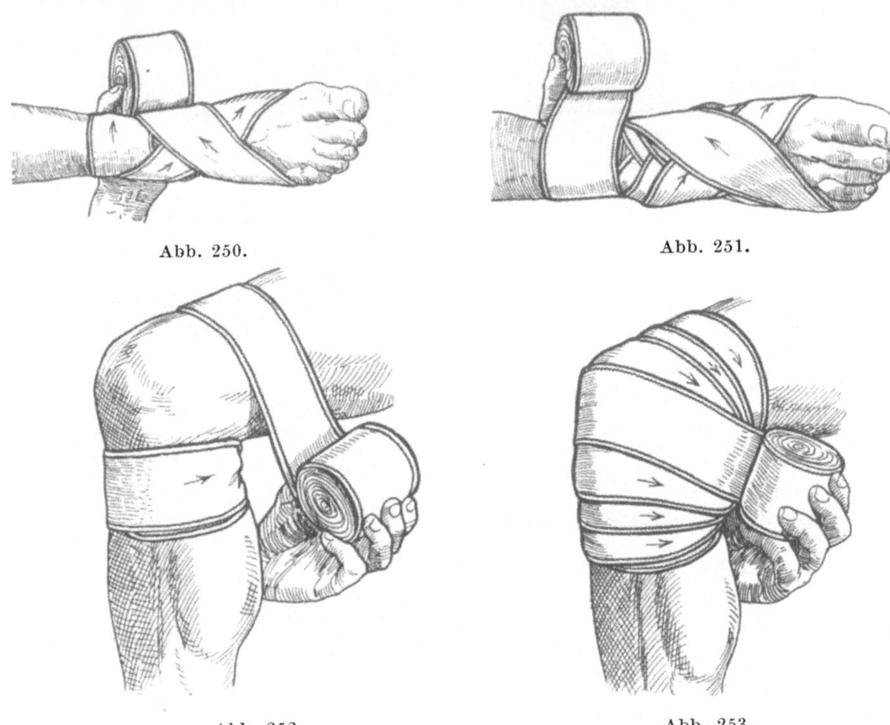

Abb. 250. Abb. 251.

Abb. 252. Abb. 253.

#### g) Der Kornährenverband des Fusses.

Der am häufigsten angewendete ist der absteigende Kornährenverband. Anfang bildet eine Kreistour oberhalb der Knöchel. Man führt dann die Binde von der Kreistour zum inneren Rand des Fusses hin, geht unter den Fuss weg zum äusseren Rand über den Fussrücken zur inneren Knöchelgegend. Dann folgen noch zwei absteigende Touren und eine Schlusstour über die erste Anfangstour hinweg.

### 2. Schildkrötenverbände.

Die Schildkrötenverbände werden zum Schutz von Gelenken angelegt. Besonders für Ellenbogen, Knie und Sprunggelenk.

#### a) Der Schildkrötenverband des Kniees.

1. Art. Man beginnt von links nach rechts wickelnd mit einer Kreistour über die Kniescheibe und schliesst dann noch zwei Touren an, welche sich in der Kniescheibe kreuzen und die vorhergehenden Touren nach aussen überdecken.

2. Art. Man beginnt mit einer Kreistour am oberen Ende des Unterschenkels, geht durch die Kniekehle auf die Aussenseite des Knieansatzes des Oberschenkels um diesen herum in die Kniekehle zurück. Solche Achtertouren beschreibt man noch, bis das ganze Kniegelenk zugewickelt ist. Die letzte Tour geht gerade über die Kniescheibe. Die einzelnen Touren decken sich nach innen.

### b) Der Schildkrötenverband des Ellenbogens.

Es gibt hier, wie für das Knie, 2 Arten.

1. Art beginnt direkt über das Ellenbogengelenk hinweg, dann wickelt man, aus der Ellenbeuge herauskommend, den Rand der ersten Tour deckend, nach aussen noch zwei Achtertouren, die sich im Gelenk kreuzen.

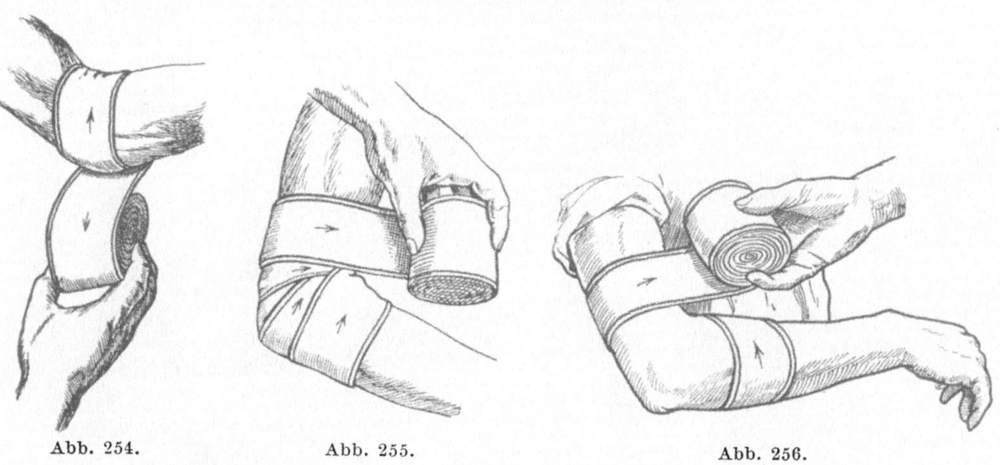

Abb. 254. Abb. 255. Abb. 256.

2. Art. Man beginnt mit einer Kreistour etwa handbreit unterhalb des Ellenbogengelenkes. Von hier aus führt man die Binde nach der Ellenbeuge hin, durch sie hindurch, um den unteren Teil des Oberarmes herum und wieder nach der Ellenbeuge zu. Die nächste Tour wird genau so angelegt und deckt den nach dem Gelenk hin zu sehenden Rand der ersten Tour. Es werden dann soviel solche Achtertouren gewickelt, bis das Gelenk gänzlich eingehüllt ist. Die letzte Tour geht direkt über das Ellenbogengelenk hinweg.

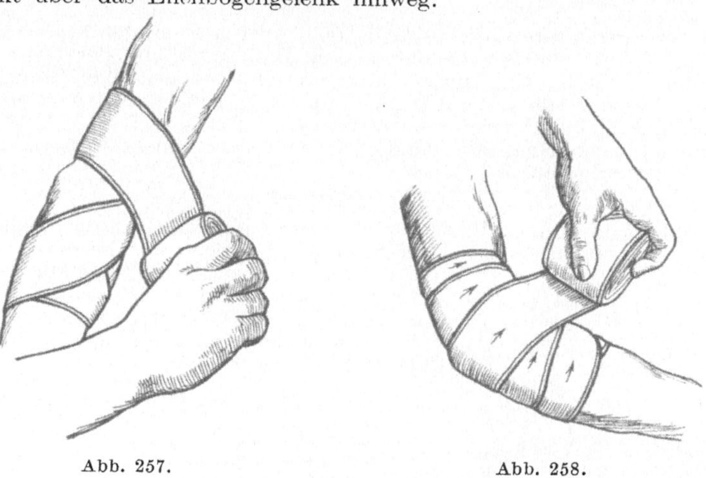

Abb. 257. Abb. 258.

### c) Der Schildkrötenverband der Ferse.

Man beginnt mit einer Kreistour um den Fussrücken, von da aus geht man über den Fussrücken zur Gegend der Sprungsehne und um diese herum zum Fussrücken und zur ersten Tour zurück. Hieran schliessen sich nun noch in derselben Art weitere Achtertouren, welche die vorhergehenden Touren zur Hälfte nach der Ferse zudecken. Die letzte Tour geht direkt über die Ferse. Hieran anschliessend

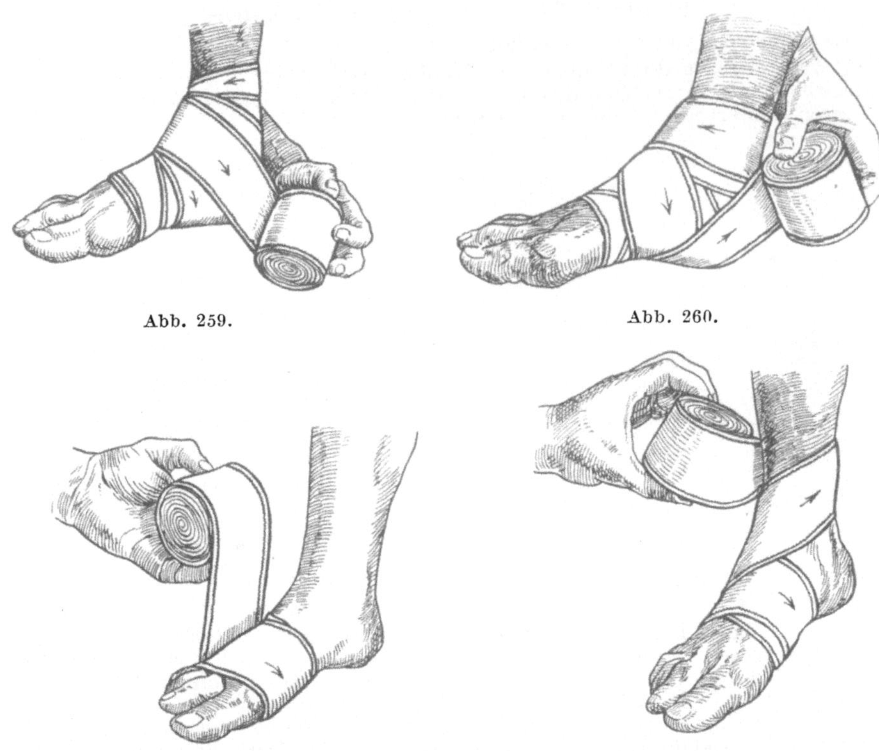

Abb. 259. Abb. 260.

Abb. 261. Abb. 262.

kann sofort der sogenannte antiseptische Hackenverband ausgeführt werden. Man führt die Binde hierzu nach vollendetem Schildkrötenverband der Ferse über den Fussrücken zur Fußsohle hin, unter dieser hinweg, zur seitlichen Hackengegend, nach der Achillessehne um diese herum, wieder zum Fußrücken, zur Fußsohle, zur inneren Hackengegend und zur Achillessehne.

Der antiseptische Hackenverband soll den Zweck haben, antiseptische Stoffe an der Hacke festzuhalten.

### d) Der Steigbügel.

Man beginnt mit einer Kreistour an den Grundgelenken der Zehen, daran schliesst man 3 einfache weitere Kreistouren, die nach der Ferse zu aufsteigen und die vorhergehenden zu ungefähr immer zwei Drittel bedecken. Nach der dritten Tour geht man vom äusseren Fussrand über den Fussrücken zur Sprungsehne, um diese herum zum inneren Fussrande.

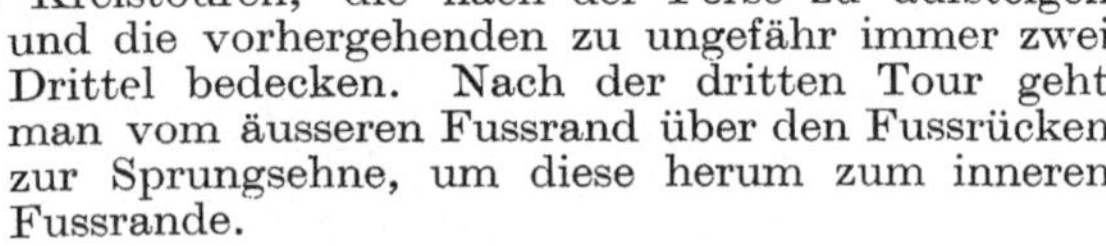

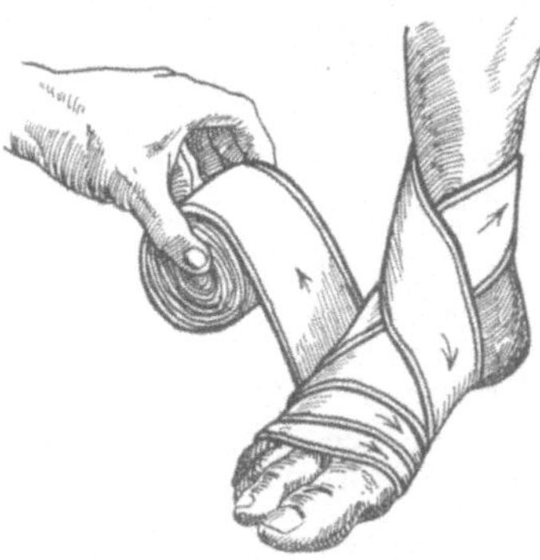

Abb. 263.

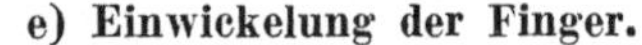

### e) Einwickelung der Finger.

Einwickelung des Zeigefingers.

Man geht mit einer schmalen Binde zuerst mit einer Kreistour um das Handgelenk, dann schräg über den Handrücken nach der Daumenseite des Zeigefingers. Man geht nun in Spiralwindungen bis an die Spitze des Fingers und dann in sich deckenden Hobelspantouren bis zur Basis des Fingers. Von der letzten Hobelspantour aus führt man die Binde zur Speichenseite des Handgelenkes und macht eine Schlusstour um das Handgelenk. Zu manchen Zwecken ist es notwendig, die Fingerkuppe mit einzuwickeln. Der Verband wird hierbei genau so angelegt, wie eben geschildert, nur geht man, anstatt eine Kreistour um das Handgelenk zu schlagen, von der Ellenseite des Handgelenkes noch einmal schräg über den Handrücken hinweg zur Fingerspitze, über dieselbe herüber zur Speichenseite des Handgelenkes und von hier wieder zum Grundgelenk des Zeigefingers und wickelt nun zunächst mit Spiraltouren wieder bis zur Spitze und mit Hobelspantouren bis zur Basis zurück. Den Schluss bildet eine Tour, die von dem letzten Hobelspangang zur Speichenseite des Unterarmes geht und in einer Kreistour um das Handgelenk endet. Von hier aus kann nun in der gleichen Weise der Mittelfinger und jeder andere weitere Finger eingewickelt werden.

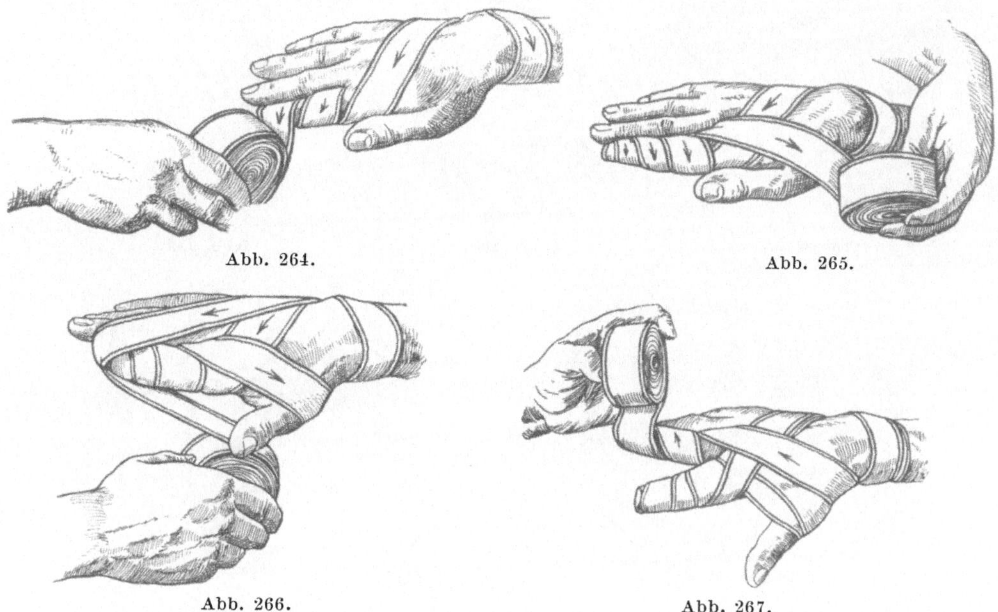

Abb. 264. Abb. 265.

Abb. 266. Abb. 267.

## 3. Kopfverbände.

### a) Der einfache Halfterverband (Capistrum simplex).

Man wickelt nach der kranken Seite hin, wenn man also die linke Gesichtsseite einwickeln will, von sich aus von links nach rechts. Wir beginnen mit einer Schilderung der Einwickelung der linken Gesichtshälfte. Man geht zunächst mit einer Kreistour um die Stirn. Von der Kreistour aus geht man in den Nacken, unter das Kinn und vor dem Ohr der kranken Seite in die Höhe (1. aufsteigende Tour). Man geht nun auf den Scheitel und führt die Binde nahe hinter dem Ohr der gesunden Seite herunter wieder zum Kinn und vor der ersten aufsteigenden Tour dieselbe wieder in die Höhe zum Scheitel (2. aufsteigende Tour). Jetzt wird die Binde über den Scheitel zum hinteren Rande des gesunden Ohres in den Nacken geführt, um diesen herum, unter das Ohr der kranken Seite und von dort aus quer über das Kinn (Kinntour). Nun geht man vom Kinn zum Nacken, vom Nacken um den Hals herum und vor dem Ohr der gesunden Seite in die Höhe auf den Scheitel, zum Nacken, über die kranke Seite hinwegwickeln, möglichst nahe dem kranken Ohr. Dann vom Nacken unter das Kinn und vom Kinn aus die dritte aufsteigende Tour zum Scheitel. Es folgt dann noch eine Kreistour um Stirn und Hinterhaupt.

### b) Der doppelseitige Halfterverband (Capistrum duplex).

Man beginnt mit einer senkrechten Kreistour, welche vom Scheitel beginnend am linken Augenwinkel unter das Kinn zum rechten Augenwinkel geht und wieder auf den Scheitel zurückkommt. Vom Scheitel aus nach der Hinterfläche des linken

Ohres zum Nacken, unter das Kinn, vor dem linken Ohr in die Höhe in der Weise, dass nicht wie bei dem einfachen Halfterverband der vordere, sondern der hintere Teil der ersten Tour gedeckt wird. Man geht nun zum Scheitel, zum hinteren Rand des

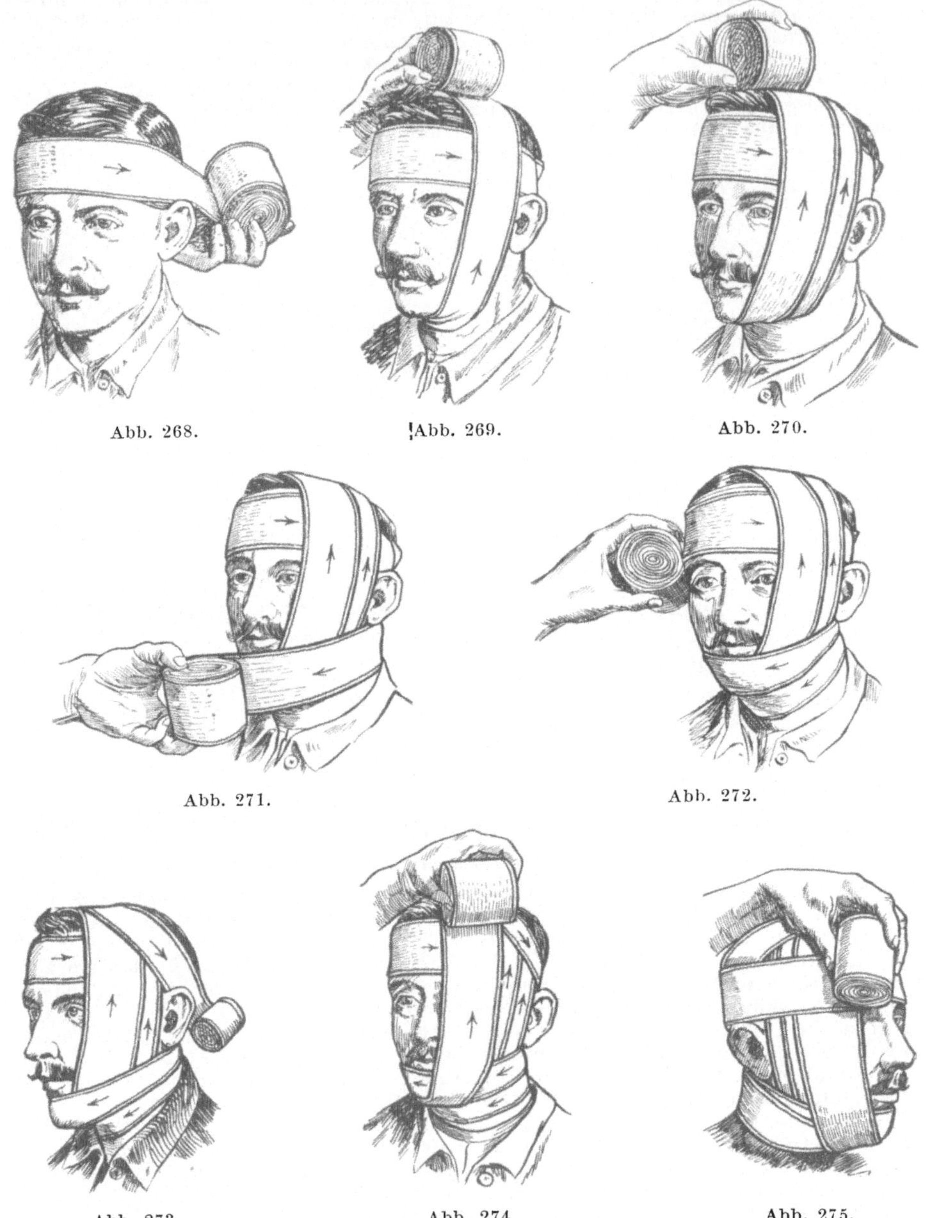

Abb. 268. Abb. 269. Abb. 270.

Abb. 271. Abb. 272.

Abb. 273. Abb. 274. Abb. 275.

rechten Ohres, zum Nacken, unter das Kinn, vor dem rechten Ohr in die Höhe auf den Scheitel (2. aufsteigende Tour rechts), dann wieder um den Nacken herum und von der rechten Seite über das Kinn, dann führt man die Binde nach dem Nacken zurück, um den Hals, wieder unter das Kinn zurück und vor dem linken Ohr in die Höhe (3. aufsteigende Tour), kommt dann wieder auf den Scheitel,

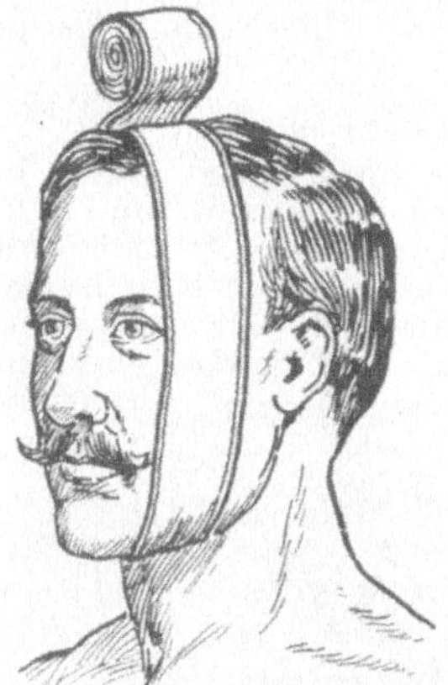
Abb. 276.

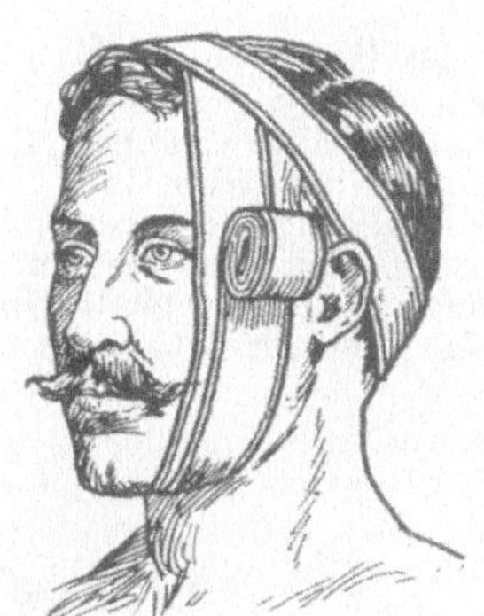
Abb. 277.

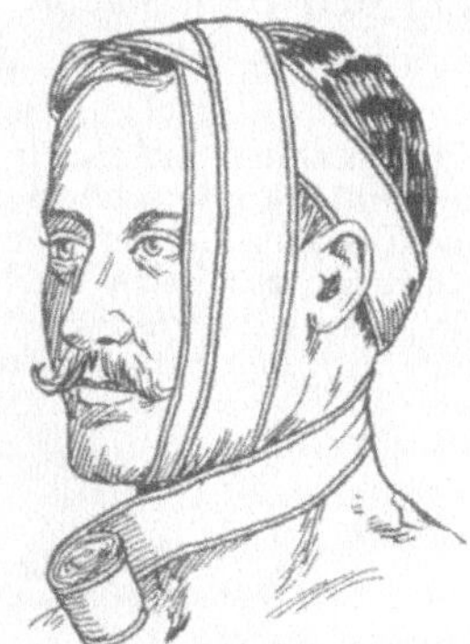
Abb. 278.

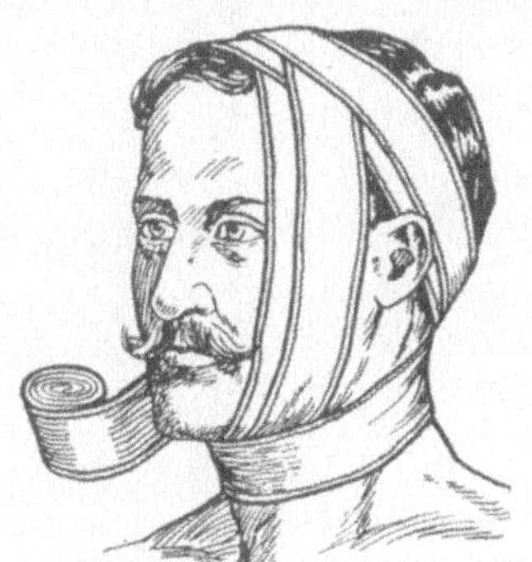
Abb. 279.

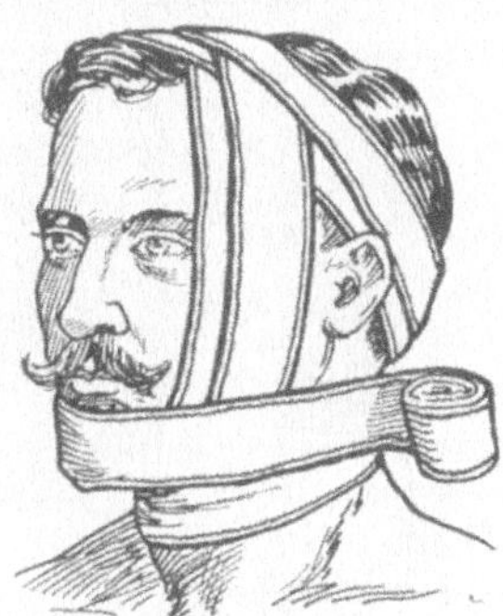
Abb. 280.

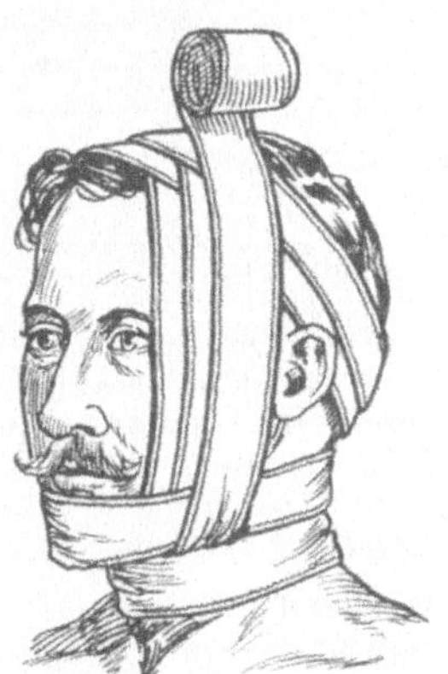
Abb. 281.

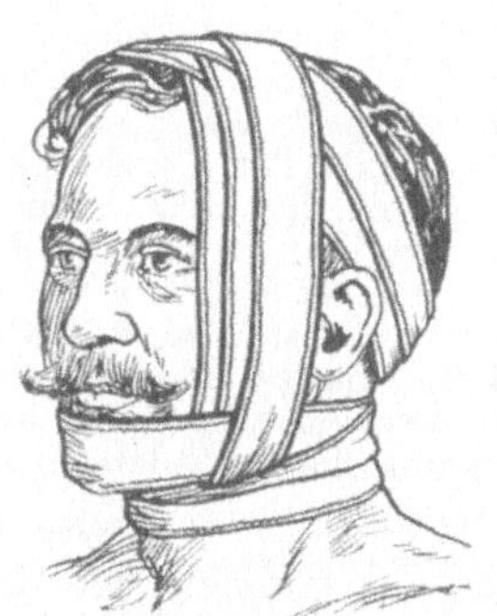
Abb. 282.

geht wieder um den Nacken herum, unter das Kinn und vor dem rechten Ohr mit der dritten Kreistour in die Höhe. Es folgt dann schliesslich eine Schlusstour um Stirn und Hinterhaupt.

### c) Die Mütze des Hippocrates (Mitra Hippocratis).

Zur Anlegung dieses Verbandes ist eine doppelköpfige Binde notwendig. Man legt zunächst die Binde mit etwas abgewickelten Köpfen auf die Stirn und führt die Bindenköpfe nach dem Nacken hin. Hier findet eine Kreuzung statt, indem der eine Bindenkopf horizontal weitergewickelt wird und der andere von dem Nacken senkrecht zur Stirn nach vorn geführt wird bis zur Nasenwurzel. Über diese Tour wird dann die horizontale Binde weitergewickelt, so dass diese die eben erwähnte Tour auf der Stirn fixiert. Ist dies erfolgt, so wickelt man die den Bindenkopf

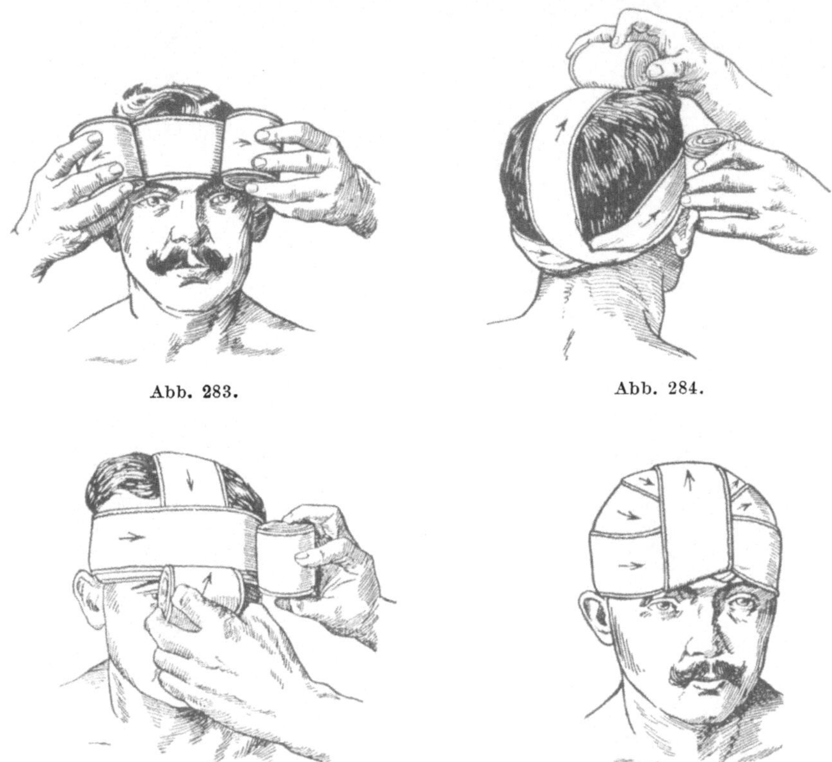

Abb. 283. Abb. 284.

Abb. 285. Abb. 286.

von der Nasenwurzel aus wieder in den Nacken etwas seitlich von der ersten den Schädel bedeckende Tour, fixiert dort wieder mit der horizontal verlaufenden Binde, und geht dann wieder nach vorn in die Gegend der Nasenwurzel auf der anderen Seite der ersten Tour und wickelt diese wieder vorn durch die horizontale Binde fest. Das wiederholt man noch öfter, bis das ganze Schädeldach mit Touren gedeckt ist. Der Verband ist also so anzulegen, dass immer die eine Tour horizontal um Stirn und Hinterhaupt verläuft und die über das Schädeldach hinziehenden Touren fixiert. Der Verband muss gut sitzen und hierher gehört es, dass die Touren am Hinterhaupt unterhalb des Hinterhaupthöckers angelegt werden.

### d) Der einseitige Augenverband.

Man beginnt mit einer Kreistour um Stirn und Hinterhaupt, indem man nach der kranken Seite zu wickelt. Wenn man das linke Auge einwickeln will, so wickelt man also von sich aus von links nach rechts. Nach der Kreistour führt man die

Binde über die Gegend der Nasenwurzel und über das erkrankte Auge zum unteren Rand des Ohres der linken Seite geht dann um das Hinterhaupt herum zur Kreistour zurück und legt nun die zweite Tour so, dass sie den oberen Rand der zuerst gelegten Augentour zunächst überhöht, führt die Binde wieder über die Gegend der Nasenwurzel, die erste Augentour überkreuzend, so dass jetzt der untere Rand gedeckt wird und fügt noch eine dritte Tour hinzu. Bindentouren steigen also auf der gesunden Seite nach der Schädelmitte zu an und auf der Seite des kranken Auges ab.

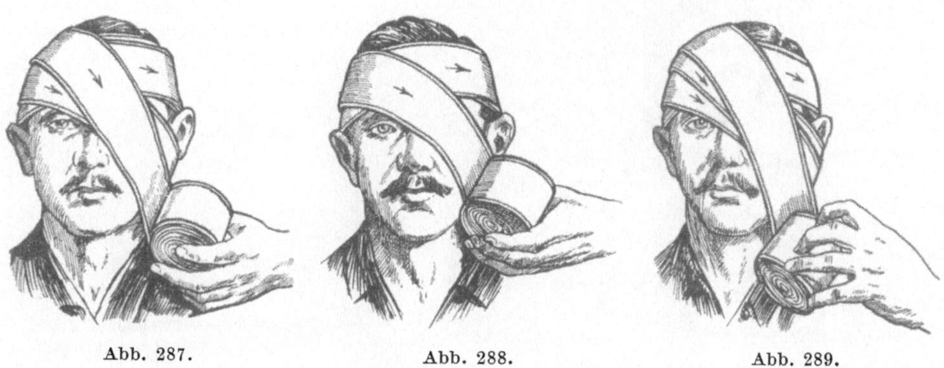

Abb. 287. Abb. 288. Abb. 289.

### e) Der doppelte Augenverband.

Beginn mit Kreistour, um Stirn- und Hinterhaupt von links nach rechts wickeln. Man legt die erste Tour, wie beim einseitigen Augenverband geht dann aber nicht zum rechten Ohr hinauf, sondern um das Hinterhaupt herum, unter dem rechten Ohr vorbei und aufsteigend über das rechte Auge, so hat man beide Augen zunächst zugedeckt. Die nächsten Touren werden so angelegt, dass man links immer von oben nach unten wickelt, um das Hinterhaupt herumgeht und rechts von unten nach oben in der auf der Abbildung zu erkennenden Weise.

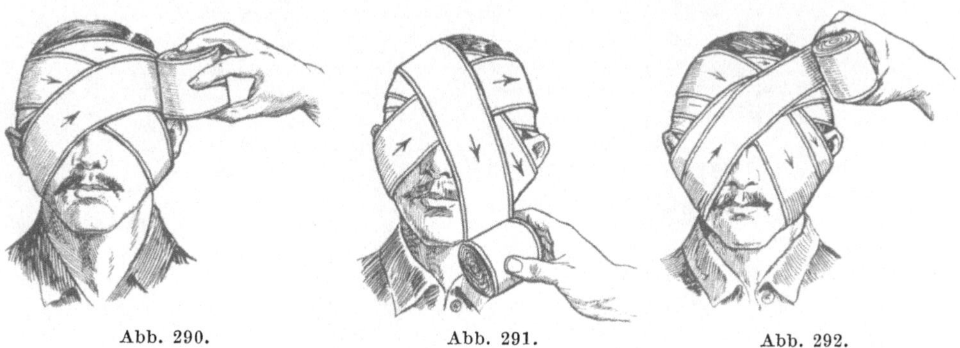

Abb. 290. Abb. 291. Abb. 292.

## 4. Der Désaultsche Verband.

Dieser Verband ist ein sehr guter Übungsverband; er hat drei Teile.

Erster Teil. Angenommen, das rechte Schlüsselbein wäre gebrochen, so legt man zunächst ein keilförmiges Kissen mit der stumpfen Seite nach oben in die rechte Achselhöhle, steckt den Anfang der Binde mit einer Stecknadel auf dem Kissen fest, geht dann über die Schulter der gesunden Seite in die Achselhöhle, dann wieder über die Schulter hinweg, über den Rücken zum oberen Ende des Kissens und wickelt nun durch einfache Quertouren das Kissen fest an den Brustkorb.

Zweiter Teil. Die Bindengänge, welche jetzt gelegt werden, haben die Aufgabe, den rechten Oberarm gegen das Kissen zu drücken und werden einfach quer über den Oberarm nach der linken Brustseite zu angelegt.

Dritter Teil. Der dritte Teil wird über die beiden vorhergehenden angelegt, die in der Abbildung der Einfachheit halber weggelassen sind. Man beginnt von

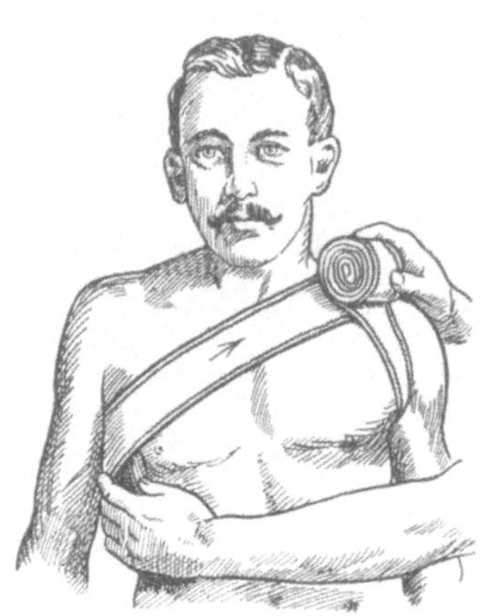

Abb. 293.

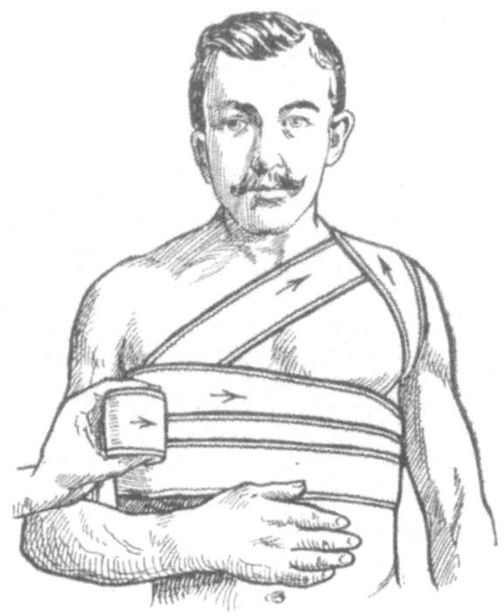

Abb. 294.

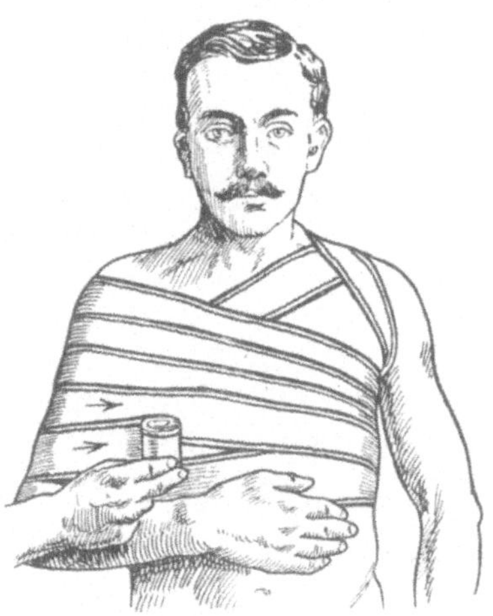

Abb. 295.

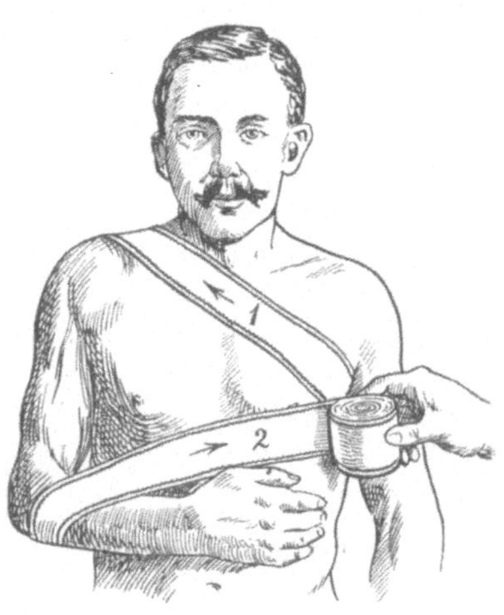


Abb. 296.

der Achselhöhle der gesunden Seite, der Schulter der Kranken auf der hinteren Seite des Oberarms zum Ellenbogen auf die vordere Seite des Ellenbogens zur Achselhöhle der gesunden Seite, wieder zur Schulter der kranken Seite und auf der vorderen Seite des Oberarms zum Ellenbogen. Die nächsten Touren werden nun so angelegt, dass man immer den inneren Rand der voraufgehenden freilässt und sich immer an die Reihenfolge hält: Achsel, Schulter, Ellenbogen. Auf diese Weise wird allmählich der typische Désaultsche Verband zustandekommen.

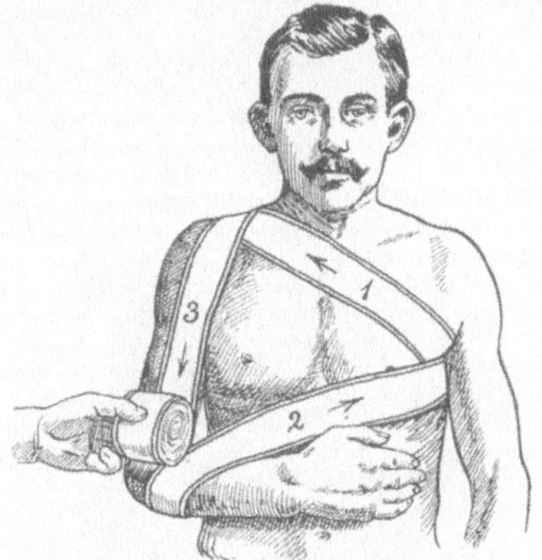


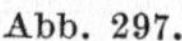
Abb. 297.

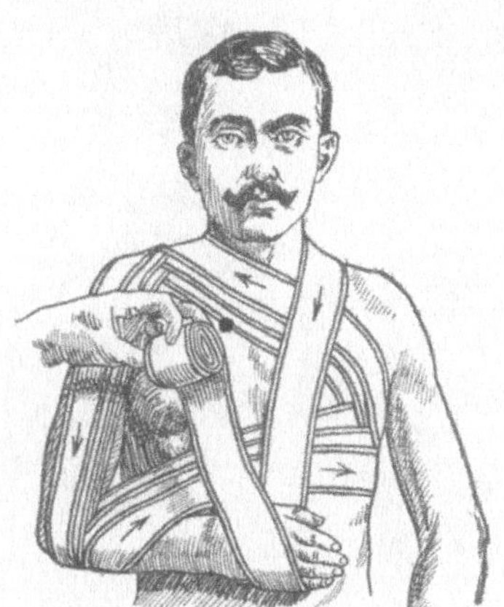
Abb. 298.

## 5. Der Velpeausche Verband.

Der Unterarm der kranken Seite wird spitzwinkelig gebeugt auf die Brust gelegt. Man beginnt von der Achselhöhle der gesunden Seite aus, geht über die Schulter der kranken Seite, an der Hinterfläche des Oberarmes zum Ellenbogen, unter diesem hinweg zur kranken Schulter zurück und von dort wieder zur Achselhöhle der gesunden Seite. Von da aus quer über die Brust und den kranken Arm wieder zur Achselhöhle der gesunden Seite zurück, und wiederholt die Touren, wie sie in dem Bild angegeben sind.

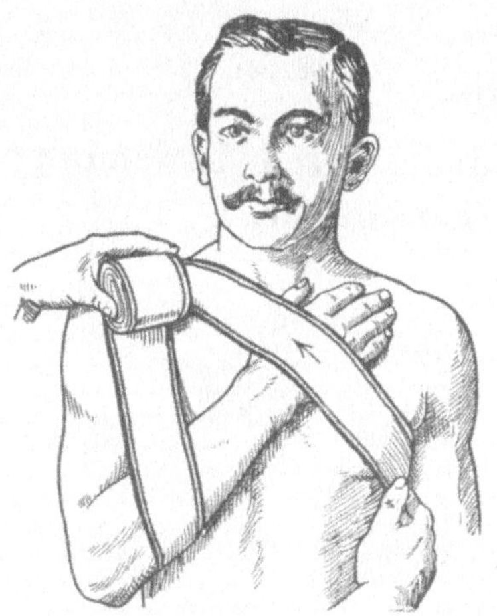
Abb. 299.

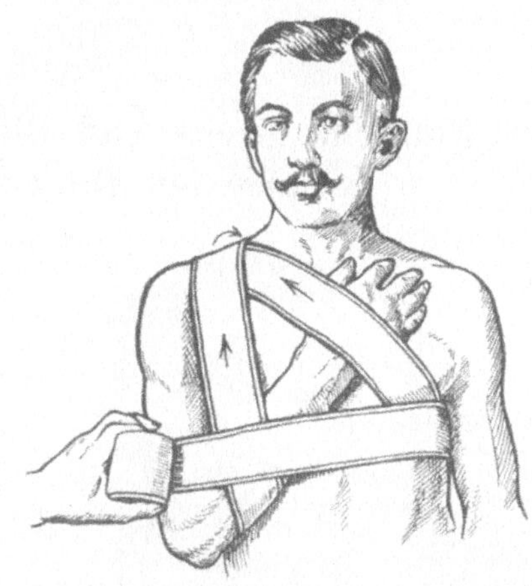
Abb. 300.

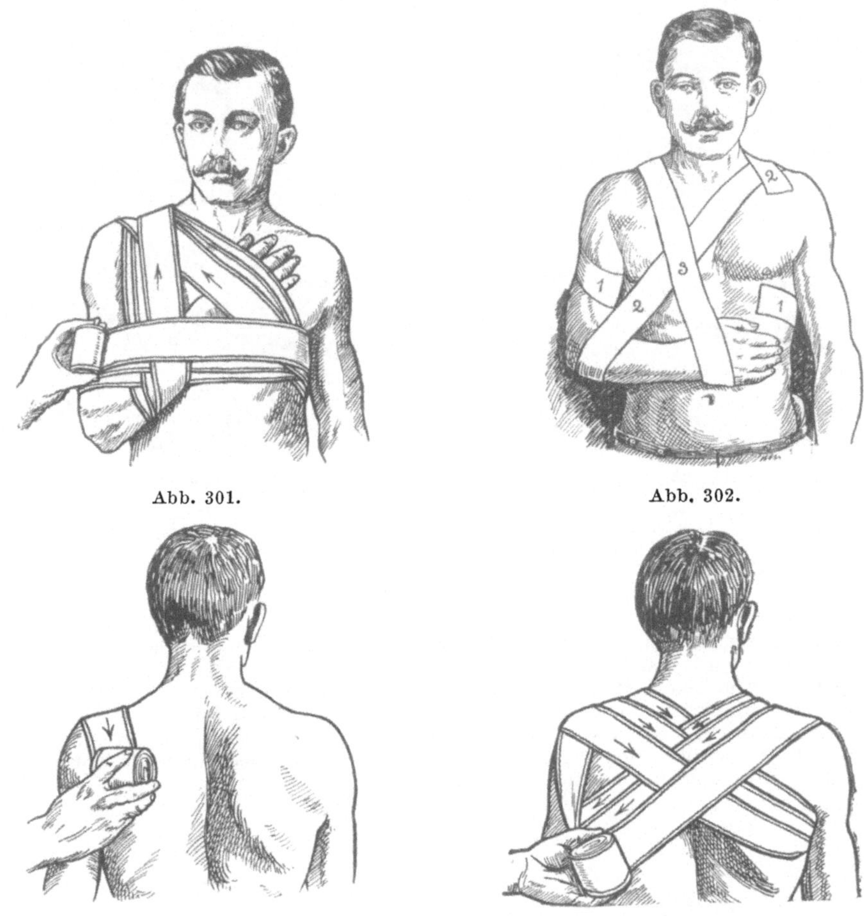

Abb. 301. Abb. 302.

Abb. 303. Abb. 304.

Sternverband des Rückens.

## F. Einfache Tuch- und Bindenverbände, deren Anwendung aus den Bildern direkt hervorgeht.

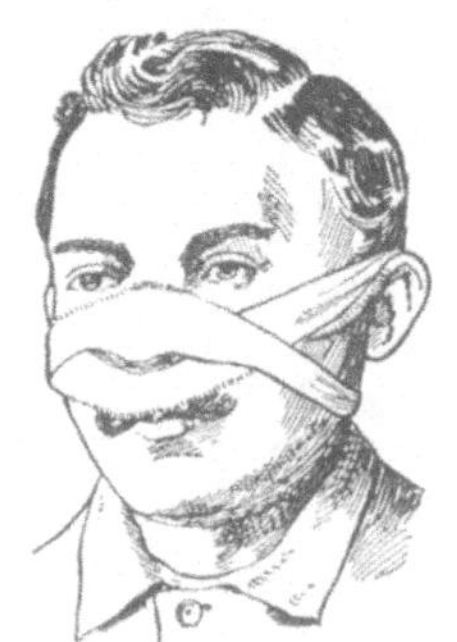

Abb. 305. Nasenschleuder.

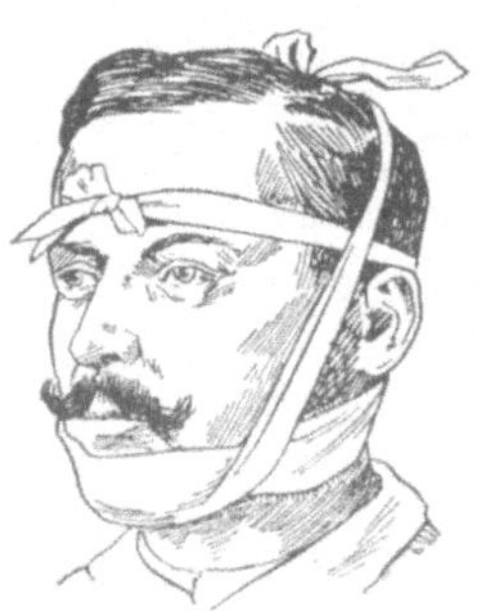

Abb. 306. Kinnschleuder.

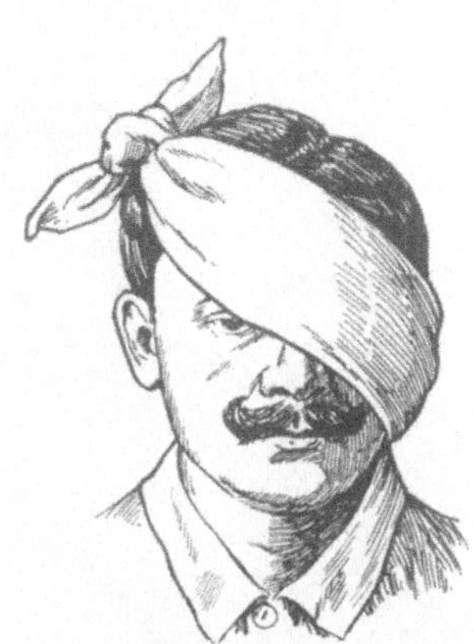

Abb. 307. Serviettenverband über das linke Auge.

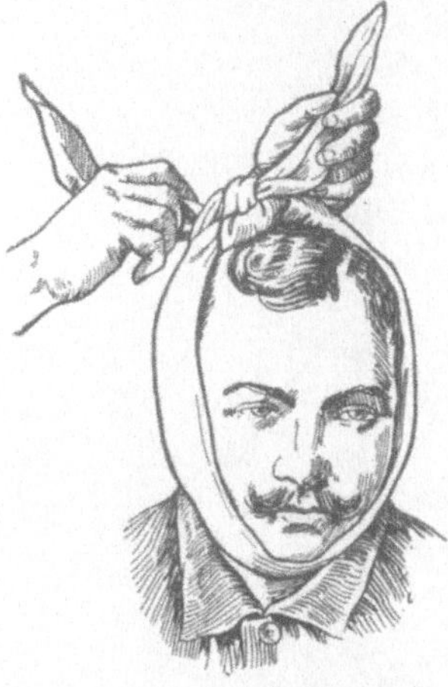

Abb. 308. Kinntuch.

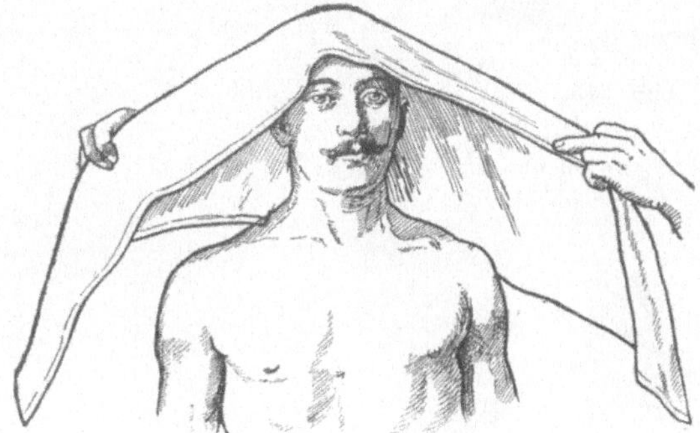

Abb. 309.

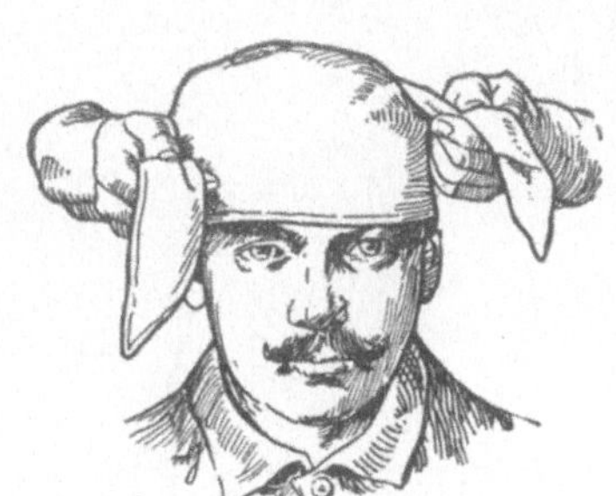

Abb. 310.

Tuchverband über den Kopf 1 und 2.

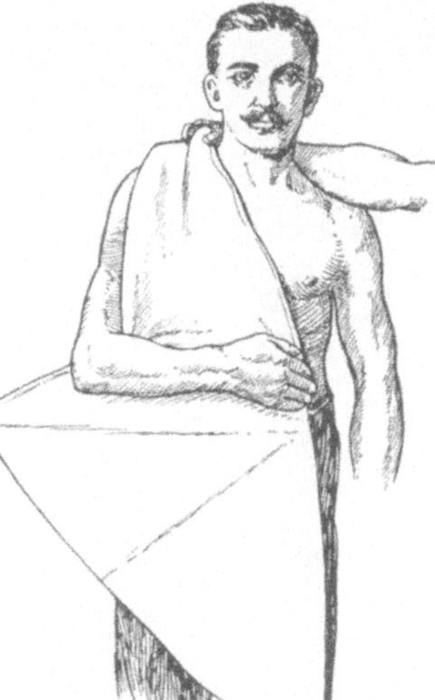

Abb. 311.

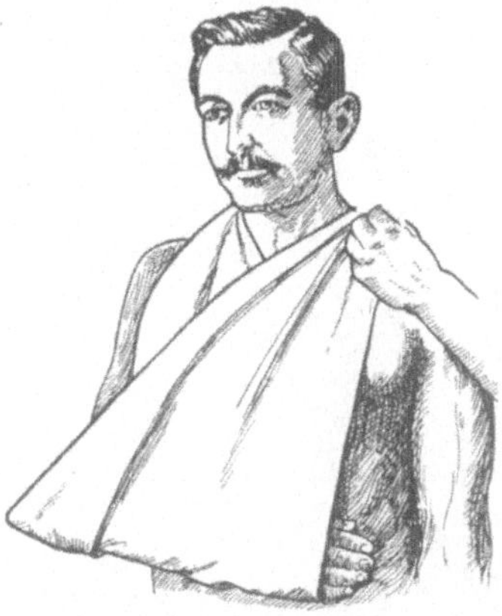

Abb. 312.
Armtragetuch (Mitella)
(rechter Winkel am Ellenbogen).

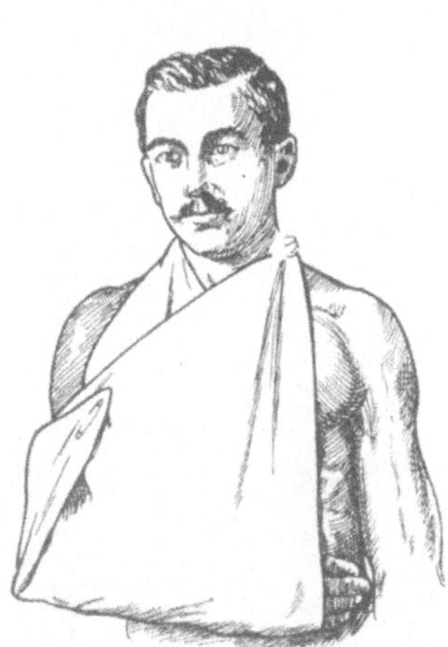

Abb. 313.

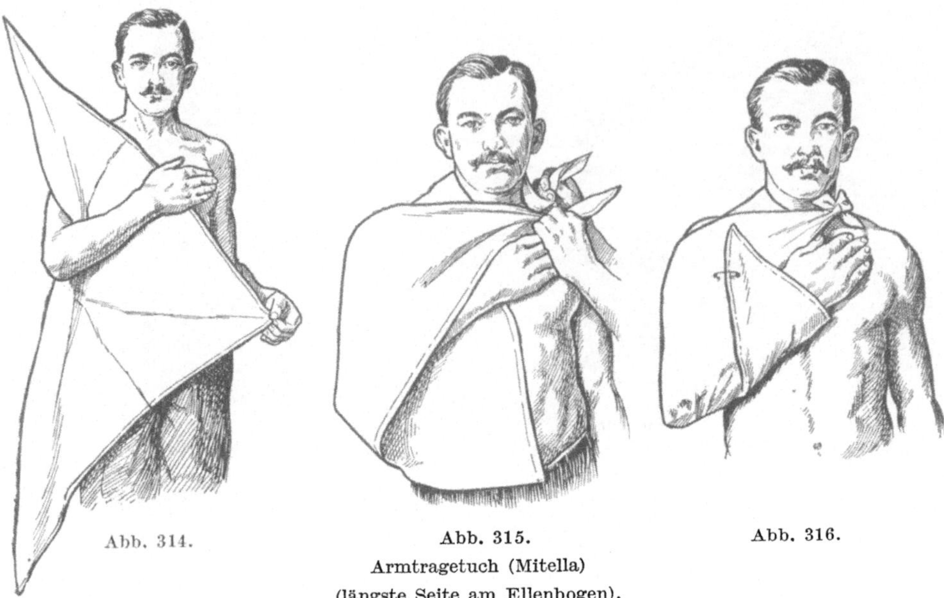

Abb. 314.

Abb. 315.

Abb. 316.

Armtragetuch (Mitella)
(längste Seite am Ellenbogen).

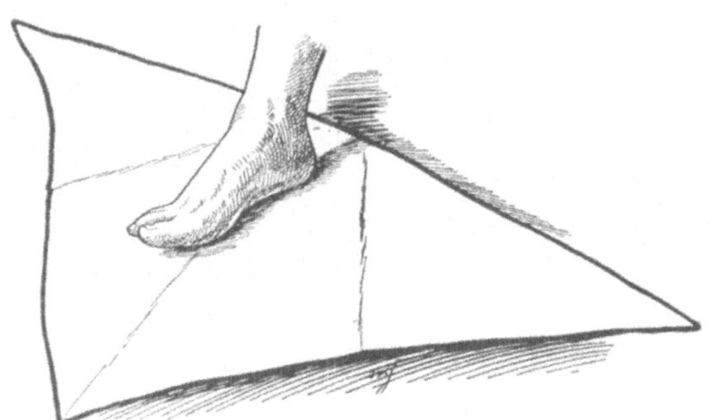

Abb. 317.

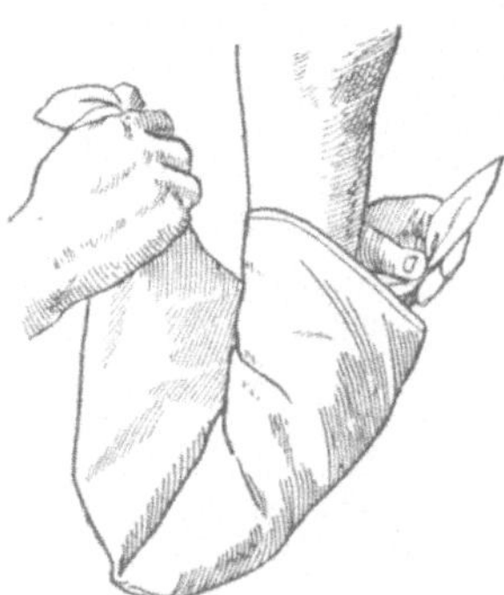

Abb. 318.

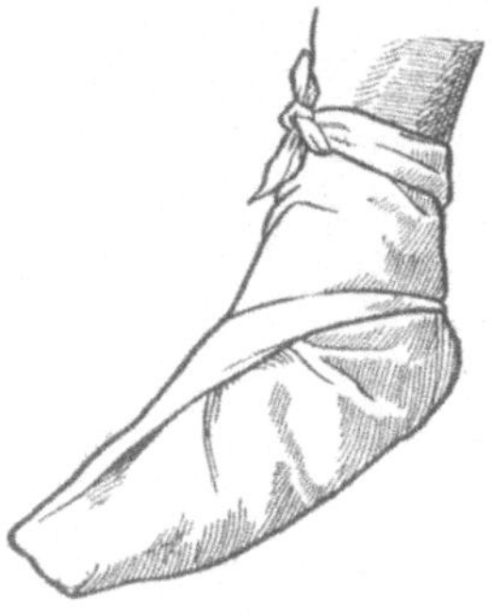

Abb. 319.

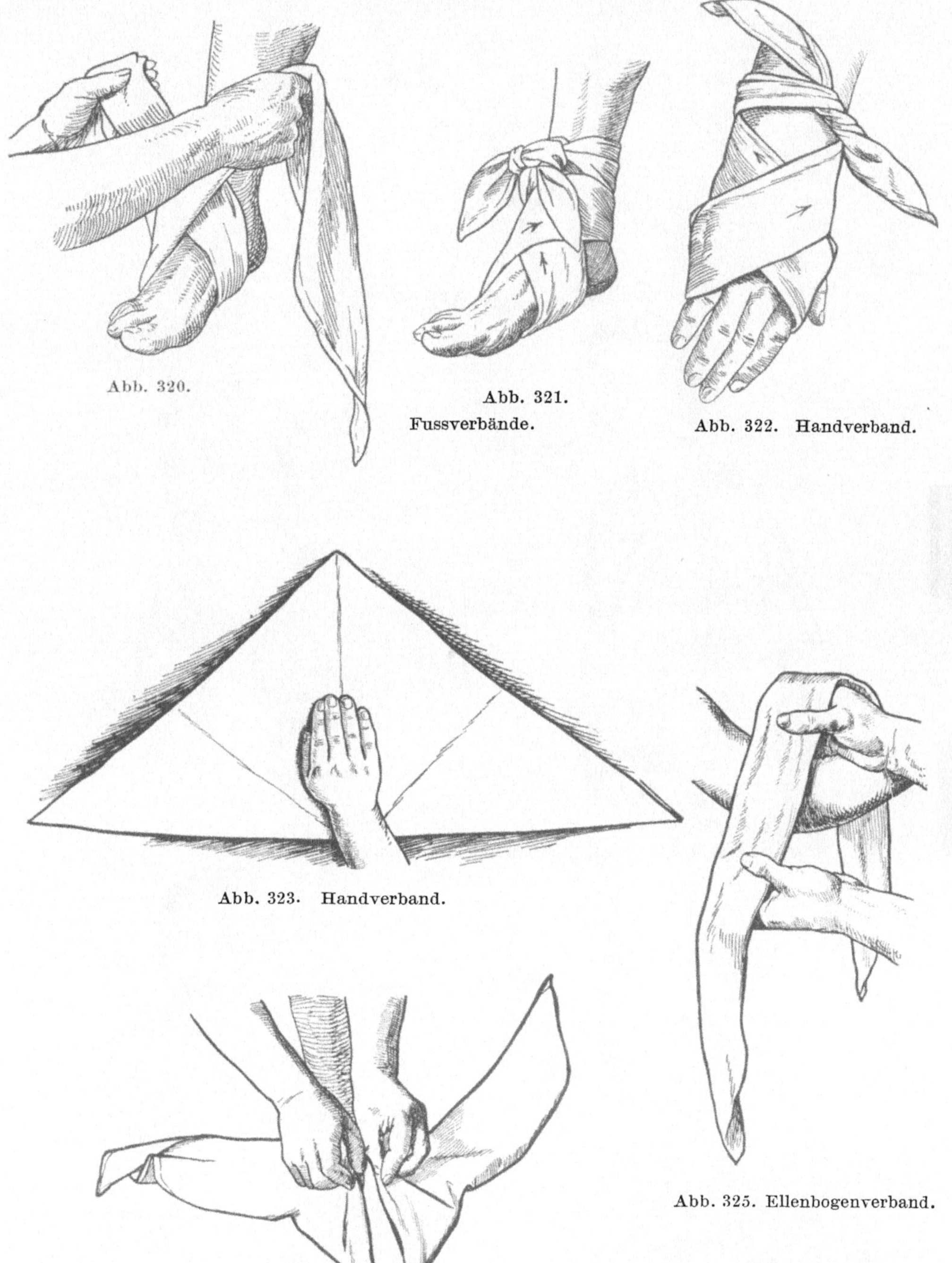

Abb. 320.

Abb. 321.
Fussverbände.

Abb. 322. Handverband.

Abb. 323. Handverband.

Abb. 324. Handverband.

Abb. 325. Ellenbogenverband.

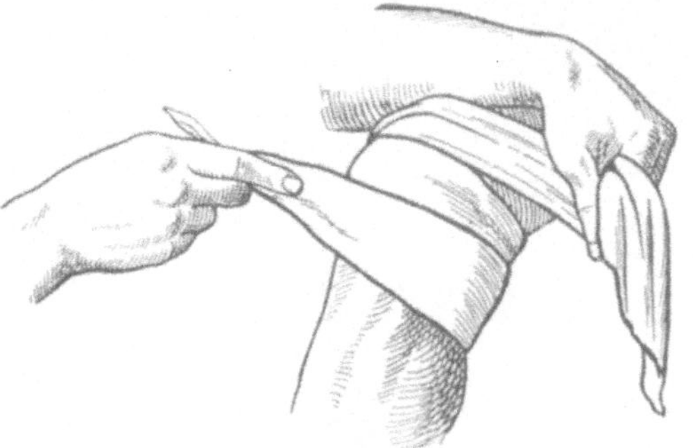
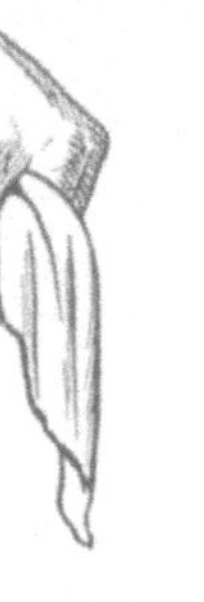
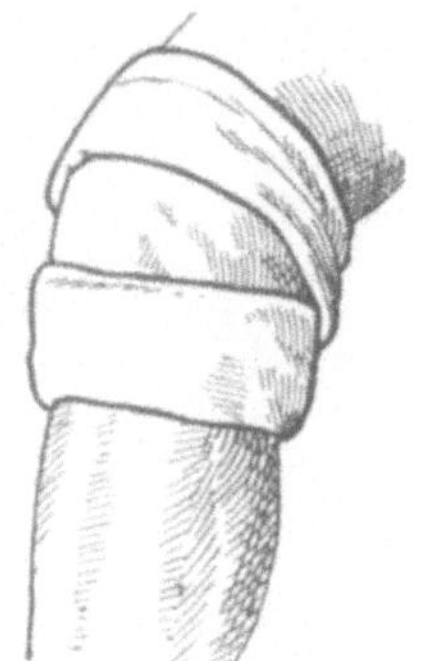

Abb. 326. Knieverband. Abb. 327.

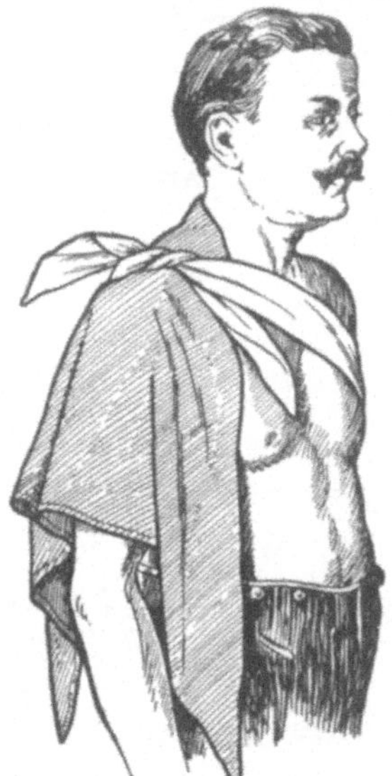
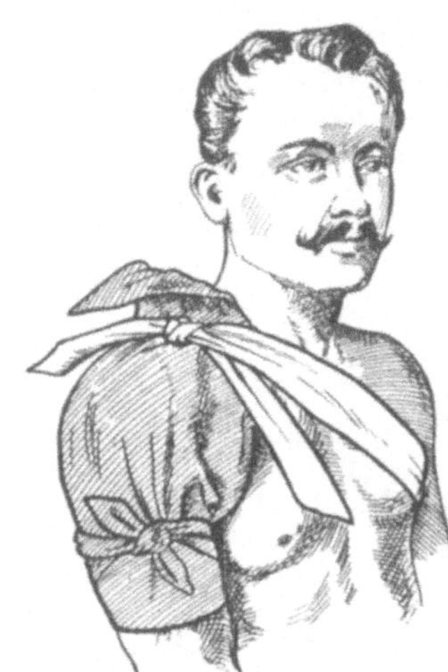

Abb. 328. Schulterverband mit 2 Tüchern. Abb. 329.

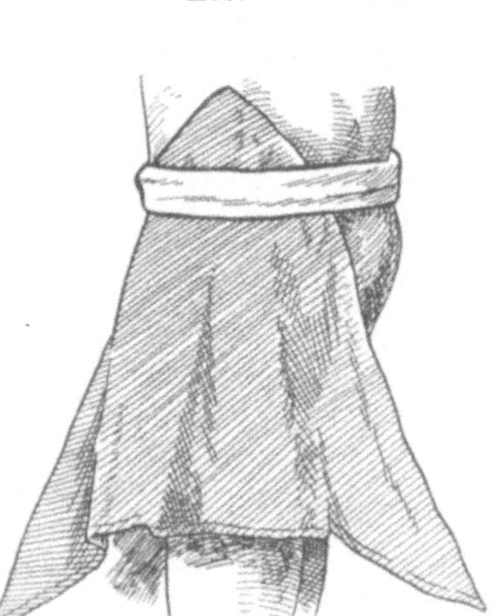

Abb. 330. Hüftverband mit 2 Tüchern.

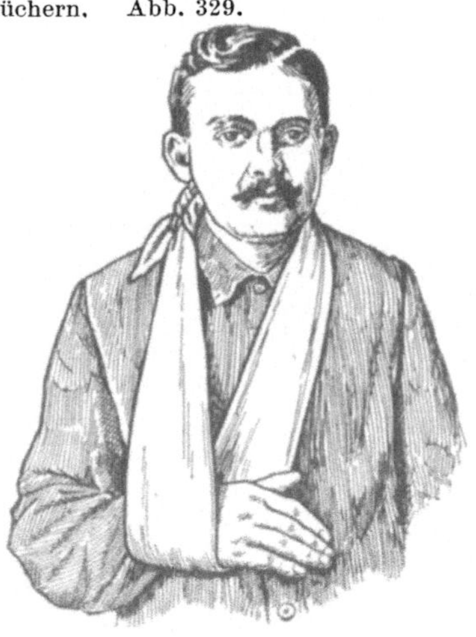

Abb. 331. Armtragetuch (kleine Mitella).

## G. Der Streckverband.

Obgleich es eigentlich Sache des Arztes ist, einen Streckverband anzulegen und die Schwester wohl nie in die Lage kommen wird, dieses selbständig zu tun, wird ihr Verständnis und die Möglichkeit einer guten Hilfeleistung dabei doch wesentlich gefördert, wenn wenigstens im Prinzip ihr die Heilmethode bekannt ist.

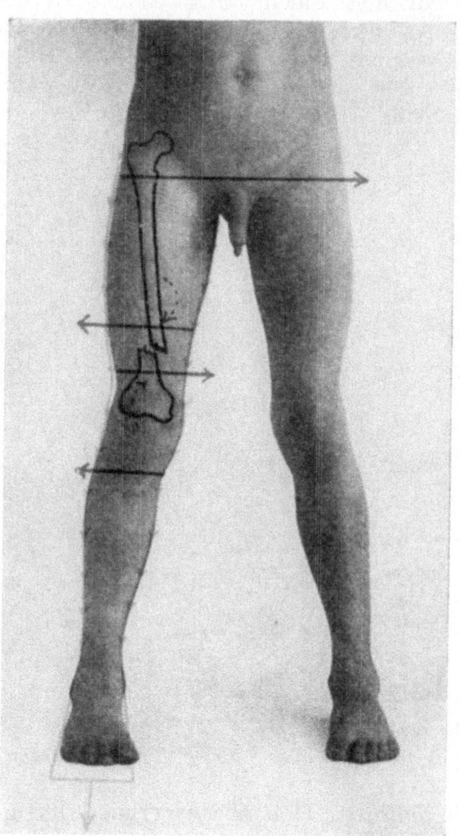

Abb. 332. Zugrichtung am gebrochenen Oberschenkel.
Aus Härtel-Löffler, „Der Verband“ (Julius Springer, Berlin).

Der Streckverband hat das Prinzip, durch zweckmäßig angebrachte Zugvorrichtungen zerbrochene Glieder geradezurichten, die Bruchenden dauernd in der richtigen Richtung zu fixieren und dadurch den Bruch zu heilen.

Wenn wir uns z. B. einen Bruch des Oberschenkelknochens vorstellen und zwar zunächst einmal im Schaft, so verschieben sich durch den Muskelzug die Bruchenden sofort gegeneinander. Daraus ergibt sich eine wesentliche Verkürzung des betreffenden Beines. Wir müssen also bei dem Zugverband vor allen Dingen einen Zug in der Richtung des Beines ausüben in seiner Längsachse. Nun ist es weiter klar, dass wenn wir etwas — also hier das Bein — auseinanderziehen wollen, zu dem in der Längsrichtung wirkenden Zug ein Gegenzug oder mindestens eine Befestigung des Beinendes gehört. Man bringt zu diesem Zwecke einen Gegenzug. Beim Oberschenkelbruch in dem beispielsweise erwähnten Falle würde man am Unterschenkel den einen Zug und den Gegenzug am Oberschenkel oberhalb der

Bruchstelle anbringen müssen. Der Zug und Gegenzug in der Längsrichtung ist also das Wesentlichste am Streckverband. Mittels einer Röntgendurchleuchtung kann man sich orientieren, ob die Bruchenden richtig stehen. Ist das nicht der Fall, oder will man auf alle Fälle sicher gehen, so empfiehlt es sich, durch seitlich an den Bruchenden angebrachte Züge die Lage festzuhalten.

Die Streckverbände werden meist mit Heftpflaster angelegt. Wir wollen z. B. an dem Unterschenkel einen solchen Heftpflasterverband anlegen. Zu diesem Zwecke legen wir erst einen Längsstreifen an die Seite des Unterschenkels beiderseits. An der Fußsohle wird soviel freigelassen, damit ein Querholz eingespannt werden kann, welches einen Haken zum Anhängen eines Gewichtes trägt. Der seitliche Streifen wird sodann mit Heftpflastertouren festgemacht. (Siehe Abbildung!) Nach Anlegen des Gegenzuges und

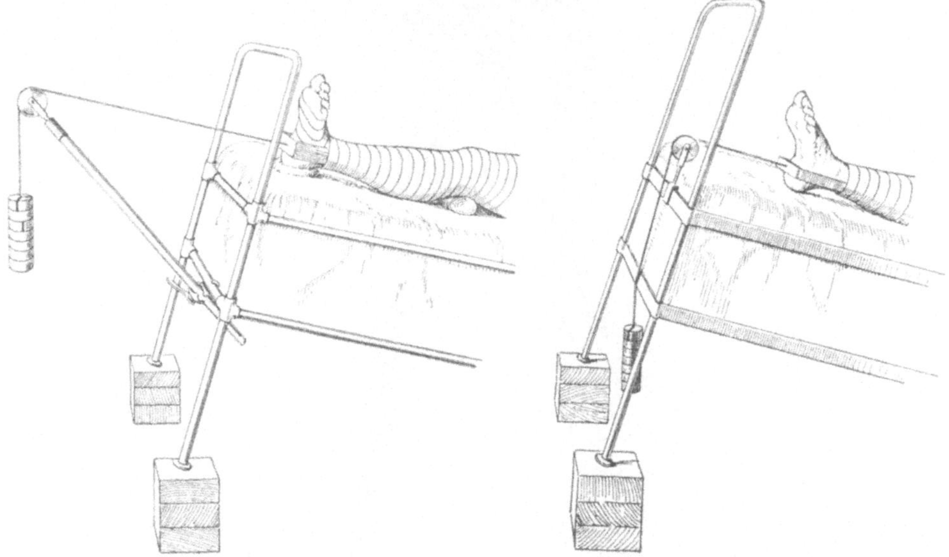

Abb. 333 richtig! Abb. 334 falsch! Der Faden schleift.
Aus Härtel-Löffler, „Der Verband" (Julius Springer, Berlin).

der seitlichen Züge ist dann der Heftpflasterverband fertig. Wichtig ist, dass die einmal vom Arzt festgelegte Zugrichtung unbedingt immer beibehalten wird. Dazu ist eine stete Kontrolle notwendig und Unregelmäßigkeiten sind dem Arzt so bald als möglich mitzuteilen.

Der Heftpflasterverband wird mit einem schützenden Bindenverband versehen. Das Knie liegt auf einer Rolle und die Ferse auf einem Kranz.

Bei dem Leiten der Zugschnur über die Rolle oder das Rollensystem, welches am Ende der Lagerstätte angebracht ist, muss man sorgfältig darauf achten, dass die Schnur nirgends schleift, denn dann wird die Wirkung des Zuggewichtes wesentlich beeinträchtigt.

Richtig angewendet liefert der Streckverband ausgezeichnete Heilresultate.

Man kann statt des Heftpflasters auch einen Mastisolverband anlegen oder den Zug auf einen Gipsverband übertragen. Alles kommt jedenfalls an auf die richtige Anbringung und Ausübung von Zug und Gegenzug.

## H. Der Gipsverband.

Eine Gipsbinde wird folgendermaßen hergestellt: Man nimmt eine Mullbinde, wickelt sie ein Stück auf und streut in die Binde trockenes Gipsmehl hinein. Der eingestreute Teil wird nun vom Ende wieder aufgewickelt und ein neuer Teil wieder von der Binde abgerollt und wieder mit Gipsmehl bestreut und aufgewickelt. Allmählich bringt man so den Gips in die ganze Binde hinein. Die Gipsbinden müssen nach Fertigstellung vollständig trocken aufbewahrt werden, denn nasse und feuchte Binden sind vollständig unbrauchbar. Am besten setzt man sie vor dem Gebrauch noch trockener Hitze aus. Ein Gipsverband muss kunstgerecht angelegt werden. Die Schwester wird kaum in die Lage kommen, einen Gipsverband grösseren Umfanges selbst anzulegen. Indessen wird sie zu Zeiten wohl kleinere Gipsverbände ausführen dürfen.

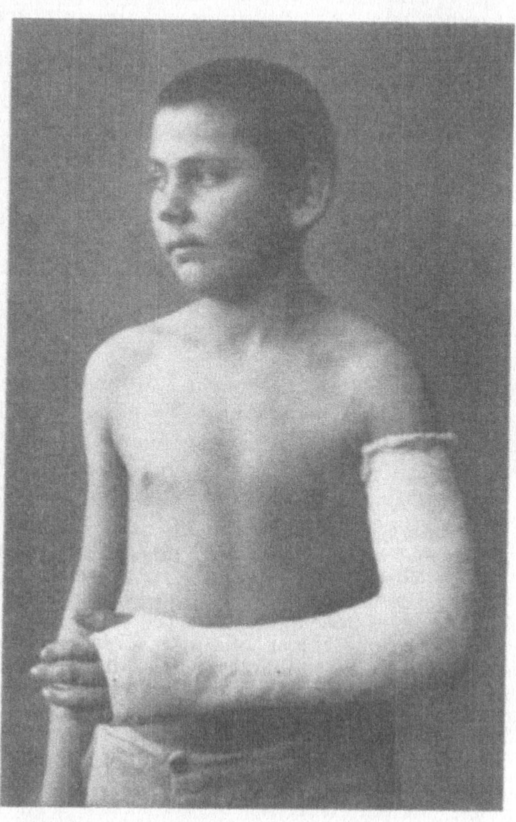

Abb. 335. Aus Härtel-Löffler, „Der Verband".

Die Haut, über welche ein Gipsverband angelegt werden soll, muss mit Vaseline leicht eingefettet werden. Darüber kommt ein Trikotschlauch und dann eine Lage Polsterwatte (graue nicht entfettete Baumwollwatte). Besonders gut sind Stellen, die leicht dem Druck ausgesetzt sind, zu polstern. Die graue Watte wird nun zunächst mit Mullbindentouren leicht befestigt, darüber kommt die Gipsbindentour.

Ehe die Gipsbinde angelegt wird, muss man sie einweichen. Man nehme hierzu eine Schüssel mit Wasser, welches ungefähr die Temperatur von 35 bis 40 Grad Wärme hat. Die Binde wird nun indem man das Ende eine Hand breit loswickelt in das Wasser locker eingetaucht. Man wickle die einzelnen Touren nur locker. Zwischen die einzelnen Binden kann man nun noch wenig gerührten Gipsbrei einschmieren, der, damit er schnell härter wird, mit einer Messerspitze Alaun versetzt werden darf.

Es ist darauf zu achten, dass die einzelnen Touren und der zwischengeschmierte Gipsbrei nicht trocken werden, weshalb man immer etwas Wasser dazwischen mischen kann; man nehme aber nicht zu viel! Ist der Gipsverband fertig angelegt, so muss das betreffende Glied noch so lange in der Stellung gehalten werden, in der es fixiert werden soll, bis der Verband ganz

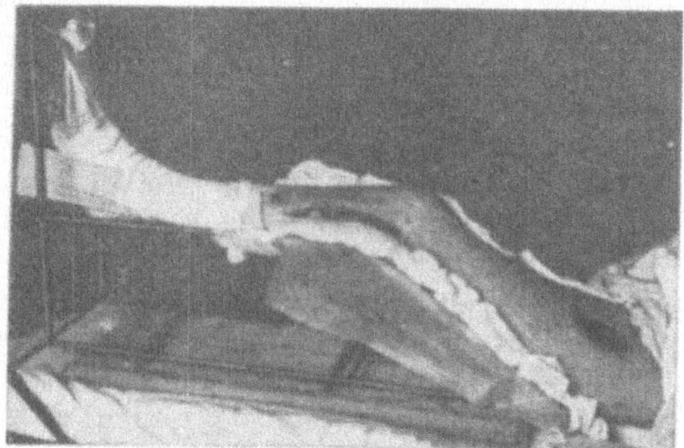

Abb. 336. Gips aufgeschnitten.
Aus Härtel-Löffler, „Der Verband".

hart geworden ist. Ein gutsitzender Gipsverband verursacht dem Patienten keine Schmerzen. Man muss deshalb, um spätere recht unangenehme Folgen zu verhüten, die Klagen der Patienten sorgfältig berücksichtigen, dass man an Druckstellen Fenster einschneiden kann, um dem Druckgeschwür vorzubeugen. Ein Gipsverband, welcher an dem betreffenden Gliede Kreislaufstörungen, wie abnorme Blässe und abnorme Blutfüllung verursacht, ist wertlos. Ja es kann sogar vorkommen, dass ein ganzes Bein oder ein ganzer Arm wegen einer solchen falschen Anlegung abstirbt. Man muss deshalb einen angelegten Verband immer sorgfältig kontrollieren, ob nicht etwa Abschnürungserscheinungen mit der Zeit auftreten.

Eine stützende Wirkung wird auch durch Imprägnierung der Binden mit Stärke und Wasserglas erreicht. Besonders eignet sich für kleine Verbände der Stärkeverband bei Kindern sehr gut. Ähnlich sind die Leimverbände.

Die stützende Wirkung dieser Verbände kann man durch Eingipsen von Metall, Draht, Pappe und Holzschienen noch verstärken. Beliebt ist auch der sogen. Schusterspan, den man, um ihn biegsam zu machen, vorher in warmes Wasser taucht.

## J. Der Verbandwechsel.

Wenn die Schwester einen Verbandwechsel selbständig machen soll, so sei sie sich vor allem bewusst, dass ebenso wie beim Anlegen des Verbandes auch zu dessen Abnehmen und Erneuern die peinlichste Sauberkeit Voraussetzung ist. Überall gilt der Grundsatz, möglichst wenig oder am besten nichts mit blossen Fingern zu berühren. Das gilt besonders für Wunden, deren Zuheilen beim ersten Verbandwechsel nicht zu erwarten steht, die also noch offen sind, z. B. Brand, Biss, Quetschwunden, Schuss, Granatverletzungen usw. In Wunden, die Sekret absondern, wie die oben genannten, ist der Verband immer festgeklebt.

Eine Roheit wäre es, diesen nun mit einem Male herunterreissen zu wollen, wie es leider, besonders im Felde, öfters geschehen sein mag. Wer den Aufschrei eines solchen Misshandelten einmal mit angehört hat, wird sich kaum wieder zu einer solchen Maßnahme entschliessen können. Andrerseits wird ihm der dankbare Blick eines schonend Behandelten wohlgetan haben. Festgeklebte Verbände lockert man zweckmäßig erst mit etwas Wasserstoffsuperoxyd. Man wird erstaunt sein, wie leicht und schmerzlos sich dann der Verband entfernen lässt. Hat man eine sehr starke Schmerzreaktion zu erwarten, so gibt man vorher Morphium oder macht einen Chloräthylrausch, z. B. bei tiefsitzenden Tamponaden (Gallensteine). Zu letzterem ist freilich nur der Arzt allein befugt.

Man soll beim Verbandwechsel möglichst alles mit einem Male bereit haben, damit man nicht zwischen drin weglaufen und die einzelnen Sachen herbeiholen muss. Es empfiehlt sich sehr die Einrichtung eines fahrbaren Verbandtisches, wie in der Abbildung zu sehen. Es können so die grössten wie die kleinsten Verbände, durch Fahren von Bett zu Bett erledigt werden. Gebrauchte Verbandsachen sind sofort zu trennen von den frischen. Bei den teuren Preisen der Verbandsachen ist es aber eine besondere Verschwendung, wenn man die gebrauchten Sachen etwa wegwirft. Man kann im Gegenteil diese recht gut wieder nach genügender Reinigung und Sterilisieren verwenden.

Die Häufigkeit eines Verbandwechsels richtet sich ganz nach der Art der Wunde. Bei aseptischen Wunden z. B. nach Operationen bleibt gewöhnlich der erste Verband bis zum Entfernen der Nähte oder der Wundklammern liegen und wird erst danach erneuert. Anders ist es jedoch bei absondernden Wunden. Wenn der Verbandstoff hier einmal durchtränkt ist, hat er seine Aufgabe erfüllt und wirkt nur als störender Fremdkörper. Es muss also ein neuer Verband mit neuen aufsaugenden Fähigkeiten den alten ersetzen. Bei den vielen infizierten Wunden des Krieges mit ihren ausserordentlich starken Sekretionen war man daher oft wegen der Verbandstoffe in Verlegenheit. Die schönen Mullbinden wurden bald selten und reichten bei weitem nicht aus.

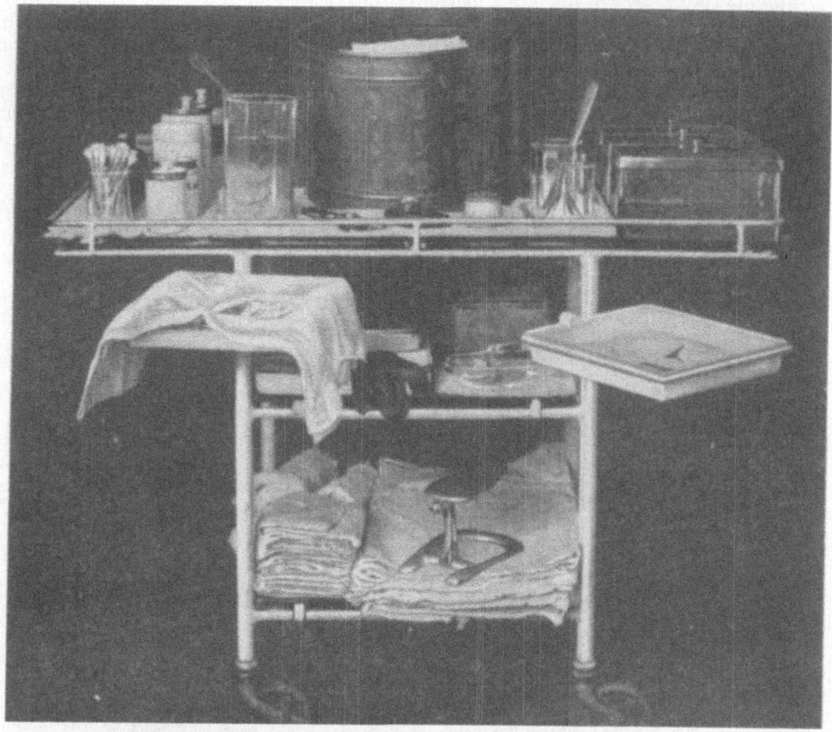

Abb. 337. Fahrbarer Verbandtisch aus der chirurg. Universitätsklinik Halle a. S. Aus Härtel-Löffler, „Der Verband" (Jul. Springer, Berlin).

Als Ersatz hat sich dann der Zellstoff und die Papierbinde eingebürgert. Besonders der erstere hat bei starker Wundabsonderung und als Polster recht gute Dienste geleistet, während die Verwendung der Papierbinde — oder auch Kreppbinde genannt — eine stets wachsende Sehnsucht nach den alten guten Mullbinden wachgerufen hat.

# VIII. Wochenbett.

Das Wochenbett ebenso wie die Säuglingfrage sind Prüfsteine für die Ausbildung auf dem Gebiete der Desinfektion. Schweres Unheil kann für Mutter oder Kind aus der Vernachlässigung desinfektorischer Vorschriften entstehen.

Wir wissen, dass wir an unserer Haut, besonders an unseren Händen, gefährliche Keime ständig beherbergen, welche, in eine Wunde gelangt, Fiebererscheinung mit nachfolgenden schweren Krankheitserscheinungen, selbst den Tod herbeiführen können. Dazu kommt, dass die Gegend des Dammes, welche bei der Wochenbettpflege eine besondere Rolle spielt, immer sehr zahlreiche solcher krankmachender Spaltpilze enthält. Gelangen diese doch mit jeder Stuhlentleerung auf die Dammgegend und von dort ist nur ein schmaler Weg bis auf die äusseren Geschlechtsteile der Frau. Durch die Vermischung mit dem Wochenfluss wird der Keimgehalt noch erhöht. Die Gegend des Dammes ist also auch bei der gesundesten Wöchnerin als eine gefährliche Infektionsquelle zu betrachten. Würde daher die Hand der Pflegerin, welche soeben z. B. beim Abnehmen des Stuhlganges mit dem Damm in Berührung gekommen ist, den Nabelverband des Kindes erneuern, ohne eine gründliche Desinfektion vorauszuschicken, so würde sie hierdurch sicherlich eine Infektion der Nabelwunde mit der gefürchteten von der Nabelschnur ausgehenden Blutvergiftung des Säuglings hervorrufen. Hieraus leitet sich schon die goldene Regel ab, das Kind stets vor der Mutter zu besorgen. Hieraus ergibt sich aber auch die Notwendigkeit der sorgfältigen Beachtung aller Desinfektionsvorschriften. Am zweckmäßigsten wird die Heisswasser-Alkohol-Desinfektion der Hände angewendet. Der Alkohol ist in Form des Brennspiritus stets bequem zu beschaffen. Es wird auf die Bestimmungen der Desinfektion auf Seite 91 verwiesen.

Wir wenden uns zunächst zur Besprechung der Wöchnerin und des Wochenbettes.

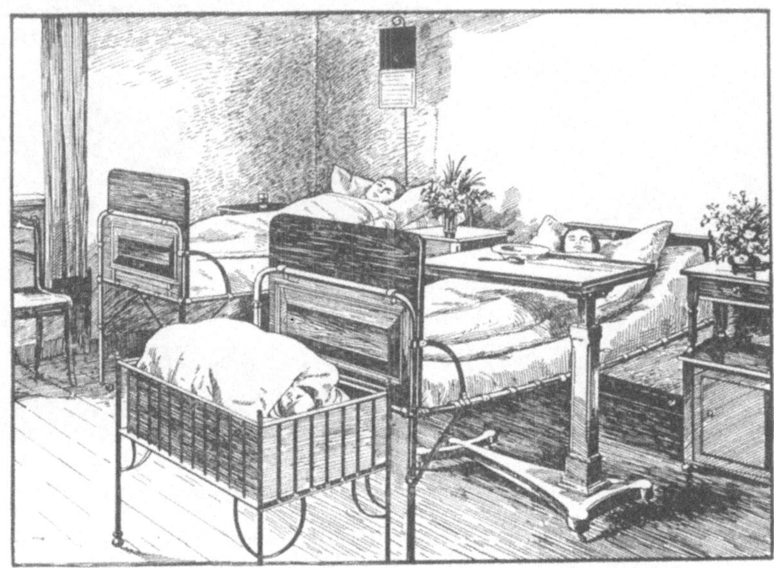

Abb. 338. Einfaches Wochenzimmer mit Kinderbettchen.

## 1. Das Wochenbettzimmer.

Für den Raum, in welchem die Wöchnerin ihre Tage verbringt, gelten die Vorschriften, welche für das Krankenzimmer im allgemeinen auf Seite 102 aufgestellt worden sind. Die drei Hauptforderungen sind: Trockenheit, Luft und Licht. Es ist ferner darauf zu achten, dass kranke Personen nicht in ihrer Umgebung sich befinden dürfen, besonders nicht solche, die an übertragbaren Krankheiten (Lungentuberkulose, Syphilis, Influenza, Halsentzündung usw.) leiden. Schmutzige Wäsche, alte Vorlagen und sonstige bei der Pflege beschmutzten Gegenstände müssen sobald als möglich aus dem Zimmer entfernt werden.

## 2. Das Allgemeinverhalten der Wöchnerin.

In den ersten Tagen des Wochenbettes muss Bettruhe eingehalten werden. Gewöhnlich dauert dieselbe bis zum 9. Tage. Änderungen in dieser Maßnahme ist stets Sache des Arztes. Rückenlage soll zunächst eingehalten werden. Die Erlaubnis zum Aufsitzen kann erst in späteren Tagen des Wochenbettes erteilt werden. Im grossen und ganzen ist Ruhe einer der wichtigsten und wohltätigsten Forderungen im Wochenbett. Die Reinheitspflege ist in Form von Waschungen zu üben. Die Ernährung darf nicht in blähenden und stopfenden Speisen bestehen. Bekannt und beliebt sind die Wochenbettsuppen, die in der Hauptsache aus Milch oder Fleischbrühe mit leichten Einlagen von Nudeln und Teigwaren, später zartem Fleisch von Geflügel hergestellt sind. Es ist aber ein Einhalten dieser Suppendiät nicht unbedingt notwendig. Allmählich kann dann zu der gewöhnlichen Kost übergegangen werden.

### 3. Der Wochenfluss.

Die wichtigste Erscheinung im Wochenbett der Frau ist der Wochenfluss. Dieser stammt aus der Gebärmutter und wird auch Wochenreinigung genannt.

An der Stelle nämlich, wo der Mutterkuchen an der Gebärmutterwand bei der Geburt sich abgelöst hat, befindet sich eine Wunde, welche diese Flüssigkeit absondert. Am ersten Tage ist der Fluss fast rein blutig, dann wird seine Farbe mehr rötlich und bräunlich. Am 5. und 6. Tage färbt er sich mehr gelblich und vom 8. bis 10. Tage soll er nur noch weisslich sein. Es ist möglich, dass beim Aufstehen noch einmal etwas Blut kommt, dieses soll aber nur vorübergehend sein. Nach 4 bis 6 Wochen ist bei einer gesunden Frau der Wochenfluss ganz erloschen. Zu gleicher Zeit ist die Gebärmutter wieder vollständig zurückgebildet. Über Abweichungen des Wochenbettes siehe später.

### 4. Der Stuhlgang.

Der erste Stuhlgang soll ungefähr am 3. Wochenbettstage erfolgen. Jedenfalls ist von dieser Zeit ab dafür zu sorgen. Am besten und gründlichsten wirkt 1 bis 2 Löffel Rizinusöl, wenn nicht schon einfachere Mittel, wie nüchtern geschmortes Obst, zum Ziel geführt haben. Nötigenfalls ist ein Einlauf zu machen oder eine Glyzerinspritze. Bei sehr hartnäckigen Stuhlverstopfungen ist jedoch stets der Arzt zu befragen. Mit Einläufen sei man äusserst vorsichtig, wenn ein Dammriss genäht ist. Am besten ist dann in den ersten Tagen immer davon Abstand zu nehmen.

### 5. Die Harnentleerung.

Die Wöchnerinnen neigen gewöhnlich zu einer erschwerten Entleerung des Urins. Hieran hat in der Hauptsache schuld eine Quetschung des Ausführungsganges der Blase. Es muss auf alle Fälle versucht werden, eine selbständige Harnentleerung herbeizuführen, z. B. durch warme Umschläge auf die Blasengegend, Einfüllung von warmem Wasser in die Bettschüssel, Berieseln der äusseren Geschlechtsteile mit lauwarmem abgekochten Wasser. Innerlich kann man Bärentraubenblättertee eingeben.

Lässt sich die Harnverhaltung nicht beheben, so ist es eine grobe Unterlassungssünde, den Arzt nicht zu benachrichtigen, denn schon mehr als eine Wöchnerin hat durch an eine hartnäckige Harnverhaltung sich anschliessenden Blasenbrand den Tod gefunden. Nur im äussersten Notfall ist der Katheter anzuwenden. Hierbei ist erstens zu beachten, dass der Katheter selbst ausgekocht ist, zweitens die Gegend der äusseren Harnröhrenmündung sorgfältig mit 1%iger Lysollösung oder Lysoformlösung 1% desinfiziert ist. Mit steriler Hand ist die Harnröhre auseinanderzuspreizen und der Katheter direkt in die Harnröhre einzuführen.

Geht der Harn ständig von selbst aus der Blase ab, so ist an eine Verletzung, sogenannten Harnfistel, zu denken und der Arzt schnellstens zu benachrichtigen.

Leibbinde und Vorlage. Vor die äusseren Geschlechtsteile wird gleich nach Beendigung der Geburt eine Vorlage aus einem sterilen gut aufsaugenden Stoff gelegt (sterilisierte Watte oder mehrfach zusammengelegte Kompressen, welche nötigenfalls mit einer T-Binde befestigt werden können).

Die Bauchwände sind nach der Geburt sehr erschlafft und es bilden sich später häufig hierdurch Bauchbrüche. Diesem kann mit Umwickeln des Bauches mit einer Binde (fest zusammengesteckte Handtücher, Gummibinde oder sonstigen im Handel befindlichen Wochenbettbinden) abgeholfen werden.

## 6. Ein Wochenbettbesuch

würde sich wie folgt gestalten: Es ist zuerst die Temperatur und Puls zu prüfen. Beides wird auf dem ständig zur Einsicht bereit zu haltenden Temperaturzettel eingetragen. Während das Thermometer liegt, erfolgt Desinfektion der Hände mit Alkohol und Kresolseifenlösung. Dann wird das Kind besorgt (näheres siehe später). Dann wird mit einer Kornzange oder Pinzette die Vorlage von den äusseren Geschlechtsteilen entfernt, welche seit Beendigung der Geburt angelegt worden ist. Der Wochenfluss wird geprüft. Dann wird die Bettschüssel untergeschoben und die Wöchnerin aufgefordert, Urin zu lassen. Manchmal erfolgt zu gleicher Zeit Stuhlgang. Ist ein Einlauf erforderlich, so ist er zweckmäßigerweise sogleich auszuführen. Es ist aber streng darauf zu achten, dass hierzu ein besonderer Schlauch und ein besonderes Ansatzrohr genommen wird. Keinesfalls darf zu nötigenfalls auszuführenden Scheidenspülungen derselbe Schlauch und dasselbe Ansatzstück wie für den Darmeinlauf verwendet werden. Es ist deshalb stets gesondert ein After- und Scheidenspülrohr mit den entsprechenden Ansatzstücken bereitzuhalten. Ist die Harn- und Stuhlentleerung erfolgt, so ist mit dem Scheidenspülrohr die äussere Geschlechtsgegend mit 1%iger Kresol- oder Lysoformlösung abzurieseln. Hiernach ist wieder eine reine Vorlage vor die Geschlechtsteile zu legen. Drücken und Stopfen muss vermieden werden. In den ersten Tagen ist diese Reinigung zweimal, an den späteren einmal auszuführen. Jetzt folgt Waschung der Hände mit Wasser und Seife, die Säuberung der Hände und des Gesichts der Wöchnerin.

Hiernach erfolgt das Anlegen des Kindes. Während dasselbe gesäugt wird, ist die Zeit mit Reinigen und Ordnen des Zimmers auszufüllen.

## 7. Die Brüste.

Gleich in den ersten Wochenbettstagen sondern die Brüste die sogenannte Vormilch ab, die gelblich oder weisslich durchscheinend aussieht und allmählich in die richtige Milch übergeht. Hierbei ist häufig ein plötzliches Prallwerden zu beobachten, welches mitunter Schmerzen verursacht. Man sagt im Volksmunde, die Milch schiesst ein. Die Brüste sind in diesem Falle hochzubinden, es ist für gute Stuhlentleerung zu sorgen, alles Herumdrücken an den Brüsten muss vermieden werden, nur das Kind ist regelmäßig anzulegen. Meist geben sich dann auch bald die Beschwerden.

## 8. Erkrankungen im Wochenbett.

**Wochenbettfieber.** Bei der Geburt entstehen am Damm, in der Scheide, an und in der Gebärmutter, besonders an der Stelle, wo die Nachgeburt sich abgelöst hat, überall Wunden. Diese können die Eingangspforten für die so gefürchtete Infektion bieten, welche wir mit dem Namen Wochenbettfieber bezeichnen. Die Keime, welche das Wochenbettfieber hervorrufen, sind die gewöhnlichen Eitererreger, besonders die Streptokokken, welche sich überall so besonders auch an unseren Händen zeigen können. Es sind dieselben Keime, welche die Halsentzündung, die Wundrose und die von sonstigen Verletzungen ausgehende gefürchtete Blutvergiftung hervorrufen (Sepsis). Bleiben die Keime auf die entstandenen Wunden beschränkt, so gibt es nur eine örtliche Infektion mit Geschwürsbildung an den Wunden. Wehe aber, wenn die Streptokokken in das Blut und die Säfte der Wöchnerin übertreten! Dann kommt es zu einer allgemeinen Blutvergiftung, dem gefürchteten Wochenbettfieber, welchem jährlich in Deutschland noch viele Frauen erliegen. Erscheinungen des Kindbettfiebers sind dann Schüttelfröste, schneller kleiner Puls, Schmerzhaftigkeit des Leibes, reichlicher eitriger Ausfluss, welcher mitunter übel riecht, Anschwellung der äusseren Geschlechtsteile, Auftreibung des Leibes. Die Kranke verfällt sehr schnell und oft ist jede Hilfe erfolglos.

Es ist sofort ein Arzt für die Behandlung zuzuziehen. Die Pflegerin darf das Gift, d. h. die Keime, nicht auf andere übertragen und falls der Arzt richtiges Kindbettfieber festgestellt hat, muss die Pflegerin innerhalb einer Frist von 8 Tagen jede weitere Pflegetätigkeit in der Wochenpflege unterlassen und erst mit Einverständnis des Arztes ist dieselbe wieder aufzunehmen. Der Kreisarzt ist in jedem Falle zu befragen! Die wirksamste Bekämpfung des Wochenbettfiebers besteht in der Verhütung desselben. Obenan steht grösste Sauberkeit und peinlichste Befolgung aller Desinfektionsvorschriften. Früher überstandene Geschlechtskrankheiten der Frau setzen Widerstandsfähigkeit gegen die Keime des Wochenbettfiebers herab.

## 9. Der ansteckende Schleimfluss.

Der ansteckende Schleimfluss, im Volksmunde Tripper genannt, mit dem wissenschaftlichen Namen Gonorrhöe bezeichnet, kann zu schweren Erkrankungen im Wochenbett führen. Die in der Scheide enthaltenen Tripperkeime fangen gerade im Wochenbett wieder an zu wachsen, erzeugen schleimig-grünlich-eitrigen Ausfluss und zuweilen auch Erkrankung der Gebärmutter, besonders der Eileiter und des angrenzenden Bauchfells. Sie können sich auf die Augen des Kindes übertragen. Vorsicht wegen der eigenen Augen!

## 10. Sonstige Abweichungen vom normalen Wochenfluss.

Ebenso wie bei der Gonorrhöe kann infolge anderer eingedrungener Keime der Wochenfluss eitrig werden. Wenn dies der Fall ist, müssen die Vorschriften über Desinfektion besonders sorgfältig beachtet werden. Ebenso wie beim Tripper ist die Wöchnerin dringend zu verständigen, dass sie mit ihren Fingern nicht ihre Geschlechtsteile berührt und damit die Keime etwa auf ihre Brustwarze, ihre Augen und auf die des Kindes überträgt, weil hierdurch, wie wir später sehen werden, furchtbare Krankheiten entstehen können.

Der Wochenfluss kann entweder sehr reichlich sein oder auch gänzlich versiegen, weil der Abfluss aus der Gebärmutterhöhle verhindert ist. Bei fauligem Geruch des Ausflusses sind stets gefährliche Keime im Spiel. Es ist besonders hierbei öfter eine Berieselung der äusseren Geschlechtsteile vorzunehmen und öfters die Vorlage zu wechseln.

Über die Maßen blutiger, längere Zeit anhaltender Ausfluss kommt bei mangelhafter Rückbildung der Gebärmutter vor, auf Grund deren sich gewisse Frauenleiden entwickeln können. Der Arzt ist zu befragen.

## 11. Harnverhaltung, Blasenkatarrh und unwillkürlicher Harnabgang.

Die Folgen der Harnverhaltung sind oft sehr ernst (siehe oben). Der Blasenkatarrh macht heftige Schmerzen im Unterleibe. Der Harn ist trübe und es brennt beim Urinlassen. Bei unwillkürlichem Harnabgang ist stets an eine Blasenfistel zu denken.

Der unwillkürliche Abgang von Kot ist entweder die Folge einer Zerreissung des Schliessmuskels bei ausgedehntem Dammriss, oder falls der Kot aus der Scheide kommt, die Folge einer Zerreissung der Mastdarmscheidewand.

**Der Lungenschlag.** Durch eine Verstopfung einer Blutader im Becken entsteht oft eine Anschwellung eines oder beider Beine. Hierbei ist strengste Bettruhe einzuhalten und das Bein so wenig wie möglich zu bewegen. Wenn sich ein Blutpfropfen derart losreisst, so fährt er in die Lunge und kann, wenn er gross genug ist, die ganze Lungenschlagader mit ihren beiden Ästen verstopfen. Der sofortige Tod ist die Folge.

### 12. Erkrankung der Brust.

Sehr häufig befinden sich an der Brustwarze Schrunden. Dieses sind sehr empfindliche kleine Wunden, welche den Eintritt von Keimen in die Brustdrüsen vermitteln. Dann entsteht die Brustdrüsenentzündung.

In diesen Fällen ist die Brust an einer oder mehreren Stellen hart, gerötet, schmerzhaft, heiss, und der darin enthaltene Eiter macht sich meistens durch Erweichung einer Stelle bemerkbar. In diesem Zustand hilft nur Operation. Im Anfang kann versucht werden, durch Absetzen des Kindes, Hochbinden der Brust und Priessnitz-Umschläge mit 50%igem Alkohol die Erkrankung zu heilen. Ein gutes Mittel gegen das Auftreten der Schrunden ist die Waschung der Brustwarzen schon in den letzten Monaten der Schwangerschaft mit verdünntem Alkohol.

### 13. Andere Infektionskrankheiten und Seuchengesetz zum Kindbettfieber.

Selbstverständlich können alle Infektionskrankheiten die Wöchnerin befallen. Besonders ernsten Verlauf nimmt gewöhnlich ausser dem Kindbettfieber die Rose, der Starrkrampf, der Scharlach und die Diphtherie. Der Paragraph des erwähnten Seuchengesetzes (§ 8, Absatz 1, Ziffer 3, Absatz 3) lautet: „Hebammen, welche bei einer an Kindbettfieber Erkrankten während der Entbindung oder im Wochenbett sind, ist während der Dauer der Beschäftigung bei der Erkrankten und innerhalb einer Frist von 8 Tagen nach Beendigung derselben jede anderweitige Tätigkeit als Hebamme oder Wochenpflegerin untersagt.

Auch nach Ablauf der 8tägigen Frist ist eine Wiederaufnahme der Tätigkeit nur nach gründlicher Reinigung und Desinfektion ihres Körpers, ihrer Wäsche, Kleidung und Instrumenten nach Anweisung des beamteten Arztes gestattet. Die Wiederaufnahme der Berufstätigkeit vor Ablauf dieser 8tägigen Frist ist jedoch zulässig, wenn der beamtete Arzt dies für unbedenklich erklärt."

Zum Schluss seien einige erforderliche Gerätschaften für das Wochenbett und die später zu besprechende Säuglingsfrage angeführt. Es sind vorrätig zu halten: sterile Watte, Mullkompressen, eine Spülkanne mit einem Afterrohr und Scheidenrohr, sowie den dazu erforderlichen Ansatzstücken. Fieber- und Badethermometer, das zur Desinfektion Notwendige, wie Nagelreiniger, Nagelschere. Seife, 2 Bürsten (für Heisswasser und Lysollösung) vor Gebrauch auszukochen und im ausgekochten Wasser liegen lassen. Brennspiritus oder aus der Apotheke erhältlichen 70%igen Alkohol, ein Stechbecken, ein Messglas zur Bereitung der Lysollösung, wenn möglich ein paar Gummihandschuhe für ansteckende Geschlechtskrankheiten. Die für die Pflege des Kindes erforderlichen Sachen sind ausserdem noch die nötige Wäsche, sterile Mullkompressen für den Nabel, Dermatol zum Einpudern.

## Das Anlegen des Kindes.

Die meisten Kinder sind am Tage nach der Geburt nicht nahrungsbedürftig, sie schlafen viel. Wenn man dem Kind in den ersten 12 bis 24 Stunden etwas verabreichen will, so bestehe es in etwas dünnem Tee oder Wasser. Das erste Anlegen des Kindes geschieht nach 12 bis 24 Stunden. Das Kind wird der Mutter an die Brust gelegt. Hierzu legt sich die Wöchnerin auf die Seite, fasst die Brustwarze zwischen Zeige- und Mittelfinger und drückt sie dem Kinde in den Mund. Meistenteils fängt das Kind sofort kräftig an zu saugen.

Das Kind bleibt gewöhnlich $^1/_4$ Stunde bis 20 Minuten an der Brust. Nach dem Trinken wird das Kind etwas auf die Seite gelegt, damit die etwa noch im Mund befindliche Milch gut ausfliessen kann. Das Auswischen des kindlichen Mundes nach beendeter Mahlzeit ist streng verboten. Hierdurch kommen sowohl Verletzungen der Schleimhaut zustande, als auch der Mund mit krankmachenden Keimen in Berührung gebracht wird. Der Soor (Schwämmchen) entsteht meist auf diese Weise.

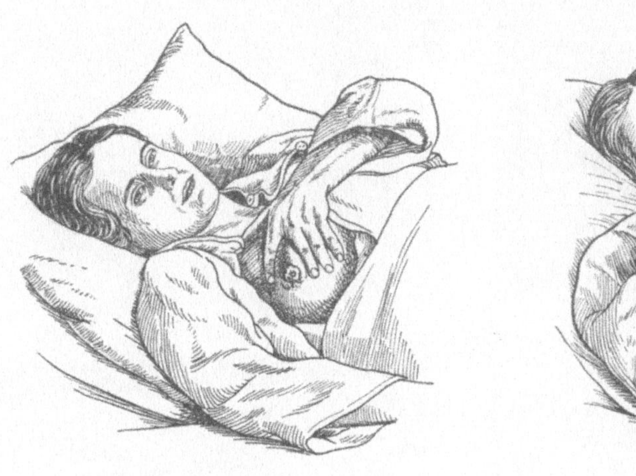

Abb. 339.

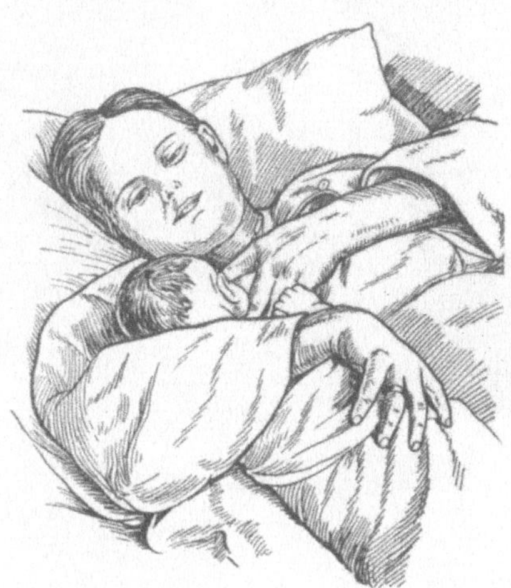

Abb. 340.

Die Brust wird mit klarem abgekochtem Wasser gereinigt. Milchreste dürfen nicht auf ihr zurückbleiben. Es ist streng darauf zu achten, die Brustwarze nicht mit den Fingern zu berühren.

Man gibt gewöhnlich innerhalb 24 Stunden 5 bis 6 Mahlzeiten. Des Nachts soll stets eine Pause gemacht werden, damit sich Mutter und Kind ausruhen können. Werden die Mahlzeiten 5 mal gegeben, so legt man zweckmäßig vormittags um 6, um 10, nachmittags um 2, 6 und 10 Uhr an. Bei 6 maliger Verabreichung wird 3 stündlich, also um 6, 9, 12 Uhr vormittags und um 3, 6, 9 Uhr nachmittags angelegt. Man muss es ausprobieren, ob ein Kind mit 5 mal Brust ausreicht. Pünktlichkeit ist dringend zu beobachten. Wenn das Kind schläft, was übrigens zuweilen ein Zeichen der Schwäche ist, so muss es zur Einnahme der Mahlzeit aufgeweckt werden. Ein ziemlich sicheres Zeichen, dass ein Kind genügend Milch bei der Mahlzeit bekommt, ist, dass es nach der Mahlzeit gewöhnlich ruhig wird und einschläft. Es meldet sich dann schon wieder, wenn es Hunger bekommt.

Wenn das Kind nicht trinken will, suche man durch fleissiges immer wiederholtes Anlegen das Kind hierzu zu bewegen. Es können aber auch die Brustwarzen mangelhaft entwickelt sein, so dass das Kind nicht trinken kann.

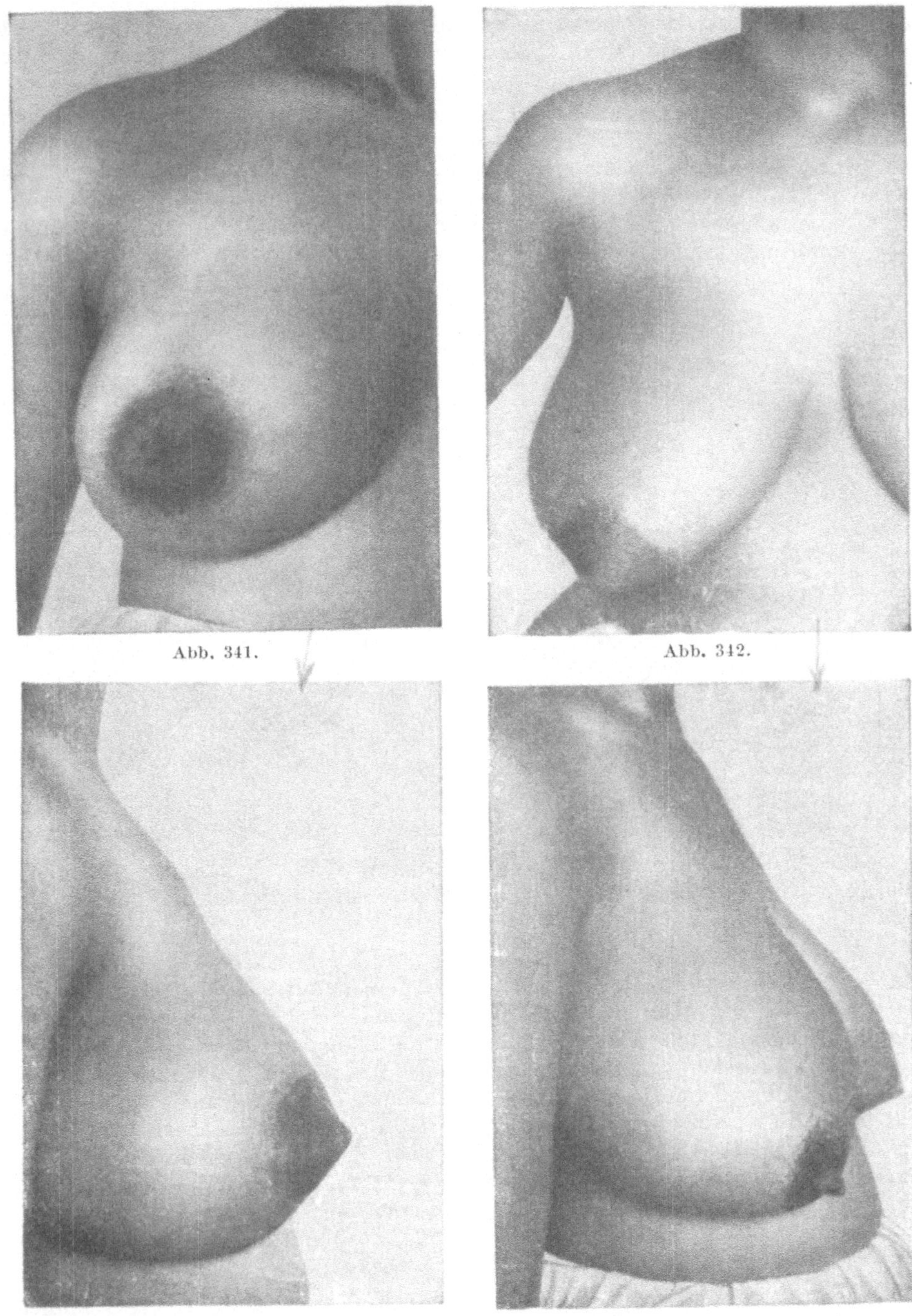

Abb. 341. Abb. 342.

Abb. 343. Abb. 344.

Vorder- und Seitenansicht der Brüste zweier stillender Frauen. Die beiden Brüste stellen die häufigsten Formen dar: die Kugelbrust und die spitz zugehende Brust. Beide Formen kommen bei ergiebigen und minder guten Brüsten vor.

(Aus Engel-Baum, Säuglings- und Kleinkinderkunde. 13. Auflage. J. F. Bergmann, München.)

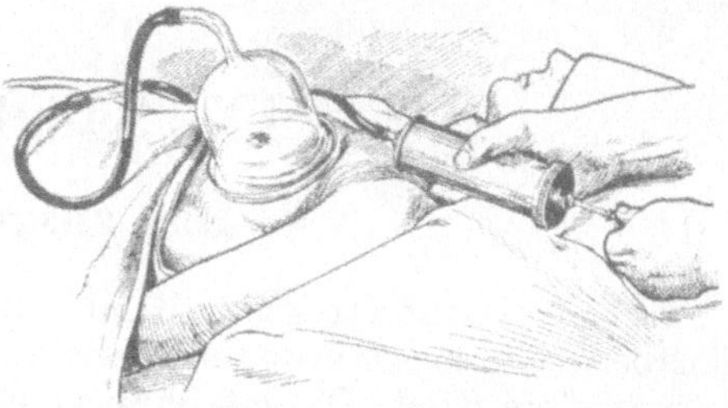

Abb. 345. Stauung der Brust mit Saugpumpe.

Ferner kann das Kind eine Hasenscharte oder einen sogenannten Wolfsrachen besitzen. Bei derartigen Missbildungen ist das Saugen unmöglich. Das Kind kann ferner nicht genügend Muskelkraft besitzen, um kräftige Saugbewegungen auszuführen. Es macht sich dann oft notwendig, die Milch aus den Brustwarzen mit einer Milchpumpe herauszusaugen oder auf einen Löffel herauszudrücken und das Kind zu füttern. Die Mutter soll im allgemeinen das Kind 9 Monate stillen. Im 5. bis 6. Monat wird jedoch eine Brustmahlzeit durch eine Breimahlzeit ersetzt; man gibt Gries-, Reis- oder Mondaminbrei mit etwas Fruchtsaft, Fruchtgelee oder fein durchgerührtem Kompott, z. B. Apfelkompott. Nach 3 bis 4 Wochen wird eine zweite Brustmahlzeit durch Breikost ersetzt und zwar gibt man Gries- oder Reisbrei mit magerer Fleischbrühe gekocht, später auch Kartoffelbrei, mit fein durchgerührtem frischem Gemüse, wobei die Blattgemüse zu bevorzugen sind. Schon vom vierten Lebensmonat ab soll mit der Zugabe der so wichtigen Ergänzungsnährstoffe begonnen werden; man gibt täglich ein paar Teelöffel rohen Mohrrübensaft, Tomatenfleisch, Apfelsinen- oder Mandarinensaft oder dergleichen.

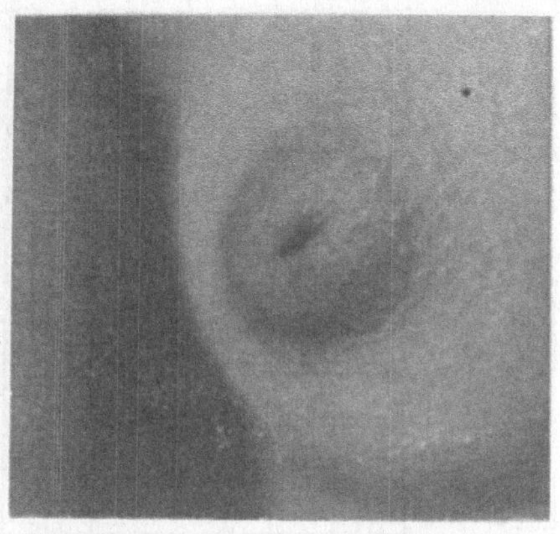

Abb. 346. Ausgesprochene Hohlwarze. An Stelle der Warze ist ein Spalt vorhanden. Wenn die Warze nicht gefasst werden kann, so kann das Kind oft durch ein Warzenhütchen (z. B. Infantibus) Milch bekommen. (Nach Engel-Baum.)

Die Zunahme eines Kindes ist die sicherste Gewähr, dass es gedeiht. Wir stellen dies mit einer besonders hierfür konstruierten Säuglingswaage fest.

Die Gewichte eines gesunden Brustkindes sind:

| am Ende des | g | am Ende des | g |
|---|---|---|---|
| 1. Monats . . . . . . | 4000 | 7. Monats . . . . . . | 7450 |
| 2. „ . . . . . . | 4700 | 8. „ . . . . . . | 7850 |
| 3. „ . . . . . . | 5350 | 9. „ . . . . . . | 8250 |
| 4. „ . . . . . . | 5950 | 10. „ . . . . . . | 8600 |
| 5. „ . . . . . . | 6500 | 11. „ . . . . . . | 8950 |
| 6. „ . . . . . . | 7000 | 12. „ . . . . . . | 9200 |

# IX. Säuglingspflege.

## A. Das ausgetragene Kind.

Ein voll ausgetragenes Kind soll ungefähr 3000 g (6 Pfund) wiegen. Die Knaben sind meist etwas schwerer wie die Mädchen und haben einen grösser entwickelten Kopf. Das gewöhnliche Gewicht des Neugeborenen ist für Knaben im Durchschnitt 3300 g, bei Mädchen 3100 g.

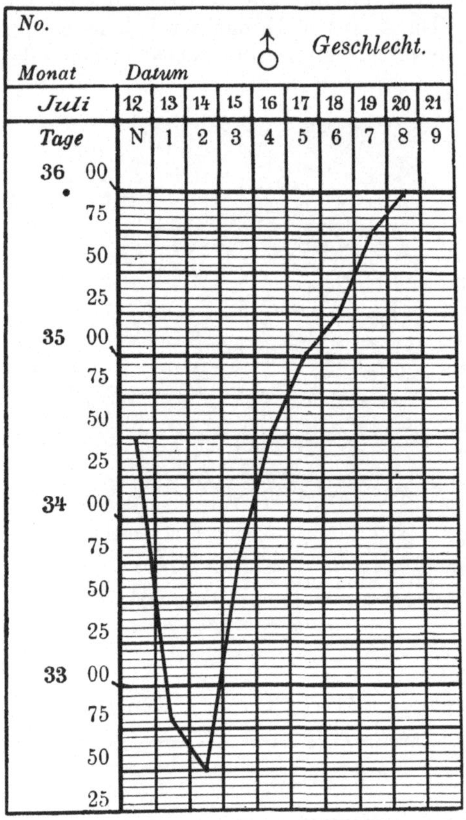

Die Körperlänge beträgt ungefähr 50 cm.

Das Neugeborene schreit kräftig und bewegt sofort seine Glieder. Es macht stampfende Bewegungen mit beiden Beinen und mit den Armen Greifbewegungen.

Die Haut ist zunächst mit der sogenannten Käseschmiere bedeckt; wenn man diese aber durch Abreiben mit Öl entfernt, so kommt darunter die rosige pralle Haut des Säuglings zutage.

Der Kopf ist meist mit dunklen Haaren bedeckt. Sonst befinden sich an dem Körper nur die sogenannten Wollhärchen an den Schultern und am Oberarm. Die Knochen des Kopfes fühlen sich fest an, nur auf dem Vorderhaupt ist die rautenförmige grosse, weiche Fontanelle.

Die Schleimhäute sind alle äusserst zart.

Die Nägel sollen voll ausgebildet sein und mindestens bis an die Finger- und Zehenspitzen reichen.

Abb. 347. Abnahme von 200 gr. Am 4. Tage Anfangsgewicht erreicht!

Eine besondere Besprechung erfordert der Nabel. Das Kind erhält ja durch die Gefässe der Nabelschnur seine Nahrung von der Mutter, da es aber selbständig weiterleben kann und muss, wird die Nabelschnur unterbunden und durchschnitten. Sie erkennen daraus, dass die Nabelschnur direkt in das Innere des Kindeskörpers übergehen, wie leicht eine Infektion des Nabelstrangrestes zu einer allgemeinen Blutvergiftung des Säuglings führen kann, und in der Tat entstehen so die gefährlichsten Erkrankungen des Neugeborenen (Nabelsepsis). Damit der später entstehende Hautnabel sich bilden kann, muss der unterbundene Rest der Nabelschnur sich abstossen und dieses geschieht am besten, wenn er ganz trocken gehalten wird.

Deshalb soll man ihn entweder nur in trockene, sterilisierte Gazekompressen einhüllen, oder noch ein die Austrocknung beförderndes Pulver dazwischen tun, wozu man Dermatol oder sterilisiertes Talkum nehmen kann. Würde man den Nabelstrang mit feuchtem Verband, z. B. Priessnitz, behandeln, so würde er anfangen zu faulen und so zu Krankheitsprozessen Anlass geben. Der trockene Nabelverband wird mit einer Nabelbinde festgehalten.

Nach einigen Tagen (6—7) fällt der Rest ab wie ein ausgetrockneter Ast vom Baum und es bleibt eine kleine Wundfläche zurück, welche immer noch infiziert werden kann, sich meistenteils aber schnell schliesst. Nimmt die Abstossung des Nabelschnurrestes nicht den programmäßigen eben geschilderten Verlauf, so muss unter allen Umständen sofort ein Arzt zu Rate gezogen werden, besonders dann, wenn Rötung der Umgebung an der Ansatzstelle und Blutungen eintreten sollten. Sollte gleich nach dem ersten Abnabeln etwa eine Nachblutung eintreten, so ist so schnell wie möglich ein Arzt zu rufen.

Der in den ersten Tagen entleerte Stuhlgang heisst Kindspech. Er hat seinen Namen von der pechschwarzen Farbe, welche sich allmählich aufhellt und bei Brustnahrung in eine mehr goldgelbe Färbung übergeht.

Der Urin bietet keine Besonderheiten, er ist meist ganz hell.

Das Sinnesleben des Neugeborenen ist noch vollständig unentwickelt. Das Neugeborene kann in den ersten Wochen keine Gegenstände unterscheiden. Es hat wohl die Empfindung für Licht, was man aus dem lichtscheuen Benehmen schliessen kann, folgt aber mit den Blicken erst ungefähr von der 7. Woche ab, wenn man ihm einen Gegenstand, der seine Aufmerksamkeit erregt, zeigt.

Das Gehörvermögen ist bei der Geburt noch nicht vorhanden, stellt sich erst ungefähr in der 4. Woche ein.

Die normale Körperwärme ist stets im Mastdarm zu messen.

Der gesunde Säugling schläft sehr viel und wird eigentlich nur durch das Hungergefühl geweckt, wobei er dann meistenteils mit lauter Stimme sein Erwachen ankündet.

Da das Neugeborene in den ersten Tagen mehr ausscheidet als es einnimmt, nimmt es immer etwas ab, zuweilen bis zu 400 g. Dieses Defizit wird aber normalerweise nach etwa 8 Tagen wieder eingeholt.

Die abgebildeten Kurven zeigen das eben geschilderte Verhalten deutlich.

## B. Die Pflege des Säuglings.

Abgesehen davon, dass der Neugeborene sozusagen aseptisch behandelt, d. h. vor Infektion geschützt werden muss, bedarf einer besonderen Beachtung, dass das Neugeborene ein äusserst hilfloses Geschöpf ist. Es ist besonders empfindlich gegen Abkühlung und soll hiervor sorgfältig geschützt werden.

Der Hauptbestandteil der Säuglingspflege ist das Säuglingsbad. Das Badewasser darf 35 Grad C warm sein, aber nicht unter 32 Grad C. Die Temperatur soll nicht nach dem Gefühl bestimmt werden, etwa so, dass man mit dem Ellenbogen ins Wasser tauchen kann. Hierdurch ergeben sich grobe Täuschungen. Man verwende stets das Badethermometer. Das Kind muss im Bade so gehalten werden, wie die Abbildung zeigt. Das Köpfchen darf nicht in das Badewasser eintauchen, sondern wird nur mit einem Läppchen gewaschen; der übrige Körper schwimmt im Wasser, Auge und Mund sollen nicht ausgewaschen werden. Das Bad hat nur den Zweck der Reinigung und man soll nicht, um dem Kind etwa eine Freude zu bereiten, das Bad länger ausdehnen, 3 bis 5 Minuten wird in den meisten Fällen genügen.

Von dem Säuglingsbad in den ersten Lebenstagen ist man abgekommen in der Erwägung, dass das Badewasser den Nabel infizieren könnte. Man wäscht jetzt nur das Neugeborene unter Umgehung des Nabelverbandes und erneuert die äussere Nabelbinde, aber auch nur, wenn es nötig ist. Erst wenn der Nabel abgefallen ist, geht man zum Ganzbad über.

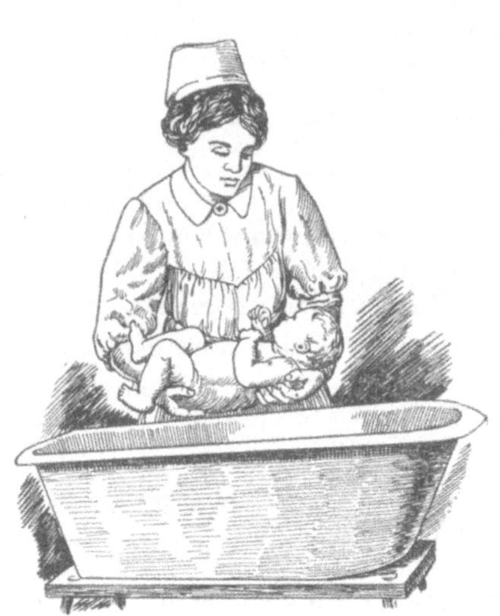

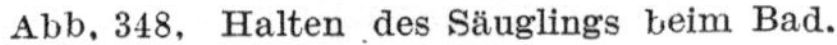

Abb. 348. Halten des Säuglings beim Bad.

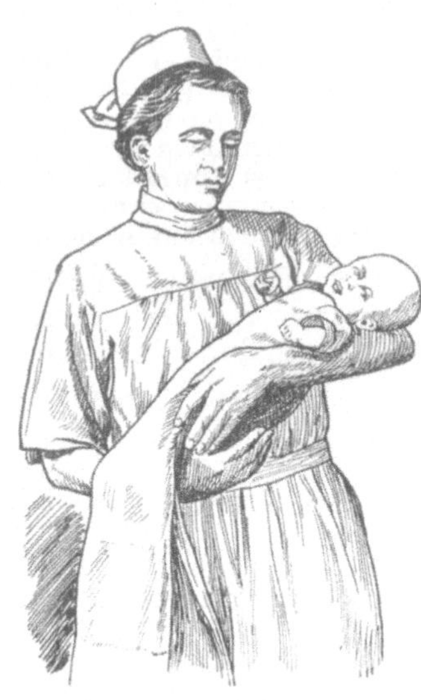

Abb. 349. Tragen des Kindes.

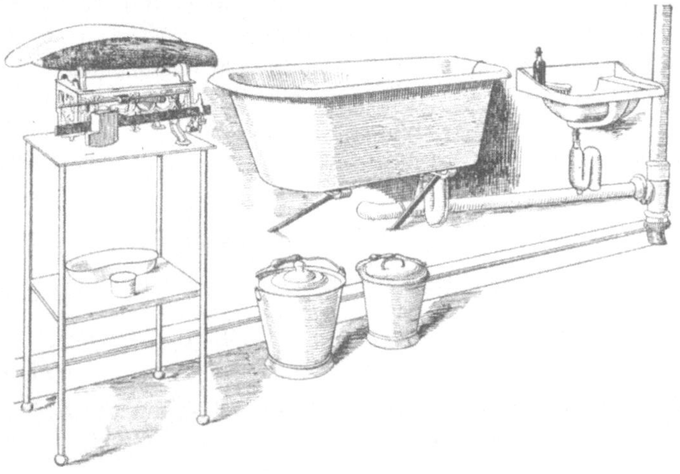

Abb. 350. Säuglingswaage, Bad, Schmutzeimer, Wasserleitung.

Beim Abtrocknen werden die Ohren und die äusseren Gehörgänge mit gedrehten Wattenudeln ausgetupft, damit das Badewasser nicht in den Ohren bleibt, und der ganze Körper wird sorgfältig abgetrocknet. Da die Haut des Kindes sehr zart ist, empfiehlt es sich, hierzu abgelagertes Leinen und nur weiche Tücher, dagegen zum Abtrocknen der Geschlechtsteile nur Watte zu verwenden. Das Abtrocknen muss deshalb so gewissenhaft gemacht und jede

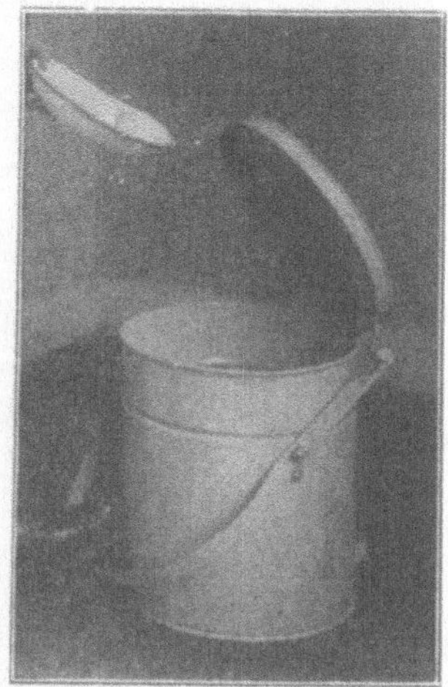

Abb. 351. Schmutzeimer. Der Deckel hebt sich durch den Druck des Fusses auf den Bügel. Aus Engel-Baum, Säuglingskunde (J.F.Bergmann, München).

Hautfalte besonders berücksichtigt werden, weil sich sonst das lästige Wundsein ausbildet. Erst wenn das Kind vollständig trocken ist, darf es gepudert werden, und hierbei kommt man mit einer geringen Pudermenge aus und soll nicht denken: viel hilft viel, und nicht etwa messerrückendick auftragen, das behindert die Hautatmung und bildet Krusten. Der Puder muss immer trocken und staubförmig sein (Puderbüchse nicht offen stehen lassen!) und muss die Fähigkeit haben, Flüssigkeit aufzusaugen. Am besten verwendet man leicht gefettete Mineralpuder; nicht geeignet sind Mehle.

In dieser Weise ist beim Baden täglich zu verfahren und ähnlich bei dem Trockenlegen der Kinder. Hier begnügt man sich selbstverständlich mit dem blossen Waschen, muss aber genau so sorgfältig wieder trocknen, wie nach dem Bade. Die dadurch entstandene Mühe wird reichlich belohnt.

## 1. Die Kleidung.

Das Kind wird am besten auf einem Wickeltischchen angezogen. Die Ankleidung darf nicht auf dem Schoss der Pflegerin geschehen, sondern das Kind wird auf den, mit einer reinen Unterlage versehenen, Wickeltisch gelegt. Das Lager soll nicht aus Holz bestehen, sondern gut eignen sich hierzu kleine, hartgestopfte Rosshaarmatratzen oder Lederkissen.

Im engen Zusammenhange mit dem Trockenlegen und Baden des Kindes steht die Kleidung. Aufklärung sollte eigentlich dazu beigetragen haben, dass gegen die Regeln der zweckmäßigen Kleidung nicht mehr allzu scharf verstossen wird. Hierbei muss der oberste Grundsatz der sein, dass sich durch die angelegte Kleidung und Bettung des Kindes nicht Feuchtigkeitsansammlungen auf der Haut bilden sollen. Wenn ein Kind derart eingewickelt ist, dass die Füsse sich nicht frei bewegen können und mit knapper Not Nase und Ärmchen aus dem Steckkissen hervorsehen, so ist es nicht zu verwundern, dass ein solches Wickelkind allmählich anfängt zu schwitzen. Die dadurch auf der Haut entstandene Feuchtigkeit kann nicht verdunsten und Wundsein, sogar hartnäckige Hautausschläge sind die Folgen einer solchen Kindespflege. In seiner Kleidung soll der Säugling sich frei bewegen können, sie soll nicht fest um die Glieder gewickelt sein. Das einzige was festsitzen soll, ist die Nabel-

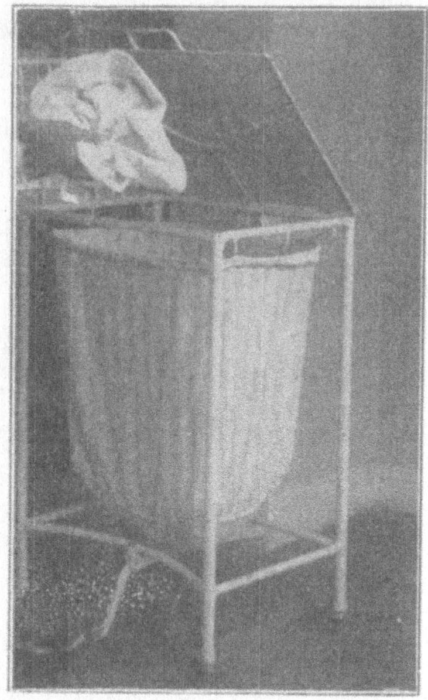

Abb. 352. Windelabwurf. Die gebrauchten Windeln werden in einen Behälter (Sack) geworfen, dessen Deckel durch den Fuss hochgeklappt wird. Hierdurch wird das Gestell sauber erhalten, so dass zufällige Berührungen die Hand nicht verschmutzen. Der gefüllte Sack wird ausgehakt und weggetragen. (Säuglingsheim-Dortmund.) (Aus Engel-Baum, Säuglingskunde.)

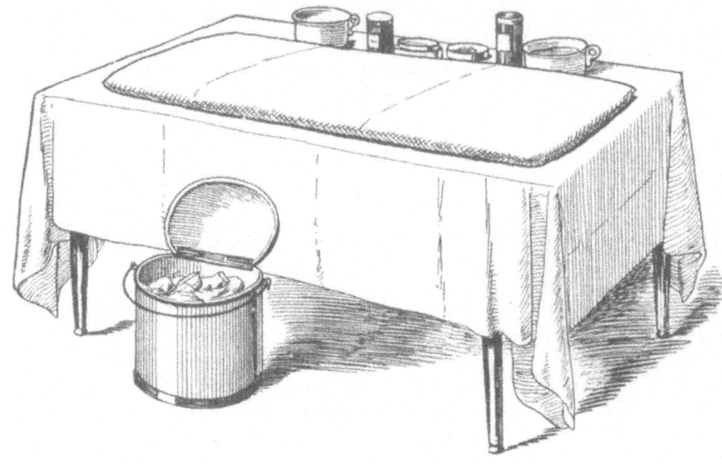

Abb. 353. Ankleide- und Wickeltisch.

binde, ohne natürlich die Atmung zu erschweren. Eine Nabelbinde soll nur so lange verwendet werden, bis der Nabelschnurrest abgefallen und der Nabel verheilt ist; ein weiteres Wickeln des Nabels ist zwecklos.

Eine zweckmäßige Bekleidung erläutert beistehende Abbildung. Eine richtige Säuglingskleidung soll luftig sein, damit der kindliche Körper dauernd trocken bleibt, deshalb kann sie aber trotzdem warm halten. Es ist darauf zu achten, dass die Gummiunterlage, das sog. Leder, nicht den Körper ringsum luftdicht abschliesst.

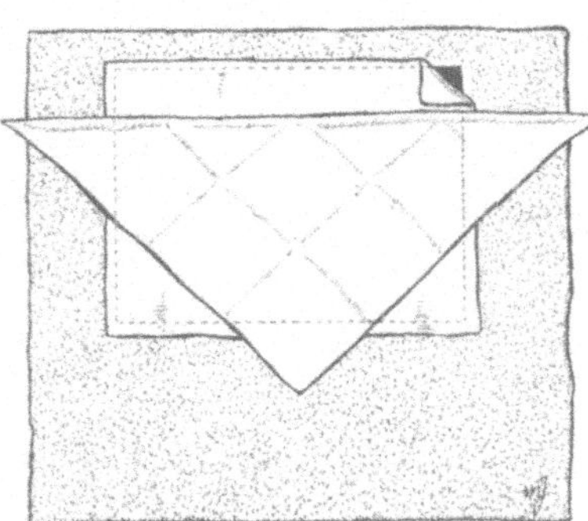

Abb. 354. Windel und Unterlagen.

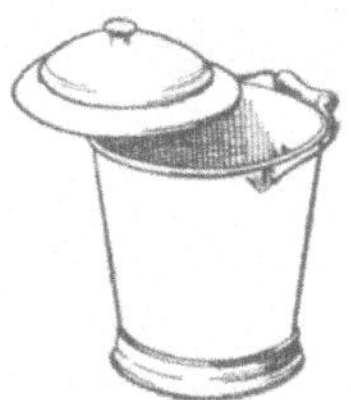

Abb. 356. Abfalleimer.

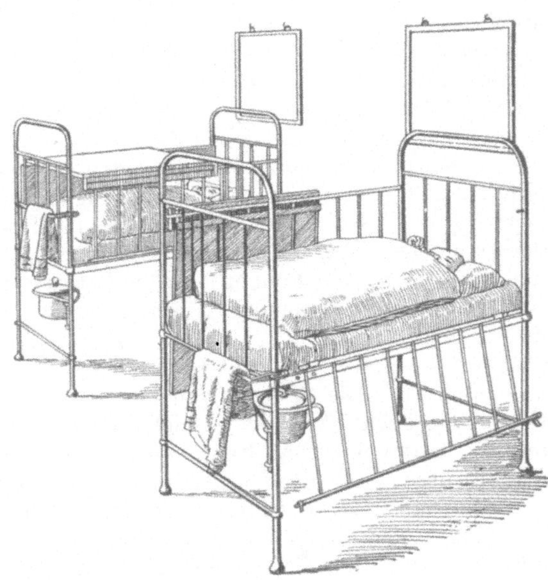

Abb. 355. Säuglingsbett.

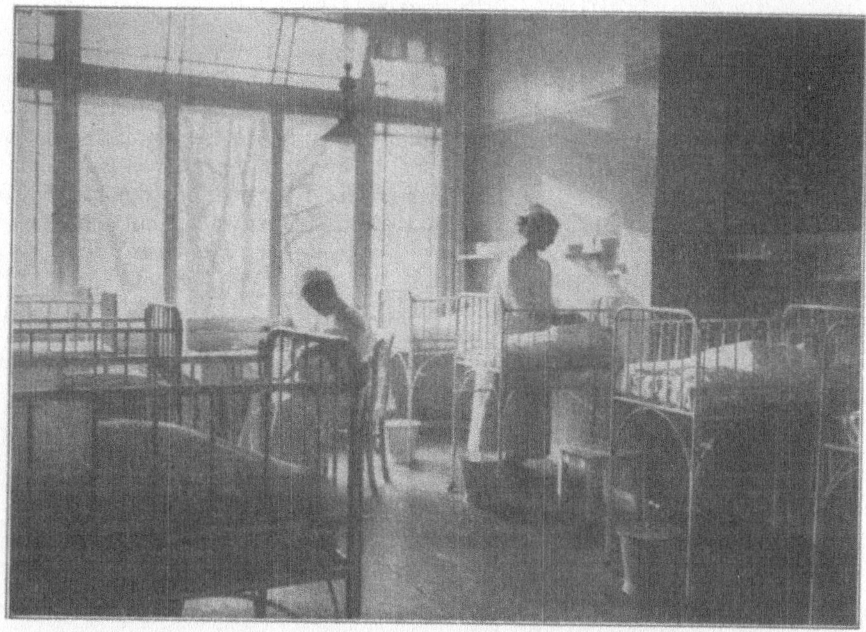

Abb. 357. Säuglingszimmer. Man sieht die zu jedem Bett gehörende Einzeleinrichtung, im Hintergrund Bade- und Wascheinrichtung. (Säuglingsheim-Dortmund.)

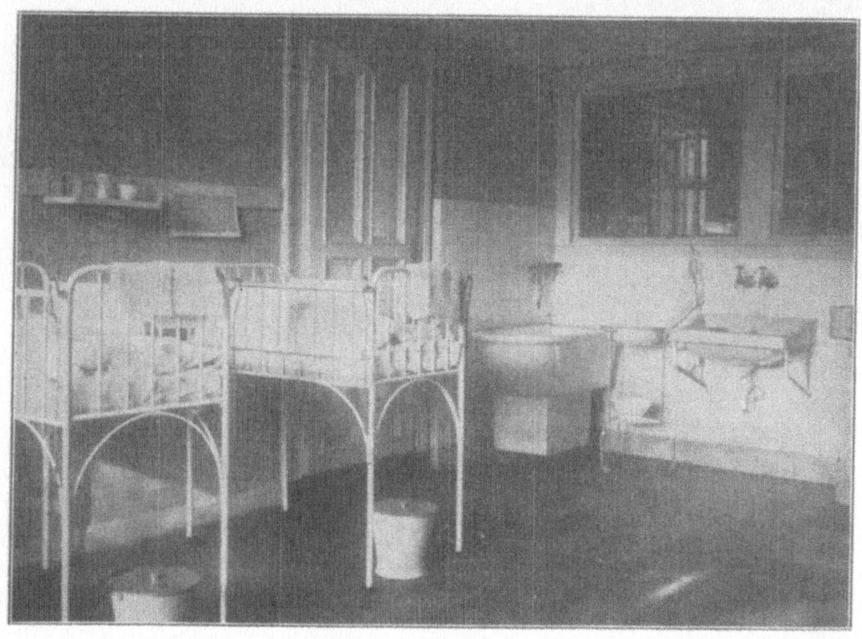

Abb. 358. Dasselbe Zimmer (Hintergrund).
Aus Engel-Baum, Säuglingskunde (J. F. Bergmann, München).

## 2. Das Bett.

Es ist nicht nötig, dass für den Säugling ein besonders schönes Bett gewählt wird. Die Hauptsache ist, dass die hygienischen Anforderungen erfüllt werden. Das Bett soll feststehen, das Wiegen ist vielleicht für den Säugling manchmal angenehm, aber nicht nötig. Am besten liegt im Bett eine Rosshaarmatratze, welche mit einer Gummiunterlage und einem leicht zu wechselnden Bettuch bedeckt ist. Die Wand des Bettes soll so hoch sein, dass das Kind nicht herausfallen kann. Ein Kopfkissen ist nicht notwendig. Als Bettdecke wähle man keine Federbetten, diese befördern das Schwitzen. Es ist zu verhindern, dass die Bettdecke dauernd verrutscht. Sind Fliegen im Zimmer, spannt man am besten über das Bett einen Gazeschleier.

Ähnlich wie das Bett soll auch der Kinderwagen sein.

Man sieht hier oft, dass das Kind unter einem Berg von Betten begraben liegt. Ein dickes Kopfkissen schlägt sich über dem Köpfchen zusammen, so dass man mit Mühe und Not erkennen kann, ob überhaupt ein Kind in dem Wagen liegt. Dazu ist gewöhnlich noch die Laube in die Höhe geschlagen und der Wagen mit Gummizeug gefüttert. Dieses verstösst, wie wir oben gesehen haben, gegen die notwendigste Forderung, dass ein Kind Licht und Luft haben muss.

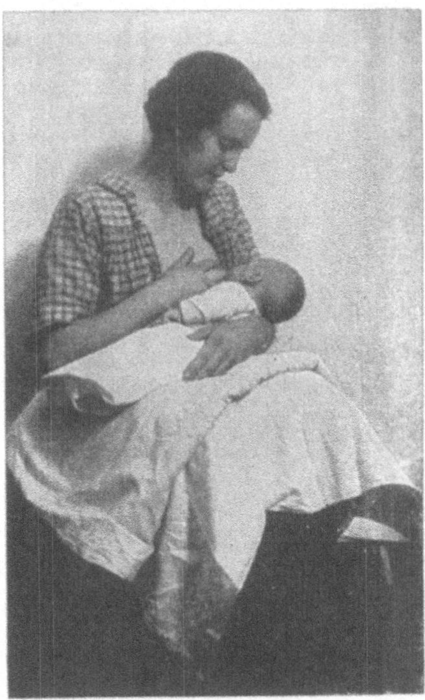

Abb. 359. Richtige Haltung beim Stillen. Das rechte Knie der auf einem niedrigen Stuhl sitzenden Frau steht so hoch, dass das Kind mit seinem Kopf während des Trinkens darauf ruhen kann. Die rechte Hand führt die Brust und hält sie von der Nase des Kindes ab. (Aus Engel-Baum.)

## 3. Ernährung.

Von grösster Bedeutung ist die Ernährung des Säuglings. Das Beste, was die Mutter dem Kinde geben kann, ist die Muttermilch. Es erweckt auch in der Mutter eine wohltuende Genugtuung und festigt die Liebe zu dem Kinde, wenn sie selbst stillt. Der Ausspruch, dass die Milch und das Herz einer Mutter sich niemals vollwertig ersetzen lässt, ist vollständig berechtigt. Deshalb soll, wenn es irgend geht, das Kind von der Mutter gestillt werden.

Eine nicht genug zu verachtende Art und Weise wäre die einer Mutter, welche zwar genug Milch in den Brüsten hat und ihr Kind nicht selbst stillt. Freilich, wer auf die schöne Form des Körpers allzuviel gibt, der möge es auch später verantworten, seiner Eitelkeit zu Liebe ein junges Menschenleben benachteiligt, in manchen Fällen sogar schwer geschädigt zu haben. Es ist eine alte Erfahrung, dass Kinder, welche nicht Muttermilch trinken, leichter zu allerhand Erkrankungen des Säuglingsalters neigen, wie die übrigen mit Muttermilch genährten Kinder.

Wenn schon die Mutter ihrer durch die Natur überkommenen Verpflichtung, für die Erhaltung des Kindes durch Muttermilch zu sorgen, nicht nachkommen will, so muss sie mindestens dafür sorgen, dass das Kind eine gute Amme erhält. Denn die Milch jedes Geschöpfes ist für sein Junges die beste Nahrung; der menschliche Sprössling muss Menschenmilch bekommen.

Nun gibt es leider auch Fälle, in denen die Mutter trotz guten Willens durch mangelhafte Entwicklung der Brüste oder durch Missbildung an ihnen oder durch schwere Krankheit ihr Stillgeschäft unter keinen Umständen ausüben darf und kann. Hier sollen alle Hebel in Bewegung gesetzt werden, um dem Kinde eine Amme zu besorgen. Dieses ist schwierig, die Amme soll gesund sein, vor allen Dingen frei von Syphilis, die man äusserlich nicht immer erkennen kann, und anderen ansteckenden Geschlechtskrankheiten, vor allem auch frei von Tuberkulose.

Nach § 15 des Gesetzes zur Bekämpfung der Geschlechtskrankheiten vom 18. Februar 1927 wird mit Geldstrafe bis zu einhundertfünfzig Reichsmark oder mit Haft bestraft, wer

1. eine Amme, die ein fremdes Kind stillt, ohne im Besitz eines unmittelbar vor Antritt der Stellung ausgestellten ärztlichen Zeugnisses darüber zu sein, dass an ihr keine Geschlechtskrankheit nachzuweisen ist;
2. wer zum Stillen eines Kindes eine Amme in Dienst nimmt, ohne sich überzeugt zu haben, dass sie im Besitze des in Nr. 1 bezeichneten Zeugnisses ist;
3. wer, abgesehen von Notfällen, ein Kind, für dessen Pflege er zu sorgen hat, von einer anderen Person als der Mutter stillen lässt, ohne vorher im Besitz eines ärztlichen Zeugnisses darüber zu sein, dass eine gesundheitliche Gefahr für die Stillende nicht besteht.

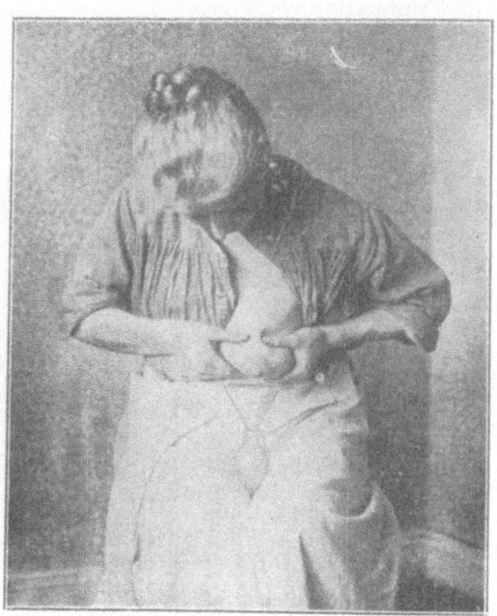

Abb. 360. Abspritzen der Milch.
Das Bild gibt den Vorgang unmittelbar wieder und bedarf keiner besonderen Erläuterung.
(Aus Engel-Baum.)

Aber selbst wenn diese Bestimmungen durch genaue ärztliche Untersuchung vorher als erfüllt garantiert sind, so ist eine gesunde Amme möglicherweise mit anderen Nachteilen behaftet.

Der Lebenswandel der Amme muss überwacht werden. Leicht lenkbare Personen, die sich taktvoll der Umgebung anzupassen verstehen, sind am besten in dieser Zeit als Familienmitglied zu betrachten. Was dieses aber heisst, möge man schon aus den Umständen sich klarmachen, welche die oft tief einschneidenden Standesunterschiede zwischen der Herrschaft und dem vielleicht unehelich schwanger gewordenen, von seiner Familie verstossenen Menschenkinde bedingt. Also auch unser bestes Ersatzmittel für die Mutter, die Amme, hat ihre nicht zu verkennenden Schattenseiten. Dabei ist die Behandlung einer Amme äusserst schwierig. Beständig schwebt die Familie in der Angst, die Amme könne kündigen. Oder die Amme erklärt bei allem, was ihr nicht passt, dass Aufregungen ihrer Milch schaden würden; so kann sich die Amme zum Haustyrannen entwickeln, um den sich schliesslich das ganze Familienleben dreht. Derartige Zustände lassen sich am besten vermeiden, wenn man der Amme von vornherein eine regelmäßige Beschäftigung zuteilt und sie leichte Hausarbeit verrichten lässt.

Immerhin ist die Amme noch besser als die Art der Ernährung, zu der wir jetzt übergehen. Zunächst zu der sogenannten gemischten oder Zwiemilchernährung. Es wird dem Kinde hier neben der Muttermilch noch irgendeine andere, z. B. Kuh- oder Ziegenmilch, verabreicht. Auch hierbei muss der oberste Grundsatz der sein, dass die Mahlzeiten mit Tiermilch möglichst eingeschränkt werden und die Mutter soviel wie möglich ihr Kind selbst stillt. Es spielen hier oft soziale Gründe eine Rolle, z. B. die berufliche Beschäftigung der Mütter. Indessen lassen sich bei gutem Willen feste Zeiten für das Stillen des Kindes ermöglichen. Man denke nur an die landarbeitenden Frauen, welche trotz harter Arbeit nebenbei ihr Kind noch ganz stillen. Sich durch Tätigkeit im Berufe von der Ernährung des Kindes ganz zurückzuziehen, ist für eine Mutter niemals notwendig. Sie kann mindestens ermöglichen, dass sie dem Kinde tagsüber drei Mahlzeiten verabreicht, nämlich morgens, mittags und abends. In den Zwischenzeiten muss dann das Ersatzmittel verabreicht werden.

## C. Die künstliche Ernährung.

Nicht immer ist die Tiermilch, welche man zur Säuglingsernährung benutzen muss, einwandfrei. Besonders verderblich sind Unsauberkeiten in der Pflege der Kühe und bei dem Melken. Manche Kühe sind auch krank, d. h. sie können die Erreger z. B. der Rindertuberkulose in ihren Eutern haben. Man muss sicher sein, dass solche Tiere zur Milchversorgung nicht verwendet werden. Für die Gewinnung der Säuglingsmilch wird vielfach die Trockenfütterung bevorzugt. Wichtiger ist, dass die Kühe ein vitaminreiches Futter erhalten. Worauf es aber vor allem ankommt ist, dass die Milch möglichst keimfrei gewonnen wird. Um zu verhüten, dass die auch in der keimarmen Milch immer noch vorhandenen Spaltpilze auf dem Wege zur Verkaufsstelle, von dort zum Konsumenten und dann im Hause desselben bis zum Verbrauch der Milch sich nicht vermehren und die Milch verderben, wie dies bei weniger sorgfältiger Gewinnung und daher stärker mit Spaltpilzen durchsetzter Milch leichter vorkommt, sind allerhand Vorsichtsmaßregeln erforderlich. Die unter grösster Sauberkeit gewonnene Milch wird sofort tief gekühlt in die Transportkannen gefüllt und in diesen am besten im Kühlwagen zur Verkaufsstelle gebracht. Im Hause des Konsumenten wird die Milch sofort angekocht, gleich nach dem Kochen unter fliessendem Leitungswasser wieder abgekühlt und dann in diesem gekühlten Zustande bis zum Verbrauch an einem kühlen Orte, am besten in einer Kühlkiste, aufbewahrt.

Das Abkochen der Kuhmilch erfolgt in einem gewöhnlichen Kochtopf oder einem einfachen Milchkocher, wie dem Flüggeschen oder im Wasserbade, um das Überkochen zu verhüten. Zum Abtöten der Spaltpilze genügt eine Kochzeit von 2—3 Minuten. Ein längeres Kochen der Kuhmilch, bis zu einer Viertelstunde und darüber, ist schädlich für den Säugling, weil dabei wichtige Stoffe der Milch (sogenannte Ergänzungsstoffe) vernichtet werden und der Säugling bei längerer Ernährung mit so lange gekochter Milch schwer erkranken kann. Die Milchverdünnungen bzw. -zusätze werden besonders im Sommer am besten erst kurz vor der Mahlzeit mit der Kuhmilch gemischt. Ein anderes Sterilisierungsverfahren besteht darin, dass man die frisch gelieferte Milch mit der Verdünnungsflüssigkeit und den Zusätzen mischt, die für jede Mahlzeit notwendige Nahrungsmenge in die einzelnen Flaschen füllt und diese gemeinsam sterilisiert; man bewahrt dann die trinkfertigen Einzelportionen bis zum Verbrauch in gekühltem Zustande auf. Dieses Prinzip liegt dem Soxhlet-Apparat zugrunde.

Es ist selbstverständlich, dass verdorbene Milch zur Säuglingsernährung nicht verwendet werden darf.

Die künstliche Ernährung soll zum mindesten im ersten Lebenshalbjahr von einem Arzt kontrolliert werden. Es sei hier auf die Säuglingsfürsorgestellen verwiesen, die unentgeltlich Rat erteilen. Ein bestimmtes Schema für die künstliche Ernährung lässt sich nicht aufstellen; es muss Alter, Körpergewicht und Gesundheitszustand des Kindes berücksichtigt werden.

Wie die Erfahrung gelehrt hat, kann die Mehrzahl der Säuglinge mit unverdünnter Kuhmilch nicht grossgezogen werden; die Kuhmilch wird deshalb verdünnt gegeben. Von den stärkeren Milchverdünnungen, die man man früher gab, ist man jetzt abgekommen und wendet $^{1}/_{3}$ Milch höchstens in den ersten Lebenswochen an, so dass in den ersten Lebensmonaten in der Regel ½ Milch gegeben wird. Als Verdünnungsflüssigkeit benutzen wir Wasser, bzw. vom 2. Monat ab Schleim- oder Mehlsuppen. Zu den Milchverdünnungen kommt ein Zuckerzusatz von ca. 5%. Der teure Milchzucker ist entbehrlich, es genügt der gewöhnliche Kochzucker. Wenn der Nahrungsbedarf des Kindes steigt, so darf man nicht die Nahrungsmenge unentwegt erhöhen; es muss daran festgehalten werden, dass die Nahrungsmenge bei den einzelnen Mahlzeiten 200 g nicht übersteigt. Wird bei dieser Trinkmenge der Nahrungsbedarf nicht mehr gedeckt, so steigert man die Milchkonzentration und geht zu $^{2}/_{3}$ Milch über und im Laufe des zweiten Lebensjahres zu Vollmilch. Die Gesamtflüssigkeitsmenge, die ein Kind in 24 Stunden trinkt, darf auch in den späteren Monaten ein Liter nicht übersteigen. Die Zahl der Mahlzeiten soll sich in der Regel auf fünf beschränken und zwar in den ersten Monaten morgens um 6, um 10, nachmittags um 2, um 6 und abends um 9 oder 10 Uhr; in der Nacht wird keine Nahrung gegeben. Mit 5 bzw. 6 Monaten wird die Mittagsflasche durch eine Breimahlzeit ersetzt unter Zugabe von Fruchtsäften; einen Monat später wird eine 2. Flaschenmahlzeit durch Brei ersetzt; man gibt jetzt mittags Brei mit Gemüse und abends Brei mit Fruchtsaft oder Kompott. Schon vom 4. Lebensmonat ab soll mit der Zugabe der so wichtigen Ergänzungsnährstoffe begonnen werden; man gibt täglich ein paar Teelöffel rohen Mohrrübensaft, Tomatenfleisch, Apfelsinen- oder Mandarinensaft. Ende des ersten Lebensjahres können die Mahlzeiten etwas mehr zusammengerückt werden, so dass sie ungefähr zu denselben Zeiten gegeben werden, zu denen der Erwachsene seine Mahlzeiten nimmt.

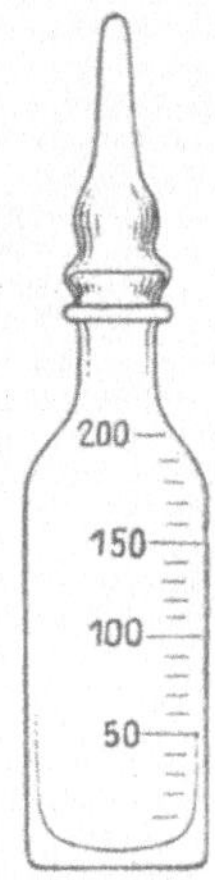

Die Milchflasche ist in den verschiedensten Formen im Handel. Ganz untauglich sind die sogenannten Gummirohrsaugflaschen, weil sich in dem Rohr Spaltpilze ansammeln und sich schwer wieder daraus entfernen lassen.

Für eine gute Milchflasche ist die leichte Reinigungsmöglichkeit das wichtigste. Sie besteht am besten aus einem farblosen, durchsichtigen Glase mit Grammeinteilung und soll möglichst einfach sein. Die Flasche soll am Boden keine toten Ecken haben, die sich schlecht reinigen lassen, sondern innen abgerundet sein. Nach dem Gebrauch wird die Flasche sofort ausgespült, damit die Milchreste nicht eintrocknen. Die Reinigung erfolgt am besten mit heisser Sodalösung. Dann wird die Flasche nachgespült und umgestülpt zum Austrocknen aufgestellt.

200
150
100
50

Abb. 361.

Der Gummisauger soll ebenfalls eine einfache Form haben. Nachdem man ihn gekauft hat, wird er ausgekocht und vorn mit einer glühenden Nadel durchbohrt, so dass die Milch, wenn man die Flasche umgekehrt hält, nur heraustropft. Nach Gebrauch muss der Sauger sofort wieder gesäubert (Abspülen mit reinem Wasser und Abreiben mit Kochsalz innerlich und äusserlich) oder ausgekocht werden. Zweckmäßigerweise wird der Sauger in einer zugedeckten Schale trocken aufbewahrt.

Die Milch muss in geeigneter Wärme gegeben werden. Man prüft dieses, indem man die Flasche gegen das Augenlid oder die Wange hält. Es darf dann die Wärme nicht unangenehm empfunden werden. Selbst soll man keinesfalls die Milch zur Probe aus der Flasche lutschen, denn der Mund des Erwachsenen kann für das Leben des Kindes gefährliche Spaltpilze enthalten. Bei dem Trinken ist die Flasche dauernd zu halten und das Kind dabei zu überwachen. Das Kind soll nicht länger als 20 Minuten trinken.

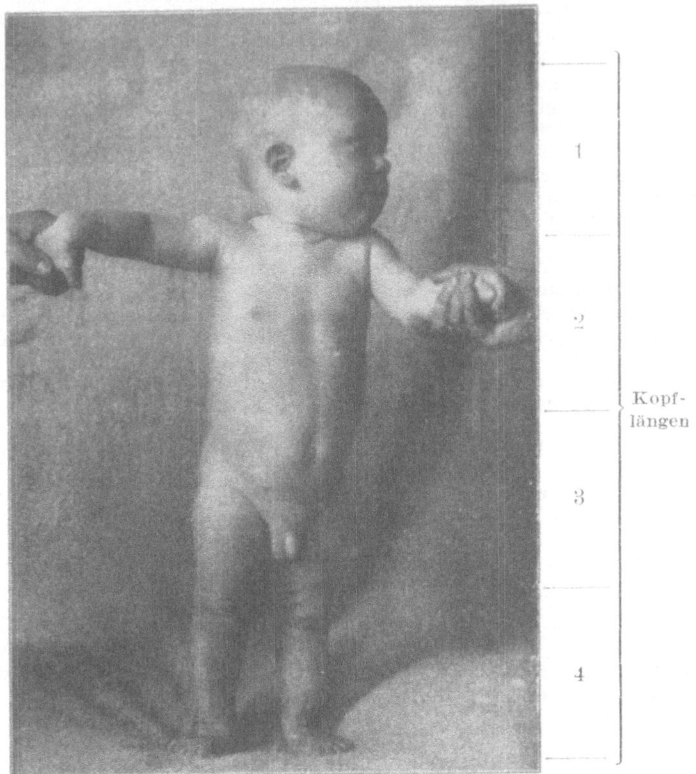


Abb. 362. 9 Monate altes Brustkind, stellt sich stramm auf, wenn es an den Händen gehalten wird. Man kann auf diesem Bilde die Grössenverhältnisse gut erkennen. Die Körperlänge beträgt genau 4 Kopflängen. Deutlich sind auch der kurze Hals und die Hautfalten an den Beinen. (Aus Engel-Baum.)

## Merkblatt.

### Mütter, hütet eure Säuglinge in der heissen Jahreszeit!

1. **Der Sommer ist für die Säuglinge eine gefährliche Zeit. Je heisser es ist, um so leichter erkranken und sterben die Säuglinge.**
2. **Vermeidbar sind Erkrankung und Tod bei vernünftiger Ernährung und Pflege.**
3. **Die Sommerkrankheit der Säuglinge ist der Brechdurchfall. Er und andere Verdauungsstörungen entstehen dadurch, dass der Säugling von der Hitze geschwächt wird und dann die Milch schlechter verträgt.**
4. **Der beste Schutz ist die Ernährung an der Brust. Brustkinder sterben nicht an Brechdurchfall.**
5. **Flaschenkinder müssen unverdorbene Milch trinken, und zwar nicht mehr wie sie brauchen. Überfütterung ist besonders schädlich. Wenn der Säugling Durst hat, so darf er etwas dünnen Tee erhalten, aber keine Milch.**
6. **Die Milch muss kühl aufbewahrt werden. Wo das nicht gut möglich ist, muss sie vor jedem Gebrauch kurz aufgekocht werden.**
7. **Der Säugling muss so kühl wie möglich untergebracht werden. Lasst ihn ruhig sich freistrampeln; packt ihn nicht ein, steckt ihn nicht unter Federkissen, wenn draussen die Sonne glüht. Denkt wie euch selbst zu Mute wäre, wenn ihr im Hochsommer einen Wintermantel tragen müsstet. Haltet**

**die Zimmer kühl. Lüftet während der Nacht, am Morgen und am Abend. Sorgt für Durchzug. Während der Tageshitze schliesst Fenster und Vorhänge und besprengt den Boden mit Wasser.**

8. **In allen Zweifelsfällen holt euch Rat beim Arzt oder in den Mutterberatungsstellen.**

## D. Die hauptsächlichsten Säuglingserkrankungen.

In erster Linie sind hier die Erkrankungen des Nabels zu nennen. Wenn Spaltpilze, besonders Streptokokken, auf die Nabelwunde gelangen, so gibt es eine Nabelentzündung, welche örtlich bleiben kann, in ernsteren Fällen jedoch in die Blutbahn durch die Nabelgefässe übergeht und den Tod des Kindes an Blutvergiftung hervorruft (Nabel-Sepsis). Die schlimmste Infektion derart spielt sich so ab, dass die Keime an der eigentlichen Nabelwunde keine örtlichen Entzündungserscheinungen hervorrufen, sondern gleich in das Blut übergehen, so dass fast sofort die schwere Erscheinung der Nabel-Sepsis zustande kommt. Meistenteils ist mit der Nabel-Sepsis eine Gelbfärbung der Haut verbunden und immer hohes Fieber. Daher muss Gelbsucht mit hohem Fieber stets als eine ernste Erkrankung mit Verdacht auf Nabel-Sepsis aufgefasst werden.

### 1. Nabelblutungen

entstehen entweder gleich nach der Geburt, wenn die Nabelschnur schlecht unterbunden ist, oder später nach Abfallen der Nabelschnur. Besonders wenn die Nabelschnur recht sulzreich ist, schneidet das Unterbindungsband leicht durch und es kommt zu neuer Blutung. In dem Falle, wo es nach abgestossener Nabelschnur blutet, liegt meist eine ernstere Erkrankung des Kindes zugrunde.

### 2. Die Augenentzündung der Neugeborenen.

Früher nahm man an, dass die eitrige Bindehautentzündung neugeborener Kinder durch Erkältung zustande käme, seit langer Zeit weiss man jetzt, dass in Wirklichkeit krankmachende Keime schuld daran haben. In erster Linie der Tripperkeim (Gonokokken). Wie im Abschnitt über Erkrankung der Wöchnerin erwähnt, hält sich der Keim in der Scheide der Mutter oft schon jahrelang vor der Geburt auf und wird bei derselben, wenn der Kopf des Kindes durch die Scheide hindurchgepresst wird, in die kindlichen Augen abgestreift. Es entwickelt sich dann meist auf beiden Augen eine furchtbare Augenentzündung, bei der die Bindehaut stark gerötet und geschwollen ist, massenhafter grün-gelber Eiter entleert sich zwischen den Lidern, das Allgemeinbefinden ist stark gestört.

Wird das Kind nicht behandelt, so kann die durchsichtige Hornhaut von der Entzündung mitergriffen werden, sie wird dann undurchsichtig und Blindheit kann die Folge sein. Nicht hoch genug ist infolgedessen das Vorgehen des Geburtshelfers Credé in Leipzig zu schätzen, der in den 90er Jahren des vorigen Jahrhunderts empfahl, sofort nach der Geburt dem Kinde Höllensteinlösung in die Augen zu tropfen, um etwa darin enthaltene Gonokokken sofort abzutöten. Dieses Verfahren ist seitdem mit dem grössten Erfolge geübt worden. Die schweren eitrigen Augenentzündungen der Neugeborenen sind damit zu einer Seltenheit herabgedrückt. Für die Pflegerin ist es sehr wichtig zu wissen, dass der Tripperkeim auch bei Erwachsenen schwere, sehr langwierige Augenentzündungen mit zweifelhafter Voraussage hervorrufen kann. Deshalb Schutz der eigenen Augen und der der Mutter! Ferner ist erwiesen, dass Tripperkeime, welche nur an der Wäsche haften, noch ansteckungsfähig sind. Also peinliche Sauberkeit im Wechsel der Wäsche und sofortiges Wegschaffen infizierter Kleidungsstücke!!

Nebenbei sei bemerkt, dass auch andere Keime einmal eine Augenentzündung hervorrufen können, die jedoch nicht so schlimm sind, und ferner, dass die Höllensteinlösung auch einmal eine Reizung chemischer Art in der Bindehaut mit hervorbringen kann, bei der dann auch Eiterung besteht. Bei jeder Augenentzündung ist der Arzt schnellstens zu benachrichtigen.

### 3. Das Wundsein.

Wund werden die Kinder meistenteils in den Falten der Geschlechtsteile, und zwar liegt dies häufig daran, dass nach dem Baden diese Stellen nicht trocken genug ausgewischt werden. Es ist häufig zu beobachten, dass dann ausserdem noch eine grosse Menge Puder auf die noch nassen Stellen gestreut wird. Hierdurch entstehen Krusten, *unter denen die Haut feucht bleibt* und infolgedessen von der Feuchtigkeit angegriffen wird. Die Folge ist dann, dass sich im Anschluss an solche wunden Stellen noch Entzündungen bilden können, weil Krankheitskeime durch die geschädigte Haut leichter einwandern können. Um das Kind also vor Wundsein und daraus häufig folgenden schweren Krankheitserscheinungen zu schützen, ist es die Hauptpflicht der Pflegerin, das Kind nach dem Bade oder überhaupt nach jeder Durchnässung so sorgfältig wie möglich abzutrocknen und nur eben so zu pudern, wie es nötig ist. Die Windeln müssen immer besonders gut ausgewaschen und gekocht sein. Die Pflege eines solchen wunden Kindes kann an die Ausdauer die grössten Anforderungen stellen. Nimmt das Wundsein grösseren Umfang an, so handelt es sich wohl meist um eine Erscheinung der sogenannten exsudativen Diathese; d. h. um eine besondere Neigung zur Erkrankung der Haut und der Schleimhäute. Diese sogenannten Säuglingsekzeme, die den ganzen Körper betreffen können, bedürfen unbedingt der ärztlichen Behandlung. Auch der *Milchschorf* gehört zu den Erscheinungen der exsudativen Diathese.

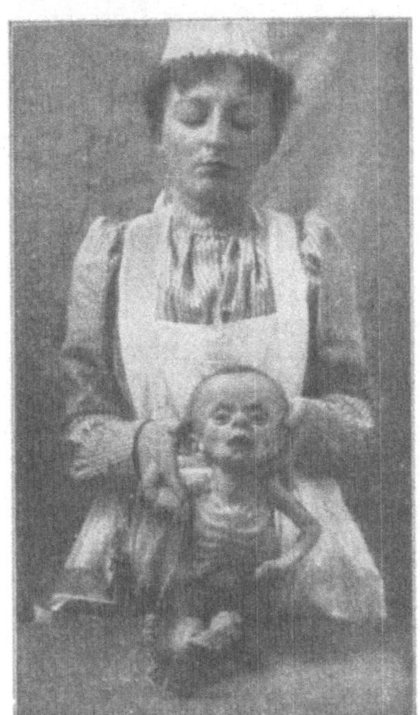

Abb. 363.
Hochgradig atrophisches Kind.

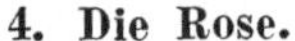

### 4. Die Rose.

Die Rose geht beim Kinde meist von der Nabelwunde aus, sonst aber auch von jeder kleinen Verletzung. Es besteht hohes Fieber und das Krankheitsbild ist meist recht ernst.

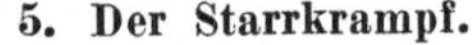

### 5. Der Starrkrampf.

Dieser beginnt wie beim Erwachsenen mit Kieferklemme. Das Kind trinkt nicht und allmählich wird der ganze Körper von dem Starrkrampf ergriffen. Die Erkrankung ist fast immer tödlich. Auch diese Krankheit entsteht dadurch, dass die Keime (*Starrkrampfbazillen*) in die Nabelwunde gelangen. Die Krankheit ist sehr ansteckend.

### 6. Die Schwämmchen (Soor).

Die Schwämmchen entstehen durch das Hineingelangen von Soorpilzen in den kindlichen Mund. Sie erzeugen in ihm auf der Schleimhaut der Zunge, der Wange und der Lippen einen weissen Belag. Der Soor entsteht durch Unsauberkeit vor allen Dingen dadurch, dass Sauger und Trinkflasche nicht sauber genug sind, oder dass der Mund des Kindes mit irgendwelchen unsauberen Händen, Saugpfropfen, Lutschern usw. in Berührung gekommen ist. Besonders ist vor dem Gebrauch von Lutschern zu warnen und keinesfalls sollten zweifelhafte Beruhigungsmittel, wie Zucker und andere Stoffe, welche leicht einer Gärung anheimfallen, hineingetan werden, denn *dadurch wird dem Entstehen von Soorpilzerkrankungen besonders Vorschub geleistet*. Zur Soorerkrankung neigen besonders ernährungsgestörte atrophische Kinder. Auch bei ganz gesunden Kindern können sich die Schwämmchen entwickeln, besonders dann, wenn durch Auswischen des Mundes die Mundschleimhaut geschädigt wird, so dass die Soorpilze sich nunmehr ansiedeln können. Das Auswischen der Mundhöhle ist deshalb auch in gesunden Tagen des Säuglings verboten.

### 7. Die Schälblasen.

Es gibt zwei Arten, *gutartige* und die *bösartigen* Blasen. Die bösartigen finden wir bei Syphilis und dabei sitzen sie an dem Handteller und den Fusssohlen. Die gutartigen Schälblasen sind nicht syphilitischen Ursprungs, sie sind aber trotzdem ansteckend. Fußsohle und Handfläche pflegen meist frei zu bleiben. Es ist manchnal die ganze Oberfläche des Körpers in einen blasenförmigen Ausschlag verwandelt. Die Bläschen sind mit klarer Flüssigkeit gefüllt, später kann

Vereiterung eintreten. Wenn die Blase platzt, so sieht man auf dem Grunde rote, von der Oberhaut entblösste Stellen. Die Schälblasen sind, wie erwähnt, ansteckend und sorgfältige Desinfektion hat stets stattzufinden.

### 8. Die Gelbsucht der Neugeborenen.

Sehr viele Kinder haben in den ersten Lebenstagen eine Gelbsucht durchzumachen, die wohl in den plötzlich veränderten Lebensbedingungen ihren Grund hat. Diese in der Regel ohne Fieber verlaufende Gelbsucht ist jedoch nicht gefährlich und hinterlässt meistenteils keine üblen Folgen.

### 9. Verdauungsstörungen.

Manche Kinder entleeren unmittelbar nach dem Trinken wieder etwas Milch. Sie speien sie aus. Die Milch kann hierbei geronnen sein. Im Volksmunde nennt man dieses die Kinder käsen. An und für sich ist dieses nicht bedenklich. Man hat dafür zu sorgen, dass die Kinder sich nicht verschlucken. Gewöhnlich käsen solche Kinder, welche besonders reichlich Nahrung erhalten. Es wird deshalb gut sein, in solchen Fällen die Nahrung etwas einzuschränken. (Keine übermäßigen und überzähligen Mahlzeiten!)

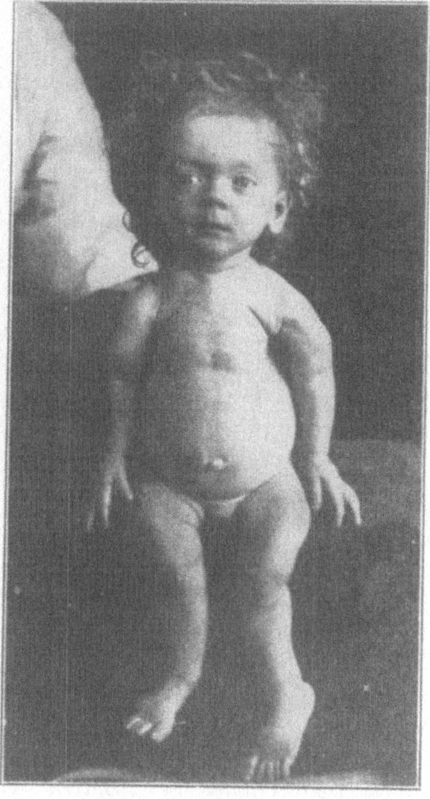

Abb. 364. Rachitisches Kind.

Die Brustkinder sind, wie die allgemeine Erfahrung lehrt, Verdauungsstörungen nur selten ausgesetzt. Die meiste Sorge machen in dieser Hinsicht die Flaschenkinder. Besonders zeigt eine grünliche Verfärbung des Stuhles eine Darmstörung an. Es kann ferner Eiter, Schleim, Blut in den Windeln enthalten sein. Eine sehr ernste Säuglingserkrankung ist der sogenannte Brechdurchfall, bei welchem dünne Stuhlentleerungen wässriger Art dauernd aufeinanderfolgen und das Kind obendrein alle aufgenommene Nahrung wieder ausspeit. Es droht den Kindern hierbei Lebensgefahr. Der Arzt ist in allen diesen Fällen so schnell wie möglich herbeizuholen. Keinesfalls verordne man selbst irgendwelchen Nahrungswechsel, sondern lasse bis zum Eintreffen des Arztes das Kind hungern oder gebe ungesüssten Fenchel- oder Kamillentee.

Ein sehr ernstes Krankheitsbild ist gewöhnlich auch das Entleeren schwärzlicher Massen aus dem Darm, nachdem schon das Kindspech vollständig entleert worden ist. Es handelt sich hier um starke Darmblutungen. Zu Zeiten kann das Blut auch erbrochen werden. In vielen Fällen dieser Art gehen die Kinder rasch zugrunde.

Neben den akut verlaufenden Verdauungsstörungen spielen die sogenannten chronischen Ernährungsstörungen eine wichtige Rolle, bei denen oft ohne auffallende Erscheinungen von seiten der Verdauungsorgane die Kinder nicht gedeihen, immer elender werden und schliesslich an Atrophie zugrunde gehen.

### 10. Die englische Krankheit.

Die englische Krankheit oder Rachitis genannt ist besonders in den Industriegegenden Deutschlands immer noch sehr verbreitet. Die Haupterscheinungsform der Krankheit besteht darin, dass die Knochen weich bleiben. Infolgedessen verbiegen sie sich bei jeder Belastung, beim Gehen, Stehen usw. So kommen die oft zu beobachtenden starken Verkrümmungen der Beine und der Wirbelsäule zustande. An den Enden der Knochen fühlt man Verdickungen und besonders auch an den

Rippen, wo der Rippenknochen in den Rippenknorpel übergeht. Der Kopf wird gross, viereckig, unförmig (Quadratschädel). Die Krankheit kann, wenn sie nicht behandelt wird, für das spätere Leben unangenehme Folgen haben, kommen aber die Kinder rechtzeitig in ärztliche Behandlung, so kann man die Heilung in kurzer Zeit erreichen.

#### 11. Die Säuglingskrämpfe (Spasmophilie).

Anfallsweise kommen Krämpfe über den Säugling. Das Kind streckt sich, wird steif und die Glieder fangen an zu zucken, das Gesicht ist verzerrt. Besonders beängstigend ist der Kehlkopf- oder Stimmritzenkrampf. Das Kind bekommt plötzlich keine Luft und kann, wenn nicht sofort Hilfe kommt, auch gleich dabei sterben.

## X. Erste Hilfe bei Unglücksfällen.

Ein Unglücksfall ereignet sich stets plötzlich. Die Hilfeleistung muss dementsprechend schnell und unvermittelt erfolgen, denn Vorbereitungen können nicht für jeden Fall getroffen werden. Von allergrösster Wichtigkeit für den Helfer ist deshalb das Vorhandensein einer guten Schulung. Mit Dankbarkeit muss hier deshalb des Mannes gedacht werden, der in Deutschland die Samaritervereine eingeführt hat, Friedrichs von Esmarch.

Jetzt sind über Deutschland zahlreiche derartige Samariterschulen verbreitet.

### A. Allgemeine Vorschriften.

Bei Unglücksfällen kann man schon durch sein Verhalten viel nützen. Meist ist die Umgebung hochgradig erregt. Anstatt dem Verunglückten Hilfe zu bringen, stehen die Angehörigen jammernd und schreiend um ihn herum. Durch unüberlegtes Handeln solcher erregter Personen kann der Verletzte in die grösste Gefahr gebracht werden.

Für den Helfer ist Geistesgegenwart, schnelles Überlegen, entschiedenes, wenn es nötig ist, auch rücksichtsloses Handeln erforderlich. Zuschauer hält man am besten fern und sorgt nur für die Gegenwart der zur Hilfe unbedingt notwendigen Personen.

Erfolgt ein Unglücksfall auf der Strasse, so muss man den Verunglückten so schnell als möglich von dem Pflaster wegbringen, z. B. in einen Hausflur schaffen, wo man weitere Hilfeleistung ungestört verrichten kann. Inzwischen sorge man dafür, dass die Rettungswache benachrichtigt wird, damit der Verletzte möglichst bald einem Krankenhause zugeführt wird. Es ist deshalb sehr wichtig, dass man mit den für die Verletzungen zur Verfügung stehenden Einrichtungen des Dorfes oder der Stadt Bescheid weiss, z. B. wo die Ortspolizeibehörde (Ortsschulze, Polizeirevier) sich befindet, wo der Krankenwagen oder ein sonstiges Transportmittel von der freiwilligen Sanitätswache zu bekommen ist, wo die nächste Klinik sich befindet usw. Betont werden muss ferner, stets an telephonische Benachrichtung zu denken. Oft kann man von einem Nebenhause, welches Telephonanschluss hat, sofort alles nötige bestellen.

Nur die notwendigsten Hilfeleistungen sind an dem Verunglückten zu verrichten. Die hauptsächlichsten sind: bequeme Lagerung, Stützung und Schienung des verletzten Gliedes und Sorge für Blutstillung. Man versuche so schnell als möglich einen Arzt herbeizurufen bzw. möglichst schnell Krankenhausaufnahme zu bewerkstelligen.

### B. Bewusstlosigkeit.

Bei Bewusstlosigkeit darf man nie etwas zu trinken geben, wegen der Gefahr des Verschluckens und dadurch des Erstickens. Hat man Verdacht

**auf eine Bauchverletzung, so hat ebenfalls jegliche Labung zu unterbleiben, da durch den möglicherweise verletzten Darm Inhalt in die Bauchhöhle eintreten und Bauchfellentzündung die Folge sein kann.**

Die Bewusstlosigkeit tritt besonders auf bei direkter oder indirekter Verletzung des Gehirns, also Gehirnerschütterung, Schlaganfall, Verwundungen des Kopfes, aber auch durch Verletzungen der Brust und des Leibes, besonders der Tritt gegen den Unterleib und in die Magengegend z. B. kann von sofortiger Bewusstlosigkeit gefolgt sein. Ferner führen dazu sehr viele Arten von Vergiftungen, besonders Alkohol, Morphium, Chloroform.

Die wichtigste Hilfeleistung ist hier, wie schon erwähnt, bequeme Lagerung und Freimachen von allen beengenden Kleidungsstücken. Bei Frauen denke man vor allen Dingen an das Aufhaken des Korsetts.

Mit der Bewusstlosigkeit zusammenhängend ist die sogenannte Ohnmacht, welche auf einer Blutleere des Gehirns beruht. Unter plötzlichem Blasswerden, auffallendem Gähnen fällt der Betreffende um, es wird ihm schwarz vor den Augen. Hierbei hilft meistenteils sofort das Tieflegen des Kopfes! (Man kann z. B., wenn der Betreffende zufällig auf dem Stuhl sitzt, diesen sofort nach hinten umkippen.) Ferner sind allerhand Hautreizungsmittel anzuwenden: Riechenlassen von Ammoniak, Reiben der Fußsohlen mit Essig, Schlagen des Gesichtes, Klopfen der Herzgegend.

Bei manchen Ohnmachten handelt es sich aber um eine allmählich durch inneren Blutverlust hervorgerufene Bewusstlosigkeit. Hier blutet meistenteils irgendeine Körperhöhle voll, z. B. die Bauchhöhle, und das Gehirn wird infolgedessen blutleer. Derartige Bewusstlosigkeiten treten meist erst im Verlaufe einiger Zeit auf, währenddem der Verunglückte immer blasser wird und der **Puls kleiner.** Es sind also keine richtigen Ohnmachtsanfälle. In den letztgenannten Fällen muss man vor allen Dingen Schädlichkeiten fernzuhalten suchen; näheres siehe unter Blutungen.

## C. Das Verschlucken von Fremdkörpern.

Das Verschlucken von Fremdkörpern ereignet sich meistens, wenn beim Essen oder Trinken gesprochen oder der Versuch zum Sprechen gemacht wird. Es ist deshalb nicht zu verantworten, wenn während einer Mahlzeit der Essende geneckt wird, besonders wenn er den Mund voll hat. Es kann vorkommen, dass ein ganzer Bissen in den Kehlkopf gelangt. Sofortige einsetzende Blausucht mit krankhaftem Husten ist die Folge. Wenn nicht sofortige Hilfe zur Stelle ist, erfolgt der Tod durch Erstickung.

Wenn Flüssigkeiten in den Kehlkopf gelangen, so ist das Unglück meistenteils nicht schlimm, ausser wenn es sich um stark ätzende Sachen handelt. Auch kleinere Brotkrumen und derartige Sachen werden ohne Gefahr ausgehustet. Sind aber irgendwie nennenswerte grosse Stücke in den Kehlkopf oder in den Kehldeckel gelangt, so muss man sie sofort herauszubekommen versuchen. Handelt es sich um Kinder, so stellt man sie am besten auf den Kopf, d. h. man ergreift sie bei den Beinen, schüttelt sie und klopft zu gleicher Zeit den Rücken. Hilft dieses nicht, so kann man durch schnelles Hineingreifen in den Mund mit dem tief hinabgeführten Zeigefinger das Stück Brot oder dergleichen noch zu erreichen suchen. Geht das nicht, muss sofortiger Kehlkopfschnitt gemacht werden.

Man muss, um von dem Betreffenden nicht gebissen zu werden, einen Kunstgriff anwenden der darin besteht, dass man die Wangenschleimhaut zwischen die Zahnreihen schiebt. Bei dem Hineingelangen von Fremdkörpern in die übrigen

Körperöffnungen, z. B. beim Spielen der Kinder mit Bohnen, Erbsen oder dergleichen, muss jeder Eingriff bis zur Ankunft des Arztes unterlassen werden (Nase, Ohr, Harnröhre, Scheide, Mastdarm). Aus dem Auge entferne man höchstens vorsichtig sichtbare Fremdkörper mit Watte und lege dann eine Binde darauf. Im übrigen warte man bei allen derartigen Sachen ruhig den Arzt ab.

Sehr häufig sind Unglücksfälle mit dem Zustandekommen von Wunden verbunden. Das gilt besonders für Blutungen. Um in solchen Situationen sich richtig benehmen zu können, ist die Kenntnis der schnellen Wundversorgung und des Notverbandes wichtig.

## D. Schnelle Wundversorgung.

Je ausgedehnter eine Wunde, desto schwieriger die Versorgung, um so grösser die Gefahr der Verunreinigung! Niemals eine Wunde mit dem Finger berühren (ausser wenn bei lebensbedrohlichen Blutungen das sofortige Zudrücken der spritzenden Schlagader in der Wunde nötig ist und kein Hilfsmittel sonst zur Hand ist)! Blutet die Wunde stark, so ist die Stillung der Blutung die Hauptsache (siehe folgendes).

### 1. Notverband.

Das angewendete Verbandmaterial muss sauber sein. In den Rettungskästen, die auf allen Unfallstationen zu haben sind, muss der Verbandstoff immer vorrätig gehalten werden. Er ist auch in allen Apotheken und Drogengeschäften sofort steril in kleineren und grösseren Packungen zu beziehen! Bei Fehlen desselben nimmt man, wenn es geht, reine Leinwand, am besten geplättete. Man vermeide, Watte in die Wunde zu stopfen. Das Reinigen der Wunde ist in den meisten Fällen nicht nötig, besonders nicht das Auswaschen! Ist eine Wunde stark beschmutzt, so wird sie am besten ausgespült. Steinsplitter, Holz, Metall, Mörtel werden, wenn es leicht geht, aus der Wunde mit einer Pinzette herausgelesen. Hat man eine solche nicht zur Hand, muss man damit bis zur ärztlichen Versorgung warten. Man kann zum Ausspülen klares Wasser verwenden, welches aus einem gutlaufenden Brunnen oder einer Quelle stammt. Am besten ist abgekochtes Wasser. Die Umgebung der Wunde kann man durch Abwaschen säubern. Man achte, dass man nicht in die Wunde hineinkommt. Schwämme nie benutzen, keine alten Waschlappen! Sehr zweckmäßig ist das sofortige Bepinseln mit Jodtinktur, vom Rand der Wunde beginnend, etwa 3 Finger breit nach auswärts. Man halte sich immer gegenwärtig, dass, je weniger man an einer Wunde hantiert, meist eine um so bessere Heilung sich ergibt.

Von antiseptischen Mitteln ist ausser Jodtinktur noch essigsaure Tonerde, 50% Alkohol, Rivanol, Chinosol und Borwasser empfehlenswert. Man vermeide unter allen Umständen starkwirkende antiseptische Mittel, z. B. Sublimat, Lysol, Karbol, auf keinen Fall lege man damit Verbände an. Es stirbt hierdurch die Umgebung der Wunde ab. Durch Karbolverband ist oft eine ganze Hand zum Absterben gebracht worden, die nachher durch Operation entfernt werden musste. (Karbolgangrän).

Zur schnellen vorläufigen Versorgung kleiner Wunden eignet sich das Militärverbandpäckchen sehr gut. Im Kriege hat es sich ausserordentlich bewährt.

### 2. Blutungen.

#### a) Äussere Blutungen.

Es gibt zwei Arten von Blutungen nach aussen: Die Blutader- und die Schlagaderblutung. Bei der Blutaderblutung entleert sich dunkel-

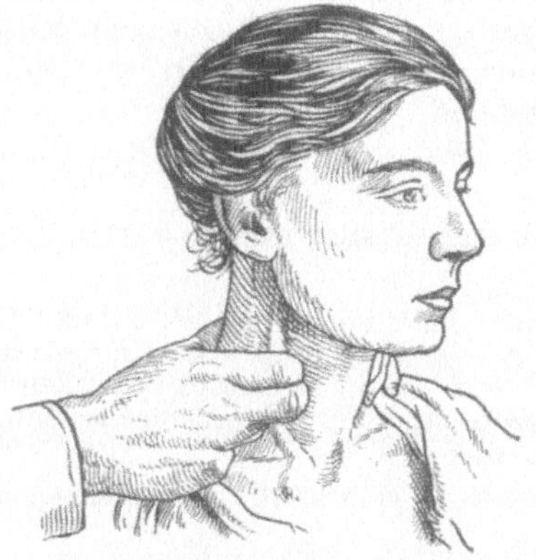

Abb. 365. Zusammendrücken der Halsschlagader.

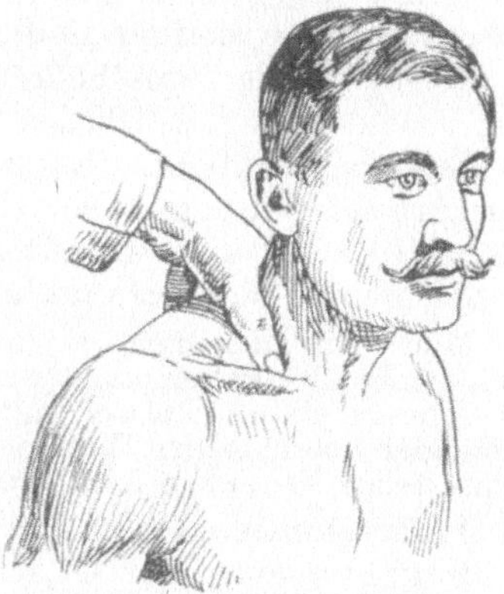

Abb. 366. Zusammendrücken der Unterschlüsselbeinschlagader.

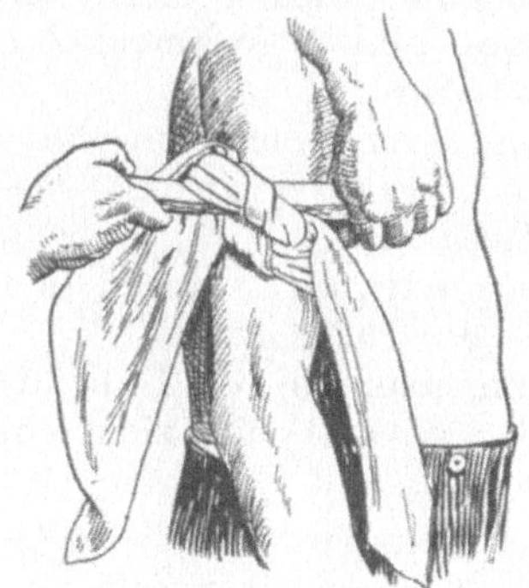

Abb. 367. Abdrehen der Oberarmschlagader.

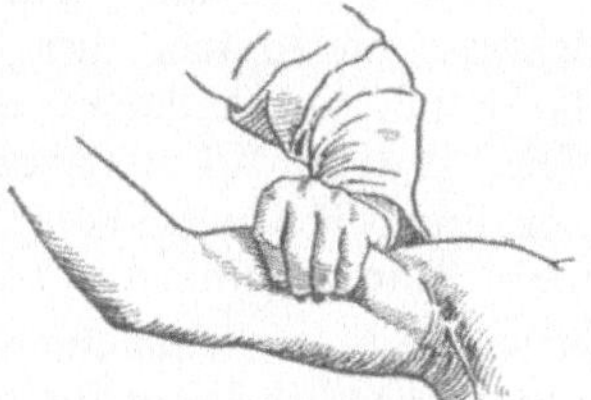

Abb. 368. Zusammendrücken der Oberarmschlagader.

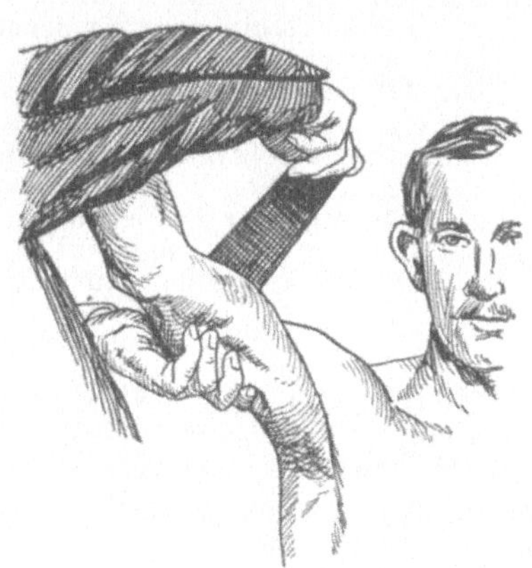

Abb. 369. Anwendung der elastischen Binde.

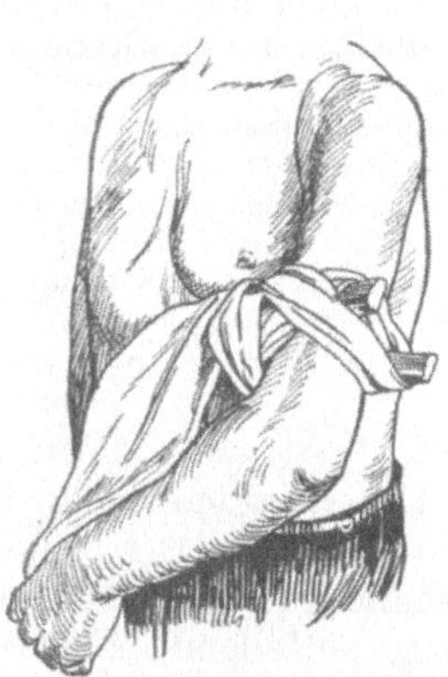

Abb. 370. Anwendung einer Notbinde.

rotes Blut in gleichmäßigem Strom. Sie kann gefährlich werden, wenn grössere Gefässe geöffnet sind, z. B. Krampfadern. Die Hilfeleistung besteht im Beseitigen aller umschnürenden Bekleidungsstücke, z. B. Strumpfbänder, dann Hochlagern des Gliedes und Druckverband.

**Schlagaderblutung.** Es spritzt hellrotes Blut stossweise aus der Wunde. Diese Art der Blutung ist sehr bedrohlich. Es droht der Tod durch Verblutung: Rasche Hilfe und sofortiges Herbeiholen eines Arztes, inzwischen starker Druck auf die Wunde sind erforderlich.

Man hebt auch hier zweckmäßigerweise das Glied hoch, legt eine dicke Lage zusammengefalteter Leinwand (reines Taschentuch, oder Mullkompressen) in die Wunde und schnürt dieses Polster mit einer Binde fest, dann Zusammendrücken der Schlagader oberhalb der Wunde nach dem Herzen zu. Dieses kann an bestimmten Körperstellen besonders leicht gemacht werden, z. B.:

1. Zusammendrücken der Halsschlagader gegen die Halswirbelsäule bei Blutungen aus einer Gesichtshälfte.

2. Zusammendrücken der Unterschlüsselbeinschlagader bei Blutungen aus der Oberarmschlagader in der Achselhöhlengegend und bei Verletzung des Oberarmes in der Nähe des Schultergelenkes.

3. Zusammendrücken der Oberarmschlagader an der inneren Seite des Oberarmes in der Furche zwischen Beuge- und Streckmuskulatur bei Blutungen aus der Oberarmgegend und im Unterarm.

Wenn man sich nicht anders helfen kann, drücke man in der Wunde mit dem Finger das blutende Gefäss zu und halte es so lange fest, bis andere Hilfe zur Stelle ist — eine sehr ermüdende Tätigkeit!

4. Zusammendrücken der Oberschenkelschlagader gegen den Oberschenkelkopf bei bedrohlichen Blutungen aus dem Oberschenkel.

5. Die grosse Körperschlagader kann man in der Nähe des Vorberges vor ihrer Teilung abdrücken. Hierzu ist zunächst eine ziemliche Kraft erforderlich, man nimmt am besten die Faust dazu.

(Bei bedrohlichen Blutungen aus den Unterleibsorganen z. B. bei Geburten und Fehlgeburten und aus beiden Oberschenkeln zu gleicher Zeit.)

Das Abdrücken der Schlagadern mit den Fingern ist auf die Dauer anstrengend, man muss sich hier notwendigerweise ablösen lassen oder man ersetzt den Druck der Hand durch Umschnürung. Hier sind in Anwendung die elastischen Binden, welche in jedem Rettungskoffer vorhanden sind. Es ist darauf zu achten, dass die erste Tour gleich fest genug angelegt wird und in genügender Entfernung von der blutenden Stelle. Die Binde ist vor dem Aufspringen zu sichern. In Ermangelung elastischer Binden kann man z. B. Hosenträger anwenden sonst müssen zusammengedrehte Tücher, Stricke, die nicht dünn, sondern möglichst dick sein sollen, einstweilen aushelfen. An der Stelle, wo die Schlagader zusammengedrückt werden soll, kann man ein Stück Holz oder einen flachen Stein unterlegen.

Es ist streng darauf zu achten, dass bei dem Anlegen einer Binde oder einer Behelfsbinde keine Stauung eintritt. Diese erkennt man an dem Anschwellen des Gliedes unterhalb der Abbindung und blauroten Färbung, ausserdem kommt das Blut nicht zum Stehen.

### b) Innere Blutungen.

Durch irgendwelche Gewalteinwirkung, Schlag, Stoss, Verschüttetwerden, treten Blutungen in die Körperhöhle und Hohlorgane des Körpers ein. Bedrohliche innere Blutungen machen sich durch schnellen Verfall des Verletzten, auffallende Blässe der Haut und der Schleimhäute, Ohnmachtsanfall, kleinen schnellen Puls bemerkbar. Dabei sind noch folgende Merkmale je nach dem Sitz der Blutung zu nennen:

## I. Blutungen, bei denen aus den Körperöffnungen kein Blut entleert wird.

**1. Bauchhöhle.** Hier erfolgt der Verfall meist sehr schnell, z. B. bei Verletzung der Leber durch stumpfe Gewalt (Hufschlag), Blutungen bei der Schwangerschaft ausserhalb der Gebärmutter, weil immer grosse Gefässe in eine grosse Höhle hineinbluten. Der Bauch ist druckempfindlich und kann durch den Bluterguss ausgedehnt sein.

**2. Brusthöhle.** Blutungen in den Brustfellraum führen zur Beeinträchtigung der Atmung und zu Schmerzen. Beim Atmen dehnt sich die verletzte Seite nicht so aus wie die andere.

**3. Schädelhöhle.** Die Zeichen dafür sind Bewusstlosigkeit, Krampferscheinungen an den Händen und Füssen der entgegengesetzten Seite, auffallend langsamer Puls, Erbrechen.

**Hilfeleistung** bei diesen drei Blutungen in möglichster Ruhigstellung des Verletzten! Transport nur, wenn unumgänglich nötig und am besten unter ärztlicher Bewachung, eiligste Zuziehung eines Arztes, Vielgeschäftigkeit schadet nur. Lagerung mit etwas angezogenen Beinen und leicht erhöhtem Oberkörper bis zur Ankunft des Arztes.

## II. Blutungen, bei denen aus den Körperöffnungen Blut entleert wird.

**Darmblutungen** (z. B. durch die Darmwand durchgebrochenes Typhusgeschwür). Es gehen grosse Mengen anfangs dunkelroten, später hellroten Blutes aus dem After ab.

**Hilfeleistung.** Eisblase auf den Leib. Einlauf mit Eiswasser. Falls die Schwester damit vertraut ist und der Arzt ihr ausdrücklich dazu die Erlaubnis gegeben hat, Einspritzung von sterilisierter Gelatine, welche immer aus einer frischen Packung stammen soll, unter die Haut oder Mutterkornextrakt. Es gibt noch andere blutstillende Mittel, welche nach Anordnung des Arztes vorrätig zu halten sind.

**Harnröhre.** (Zerreissung der Harnröhre durch Fall, Beckenbruch und dergleichen, Verletzung der Blase und der Niere.)

Jegliche andere Hilfeleistung ausser einer Eisblase auf die Blasengegend unterbleibt; vor allem keine heissen Umschläge, wie bei Blasensteinen!

**Blutungen aus der Scheide.** (Fehlgeburts- und Nachgeburtsblutung.) In bedrohlichen Fällen ist das Zusammendrücken der grossen Körperschlagader zu versuchen und Umschnürung der Hüften nach Momburg mit einem Gummischlauch, elastischer Binde, zusammengedrehtem Handtuch. Tamponade der Scheide darf nur der Arzt und die Hebamme ausführen.

**Blutungen aus der Nase.** Bei gewöhnlichem Nasenbluten (Platzen eines kleinen Schleimhautäderchens) Patient hinsetzen lassen, Kopf nach hinten biegen, Eisblase auf die Stirn oder kalte Kompresse, nicht schnauben oder schnüffeln lassen.

Ergiesst sich das Blut aus der Nasenhöhle in den Rachenraum, so kann nur durch die Hand des Arztes tamponiert werden. Das Ausstopfen der Nase durch Watte ist zu unterlassen.

**Blutungen aus dem Munde.** Blutbrechen: Meist durch Magengeschwür und Magenkrebs; auch solche Blutungen können zum Tode führen. Hilfeleistung. Herbeiholen eines Arztes, inzwischen Hochlagerung des Kranken, kalte Umschläge auf die Magengegend oder Eisblase.

**Bluthusten.** (Folgezustände von Lungentuberkulose, Lungengeschwülsten, Lungenverletzung, z. B. Lungenschuss). Hilfeleistung. Halbsitzende Lagerung, Eisblase auf die Brustgegend, beruhigende Worte, mit Genehmigung des Arztes Eispillen und Morphium (1 Spritze zu 0,02) sowie blutstillende Mittel.

**Blutungen aus dem Ohr** (durch Zerreissen von Blutadern, die in der Nähe der Paukenhöhle verlaufen, bei Schädelbruch) nur bequeme Lagerung (bei geplatztem Trommelfell und Schädelbruch).

## E. Vergiftungen.

Für Vergiftungsfälle sind bereitzustellen bzw. dafür zu sorgen, dass es sofort beschafft werden kann: Rohe Eier, Milch, Öl, Magenschlauch mit Spülvorrichtung (Magenpumpe), starker schwarzer Kaffee, Kampfer, Morphium, Weinessig, Zitronen, gebrannte Magnesia und gepulverte Kreide oder Schlemmkreide in grossen Mengen, Glaubersalz, Gegengift gegen Arsenik, Atropin, doppeltkohlensaures Natron, Mehl (zu Schleimsuppen), gelbes Blutlaugensalz und Milchzucker. Terpentinöl. Mehrere Federn zum Schlundkitzeln und Kamille, Ricinusöl.

### 1. Starke Säuren.

Salpetersäure. Symptome: gelblich gefärbte Ätzschorfe, gelbe Farbe des Erbrochenen, Leibschmerzen.

Schwefelsäure. Starke Ätzungen der Schleimhäute des Mundes, Rachens, Speiseröhre und des Magens. In schweren Fällen schwarze Ätzschorfe, starke Leibschmerzen, blutige Stühle, Eiweiss im Urin.

Salzsäure: Im wesentlichen dieselben Symptome wie bei den andern beiden.

Behandlung: Pulverisierte Kreide, gebrannte Magnesia, welche aus der Apotheke sofort zu bekommen ist und wovon mehrere gehäufte Teelöffel in Wasser aufzuschwemmen und zu trinken zu geben sind. Schleimabkochungen, Milch, Kaltwasser. grosse Anzahl (6—12) rohe Eier. Niemals Magenschlauch.

### 2. Starke Laugen.

*a*) Ammoniak (Salmiakgeist). Symptome: Blutiges Erbrechen und Durchfälle, Ohnmacht, schneller kleiner Puls, Schwindel, Krämpfe.

*b*) Natron- und Kalilauge: Ätzschorfe, welche aufquellen, Bluterbrechen, Kolik, Speichelfluss.

Behandlung: Verdünnte Säuren, z. B. Essig, Zitronensaft, 2%ige Weinsäure, schleimige Getränke.

### 3. Chlorgas.

Symptome: Krampfhafter Husten, Stechen auf der Brust, blutiger Auswurf, Atemnot.

Behandlung: Sofort frische Luft, Riechenlassen von Ammoniak und Wasserdämpfen.

### 4. Kupfer (Grünspan).

Symptome: Erbrechen grünlicher Massen, Kolik, blutige Stühle, Stuhldrang, Kopfschmerz, Schwindel, weite Pupillen.

Behandlung: Eiweiss, Milch, gebrannte Magnesia, Milchzucker, Spülung des Magens mit einer Lösung von gelbem Blutlaugensalz.

### 5. Blei (Bleiessig oder Bleiwasser).

Glaubersalz 1 Teelöffel voll. Später Opiumtinktur.

**6. Sublimat.**

Symptome: Ätzungen im Mund, Rachen, Speiseröhre, Erbrechen, ruhrartige Durchfälle, Nierenentzündung, Aufhören der Harnabsonderung, Ohnmacht; bereits Mengen von 0,1—0,2, also der 10. Teil einer Pastille wirken tödlich.

Behandlung: Milch, Eiweiss, am besten in Form von rohen Eiern zu geben.

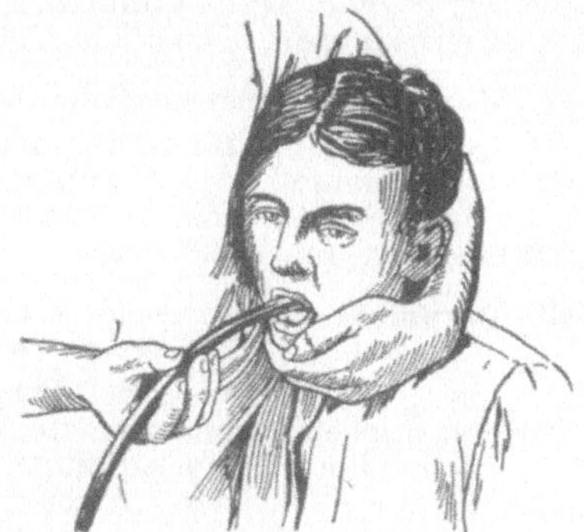

Abb. 371. Einführen des Magenschlauches von vorn.

**7. Phosphor** (alte Streichhölzer).

Symptome: Heftiges Erbrechen (das Erbrochene leuchtet im Dunkeln), Temperatursteigerung, evtl. Bluterbrechen, Gelbsucht, Blutungen aus dem Darm, der Nase und den Nieren.

Behandlung: Magenspülung mit 0,1%iger Lösung von übermangansaurem Kali, Abführmittel, Terpentinöl 30—40 Tropfen mit Schleimsuppen zusammen zu geben, kein Fett und keine Milch, da Phosphor sich in Fett löst.

**8. Arsenik** (Arsenige Säuren, Fowler-Lösung, Schweinfurter Grün, sog. Giftgrün, Atoxyl).

Symptome: Choleraähnliche Zustände, heftiges Erbrechen, reiswasserähnliche Durchfälle, Ohnmacht, Schwindel, Zuckungen.

Behandlung: Aufschwemmung von gebrannter Magnesia in Wasser, glasweise. In der Apotheke ist sofort das „Gegenmittel gegen Arsenvergiftung" zu holen und davon viertelstündlich ein Esslöffel zu verabreichen. Magenspülung, grosse Mengen Fett.

**9. Alkohol.**

Symptome: Bewusstlosigkeit, starre Pupillen, kleiner Puls, kühle Haut, Erbrechen, zuweilen Delirien, Krämpfe.

Behandlung: Magenschlauch, starker Kaffee, evtl. durch Einlauf. Kampfer.

**10. Methylalkohol.**

Symptome: (Fuselschnaps) Erbrechen, Leibschmerzen, Sehstörungen, Herzschwäche, weite Pupillen, evtl. rascher Tod.

Behandlung: Wie bei gewöhnlichem Alkohol.

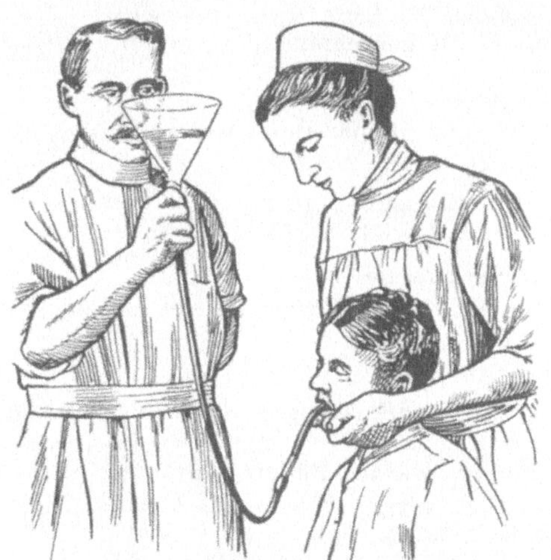

Abb. 372. Magenspülung, erster Akt.

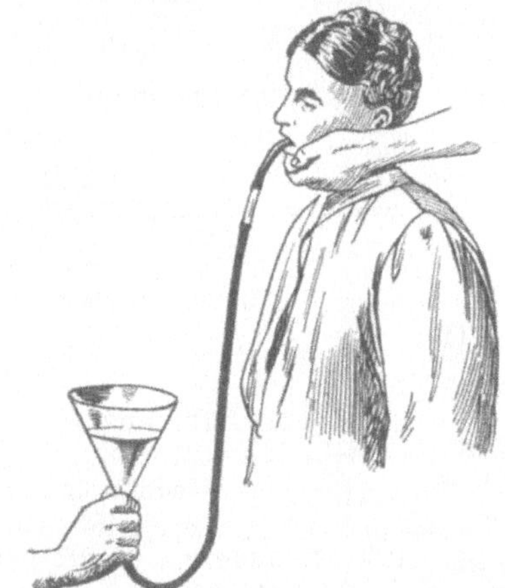

Abb. 373. Magenspülung, zweiter Akt.

### 11. Chloroform.

Symptome: Weite Pupillen, Atmungsstillstand nach vorhergegangener Blausucht.
Behandlung: Künstliche Atmung, Kampfer, Hautreizmittel.

**12. Karbolsäure** (ebenso wirkt Lysol, Kresol, Kresolseifenlösung, Lysoform usw.).

Symptome: Ätzschorfe, der Vergiftete riecht nach Karbol, Erbrechen, weite Pupillen, schnarchende Atmung, schwarzer Urin.

Behandlung: Langdauernde Magenspülung mit 20 Liter Milchwasser, schwefelsaurem Natrium, Kalkwasser.

**13. Morphium** (ebenso wirkt Kodeïn, Dionin, Heroin, Opium, bei Kindern wirken schon die geringsten Dosen tödlich).

Symptome: Übelkeit, Erbrechen, enge Pupillen, Schlafsucht, Kampfer, Bewusstlosigkeit, schnarchende Atmung.

Behandlung: Magenspülung, starker schwarzer Kaffee, warme Bäder, Kampfer, künstliche Atmung. Atropin.

### 14. Digitalis (roter Fingerhut).

Symptome: Erbrechen, Durchfall, starke Verlangsamung des Pulses, Ohnmacht, Muskelzittern.

Behandlung: Magenspülung, Bettruhe, Alkohol, starker schwarzer Kaffee, Hautreiz.

### 15. Nikotin.

Symptome: Kleiner langsamer Puls, Ohnmacht, Brustbeklemmung, Speichelfluss, Erbrechen.

Behandlung: Magenspülung, Kampfer, starker schwarzer Kaffee.

### 16. Kokaïn.

Symptome: Starke Aufregung und Verwirrung, Herzangst, Krämpfe, Bewusstlosigkeit.

Behandlung: Spülung des Magens.

### 17. Atropinvergiftung (Tollkirsche, Stechapfel).

Symptome: Starkes Kratzen im Hals, Durst, starke Erweiterung der Pupillen, sinnloses Schwatzen, manchmal Krämpfe.

Behandlung: Magenspülung, starker Kaffee.

## Pilzvergiftung.

### 1. Lorcheln.

Symptome: Übelkeit, Erbrechen, Diarrhöen, Blut im Urin, Gelbsucht.

Behandlung: Brech- und Abführmittel, Magenschlauch, Kampfer, starker Kaffee.

### 2. Satanspilz.

Symptome: Choleraähnliches. Krankheitspilz. Behandlung wie I.

### 3. Fliegenpilz.

Symptome: Rausch, Delirien, Krampfanfall, weite Pupillen, Betäubung.

Behandlung: Magenspülung, Morphium, Kampfer, schwarzer Kaffee.

### 6. Knollenblätterschwamm.

Symptome: Magendarmstörung, Gelbsucht, Bewusstlosigkeit. Behandlung wie bei III.

## Giftpflanzen.

Schierling: Lähmung der Arme und Beine, Blausucht, kleiner Puls, Kratzen im Halse, Sehstörungen.

Behandlung: Brechmittel, Magenspülung, warme Bäder, schwarzer Kaffee.

Bei den Vergiftungen mit Goldregen, Bilsenkraut, Sturmhut, Herbstzeitlose, Wolfsmilch, Hahnenfuss, Kartoffeln, Nachtschattengewächsen muss man für Entleerung des Magens sorgen. Magenschlauch, Anregen von Erbrechen, evtl. künstliche Atmung und Reizmittel verabreichen. (Kaffee, Kampfer.)

## Die Gasvergiftung.

Die Gasvergiftung kann sich in allen möglichen Lebenslagen ereignen. Betrachten wir zunächst die Vergiftung durch:

### 1. Kohlensäure.

Die Kohlensäure entwickelt sich bei allen Prozessen, die wir Gärung nennen, so auch bei der alkoholischen Gärung. Nehmen wir z. B. einen Weinkeller oder einen mit Maischbottichen gefüllten Raum einer Spiritusfabrik oder ähnliche Räume, wo Gärungen stattfinden, so sind in der Luft des betr. Raumes, besonders wenn es sich nicht um moderne Betriebe handelt, immer grössere Mengen von Kohlensäure enthalten, und insofern ist immer eine Gefahr des dort beschäftigten Personals vorhanden. Brennereien und Brauereien befinden sich zahlreich im Lande, infolgedessen wird eine Gemeindeschwester sehr leicht zur Hilfeleistung hinzugezogen werden können. Es ist zu bemerken, dass die Kohlensäure schwerer ist als Luft, sie wird sich daher überall zu Boden senken. Ein schönes Beispiel hierfür bildet die blaue Grotte zu Capri, in welcher Hunde sterben, Menschen leben bleiben, weil ihre Atmungsorgane mit der tiefen Kohlensäureschicht nicht in Berührung kommen.

Die Kohlensäure bildet sich ferner in Schächten, in Kellern, in Brunnen und tritt überall da auf, wo eine Grube mit beträchtlicher Tiefe in den Erdboden gegraben ist, denn unsere Erde ist mit Kohlensäure durchdrängt.

### 2. Das Kohlenoxydgas.

Das Kohlenoxydgas ist für Menschen und Tiere eine höchst gefährliche Gasart; es bildet sich in der Hauptsache, wenn Kohle durch mangelnde Luftzufuhr nicht ganz verbrennt. Wenn z. B. bei alten Kachelöfen die Abzugsklappe zu früh geschlossen wird, wenn noch brennende Kohlen in der Feuerungsstätte sich befinden. Das Kohlenoxydgas, auch Kohlendunst genannt, ist vollständig geruchlos und kann sich durch enge Ritzen überall hindurchstehlen. Besonders gefährlich ist es natürlich im Schlafzimmer. Die ersten Vergiftungserscheinungen bestehen in Kopfschmerzen.

### 3. Schwefelwasserstoff und Ammoniak.

Diese Gasart entwickelt sich in Senkgruben, in alten Kanälen, in Kloaken, welche längere Zeit nicht gesäubert sind; wenn dann ein Arbeiter hinabsteigt, so kann er durch diese sich entwickelnden Gase sehr rasch getötet werden.

### 4. Leicht brennbare Gase.

Leicht brennbare Gase sind besonders gefährlich, denn sie haben ausserdem noch die Gefahr der Explosion, z. B. Leuchtgas, Äthergas, Benzingas, Grubengas. Es können schon die kleinsten Mengen solcher Gase, wenn sie sich mit der gewöhnlichen Luft mischen, zu einer heftigen Explosion Anlass geben, und Räume, welche verdächtig sind auf den Inhalt solcher Gase, dürfen nie mit einer Lampe oder gar einem brennenden Licht betreten werden.

## Rettungsmaßnahmen.

Die Rettungsversuche bei derartigen Unglücksfällen zielen alle darauf ab, die bei den Verunglückten drohende Erstickung möglichst durch Zuleiten von frischer Luft zu verhüten. Noch besser ist es, wenn man Sauerstoff in reiner Form zuführen kann. Auf jeder Rettungsstation ist ein solcher Sauerstoffapparat vorhanden, der sowohl für den Retter als auch für den Verunglückten anwendbar ist.

Es ist eine grosse Gefahr für den Retter, die Räume, in denen das Unglück geschehen ist, selbst zu betreten. Ist in einem Zimmer jemand bei verschlossenen Türen und Fenstern erstickt, so werden die Türen geöffnet und die Fenster von aussen eingeschlagen oder eingeworfen, wenn sie nicht anderweitig von aussen zu öffnen sind. In Kellern, Brunnen und Schächten kann die Kohlensäure ausgepumpt werden, am besten wohl mit der Feuerspritze. Bei dem Auspumpen strömt sofort wieder frische Luft hinterher

Handelt es sich um einen Verunglückten in einem Schacht, z. B. in einem Brunnen, so kann man durch Auf- und Abziehen eines geöffneten Regenschirmes schnell frische Luft zuführen. Man bindet also an einem langen Strick den Regenschirm an, lässt ihn in den Schacht hinunter und zieht ihn wieder hinauf und saugt damit Kohlensäure nach oben, zu gleicher Zeit strömt frische Luft hinein. Diese Tätigkeit wiederholt man solange, bis ein Retter hinabsteigen kann. Wichtig für den Retter ist, dass er sich anseilen lässt und eine Signalleine mitnimmt, vor Nase und Mund bindet er sich zweckmäßigerweise ein mit Essig getränktes Tuch, wenn nicht auf einer Rettungsstation zufällig eine Gasmaske vorhanden ist.

In allen grösseren Betrieben ist ja bereits eine Rettungsstation durch die Berufsgenossenschaften gesetzlich eingeführt. Es ist deshalb immer wichtig, selbst wenn man bereits Rettungsarbeit eingeleitet hat, telephonisch, überhaupt auf dem schnellsten Wege, die Rettungswache zu benachrichtigen. Wenn nun der Verunglückte gerettet ist, so muss unverzüglich die künstliche Atmung eingeleitet werden und dieses kann man besonders wirksam machen mit Verbindung der Sauerstoffatmung aus dem Roth-Drägerschen Apparat.

## F. Verbrennungen.

Es gibt drei Grade von Verbrennungen: 1. Rötung, 2. Blasenbildung, 3. Verkohlung.

Am schlimmsten ist die Situation meist dann, wenn bei einer weiblichen Person die Kleider Feuer gefangen haben. Es kommt vor allem darauf an, die Flammen zu ersticken. Dies geschieht durch Überwerfen von Decken, welche fest um die brennende Person herumgeschlagen werden, oder man werfe die Person auf den Boden und rolle sie dann hin und her, bis die Flammen erstickt sind. Nötigenfalls ziehe man seinen eigenen Rock oder Mantel aus, um damit die Flammen zu ersticken. Man kann auch die brennenden Kleider mit Sand und Erde bewerfen. Nachdem dies geschehen ist, wird reichlich Wasser, welches inzwischen herbeigeschafft werden kann, auf die Kleider gegossen. Das Entfernen der Kleider erfordert grosse Sorgfalt. Unbedingt erforderlich ist eine scharfe Schere oder ein scharfes Messer, nur keine stumpfen Instrumente! Wo die Kleider fest anhaften und mit der Haut verbunden sind, werden sie nicht entfernt. Es kann das Entfernen der Kleider Chloroformnarkose notwendig machen.

Befinden sich an der Körperoberfläche Blasen, so werden sie mit einem sterilen Instrument aufgestochen (ausgeglühte Nadel oder mit einer durch die Flammen gezogenen Schere). Die Blasenhäutchen dürfen nicht entfernt werden, da sonst die darunterliegende Lederhaut, die sehr schmerzhaft ist, entblösst wird. Die furchtbaren Schmerzen sind dann schwer zu stillen.

Es gibt verschiedene Brandmittel: die sogenannte Brandsalbe (Leinöl und Kalkwasser) in jeder Apotheke erhältlich. Diese wird auf Leinwand aufgestrichen und auf die verbrannten Stellen gelegt. Ähnlich wirkt auch Borsalbe oder Vaseline, Eigelb.

Sind die Stellen nur gerötet, so kann man hier Umschläge mit verdünntem Alkohol oder essigsaurer Tonerde machen.

Meistenteils sind die Verunglückten sehr durstig. Man gebe Getränke, welche zu gleicher Zeit die Herztätigkeit anregen, also Tee, starke Fleischbrühe, starken schwarzen Kaffee. Ferner leiden diese Verunglückten an sehr starkem Wärmeverlust, sie müssen daher sehr warm gehalten werden. Für die Erhaltung des

Lebens kommt es darauf an, wieviel von der Körperoberfläche verbrannt ist. Bei solchen quälenden Zuständen, wo mehr als die Hälfte des Körpers nur eine ganze Brandwunde ist, wird sich das Leben nicht retten lassen. Man hat versucht, durch dauernde Wasserbäder solchen Menschen das Leben noch einigermaßen erträglich zu gestalten. Zur Stillung der oft unsäglichen Schmerzen ist nur das Morphium in Form von Tropfen oder Einspritzungen sicher imstande.

### 1. Verätzung durch Kalk.

Diese Verbrennung kommt zustande, wenn ungelöschter Kalk (Ätzkalk) unvorsichtigerweise mit Wasser zusammengebracht wird, z. B. wenn Kinder sich ungelöschten Kalk in die Hose tun und damit baden gehen oder wenn beim Löschen von Anfang an gleich zuviel Wasser verwendet wird. Will man ungelöschten Kalk löschen, so verfährt man z. B. zur Bereitung von Kalkmilch so, dass man in einen Topf eine gewisse Menge Kalk hineintut und ihn mit Wasser besprengt. Sind Verätzungen mit Kalk an den Augen durch Herumspritzen und an anderen Körperteilen erfolgt, so soll man mit sehr viel Wasser die Stellen abspülen, auch wenn der Kalk ins Auge gekommen ist. Die Hauptsache ist aber immer das reichliche Spülen mit Wasser. (Dem Wasser kann etwas Zitronensäure zugesetzt werden.)

### 2. Verbrennungen durch Säuren.

Abspülen mit reichlichem Brunnenwasser, Kalkmilch, Kalkwasser, Ammoniak, Schmierseife.

## G. Ertrinken.

Die Wiederbelebungsversuche bei Scheintod durch Ertrinken müssen zunächst 3—4 Stunden fortgesetzt werden. Zunächst wird der Verunglückte über das Knie gelegt und ein Druck auf den Rücken ausgeübt, um das Wasser aus Lunge und Magen herauszupressen.

Es erfolgt eine gründliche Reinigung der Nase, des Mundes, und Rachens von Schlamm, Wasserpflanzen und Sand. Wenn die Atmungswege frei sind, wird sofort künstliche Atmung eingeleitet, welche 3 Stunden mitunter fortgesetzt werden muss. Vorher müssen die nassen Kleider entfernt werden, der Brustkasten muss entblösst sein und alle engen Kleidungsstücke sind zu lösen. Manchmal kann man durch einfache Hautreize (Abklatschen mit einem nassen Tuch) den Verunglückten zum Atmen bringen, doch darf hierfür der Unglücksfall nur sehr kurze Zeit vorausgegangen sein.

### 1. Ausführung der künstlichen Atmung (nach Sylvester).

a) Lagerung des Scheintoten auf den Rücken, die Schultern werden stark erhöht durch untergelegte Polster, damit der Kopf frei herabhängen kann.

b) Ergreifen der beiden Oberarme oberhalb des Ellenbogens von hinten (Rücken der Hände dem Brustkorb zugekehrt), dann Emporziehen beider Arme bis über den Kopf. Hierdurch dehnt sich der Brustkasten aus und es erfolgt eine Einatmung. Nach ungefähr 2 Sekunden werden die Arme auf den Brustkorb zurückgeführt und ein Druck auf sie und den darunterliegenden Brustkasten ausgeübt (Ausatmung). Auch hier soll als Tempo 2 Sekunden gewählt werden.

Bei einer guten künstlichen Atmung hört man die Luft ein- und ausströmen. Besser ist es, wenn von 2 Personen die künstliche Atmung ausgeführt wird, sie kann ausgiebiger gestaltet werden.

**2. Das Verfahren nach Howard,** besonders geeignet, wenn man allein ist.

a) Lagerung des Scheintoten auf den Rücken, Polsterung der Schultern wie bei Sylvester. Festbinden der Zunge.

b) Man kniet rücklings über die Oberschenkel des Verunglückten und legt beide Handflächen über die untere Brusthälfte desselben, stemmt die beiden Ellenbogen in die Seite und legt sich mit dem ganzen Körpergewicht auf den Brustkorb des Verunglückten. Auf diese Weise wird der Brustkorb herausgedrückt (Ausatmung).

c) Plötzliches Loslassen, wobei der Brustkorb zurückfedert (Einatmung).

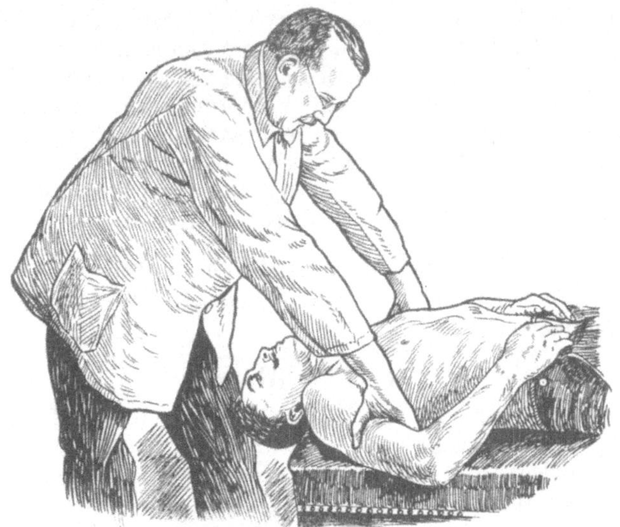

Abb. 374. Künstliche Atmung 1.

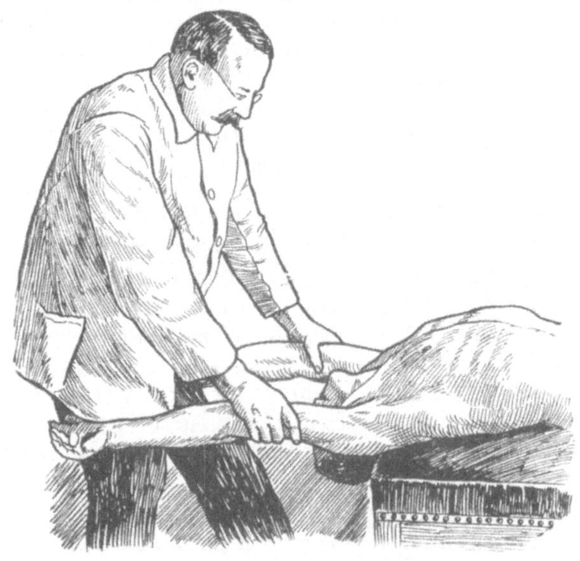

Abb. 375. Künstliche Atmung 2.

Bei beiden künstlichen Atmungen ist zu bemerken, dass sie in einem langsamen Tempo ausgeführt werden müssen, etwa 16—20 mal in der Minute, ungefähr so wie der normale Mensch atmet. Auf den Rettungsstationen befinden sich meistens Sauerstoffapparate. In diesen ist eine Maske, in die der Sauerstoff aus dem Behälter ausströmt und welche dem Verunglückten über Mund und Nase bei der künstlichen Atmung zu halten ist. Ist durch erfolgreiche Bemühung die Atmung eingeleitet, so wird für die Hebung der Herztätigkeit zunächst gesorgt, z. B. durch Herzmassage. Diese besteht im Schlagen der Herzgegend mit schnellen kräftigen Schlägen. Sind Herzmittel vorhanden, so gebe man Kampfer und Koffeïn.

Dann erfolgt das Einhüllen in warme Tücher und man sorge für die nächste Zukunft auch für eine reichliche Wärmezufuhr. Erst wenn der Verunglückte schlucken kann, darf man mit dem Zuführen stärkender Flüssigkeiten löffelweise, z. B. Grog, Wein, Tee, Kaffee, beginnen.

## H. Erfrieren.

Besonders sind dieser Gefahr ausgesetzt Alkoholiker und unterernährte Menschen. Das Erfrieren ist ein angenehmer Tod. Bei Wanderungen sind Menschen, denen das Erfrieren droht, mit grosser Mühe weiterzubringen. Haben sie sich einmal, um auszuruhen, gesetzt, so sind sie kaum zum Fortgehen zu bewegen! Der durch Erfrieren Scheintote muss mit der allergrössten Vorsicht wiederbelebt werden. Auf keinen Fall darf man ihn sofort in ein warmes Zimmer bringen. Die Erwärmung muss stufenweise erfolgen. Beim Transport können die erfrorenen Glieder durch Unvorsichtigkeit abgebrochen werden.

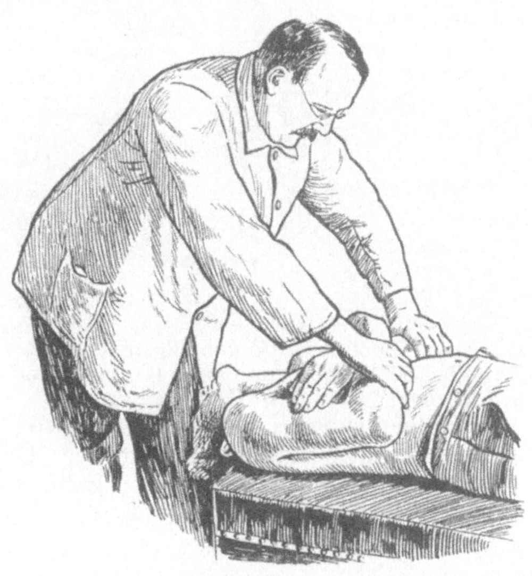

Abb. 376. Künstliche Atmung 3.

Der erste Aufenthaltsort ist ein kaltes, ungeheiztes, geschlossenes Zimmer. Die Kleider werden vom Leibe geschnitten. Der Körper wird wenn möglich, mit Schnee eingerieben. Man kann auch ein eiskaltes Bad geben. Wenn die Glieder wieder anfangen beweglich zu werden und sich die Atmung wieder zeigt, bringe man den Verunglückten in ein etwas wärmeres Zimmer. Zudecken mit kalten Tüchern und dann vorsichtig übergehen zu wärmeren Temperaturen. Dann sind allerhand Reizmittel, wie Salmiakgeist, Äther, Hoffmanns Tropfen, unter die Nase zu halten. Von innerlichen Mitteln gebe man kalte Getränke vorsichtig löffelweise, z. B. Wein, Kaffee, Cognac.

## J. Hitzschlag.

Der Hitzschlag ist eine Bewusstseinsstörung, welche durch Wärme im Körper zustande kommt, z. B. beim Marschieren in schwüler feuchter Luft und Mangel an Trinkwasser. Das Gesicht solcher, durch Hitzschlag gefährdeter Personen ist stark gerötet und gedunsen, die Atmung ist mühsam, die Haut ist heiss; quälender Durst, Schwindel und starke Brustbeklemmungen sind vorhanden.

Um zu prüfen, ob jemand hitzschlagverdächtig ist, genügt es, ihn anzurufen. Ist er es, so erfolgt keine Antwort oder eine undeutliche und meist heisere. Im Anfall bricht der Betreffende plötzlich bewusstlos zusammen mit dunkelrotem

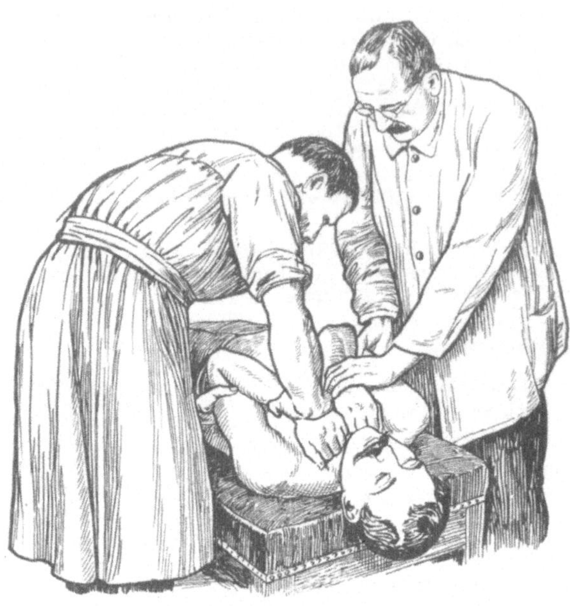

Abb. 377.

Gesicht, stierenden Augen, schnarchender Atmung und brennend heisser Haut. Zuweilen beobachtet man auch Krämpfe und blutigen Schaum vor dem Mund, dann erfolgt der Tod durch Herzlähmung.

Hilfeleistung: Transport an einen kühlen Ort (Schatten eines Baumes), Lagerung mit erhöhtem Oberkörper, Loslösung aller schnürenden Kleidungsstücke, Freimachen der Brust; kalte Umschläge auf Brust, Kopf, Einflössen von kaltem Wasser, Cognac. Wenn nötig, Einleiten der künstlichen Atmung.

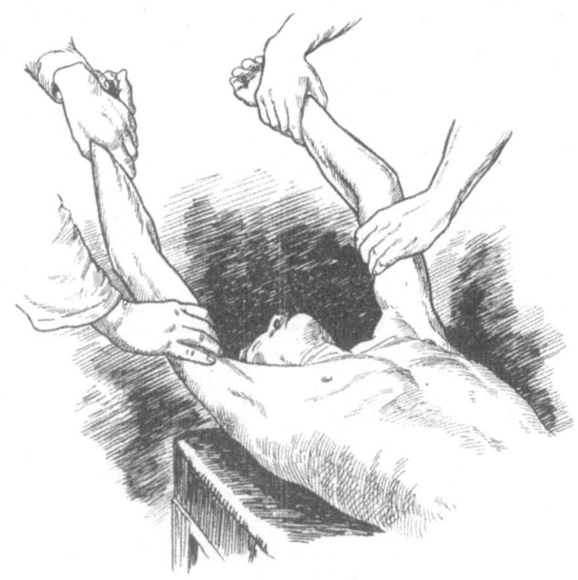

Abb. 378.

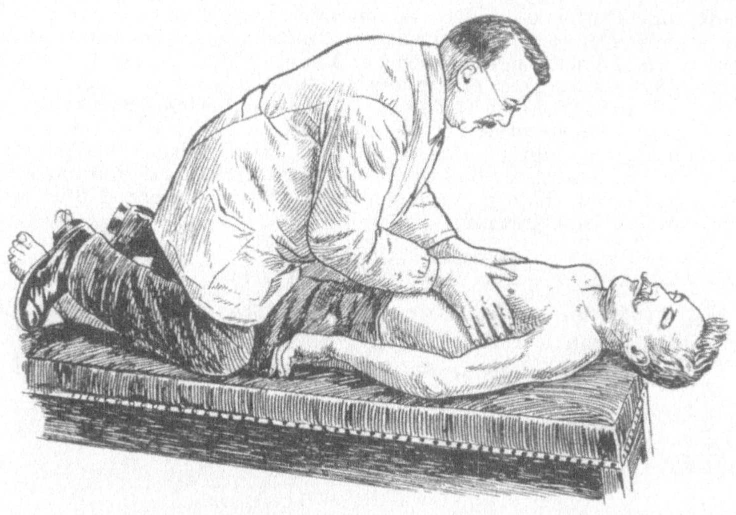

Abb. 379.

Die gleiche Behandlung erfordert der Sonnenstich. Dieser ist eine Reizung der Hirnhäute durch direkte Bestrahlung.

## Bewusstlosigkeit

kann eintreten:

1. Durch Vergiftung (Alkohol, Opium, Morphium, Äther, Chloroform);
2. werden davon unterschieden die Ohnmachten durch Herzlähmung, Schmerz, Blutverlust, Erschöpfung, Hunger und Durst.

Bei allen Bewusstlosen ist es streng verboten, etwas zu trinken zu geben. Man begnüge sich mit der Lagerung des Betreffenden mit leicht erhöhtem Kopf in

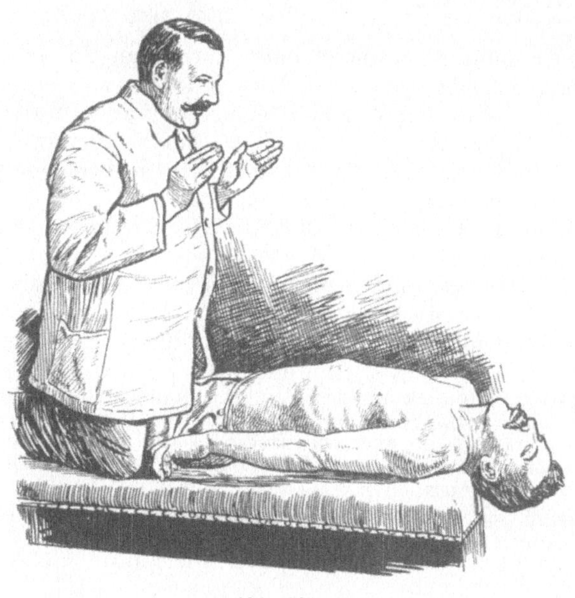

Abb. 380.

frischer Luft und Entfernung aller schnürenden und beklemmenden Kleidungsstücke. Ansammlungen von Neugierigen suche man zu zerstreuen oder entziehe den Verunglückten den Blicken der neugierigen Menge. Man suche zu erfahren, wie der Anfall von Bewusstlosigkeit entstanden ist (Geruch nach Alkohol, Aussagen von Zeugen und ob Unfall, Schlägerei usw.). Wenn das Gesicht bleich ist, wird der Kopf niedrig gelegt, bei gerötetem Gesicht der Kopf emporgerichtet. Bei Leuten, die an Fallsucht leiden, kann man nur während des Anfalles Schädlichkeiten fernhalten, vielleicht dafür sorgen, dass der Kopf nicht immer auf eine harte Unterlage aufschlägt, sondern ein Kissen unterschiebt. Durch andere Hilfeleistung verschlimmert man nur die Krämpfe.

## K. Knochenbrüche.

Es gibt einfache und offene Knochenbrüche. Bei dem einfachen ist der Knochen allein verletzt und die über ihm liegende Haut unversehrt. Bei dem offenen (komplizierten) ist die Haut verwundet entweder durch den

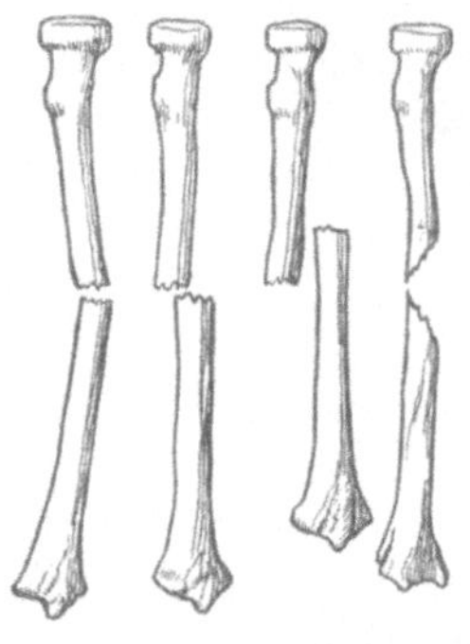


Abb. 381. Stellung der einzelnen Knochenteile beim Knochenbruch.
1. Winkelige Stellung zueinander.
2. Seitliche Verschiebung.
3. Verschiebung in der Längsrichtung.
4. Drehung der Bruchteile.

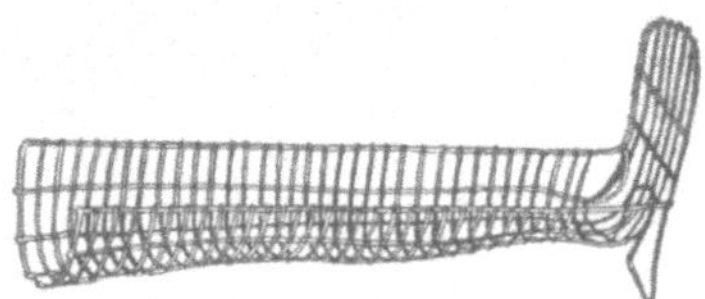

Abb. 382. Drahtschiene.

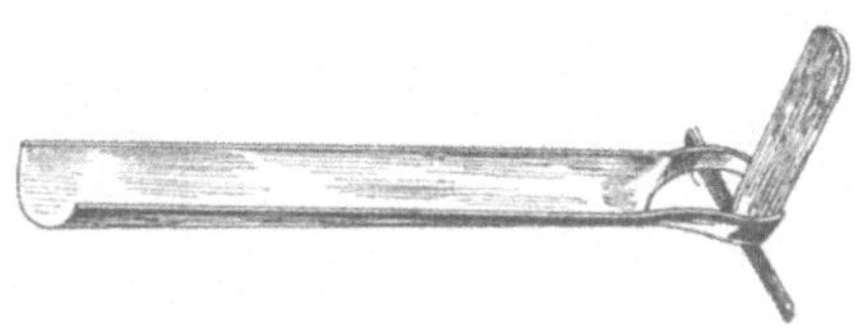

Abb. 383. Volkmannsche Schiene.

Knochen, der sich hindurchgespiesst hat, oder durch die einwirkende Gewalt. Die gefährlicheren Knochenbrüche sind die offenen, weil durch die Verletzung eine Wunde nicht nur in den Weichteilen, sondern auch in die Knochenmarkshöhle hinein geschaffen ist und wenn jetzt durch irgendwelche schmutzigen Kleider Keime hineingelangen, so entsteht die Knochenmarkvereiterung — ein sehr ernstes Krankheitsbild. Ausserdem eitert selbstverständlich die Wunde und der Knochenbruch heilt nicht zu. Ein „offener" Knochenbruch ist eigentlich im strengen Sinne des Wortes ein solcher, bei dem der Knochen in der Wunde blossliegt. Die Chirurgen nennen aber alle Knochenbrüche offen, bei denen die darüberliegende Haut auch nur verletzt ist. Knochenbrüche mit Weichteilwunde heissen also stets offene oder komplizierte.

Es ist nicht schwer, einen Knochenbruch zu erkennen, meistens ist eine Verkürzung oder eine Abknickung des Beines an unnatürlicher Stelle also wo sich kein Gelenk befindet, vorhanden. Beim Versuch, die Glieder zu bewegen, entstehen die heftigsten Schmerzen, die auch bei Betasten der Bruchstelle vorhanden sind. Man hüte sich aber, unnötig diesen Schmerz hervorzurufen!! Der Verletzte kann ferner das Glied nicht gebrauchen.

In den verschiedenen Lebensaltern neigt der Mensch, je älter er wird, um so mehr zu Knochenbrüchen, weil der Knochen immer spröder wird. Bekannt ist daher das häufige Vorkommen von solchen Verletzungen im Greisenalter.

Ein Mensch, der einen Knochenbruch erlitten hat, ist meist vollständig hilflos. Man denke z. B. an den Bruch des Oberschenkelknochens. Es kommt zunächst darauf an, ihn unter Ersparung von Schmerzen einer Klinik oder einem Krankenhause zuzuführen. Dies kann in manchen Fällen sehr schwierig sein, wenn die Herbeischaffung von Verbandmaterial umständlich und passende Schienen nicht zu erlangen sind. Es muss daher das Anfertigen von Behelfsschienen und die geschickte Auswahl von zu Schienen geeigneter Gebrauchsgegenstände geübt und gelernt sein.

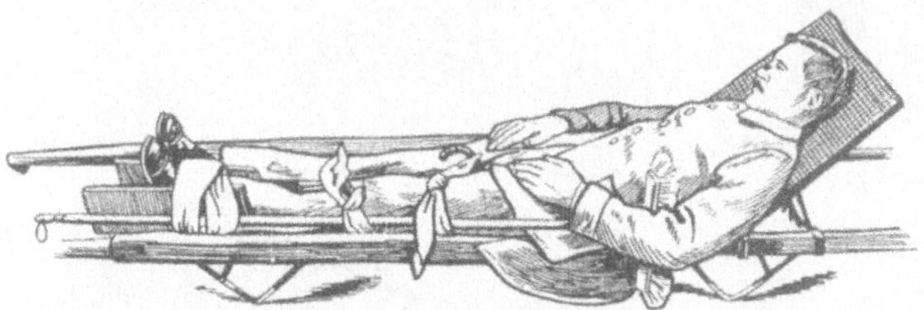

Abb. 384. Schienung des linken Oberschenkels.

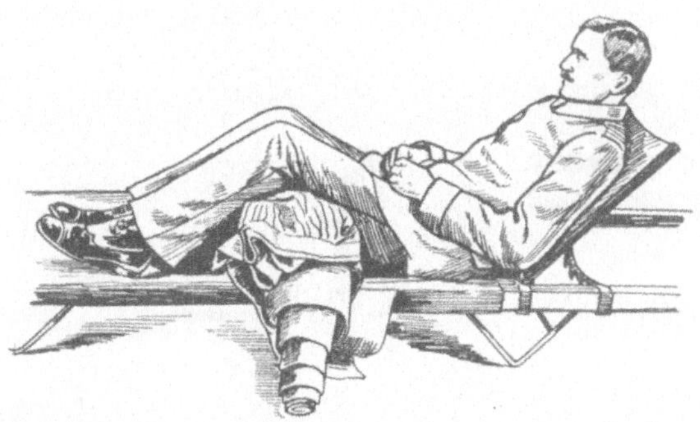

Abb. 385. Notlagerung der Beine bei Oberschenkelbruch im unteren Drittel und Bauchverletzung.

Zu Schienen eignen sich z. B. Spazierstöcke, Schirme, Zweige, Äste, Stakete, Besenstiele usw. Die schwerste Schienung ist die für den Oberschenkel. Wenn man sich nicht anders helfen kann, binde man das gebrochene Bein durch Tücher fest an das andere. Sonst ist bei Oberschenkelbrüchen darauf zu achten, dass die Aussenschiene bis über das Hüftgelenk geht. Schienen, welche nur bis zur Mitte des Oberschenkels reichen, sind vollständig wertlos. Die innere Schiene reiche bis zum Schritt hinauf.

Bei Brüchen des Unterschenkels muss die Schienung bis über das Knie und bis unter den Fuss reichen. Man bringe also aussen und innen eine von der Mitte des Oberschenkels bis zum Hacken reichende Schiene an. Durch Tücher werden die Schienen am Bein festgebunden.

So verfährt man am besten bei allen Brüchen im Bereich des Unterschenkels.

Bei Brüchen im unteren Drittel des Oberschenkels, also kurz oberhalb des Knies, darf das Bein nicht gestreckt werden, denn sonst kann sich das spitze Bruchende eines Knochens in die zur Kniekehle verlaufende grosse Schlagader spiessen und es entsteht so eine starke Blutung, welche das Leben ernst gefährden kann. Hier lagert man das Bein in Hüfte und Knie leicht gebeugt durch Unterlegen eines Polsters unter die Kniegegend.

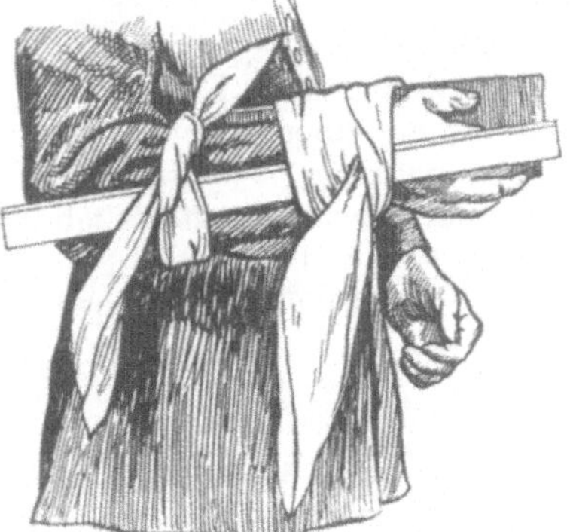

Abb. 386. Schienung des rechten Unterarmes.

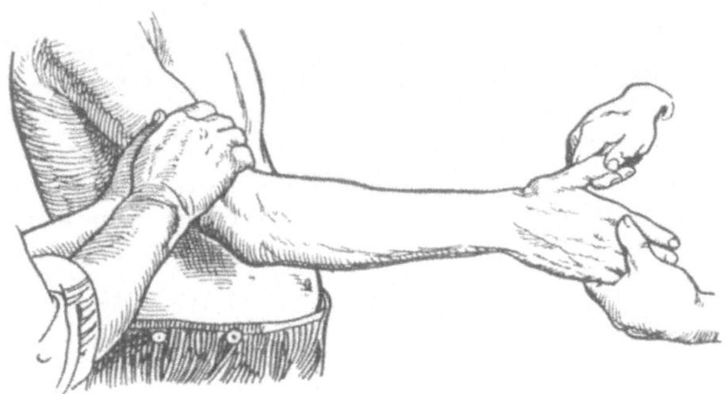

Abb. 387. Halten des Armes bei Bruch des Unterarmes.

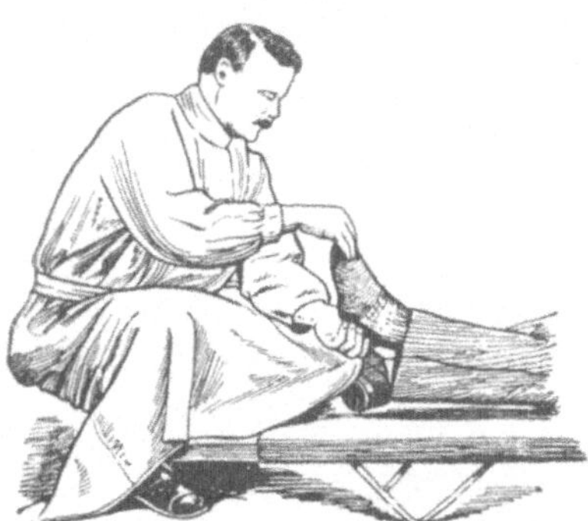

Abb. 388. Halten des Beines bei Unterschenkelbruch.

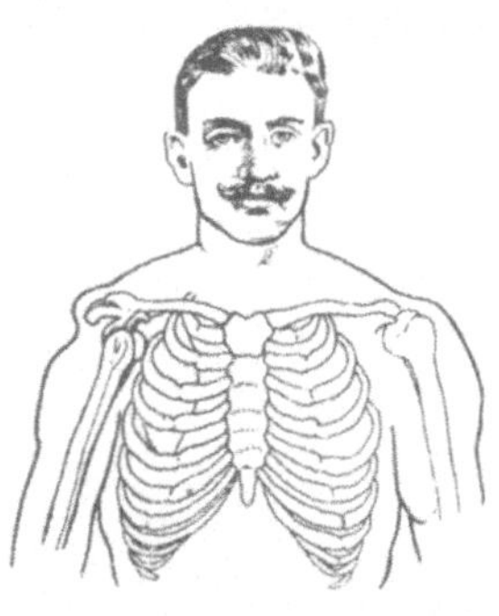

Abb. 389. Verrenkung des rechten Oberarmes.

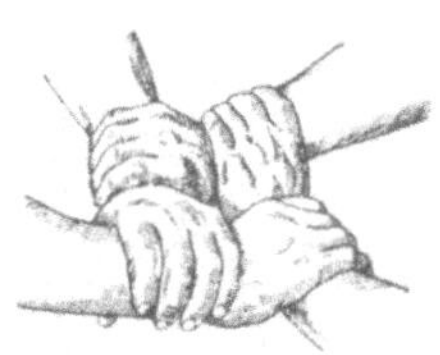

Abb. 390. Handknoten zum Tragen von Verunglückten.

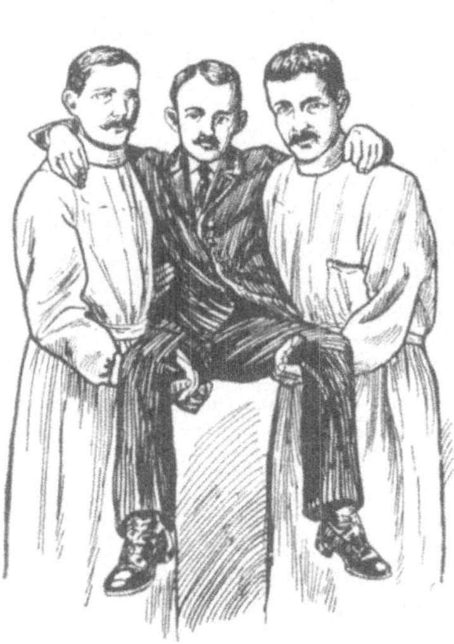

Abb. 391. Tragen eines Verletzten.

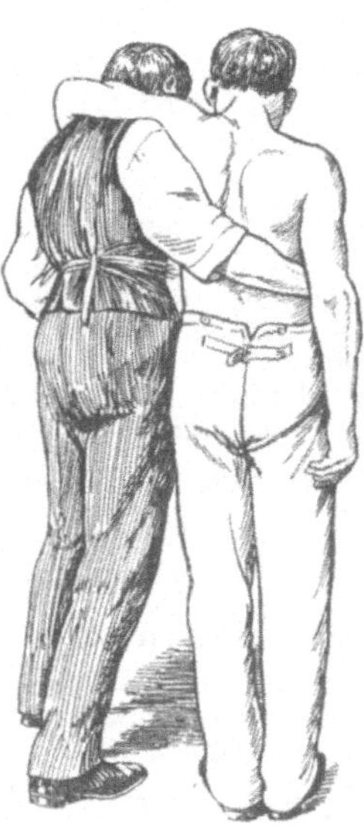

Abb. 392. Führen eines Verunglückten.

Zur Ruhigstellung des Oberarmes bei Brüchen sind vor allem Armtragetücher zu verwenden. Wenn solche nicht vorhanden sind, so suche man sich mit dem Zusammenknüpfen kleinerer Tücher zu behelfen. Von Zuschauern, welche einem solchen Unglücksfall beiwohnen, kann man sich auch Umschlagetücher oder Kopftücher usw. geben lassen. Man kann auch den Arm im Ellenbogen spitzwinkelig gebeugt auf die Brust legen und festwickeln.

Die Kleider, welche über der verletzten Stelle liegen, müssen entfernt werden. Dieses tut man am besten durch Aufschneiden mit der in jedem Samariterkasten vorhandenen Verbandschere, welche aber scharf sein muss. Denn wenn die Schere reisst, so werden dadurch nur starke Schmerzen verursacht. Auf keinen Fall suche man etwa Stiefel oder Hosen auszuziehen oder sonstige Kleidungsstücke. Bei dem Aufschneiden der Kleidungsstücke halte man sich stets an die Nähte, die man

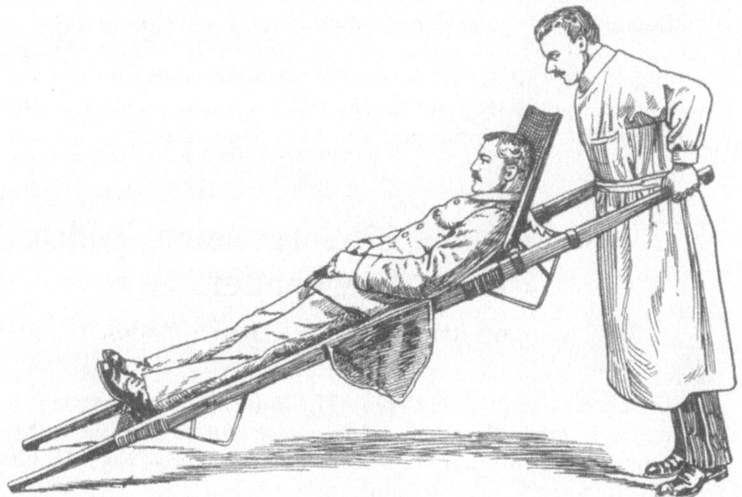

Abb. 393. Anheben der Tragbahre zum Abnehmen des Verunglückten.

auch aufreissen kann, weil auf diese Weise die Kleidungsstücke nicht ganz unbrauchbar werden. Auch Stiefel kann man so vor gänzlicher Unbrauchbarkeit schützen.

Es kommt sehr viel bei derartigen Unglücksfällen auf die Findigkeit und Geschicklichkeit der Schwester oder Pflegerin an, um dem Verunglückten möglichst seine Schmerzen zu lindern und ihn ohne weiteren Schaden der nächsten Klinik zuzuführen. Das Anlegen des Dauerverbandes, der zur Heilung eines Knochenbruches notwendig ist, ist stets Sache des Arztes. Je zeitiger ein solcher angelegt wird, um so besser. Man muss bei der Anlegung des Verbandes zunächst den Knochen einrichten. Dies ist besonders bei Oberschenkelbrüchen sehr schmerzhaft und ohne Chloroformnarkose überhaupt nicht möglich. Würde man vor dem Anlegen des Verbandes den Knochen nicht richten, so würde er schief zusammenheilen und das Resultat wäre eine Verschlimmerung und eine Verkürzung des Beines. Es kann auch vorkommen, dass der Knochen nicht zusammenheilt, dass also eine dauernde falsche Beweglichkeit im Bereich z. B. des Oberschenkelknochens sich erhält. In solchen Fällen sprechen wir von einer falschen Gelenkverbindung.

Der Zusammenheilungsvorgang der Knochenenden ist so, dass von beiden Seiten, sowohl von der Knochenhaut als von dem Knochenmark, neuer Knochen gebildet wird, der zuerst weich ist, dann aber durch Einlagerung von Kalk immer fester wird und schliesslich an Festigkeit dem alten Knochen gleichkommt.

## L. Verrenkungen (Luxationen).

Unter Verrenkungen verstehen wir die Verschiebung der Gelenkenden, welche meist mit einer Zerreissung der Gelenkbänder und der Kapsel verbunden ist. Ist letzteres der Fall, so füllt sich das Gelenk und auch die Umgebung mit Blut. Eine Verrenkung ist meist an einer veränderten Form des Gelenkes zu erkennen, das betreffende Glied kann entweder überhaupt nicht oder nur in geringem Umfange bewegt werden. Die Gegend des Gelenkes ist druckschmerzhaft und auch jeder Versuch einer Bewegung. Man soll auf keine Weise versuchen, eine Wiedereinrenkung etwa vorzunehmen, sondern nur für bequeme Lagerung und Haltung sorgen und sich mit dem Anlegen eines kalten Umschlages begnügen.

### M. Verstauchung.

Die Verstauchung ist eine Zerreissung in den Gelenkbändern, besonders häufig an Hand- und Fusswurzeln. Meist sind dabei Quetschungen der in der Nähe liegenden Gelenkenden vorhanden. Die betreffende Gegend schwillt gewöhnlich stark an durch das unter die Haut ergossene Blut. Man mache hier kalte Umschläge und warte die Ankunft des Arztes ab.

## XI. Zeichen des eingetretenen Todes. Pflege Sterbender.

### Die Kennzeichen des eingetretenen Todes.

Das sicherste Todeszeichen ist die Leichenstarre. Diese beruht auf einem eigentümlichen Starrwerden der Muskulatur. Sie stellt sich meist 4—12 Stunden nach dem Tode ein, kann aber auch erst nach 24 Stunden auftreten. Sie beginnt gewöhnlich an den Kiefer-, Hals- und Nackenmuskeln und geht von dort auf den Rumpf und Arm und Bein über. Nach 24—48 Stunden verschwindet die Leichenstarre gewöhnlich wieder, kann aber auch länger bestehen bleiben. Nicht nur die willkürlichen, sondern auch die unwillkürlichen Muskeln werden starr. Durch die Starre der unwillkürlichen Muskulatur kommt die sogenannte Gänsehaut zustande.

Wenn die Totenstarre sich löst, so stellt sich die Fäulnis der Leiche ein. Es kommt der Fäulnisgeruch, der sogenannte Leichengeruch zustande.

Das Eintreten der Fäulnis ist von dem Zustand der Leiche und den voraufgegangenen Krankheiten anhängig. Ist der Betreffende z. B. an einer Blutvergiftung mit stark fäulniserregenden Keimen gestorben, so beginnt die Zersetzung der Leiche sehr schnell, unter Umständen unter Gasblasenbildung. Die Haut bekommt, besonders in der Gegend des Unterleibes, eine grüne Verfärbung und aus Mund und Nase dringt übelriechender Schaum.

Ein wichtiges Zeichen sind ferner die sogenannten Leichenflecke, die sich meistenteils dort ansammeln, wohin das Blut sich senkt, also an den abhängigen Partien.

Die Flecke sind blaurot und fehlen an den Stellen, wo die Leiche aufliegt. Bei der Kohlenoxydgasvergiftung sind die Leichenflecke hellrot. Die Leichenflecke treten 6 bis 12 Stunden nach dem Tode auf.

Die Hornhaut des Auges wird trübe und verliert ihren Glanz. Der Augapfel wird kleiner, das Auge sinkt ein und wird trocken.

Um festzustellen, ob der Tod eingetreten ist, muss man sich zunächst vergewissern, ob das Herz und die Lungen ihre Tätigkeit eingestellt haben.

Der Stillstand des Herzens ist leicht festzustellen durch das Aufhören des Pulses und durch das Abhorchen der Herzgegend.

Um sich zu vergewissern, ob noch Atmung vorhanden ist, kann man eine Flaumfeder vor Mund und Nase halten, oder einen kalten Spiegel, und sehen, ob dieser sich noch beschlägt. Die Messung der Körpertemperatur ergibt ein ziemlich rasches Kaltwerden, welches man als Leichenkälte bezeichnet.

Das Krankenpflegepersonal muss dafür sorgen, dass der eingetretene Tod möglichst schnell von dem Arzt festgestellt wird, damit ein Totenschein ausgestellt werden kann. Jedenfalls soll man solange mit der Zurichtung der Leiche warten, bis ein Arzt dagewesen ist. Der Tod muss standesamtlich gemeldet werden und zwar am nächsten Wochentage, entweder von den Angehörigen und falls diese nicht vorhanden, von den dabei Beschäftigten.

Es ist selbstverständlich, dass die Krankenpflege bis zum letzten Atemzuge des Kranken ausgeübt wird, da ja der Sterbende niemals die Ansicht bekommen soll, dass sein Zustand hoffnungslos sei. Gerade auf Sterbende achte man mit aller erdenklichen Mühe und Sorgfalt.

In manchen Krankenhäusern gibt es sogenannte Sterbezimmer. Diese sollen so beschaffen sein, dass sie ein freundliches Aussehen haben. Vor allen Dingen sollen es die Kranken nicht wissen, dass sie in das Sterbezimmer gebracht werden. Die Erregungszustände sind sonst schrecklich. Es ist bei den verschiedenen Religionen das Darreichen der Sakramente verschieden wichtig, besonders ernst wird es von der katholischen Religion genommen. Man muss hier schonend fragen und den Kranken nicht etwa durch den plötzlich auftauchenden Pfarrer sein nahes Ende ahnen lassen, sondern möglichst aus dem Kranken heraus muss der Wunsch nach religiösem Trost kommen. Ist bei einem Patienten ein hoffnungsloser Zustand eingetreten, so benachrichtige man die Angehörigen möglichst schnell, solange noch Besinnung bei dem Kranken und auch voller Verstand ist. Sein Testament hat nicht jeder fertig, und es ist ausserordentlich wichtig, dass der letzte Wille bei klarem Verstand geäussert wird. Zuweilen ist bei der Errichtung von Testamenten grosse Eile geboten. Wenn der betreffende Kranke noch eigenhändig unter Angabe von Zeit und Stunde und Ort schriftlich seinen letzten Willen niederschreiben und mit eigener Unterschrift versehen kann, so sind damit die wesentlichsten Schwierigkeiten aus dem Wege geschafft. Wichtig ist aber hierbei, dass der Kranke wirklich bei vollem Bewusstsein war. Als Zeuge hierfür kann am besten der Arzt auftreten, da er vor Gericht evtl. ja gleichzeitig als Zeuge und Sachverständiger zugezogen werden kann.

Am einwandfreisten ist die Errichtung eines Testamentes in Gegenwart eines Richters oder Notars, den gesetzlich hierzu berufenen Beamten. Können diese aus irgendwelchen Gründen nicht mehr benachrichtigt werden, so können der Gemeindevorsteher und zwei von diesem ernannte Zeugen dafür eintreten.

Eine besondere Bedeutung hat eine durch einen ungeklärten Vorfall oder durch Verbrechen zustande gekommene Todesart. Hierbei muss unter allen Umständen die Leiche in Ruhe gelassen werden, bis sie von der Behörde freigegeben wird. Hat die Schwester oder Krankenpfleger irgendwelchen Verdacht auf eine unnatürliche Todesart, so lässt er am besten möglichst schnell die Ortspolizeibehörde benachrichtigen. Es muss aber auch dafür gesorgt werden, dass niemand an die Leiche während dieser Zeit heran kann. Er ist also verpflichtet, Leichenwache bis zum Eintreffen der Behörde zu halten. Durch unbesonnenes Vorgehen ist in dieser Hinsicht dem Krankenhilfspersonal schon viel geschadet und das Aufdecken von Verbrechen zur Unmöglichkeit gemacht worden.

Um festzustellen, welcher Art die Veränderungen sind, die den Tod verursachten, wird, wenn nicht Einspruch erhoben ist und in gerichtlichen Fällen immer, die Leiche geöffnet (Sektion gemacht). Hieraus ergeben sich die wertvollsten wissenschaftlichen Feststellungen, die tausend Anderen zugute kommen. Das Pflegepersonal suche also nicht durch überflüssige Rede die Angehörigen zu dem Verbot der Sektion zu veranlassen.

# XII. Gesetzliche Bestimmungen.

## Wissenswerte gesetzliche Bestimmungen.

Eine ins einzeln gehende Kenntnis der mannigfachen Bestimmungen über Versicherungswesen setzt ein sorgfältiges Studium derselben voraus. Wer sich eingehender damit befassen will, sei auf die wohlfeile Ausgabe der Reichsversicherungsordnung (Reclam Nr. 5331—5335) verwiesen. Da das Versicherungswesen in dem gesamten öffentlichen Leben jetzt eine sehr grosse Rolle spielt, soll auf einige wichtige Punkte eingegangen werden.

## Versicherungswesen.

Es gibt 4 Arten von Versicherungen:

A. Die Krankenversicherung.
B. Die Unfallversicherung.
C. Die Invaliden- und Hinterbliebenenversicherung.
D. Die Angestelltenversicherung.

Die unter 3 und 4 genannte Invaliden-, Hinterbliebenen- und Angestelltenversicherung bezwecken die Bereitstellung einer Invaliden- und Hinterbliebenenrente und Gewährung eines Ruhegehaltes im Falle des Eintrittes der Berufsunfähigkeit oder der dauernden Invalidität durch Krankheit und Alter.

Die Unfallversicherung hat zum Gegenstand die Gewährung von Ersatz des dauernden Schadens, der durch Körperverletzung oder Tötung infolge eines Betriebsunfalles dem Versicherten oder seinen Hinterbliebenen entsteht.

Die Krankenversicherung umfasst nur die Gewährung vorübergehender Leistungen im Falle von Krankheit.

# A. Krankenversicherung.

Es gibt verschiedene Arten von Kassen, welche gegen eine bestimmte eingezahlte Beitragssumme nach festgestellten Bestimmungen ihren Mitgliedern im Falle einer Erkrankung gewisse Unterstützungen gewähren. Derartige Kassen sind Allgemeine Ortskrankenkassen, Landkrankenkassen (hauptsächlich für Landarbeiter), Betriebskrankenkassen, Innungskrankenkassen, Knappschaftskassen, Ersatz- und Zuschusskassen. Man unterscheidet versicherungspflichtige Personen, von der Versicherungspflicht befreite und freiwillige Mitglieder.

Versicherungspflichtige sind: 1. Arbeiter, Gehilfen, Gesellen, Lehrlinge, Dienstboten. 2. Betriebsbeamte, Werkmeister und andere Angestellte in ähnlich gehobener Stellung, sämtlich, wenn diese Beschäftigung ihren Hauptberuf bildet. 3. Handlungsgehilfen und Lehrlinge, Gehilfen und Lehrlinge in Apotheken. 4. Bühnen- und Orchestermitglieder, ohne Rücksicht auf den Kunstwert der Leistungen. 5. Lehrer und Erzieher.

Das Einkommen der unter 2 bis 5 genannten Personen darf nicht über 3600 Mark betragen.

6. Hausgewerbetreibende. 7. Die Schiffsbesatzung deutscher Seefahrzeuge, sowie die Besatzung der Fahrzeuge der Binnenschiffahrt (§ 165).

Versicherungsfrei sind im allgemeinen solche Personen, welche schon anderweitig in Betrieben oder im Dienst des Reiches und dergl. Anspruch auf Versorgung haben. Freiwillige Mitglieder können werden: 1. Versicherungsfrei Beschäftigte wie in § 165 genannt. 2. Familienangehörige des Arbeitgebers ohne Arbeitsverhältnis zu ihm und 3. Betriebsunternehmer, welche höchstens zwei Versicherungspflichtige beschäftigen.

Die Beiträge der Mitglieder sollen die Ausgaben der Kasse decken und einen gewissen Reservefonds ansammeln.

Was die Kasse gewährt.

1. Krankenhilfe (§ 182):
   *a*) Krankenpflege von Beginn der Krankheit an. Ärztliche Behandlung und Versorgung mit Arznei sowie Brillen, Bruchbändern und anderen kleinen Heilmitteln.
2. Krankengeld in Höhe des halben Grundlohnes für jeden Arbeitstag bei Arbeitsunfähigkeit vom 4. Krankheitstage an, sonst vom Tage des Eintritts der Unfähigkeit.

Die Krankenhilfe dauert höchstens 26 Wochen.

An Stelle der Krankenpflege und des Krankengeldes kann die Aufnahme im Krankenhaus erfolgen. Wenn der Kranke einen eigenen Haushalt hat, so bedarf es hierfür seiner Zustimmung. Der Zustimmung bedarf es nicht, wenn die erforderliche Pflege im Haushalt unmöglich ist, die Krankheit ansteckend ist, der Erkrankte den Anordnungen des behandelnden Arztes nicht folgt und eine fortgesetzte Beobachtung des Leidens erforderlich ist.

Wenn jemand in ein Krankenhaus aufgenommen ist, der vorher seine Familie unterhalten hat, so wird für die Angehörigen ein Hausgeld im Betrage des halben Krankengeldes gezahlt. Endlich kann eine Hauspflege, besonders wenn Krankenhauspflege nicht nötig ist, gewährt werden.

Wochenhilfe.

Als Wochenhilfe wird gewährt:
a) ein einmaliger Beitrag zu den Kosten der Entbindung.
b) ein Wochengeld einschliesslich der Sonn- und Feiertage,
c) eine Beihilfe für Hebammen und Arzthilfe bei Schwangerschaftsbeschwerden,
d) Stillgeld, 12 Wochen lang einschliesslich der Sonn- und Feiertage.

Sterbegeld.

Bei einem Versicherten wird das Sterbegeld nach dem Grundlohn gezahlt.

Es können noch mancherlei Änderungen dieser eben genannten Hauptbestimmungen eintreten. So steht der Kasse unter gewissen Bedingungen das Recht zu, Krankenhilfe nicht zu gewähren oder zu kürzen. Auf der anderen Seite kann sie die einzelnen Unterstützungseinrichtungen zu sogenannten Mehrleistungen erweitern. Hierüber kann man jederzeit den Vorstand der betr. Krankenkasse um Aufklärung bitten, bzw. sich an rechtsschutzvermittelnde Personen wenden.

Über den Krankenkassen stehen die Versicherungsämter und weiter übergeordnete Behörden sind Oberversicherungsämter und das Reichsversicherungsamt.

Besser als alle Auseinandersetzungen zeigen die Satzungen einer grösseren Kasse die gegenseitigen Verhältnisse zwischen Kasse und Versicherten:

## Satzung der Allgemeinen Ortskrankenkasse in Halle a. Saale.

Auf Grund der §§ 231, 320 der Reichsversicherungsordnung errichtet die Gemeinde Halle nach Anhören beteiligter Arbeitgeber und Versicherter die nachstehende Satzung.

### I. Name, Umfang und Sitz der Kasse.

§ 1.

I. Unter dem Namen:

**„Allgemeine Ortskrankenkasse“**

wird für den Bezirk des Gemeindeverbandes Halle eine allgemeine Ortskrankenkasse errichtet.

II. Sie umfasst die in § 165 RVO. bezeichneten Personen, insbesondere auch die in der Land- und Forstwirtschaft Beschäftigten, die Dienstboten, die im Wandergewerbe Beschäftigten, die Hausgewerbetreibenden und ihre hausgewerblich Beschäftigten sowie die übrigen Landkassenpflichtigen (§ 236 RVO.).

III. Der Allgemeinen Ortskrankenkasse gehören nicht an Versicherungspflichtige, die in eine knappschaftliche Krankenkasse oder in eine Betriebs- oder Innungskrankenkasse gehören.

IV. Der Sitz der Kasse ist Halle.

## II. Mitgliedschaft.

### A. Versicherungspflicht.

§ 2.

a) Mitglieder der Ortskrankenkassen.

Mitglieder der Kasse sind Kraft Gesetzes die in § 1 bezeichneten Personen, und zwar:

1. Arbeiter, Gehilfen, Gesellen, Lehrlinge (Dienstboten);
2. Betriebsbeamte, Werkmeister und andere Angestellte in ähnlich gehobener Stellung, sämtlich, wenn diese Beschäftigung ihren Hauptberuf bildet;
3. Handlungsgehilfen und Lehrlinge, Gehilfen und Lehrlinge in Apotheken;
4. Bühnen- und Orchestermitglieder ohne Rücksicht auf den Kunstwert der Leistungen;
5. Lehrer und Erzieher;
6. Hausgewerbetreibende, die im Kassenbezirk ihre eigene Betriebsstätte haben, sowie ihre hausgewerblich Beschäftigten, sobald sie in das Mitgliederverzeichnis eingetragen sind;
7. die Schiffsbesatzung deutscher Seefahrzeuge, soweit sie weder unter die §§ 59 bis 62 der Seemannsordnung (Reichs-Gesetzblatt 1902 S. 175 und 1904 S. 167), noch unter die §§ 553 bis 553b des Handelsgesetzbuches fällt, sowie die Besatzung von Fahrzeugen der Binnenschiffahrt;
8. die in einem Wandergewerbebetriebe Beschäftigten, sofern eine Polizeibehörde des Kassenbezirkes für die Erteilung des Wandergewerbescheines zuständig ist.

Voraussetzung für die Versicherungspflicht dieser Personen ist, dass sie im Kassenbezirk ihren Beschäftigungsort oder, soweit sie unständig beschäftigt sind (§ 441 RVO.), ihren Wohnort haben und gegen Entgelt (§ 7 Abs. 2) beschäftigt werden. Ausgenommen von der Versicherungspflicht sind die vorstehend unter 2 bis 5 bezeichneten Personen und die unter 7 fallenden Schiffer, sofern ihr regelmäßiger Jahresarbeitsverdienst den vom Arbeitsminister festgesetzten Betrag übersteigt. Lehrlinge aller Art gehören der Kasse auch dann an, wenn sie nicht gegen Entgelt beschäftigt werden.

Für die Versicherung der in der Land- und Forstwirtschaft, als Dienstboten, unständig oder im Wandergewerbe Beschäftigten. sowie der Hausgewerbetreibenden und ihrer hausgewerblich Beschäftigten gelten die besonderen Vorschriften der §§ 61a bis 61p.

Als in der Land- oder Forstwirtschaft Beschäftigter gilt auch, wer

a) in land- und forstwirtschaftlichen Nebenbetrieben (§§ 918 bis 921 RVO.) beschäftigt wird;
b) in land- und forstwirtschaftlichen Betrieben beschäftigt wird, die Nebenbetriebe eines gewerblichen Betriebes sind und nicht nach § 540 RVO. durch die Satzung einer gewerblichen Berufsgenossenschaft bei dieser versichert ist.

b) Mitglieder von Ersatzkassen.

Für Versicherungspflichtige, die Mitglieder einer Ersatzkasse sind, ruhen auf ihren Antrag ihre Rechte und Pflichten als Mitglieder der Ortskrankenkasse. Für Dienstboten und die in der Landwirtschaft Beschäftigten, mit Ausnahme der Gärtner sowie der vorübergehend in der Landwirtschaft beschäftigten gewerblichen Arbeiter, gilt diese Vorschrift nicht — §§ 434, 435 RVO. — Der Antrag ist beim Eintritt in die Krankenkasse oder spätestens am zweiten Zahltage darauf bei dem Kassenvorstande zu stellen; dabei hat der Versicherungspflichtige Namen und Sitz der Ersatzkasse mitzuteilen und seine Zugehörigkeit zu ihr nachzuweisen.

Ist der Antrag beim Eintritt in die Ortskrankenkasse nicht rechtzeitig gestellt worden, so kann er frühestens für den Beginn des nächsten Kalendervierteljahres gestellt werden; es muss aber mindestens einen Monat zuvor beim Kassenvorstand (bzw. bei den von diesem bezeichneten Stellen) geschehen; ihm ist auch der Beitritt zur Ersatzkasse nachzuweisen.

Das gleiche gilt für Mitglieder der Ortskrankenkassen, die erst nach dem Eintritt einer Ersatzkasse beitreten.

Diese Mitglieder von Ersatzkassen haben, solange und sobald ihre Rechte und Pflichten kraft Gesetzes ruhen, keinen Anspruch auf die Leistungen der Ortskrankenkasse, und sind weder wählbar noch wahlberechtigt (vgl. auch § 62).

Ihre Arbeitgeber haben nur den eigenen Beitragsteil an die Ortskrankenkasse einzuzahlen, der Anteil des Versicherten fällt weg. Für versicherungspflichtige Ersatzkassenmitglieder, deren Rechte und Pflichten bei der Ortskrankenkasse nach § 517 Abs. 1 RVO. ruhen, hat der Arbeitgeber, wenn auf Grund des § 518 RVO. eine Anordnung über die Abführung von Beitragsteilen der Arbeitgeber erlassen worden ist, seinen Beitragsteil statt an die Ortskrankenkasse unmittelbar an die Ersatzkasse einzuzahlen.

Erhöht sich für das Mitglied einer Ersatzkasse das Krankengeld, das ihm bei der Allgemeinen Ortskrankenkasse zustehen würde, so dass das Krankengeld seiner Mitgliederkasse bei der Ersatzkasse dem als Regelleistung der Ortskrankenkasse zu zahlenden Krankengelde (§ 507 Abs. 1 RVO. und § 14 dieser Satzung) nicht mehr gleichkommt, so ruhen seine Rechte und Pflichten an die Ortskrankenkasse nur noch bis zum Schlusse des Kalendervierteljahres, mindestens aber noch für zwei Wochen.

c) Mitglieder, die in Betriebs- und Innungskrankenkassen übertreten.

Versicherungspflichtige, die in einem Betrieb in Arbeit treten, für den eine Betriebs- oder Innungskrankenkasse zuständig ist oder zuständig wird, scheiden mit dem Eintritt in das neue Arbeitsverhältnis oder mit der Errichtung der Betriebs- oder Innungskrankenkasse aus der Pflicht- oder freiwilligen Mitgliedschaft bei der Allgemeinen Ortskrankenkasse aus, es sei denn, dass der Arbeitgeber mit dem Betriebe freiwillig einer mit einer Innungskrankenkasse verbundenen Zwangsinnung beigetreten ist, oder, dass für den Betrieb nach § 249 RVO. eine Betriebskrankenkasse errichtet ist. In diesem letzteren Falle bleibt die Mitgliedschaft bei der Allgemeinen Ortskrankenkasse bestehen. (Vgl. auch § 10.)

§ 2a.

Versicherungsfrei sind nach näherer Bestimmung der Reichsregierung Personen, die nur mit vorübergehenden Dienstleistungen beschäftigt sind.

§ 3.

Befreiung von der Versicherungspflicht.

I. Versicherungsfrei sind Beamte, Ärzte und Zahnärzte in Betrieben oder im Dienste des Reichs, der Deutschen Reichsbahngesellschaft, eines Gemeindeverbandes, einer Gemeinde oder eines Versicherungsträgers, wenn ihnen gegen ihren Arbeitgeber ein Anspruch mindestens entweder auf Krankenhilfe in Höhe und Dauer der Regelleistungen der Kasse (§ 14) oder für die gleiche Zeit auf Gehalt, Ruhegeld, Wartegeld oder ähnliche Bezüge im anderthalbfachen Betrage des Krankengeldes (§ 20 Ziffer 2) gewährleistet ist.

II. Das gleiche gilt für Beschäftigte der im Abs. 1 bezeichneten Arbeitgeber, die auf Lebenszeit oder nach Landesrecht unwiderruflich oder mit Anrecht auf Ruhegehalt angestellt sind, sowie für Lehrer und Erzieher an öffentlichen Schulen oder Anstalten sowie die im § 172 RVO. bezeichneten Personen und Angehörige der Schutzpolizei (RGBl. I, 597).

§ 4.

Beamte in Betrieben oder im Dienste anderer öffentlicher Verbände oder öffentlicher Körperschaften werden auf Antrag des Arbeitgebers durch die oberste Verwaltungsbehörde von der Mitgliedschaft befreit, wenn ihnen gegen ihren Arbeitgeber einer der im § 3 Abs. 1 bezeichneten Ansprüche gewährleistet ist, oder sie lediglich für ihren Beruf ausgebildet werden. Das gleiche gilt für Beschäftigte der im Satz 1 bezeichneten Arbeitgeber, die auf Lebenszeit oder nach Landesrecht unwiderruflich oder mit Anrecht auf Ruhegehalt angestellt sind. Unter den gleichen Voraussetzungen kann die oberste Verwaltungsbehörde auf Antrag des Arbeitgebers bestimmen, wieweit auch die als Lehrer und Erzieher an nichtöffentlichen Schulen oder Anstalten als Ärzte und Zahnärzte Beschäftigten versicherungsfrei sind.

§ 5.

I. Auf seinen Antrag wird von der Versicherungspflicht befreit, wer eine Invalidenrente bezieht oder dauernd Invalide im Sinne des § 1255 Abs. 2 RVO.

ist, solange der vorläufig unterstützungspflichtige Armenverband einverstanden ist. Über den Antrag auf Befreiung entscheidet das Versicherungsamt (Beschlussausschuss) nach Anhörung des Kassenvorstandes. Die Befreiung wirkt vom Eingang des Antrages an. Wird der Antrag abgelehnt, so entscheidet auf Beschwerde das Oberversicherungsamt endgültig.

II. Auf Antrag des Arbeitgebers werden von der Versicherungspflicht befreit

1. Lehrlinge aller Art, solange sie im Betriebe ihrer Eltern beschäftigt sind;
2. Personen, die bei Arbeitslosigkeit in Arbeiterkolonien oder ähnlichen Wohltätigkeitsanstalten vorübergehend beschäftigt werden.

III. Über diesen Antrag entscheidet der Kassenvorstand. Die Befreiung wirkt vom Eingang des Antrags an. Wird der Antrag abgelehnt, so entscheidet auf Beschwerde das Versicherungsamt endgültig.

### B. Versicherungsberechtigung. (Freiwilliger Beitritt.)

§ 6.

I. Berechtigt, der Kasse als Mitglieder freiwillig beizutreten, sind, sofern sie nach Art ihrer Beschäftigung der Kasse angehören würden, und nicht ihr jährliches Gesamteinkommen (nicht nur Lohn, Gehalt, sondern auch Einkommen aus Grundbesitz, Kapital, Renten usw.) den vom Minister festgesetzten Betrag (3600 Mark) übersteigt,

1. die in § 2 dieser Satzung (§ 165 Abs. 1 RVO.) bezeichneten Personen, sofern sie unentgeltlich oder nur vorübergehend (§ 168 RVO.) beschäftigt werden oder wenn sie eine sonstige, die Befreiung begründende Versorgung haben, oder wenn sie nur zur Ausbildung beschäftigt werden, oder wenn ihre Beschäftigung aus religiösen Gründen oder sittlichen Beweggründen usw. nach § 172 RVO. erfolgt;
2. Familienangehörige des Arbeitgebers, die ohne eigentliches Arbeitsverhältnis und ohne Entgelt in seinem Betriebe tätig sind;
3. Gewerbetreibende und andere Betriebsunternehmer, die in ihren Betrieben regelmäßig keine oder höchstens zwei Versicherungspflichtige beschäftigen;
4. Personen, denen durch spätere gesetzliche Bestimmungen oder nach näherer Bestimmung des Bundesrates das Recht, der öffentlichen Krankenversicherung beizutreten, verliehen werden sollte, vom Inkrafttreten solcher Bestimmungen ab.

II. Nicht beitrittsberechtigt sind Personen, die älter als 50 Jahre sind. Das Recht zum Beitritt ist von der Vorlegung eines ärztlichen Gesundheitszeugnisses eines Kassenarztes abhängig. Die Kosten der ärztlichen Untersuchung trägt der Versicherungsberechtigte. (Vgl. § 8.)

### C. Beschäftigungsort und Entgelt.

§ 7.

I. Beschäftigungsort ist der Ort, an dem die Beschäftigung tatsächlich stattfindet. Für Versicherte, die an einer festen Arbeitsstätte (Betriebs-, Dienststätte) beschäftigt werden, gilt diese als Beschäftigungsort auch, während sie ausserhalb für den Arbeitgeber einzelne Arbeiten von geringer Dauer ausführen. Das gleiche gilt für Versicherte, die von einer festen Arbeitsstätte aus nur mit einzelnen Arbeiten wechselnd in Bezirken verschiedener Orts- oder Landkrankenkassen beschäftigt werden. Es gilt ferner für Versicherte, die nur für einzelne Arbeiten ausserhalb der festen Arbeitsstätte angenommen sind, sofern diese und ihr Arbeitsort im Bezirke des für die Kasse zuständigen Versicherungsamtes liegen. Für Beschäftigungsverhältnisse ohne feste Betriebsstätte gilt als Beschäftigungsort der Sitz des Betriebes. Für Versicherte, die eine Betriebsverwaltung zu einer in verschiedenen Gemeinden wechselnden Beschäftigung angenommen hat, gilt die Gemeinde als Beschäftigungsort, wo die unmittelbare Leitung der Arbeiten ihren Sitz hat.

Für Versicherte, die zu landwirtschaftlicher in verschiedenen Gemeinden wechselnder Beschäftigung angenommen sind, gilt der Sitz des Betriebes (§ 963, 964) als Beschäftigungsort.

II. Zum Entgelt gehören neben Gehalt oder Lohn auch Gewinnanteile, Sach- und andere Bezüge, die ein Mitglied, wenn auch nur gewohnheitsmäßig, statt des Gehaltes oder Lohnes oder neben ihm von dem Arbeitgeber oder einem Dritten erhält. Der Wert der Sachbezüge wird nach Ortspreisen berechnet, die das Versicherungsamt festsetzt.

### D. Beginn, Fortdauer und Ende der Mitgliedschaft.

§ 8.

Beginn.

I. Die Mitgliedschaft Versicherungspflichtiger beginnt mit dem Tage des Eintritts in die versicherungspflichtige Beschäftigung, diejenige der unständig Beschäftigten (§ 441 RVO.) und der Hausgewerbetreibenden (§ 468 RVO.) mit der Eintragung in das Mitgliederverzeichnis.

II. Die Mitgliedschaft freiwillig Beitretender beginnt mit dem Tage ihres Beitritts zur Kasse. Der Beitritt geschieht durch schriftliche oder mündliche Anmeldung in den Kassenräumen. Der Anmeldung muss das nach § 6 Abs. 2 erforderliche Gesundheitszeugnis beigefügt sein.

III. Der Kassenvorstand kann Versicherungsberechtigte, die sich zum Beitritt melden, ärztlich untersuchen lassen. Er kann binnen einem Monat den Beitritt Erkrankter und solcher Versicherungsberechtigter, für die das Gesundheitszeugnis nicht genügt, mit Wirkung von der Meldung an zurückweisen.

IV. Die schriftliche Anmeldung muss enthalten: den Vor- und Zunamen, Tag, Jahr und Ort der Geburt, der Beschäftigung, derzeitige Wohnung ferner den täglichen Arbeitsverdienst des Anzumeldenden, bei Berechtigten Angabe seines Gesamteinkommens unter Vorlegung des Steuerzettels sowie Angaben darüber, ob er verheiratet ist, wie gross die Zahl der unterstützungsberechtigten Kinder und bei welcher Kasse und während welcher Zeit er innerhalb der letzten zwölf Monate anderweit gegen Krankheit versichert gewesen ist.

V. Eine Erkrankung, die beim Eintritt eines Versicherungsberechtigten bereits besteht, begründet für diese Krankheit keinen Anspruch auf Kassenleistung.

§ 10.

Ende.

I. Arbeitsunfähige bleiben Mitglieder, solange die Kasse ihnen Leistungen zu gewähren hat.

II. Die Mitgliedschaft erlischt, sobald der Versicherte Mitglied einer anderen Ortskrankenkasse, einer Land-, Betriebs- oder Innungskasse oder einer knappschaftlichen Krankenkasse wird.

III. Die Mitgliedschaft Versicherungspflichtiger erlischt vorbehaltlich des § 11, ausserdem durch Ausscheiden aus der Beschäftigung, die die Mitgliedschaft begründet.

IV. Die Mitgliedschaft Versicherungsberechtigter erlischt ferner:

a) durch mündliche oder schriftliche Austrittserklärung in den Kassenräumen;
b) wenn sie zweimal nacheinander am Zahltage die Beiträge nicht entrichten und seit dem ersten dieser Tage mindestens vier Wochen vergangen sind.

Für die bis zum Erlöschen der Mitgliedschaft fällig gewordenen Beiträge bleiben die Ausgeschiedenen haftbar. Zahlungstermin ist der 15. eines jeden Monats.

§ 11.

Fortsetzung der Mitgliedschaft.
(Weiterversicherung).

I. Scheidet ein Mitglied, das auf Grund der Reichsversicherung oder bei einer knappschaftlichen Krankenkasse in den vorangegangenen zwölf Monaten mindestens sechsundzwanzig Wochen oder unmittelbar vorher mindestens sechs Wochen versichert war, aus der versicherungspflichtigen Beschäftigung aus, so kann es in seiner Lohnstufe Mitglied bleiben, solange es sich regelmäßig im Inland aufhält und nicht Mitglied einer anderen Ortskrankenkasse, einer Land-, Betriebs- oder Innungskrankenkasse oder einer knappschaftlichen Krankenkasse wird. Es kann mit Zustimmung des Kassenvorstandes in eine niedere Lohnstufe übertreten. Dasselbe gilt für unständig Beschäftigte, die im Mitgliederverzeichnis gelöscht werden.

II. Wer Mitglied bleiben will, muss es der Kasse binnen drei Wochen nach dem Ausscheiden oder im Falle des § 10 erster Absatz binnen drei Wochen nach Beendigung der Kassenleistungen anzeigen. Wer jedoch in der zweiten oder dritten dieser Wochen erkrankt, hat für diese Krankheit, vorbehaltlich des § 36, Anspruch auf Kassenleistungen nur, wenn er die Anzeige in der ersten Woche gemacht hat. Der Anzeige steht es gleich, wenn in der gleichen Frist die satzungsmäßigen Beiträge voll gezahlt werden.

III. Die Bestimmung des § 10 Abs. 4 gilt auch hier.

### E. Meldungen.

§ 12.

I. Die Arbeitgeber haben jeden von ihnen Beschäftigten, der zur Mitgliedschaft bei der Kasse verpflichtet ist, mit Ausnahme der unständig Beschäftigten und selbständigen Hausgewerbetreibenden sowie deren hausgewerblich beschäftigten, in der Kassengeschäftsstelle binnen drei Tagen nach Beginn und Ende der Beschäftigung schriftlich zu melden, auch bei Wiederaufnahme der Beschäftigung nach einer mit Arbeitsunfähigkeit verbundenen Krankheit, soweit die Lösung des früheren Arbeitsverhältnisses durch die Krankheit herbeigeführt wurde. Die Abmeldung kann unterbleiben, wenn die Arbeit für kürzere Zeit als eine Woche unterbrochen wird und die Beiträge fortgezahlt werden. Zu An- und Abmeldungen sind die an der Kasse erhältlichen amtlichen Formulare gewissenhaft auszufüllen.

## III. Leistungen.

### A. Arten.

§ 14.

I. Die Kasse gewährt den Mitgliedern auf Antrag

1. für ihre Person
   a) Krankenhilfe,
   b) Wochenhilfe,
   c) Sterbegeld,
2. für ihre Familienmitglieder Familienhilfe.

II. Als Regelleistungen der Kasse gelten:

1. Krankenhilfe nach §§ 182, 182a, 183 RVO., unbeschadet der Vorschriften der §§ 188, 192 dieses Gesetzes,
2. Wochenhilfe nach § 195a RVO.,
3. Sterbegeld nach § 201 RVO.
4. Familienhilfe nach § 205a Abs. 1 und Abs. 2 Satz 1 RVO.

III. Die übrigen Leistungen der Kasse gelten als Mehrleistungen.

Sachleistungen an Trunksüchtige.

§ 18.

Trunksüchtigen, die nicht entmündigt sind, können auf Verfügung des Kassenvorstandes ganz oder teilweise Sachleistungen nach §§ 120 und 121 der RVO. gewährt werden. Auf Antrag eines beteiligten Armenverbandes oder der Gemeindebehörde des Wohnortes des Trunksüchtigen sind sie zu gewähren.

Bei Trunksüchtigen, die entmündigt sind, ist die Gewährung der Sachleistungen nur mit Zustimmung des Vormundes zulässig. Auf seinen Antrag muss sie geschehen.

### B. Bemessungen der baren Leistungen.

Grundlohn.

§ 19.

I. Die baren Leistungen der Kasse werden nach einem Grundlohne bemessen. Als solcher gilt das nach der verschiedenen Lohnhöhe stufenweise festgesetzte durchschnittliche Tagesentgelt der Kassenmitglieder bis 10 RM. für den Arbeitstag. Zur Festsetzung des Grundlohnes gibt die Kasse Bestimmungen heraus.

III. Jedes Kassenmitglied wird auf Grund seiner Anmeldung nach dem darin angegebenen Arbeitsverdienste durch den Kassenvorstand einer Lohnstufe zugeteilt, die in das Quittungsbuch des Kassenmitgliedes einzutragen ist. Mitgliedern, denen Quittungsbücher nicht behändigt werden, ist in anderer Weise eine Bestätigung und die Stufenzuteilung bekanntzugeben. Die Lohnstufen beginnen zur Zeit mit 80 Pfennig und steigen bis 10 Reichsmark.

IV. Bei Kassenmitgliedern, deren Arbeitsverdienst für den einzelnen Tag feststeht, ist dieser Verdienst für die Bestimmung der Lohnstufe maßgebend. Für Mitglieder, deren Lohn nach einem grösseren Zeitabschnitte (Woche, Monat, Jahr) bemessen ist, wird der Tagesarbeitsverdienst in der Weise ermittelt, dass das Gesamtentgelt durch die feststehende Zahl der Arbeitstage geteilt wird. Für Versicherte, die nach Stundenlohn bezahlt werden, gilt als Tagesarbeitsverdienst der achtfache Betrag des Stundenlohnes. Für Kassenmitglieder, die nach Stücklohn oder in wechselnder Höhe bezahlt werden, wird der Tagesarbeitsverdienst nach dem Durchschnitte des Verdienstes berechnet, den sie in den 6 letzten Wochen bezogen haben, oder, wenn sie noch nicht so lange der Kasse angehörten, den ein gleichartig beschäftigtes Mitglied während dieser Zeit bezogen hat.

V. Ändert sich der Lohn, so ändert sich die Lohnstufe erst mit der nächsten Beitragszahlung. Tritt aber die Lohnänderung mit dem Tage des Beginnes der Beitragsperiode ein, so ändert sich die Lohnstufe sofort.

VI. Für freiwillig Beitretende, für die sich nach vorstehendem ein Grundlohn nicht bestimmen lässt, gilt folgendes:

a) Für Gewerbetreibende und andere Betriebsunternehmer, die in ihren Betrieben regelmäßig keine oder höchstens zwei Versicherungspflichtige beschäftigen, gilt als Grundlohn der dreihundertsechzigste Teil des Jahresarbeitsverdienstes, der vom Vorstande mit dem Versicherten zu vereinbaren ist. Einigen sie sich nicht, so wird als Grundlohn der dreihundertsechzigste Teil des durchschnittlichen Jahresarbeitsverdienstes zugrunde gelegt, den ein Arbeiter des in Betracht kommenden Gewerbszweiges am Wohnorte oder im Kassenbezirke bei regelmäßiger Beschäftigung erzielt hat.

b) Für alle übrigen freiwillig Beitretenden gilt der Ortslohn (§ 149 RVO.) als Grundlohn.

### C. Krankenhilfe.

§ 20.

I. Als Krankenhilfe wird gewährt:

1. Krankenpflege vom Beginn der Krankheit an; sie umfasst ärztliche Behandlung und Versorgung mit Arznei, sowie Brillen, Bruchbändern und anderen kleinen Heilmitteln bis zum 4fachen Betrag des Grundlohnsatzes. Gewährte Heilmittel bleiben Eigentum der Kasse und sind dann, wenn sie nicht mehr erforderlich zurückzugeben.

   Milch kann nur mit Genehmigung des Vorstandes geliefert werden.

   Bei zahnärztlicher Behandlung werden die Kosten für Zahnfüllungen (Plomben) unter der Bedingung von der Kasse getragen, dass die Behandlung nur durch von der Kasse bestimmte Zahnärzte oder Zahntechniker oder zahnärztliches Institut der Kasse ausgeführt werden darf.

   Die Kosten des Ersatzes einzelner Zähne werden von der Kasse nicht getragen.

   Zur Beschaffung künstlicher Gebisse werden Beihilfen in Höhe von drei Achteln des Kostenbetrages gewährt, jedoch zusammen höchstens bis zu 30 RM. für Ober- und Untergebiss eines Erkrankten, wenn die obigen Voraussetzungen gegeben sind und wenn das betreffende Mitglied gleichzeitig denselben Antrag bei der zuständigen Landes- oder Reichsversicherungsanstalt stellt und diese sich an der Kostendeckung beteiligen, oder wenn das Kassenmitglied diesen Betrag noch mit übernimmt.

   Eine gleiche Beihilfe erhalten die nicht gegen Invalidität usw. versicherten Personen, wenn sie für die Deckung des restlichen Kostenbetrages selbst Sorge tragen und eine diesbezügliche Verpflichtung schriftlich übernehmen.

   Die Notwendigkeit der Gebisse muss durch Attest eines praktischen Kassenarztes oder Zahnarztes der Kasse nachgewiesen werden.

2. Krankengeld in Höhe von fünf Zehnteln des Grundlohnes für jeden Kalendertag, wenn die Krankheit den Versicherten arbeitsunfähig macht; es wird vom vierten Krankheitstage an, wenn aber die Arbeitsunfähigkeit erst später eintritt, vom Tage ihres Eintrittes an gewährt.

Bei Krankheiten, die länger als eine Woche dauern, zum Tode führen oder durch Betriebsunfall verursacht sind, sowie bei Berufs- und Gewerbekrankheitsfällen wird das Krankengeld schon vom dritten Tage der Arbeitsunfähigkeit gewährt.

II. Lehrlingen, die ohne Entgelt beschäftigt werden, wird Krankengeld nicht gewährt.

III. Bei einer Krankheit, die die Folge eines entschädigungspflichtigen Unfalles ist, wird für die Zeit, für die eine Unfallrente oder Heilanstaltspflege gewährt wird, Krankengeld nur soweit gewährt, als es den Betrag der Unfallrente übersteigt. Dabei wird der Unterhalt in der Heilanstalt gleich der Vollrente gerechnet.

IV. Die Krankenhilfe endet spätestens mit Ablauf der 33. Woche nach Beginn der Krankheit; wird jedoch Krankengeld erst von einem späteren Tage an bezogen, nach diesem. Fällt in den Krankengeldbezug eine Zeit, in der nur Krankenpflege gewährt wird, so wird diese Zeit auf die Dauer des Krankengeldbezuges bis zu 13 Wochen nicht angerechnet. Ist Krankengeld über die 33. Woche nach Beginn der Krankheit hinaus zu zahlen, so endet mit seinem Bezuge auch der Anspruch auf Krankenpflege. Die Krankenhilfe für die Zeiten der Krankheit mit Arbeitsffähigkeit und mit Arbeitsunfähigkeit zusammen endet jedoch in diesem Falle spätestens mit Ablauf eines Jahres vom Beginn der Krankheit an.

### § 21.

### Krankenhauspflege.

I. An Stelle der Krankenpflege und des Krankengeldes kann die Kasse Kur und Verpflegung in einem vom Vorstand bestimmten Krankenhause (Krankenhauspflege) gewähren. Hat der Kranke einen eigenen Haushalt oder ist er Mitglied des Haushaltes seiner Familie, so bedarf es seiner Zustimmung.

II. Bei einem Minderjährigen über 16 Jahre genügt seine Zustimmung.

III. Der Zustimmung bedarf es nicht,

1. wenn die Art der Krankheit eine Behandlung oder Pflege verlangt, die in der Familie nicht möglich ist;
2. wenn die Krankheit ansteckend ist;
3. wenn der Erkrankte wiederholt der Krankenordnung (§ 85) oder den Anordnungen des behandelnden Arztes zuwider gehandelt hat;
4. wenn sein Zustand oder Verhalten seine fortgesetzte Beobachtung erfordert.

IV. In den Fällen des Abs. 3 Nr. 1, 2, 4, wird möglichst Krankenhauspflege gewährt.

V. Hat die Kasse in Fällen, wo sie dazu berechtigt war, Unterbringung in einer Heilanstalt angeordnet und hat das Mitglied dieser Anordnung keine Folge geleistet oder hat es ohne Bewilligung des Kassenvorstandes die Heilanstalt vor beendetem Heilverfahren verlassen, so verliert es so lange, bis es der Überweisung Folge leistet oder in die Anstalt zurückkehrt, jede Unterstützung.

### § 22.

### Hausgeld.

I. Wird Krankenhauspflege einem Versicherten gewährt, der bisher von seinem Arbeitsverdienste Angehörige ganz oder überwiegend unterhalten hat, so wird daneben ein Hausgeld für die Angehörigen im Betrage des halben Krankengeldes gezahlt. Das Hausgeld erhöht sich um ein Viertel für jedes Kind unter 16 Jahren (bis zu vier Kindern), welches im Haushalte des im Krankenhause Untergebrachten lebt. Insgesamt darf das Hausgeld nicht höher sein als das Krankengeld.

II. Versicherten, für die kein Hausgeld zu zahlen ist, wird neben der Krankenhauspflege ein Krankengeld in Höhe eines Zehntels des Grundlohnes gewährt.

### § 23.

### Wartung durch Krankenpfleger usw.

Wenn die Aufnahme des Kranken in ein Krankenhaus zwar geboten, aber nicht ausführbar ist, oder wenn ein wichtiger Grund vorliegt, den Kranken in seinem

Haushalte oder seiner Familie zu belassen, sowie in anderen geeigneten Fällen kann die Kasse mit Zustimmung des Versicherten Hilfe und Wartung durch Krankenpfleger, Krankenschwestern oder andere Pfleger gewähren, jedoch wird in diesem Falle das Krankengeld um ein Viertel gekürzt.

§ 24.

Leistung an auswärtige freiwillige Mitglieder.

Kassenmitgliedern, die nach § 11 in der Kasse freiwillig verbleiben, wird, wenn sie sich nicht im Bezirk des für die Kasse zuständigen Versicherungsamtes aufhalten, statt der Krankenpflege das halbe Krankengeld, in Fällen der Arbeitsunfähigkeit ausserdem noch das Krankengeld, gewährt. Das gilt nicht für Mitglieder, an deren Wohn- oder Aufenthaltsort die Kasse Ärzte angestellt hat, wenn diese in Anspruch genommen werden.

Die Krankenscheine müssen durch einen approbierten Arzt bestätigt sein. Ihnen ist eine Bescheinigung der Gemeindebehörde des Aufenthaltsortes darüber beizufügen, dass der Erkrankte nicht durch eine etwaige Beschäftigung gesetzlich einer anderen Krankenkasse angehört oder einer solchen tatsächlich beigetreten ist. Die Auszahlung erfolgt entweder bei der Kasse an einen Bevollmächtigten oder auf Antrag des Mitgliedes und auf seine Kosten durch die Post.

§ 25.

Unterstützung Genesender.

Genesende können nach Verfügung des Vorstandes in einem Genesungsheim bis zur Dauer von 13 Wochen nach Ablauf der Krankenhilfe untergebracht werden[1]). Es kann ihnen auch nach Ermessen des Vorstandes Unterbringung in einer Walderholungsstätte gewährt werden.

§ 26.

Unterstützung nach 26wöchigem Krankengeldbezuge.

Für Mitglieder, die auf Grund der Reichsversicherung oder aus einer knappschaftlichen Krankenkasse oder aus einer Ersatzkasse binnen zwölf Monaten bereits für 26 Wochen hintereinander oder insgesamt Krankengeld oder die Ersatzleistungen dafür bezogen haben, wird in einem neuen Versicherungsfalle, der im Laufe der nächsten zwölf Monate, von Beendigung der letzten Unterstützung an gerechnet, eintritt, die Krankenhilfe auf die Regelleistungen auf die Gesamtdauer von 13 Wochen beschränkt. Dies gilt nur, wenn die Krankenhilfe durch die gleiche nicht gehobene Krankheitsursache veranlasst wird.

## D. Wochenhilfe.

§ 29.

Weibliche Versicherte, die im letzten Jahre vor der Niederkunft mindestens sechs Monate hindurch auf Grund der Reichsversicherung oder bei einer knappschaftlichen Krankenkasse gegen Krankheit versichert gewesen sind, erhalten als Wochenhilfe

1. einen einmaligen Beitrag zu den Kosten der Entbindung in Höhe eines festgesetzten Pauschalbetrags, 10 RM.;
2. ein Wochengeld in Höhe des Krankengeldes, jedoch mindestens den gesetzlich festgesetzten Betrag einschliesslich der Sonn- und Feiertage, für zehn Wochen, von denen vier in die Zeit vor und sechs in die Zeit nach der Entbindung fallen. Das Wochengeld für die ersten vier Wochen ist mit dem Tage der Entbindung fällig, mindestens 50 Pfg. täglich. Wenn die Schwangere unbeschäftigt ist, so wird das Wochengeld 6 Wochen lang vor der Entbindung gezahlt;
3. Ärztliche Behandlung, falls solche bei Schwangerschaftsbeschwerden oder bei der Entbindung erforderlich werden;
4. solange sie ihre Neugeborenen stillen, ein Stillgeld in Höhe des halben Krankengeldes, einschl. der Sonn- und Feiertage, bis zum Ablauf der zwölften Woche nach der Niederkunft, mindestens 25 Pfg. täglich.

---

[1]) Hier ist Fürsorge über die gesetzliche Krankenunterstützungsdauer hinaus gemeint. Soweit nach der Satzung die Unterbringung in einem Genesungsheime als Unterbringung in einer Kranken- und Heilanstalt betrachtet wird, gilt § 21 Abs. I.

§ 30.

I. Neben Wochengeld wird Krankengeld nicht gewährt; die Wochen nach der Niederkunft müssen zusammenhängen.

II. Wechselt die Wöchnerin während der Leistung der Wochenhilfe die Kassenzugehörigkeit, so bleibt die erstverpflichtete Kasse für die weitere Durchführung der Leistung zuständig.

III. Stirbt eine Wöchnerin bei der Entbindung oder während der Zeit der Unterstützungsberechtigung, so werden die noch fälligen Bezüge aus der Reichswochenhilfe an denjenigen gezahlt, der für den Unterhalt des Kindes sorgt.

§ 31.

I. Mit Zustimmung der Wöchnerin kann

1. an Stelle des Wochengeldes Kur und Verpflegung in einem Wöchnerinnenheim gewährt werden,
2. Hilfe und Wartung durch Hauspflegerinnen gewährt und dafür bis zur Hälfte des Wochengeldes abgezogen werden.

### E. Sterbegeld.

§ 33.

I. Als Sterbegeld wird beim Tode eines Mitgliedes das Dreissigfache des Grundlohnes (§ 19), mindestens aber ein Betrag von 50 RM. gezahlt.

II. Stirbt ein als Mitglied der Kasse Erkrankter binnen einem Jahr nach Ablauf der Krankenhilfe an derselben Krankheit, so wird das Sterbegeld gezahlt, wenn er bis zum Tode arbeitsunfähig gewesen ist.

III. Besteht gegen einen Träger der Unfallversicherung ein Anspruch auf Sterbegeld, so ist aus diesem der Kasse, soweit sie bereits Sterbegeld gezahlt hat, Ersatz zu leisten.

### F. Familienhilfe.

§ 33a.

I. Wochenhilfe erhalten auch die Ehefrauen sowie solche Töchter, Stief- und Pflegetöchter der Versicherten, welche mit diesen in häuslicher Gemeinschaft leben, wenn

1. sie ihren gewöhnlichen Aufenthalt im Inland haben,
2. ihnen ein Anspruch auf Wochenhilfe nach § 29 nicht zusteht und
3. die Versicherten im letzten Jahre vor der Niederkunft mindestens sechs Monate hindurch auf Grund der Reichsversicherung oder bei einer knappschaftlichen Krankenkasse gegen Krankheit versichert gewesen sind.

II. Als Wochenhilfe werden die im § 29 und 32 bezeichneten Leistungen gewährt, wie gesetzlich festgesetzt ist.

III. Wechseln die Versicherten während der Leistung der Wochenhilfe die Kassenzugehörigkeit, so bleibt die erstverpflichtete Kasse für die weitere Durchführung der Leistung zuständig.

IV. Sind mehrere Krankenkassen oder knappschaftliche Krankenkassen beteiligt, so ist die Wochenhilfe nur einmal zu gewähren. Die Wahl der Kasse steht der Wöchnerin frei. Der Krankenkasse im Sinne dieser Vorschrift steht eine Ersatzkasse gleich, soweit die Rechte und Pflichten ihrer Mitglieder bei deren Krankenkasse nach § 517 Abs. 1 RVO. ruhen.

V. Die §§ 30 Abs. III, 31 und 32 gelten entsprechend (§ 205a Abs. 5 RVO.).

§ 34.

a) Krankenunterstützung für Familienangehörige.

Für die Familienangehörigen (als Kinder — auch Stief- und Adoptivkinder — vor erfülltem 16. Lebensjahre, Ehegatten, Eltern, Gross- und Schwiegereltern), welche vom Kassenmitgliede unterhalten werden und im Haushalt desselben leben, werden den Kassenmitgliedern, welche 6 Wochen der Kasse angehören, wenn diese Familienangehörigen nicht selbst dem Krankenversicherungszwange unterliegen, bis zur Dauer von 26 Wochen innerhalb 12 Monate folgende Unterstützung gewährt:

2. Krankenunterstützung für Frauen und Kinder: Zuschuss zu den Kosten der Krankenhauspflege (Heilstättenpflege ausgeschlossen), wenn sie von dem be-

handelnden Arzte als notwendig bezeichnet wird, in Höhe der Hälfte des täglichen Pflegesatzes III. Klasse an das betreffende Krankenhaus oder das Kassenmitglied, welches nachweislich die Krankenhauskosten bestritten hat.

Die Angehörigen-Fürsorge wird nur auf Antrag und während der Dauer der Mitgliedschaft gewährt.

Liegen die Umstände des § 27 vor, so fällt die Krankenunterstützung weg.

b) Sterbegeld für Ehefrauen und Kinder.

Die Kasse gewährt:

Sterbegeld beim Tode der Ehefrau eines Mitgliedes oder eines Kindes bis zum erfüllten 16. Lebensjahre, sofern diese Familienangehörigen im Haushalte des Kassenmitgliedes lebten, von letzterem erhalten wurden und nicht selbst dem Krankenversicherungszwange unterlagen.

### G. Inhalt der Leistungen.

§ 40.

Kassenärzte.

I. Die ärztliche Behandlung wird von den approbierten Ärzten geleistet, die sie durch Vertrag mit der Kasse übernommen haben; die Krankenordnung bestimmt das Nähere. Die Bezahlung anderer Ärzte kann, von dringenden Fällen abgesehen, abgelehnt werden. Dem Versicherten steht die Auswahl unter den in seinem Wohnbezirk ansässigen oder dort praktizierenden Kassenärzten zu.

II. Wenn ein Mitglied die Mehrkosten selbst übernimmt, so steht ihm stets die Auswahl unter den von der Kasse bestellten Ärzten und Zahnärzten frei. Der Behandelte darf jedoch während desselben Versicherungsfalles den Arzt nur mit Zustimmung des Vorstandes wechseln. Die gleichen Bestimmungen gelten auch für die Zahnärzte.

III. Die ärztliche Behandlung umfasst vorbehaltlich des Abs. 4, sowie weitere Bestimmungen durch die oberste Verwaltungsbehörde, Hilfeleistungen anderer Personen, wie Bader, Hebammen[1]), Heildiener, Heilgehilfen, Krankenwärter, Masseure und dergleichen, sowie Zahntechniker nur dann, wenn der Arzt (Zahnarzt) sie anordnet oder wenn in dringenden Fällen kein approbierter Arzt (Zahnarzt) zugezogen werden kann.

IV. Bei Zahnkrankheiten, mit Ausschluss von Mund- und Kieferkrankheiten, kann die Behandlung ausser durch Zahnärzte, durch Zahntechniker (die von der Kasse bestimmt werden), mit Zustimmung des Versicherten gewährt werden, ferner auch sonst, soweit die oberste Verwaltungsbehörde die selbständige Hilfeleistung durch Zahntechniker für zulässig erklärt hat.

§ 41.

Krankenhäuser.

Der Vorstand der Kasse ist ermächtigt, die Krankenhausbehandlung nur durch von ihm bestimmte Krankenhäuser zu gewähren und, wo die Kasse Krankenhausbehandlung zu gewähren hat, die Bezahlung anderer Krankenhäuser, von dringenden Fällen abgesehen, abzulehnen.

Krankenhäuser, die lediglich zu wohltätigen oder gemeinnützigen Zwecken bestimmt oder von öffentlichen Verbänden oder Körperschaften errichtet und die bereit sind, die Krankenhauspflege zu den gleichen Bedingungen, wie die im Abs. 1 bezeichneten Krankenhäuser, zu leisten, dürfen nur aus einem wichtigen Grunde mit Zustimmung des Oberversicherungsamtes ausgeschlossen werden.

## IV. Beiträge.

### A. Ordentliche Kassenbeiträge.

§ 48.

I. Die Kassenbeiträge werden auf 7 Hundertstel des im § 19 festgesetzten Grundlohnes festgesetzt und berechnet. Die Woche wird mit 7 Tagen berechnet.

[1]) Bei normalen Entbindungen kann der Kassenvorstand auch ohne ärztliche Anweisung die Hebamme zur Hilfeleistung anweisen.

## B. Die Unfallversicherung.

Es gibt:

1. Die Gewerbe-Unfallversicherung,
2. Die landwirtschaftliche Unfallversicherung,
3. Die See-Unfallversicherung.

### 1. Die Gewerbe-Unfallversicherung:

Es müssen alle Arbeiter, Gehilfen, Gesellen und Lehrlinge, Betriebsbeamte, Werkmeister und Techniker gegen Betriebsunfälle versichert werden.

Die Versicherung haftet für den Schaden, der durch Körperverletzung oder Tötung entsteht.

Bei Verletzung wird von der 14. Woche an

1. Krankenbehandlung mit Arztkosten und Heilmitteln,
2. für den Fall einer Erwerbsunfähigkeit eine Rente gewährt.

Im Todesfalle erhalten die Hinterbliebenen ein Sterbegeld und eine Rente, welche für die Witwe bis zu deren Tode, Wiederverheiratung und für jedes Kind bis zum vollendeten 15. Lebensjahre bezahlt wird.

Die Träger der Versicherung sind die Berufsgenossenschaften, z. B. Leinenberufsgenossenschaft usw. Wenn die Verletzten bei der Post, Eisenbahn beschäftigt waren, so ist der betreffende Bundesstaat bzw. das Reich unfallersatzpflichtig.

Von einem eingetretenen Unfall hat der Unternehmer des Betriebes binnen 3 Tagen spätestens Anzeige bei der Genossenschaft zu erstatten. Der Fall wird dann von der von der Genossenschaft bestimmten Behörde untersucht und das Erforderliche, also Krankenhausbehandlung, Entschädigung usw. festgestellt. Alles geschieht auf Basis einer genauen ärztlichen Gutachtertätigkeit.

Der landwirtschaftlichen Unfallversicherung unterliegen die landwirtschaftlichen Betriebe. Ebenso wie für sie kommen für die Seeunfallversicherung die unter den gewerblichen Unfallversicherungen geschilderten Einrichtungen und Gepflogenheiten in Betracht.

## C. Die Invaliden- und Hinterbliebenenversicherung.

Der Zweck der Invalidenversicherung ist unter gewissen Voraussetzungen nach Vollendung des 65. Lebensjahres oder bei Eintritt dauernder oder vorübergehender Invalidität eine Rente zu gewähren, ausserdem für die Hinterbliebenen zu sorgen und gegebenenfalls die Kosten eines Heilverfahrens zu bestreiten.

Versicherungspflichtig sind:

1. Arbeiter, Gesellen, Hausgehilfen,
2. Gehilfen und Lehrlinge, soweit sie nicht nach dem Angestelltenversicherungsgesetz versicherungspflichtig sind,
3. Hausgewerbetreibende,
4. Die Schiffsbesatzung deutscher Seefahrzeuge und die Besatzung von Fahrzeugen der Binnenschiffahrt.
5. Soldaten und die Angehörigen der Schutzpolizei auf Antrag.

Für die unter 1. bis 5. genannten Personen existiert, wenn sie aus der versicherungspflichtigen Beschäftigung austreten, die Möglichkeit der weiteren Versicherung.

Freiwillig können versichert werden:

1. Gewerbetreibende und andere Betriebsunternehmer, die in ihrem Betriebe regelmäßig keine oder höchstens zwei Versicherungspflichtige beschäftigen,
2. Personen, die nur gegen freien Unterhalt beschäftigt werden,
3. Personen, die nur vorübergehend und gelegentlich beschäftigt werden.

Letztere unter 1. bis 3. genannten Personen dürfen das 40. Lebensjahr noch nicht vollendet haben.

Es werden nach der Höhe des wöchentlichen Arbeitsverdienstes folgende Lohnklassen gebildet:

| | | | |
|---|---|---|---|
| Klasse 1 bis zu 6 Reichsmark | | Klasse 5 von mehr als 30 Reichsmark | |
| Klasse 2 bis zu 12 | ,, | Klasse 6 über 30 | ,, |
| Klasse 3 von 15 bis 18 | ,, | Klasse 7 über 36 | ,, |
| Klasse 4 von 20 bis 24 | ,, | | |

Als Wochenbeitrag wird erhoben

| | | | | | |
|---|---|---|---|---|---|
| in der Lohnklasse 1 | 30 | Reichspfennig | in der Lohnklasse 5 | 150 | Reichspfennig |
| ,, ,, ,, 2 | 60 | ,, | ,, ,, ,, 6 | 180 | ,, |
| ,, ,, ,, 3 | 90 | ,, | ,, ,, ,, 7 | 200 | ,, |
| ,, ,, ,, 4 | 120 | ,, | | | |

Die Zahlung der Beiträge geschieht durch Versicherungsmarken, die bei jeder Postanstalt für die verschiedenen Lohnklassen bereit gehalten werden und dort käuflich sind.

Die Marken werden in die Quittungskarten, die das genaue Nationale des Besitzers tragen, eingeklebt. Jede Marke muss bei Strafe entwertet werden. Die Quittungskarten werden auf den Bureaus der Krankenkassen und den Versicherungsämtern ausgestellt.

Arbeitgeber und Versicherte haben zu gleichen Teilen die Beiträge zu entrichten. Für die richtige Führung der Quittungskarten ist der Arbeitgeber verantwortlich.

Für die entrichteten Beiträge erhält der Versicherte, je nachdem wenn alle Vorbedingungen erfüllt sind:

Invalidenrente,
Altersrente,
Renten, Witwengeld und Waisenaussteuer für Hinterbliebene, Heilverfahren.

Es ist klar, dass die Renten und anderen Auszahlungen der Versicherungsanstalt je nach der Höhe der Klassen der in Marken eingezahlten Beträge schwankt.

Die Invalidenrente wird gezahlt ohne Rücksicht auf das Alter der Versicherten, wenn Invalidität nachgewiesen ist, d. h. der Betreffende nicht mehr erwerbsfähig ist.

Altersrente erhält der Versicherte vom 65. Lebensjahre ab, auch wenn er noch nicht Invalide ist.

Die Wartezeit für die Invalidenrente beträgt, wenn mindestens 100 Beiträge auf Grund der Versicherungspflicht erfüllt sind 200, sonst 500 Beitragswochen.

Für die Altersrente beträgt die Wartezeit 1200 Beitragswochen.

Eine Krankenrente tritt dann ein, wenn nach überstandener 33wöchentlicher Erkrankung noch Invalidität besteht für die weitere andauernde Erwerbsunfähigkeit.

Die Hinterbliebenenfürsorge wird gewährt, wenn der Verstorbene zur Zeit seines Todes die Wartezeit für Invalidenrente erfüllt und die Anwartschaft aufrecht erhalten hat.

Die Invaliden- und Hinterbliebenenrenten müssen beantragt werden. Das geschieht bei dem in der Provinz zuständigen Versicherungsamt. Gegen den Bescheid kann beim Oberversicherungsamt Einspruch erhoben werden und gegen den Entscheid des letzteren binnen eines Monats beim Reichsversicherungsamt in Berlin.

## D. Die Angestelltenversicherung.

Der Träger der Angestelltenversicherung ist die Reichsversicherungsanstalt für Angestellte in Berlin-Wilmersdorf.

Versicherungspflichtig sind:

1. Angestellte in leitender Stellung, wenn diese Beschäftigung ihren Hauptberuf bildet.
2. Betriebsbeamte, Werkmeister und andere Angestellte in einer ähnlich gehobenen oder höheren Stellung, ohne Rücksicht auf ihre Vorbildung, Bureauangestellte, soweit sie nicht mit niederer oder mechanischer Dienstleistung beschäftigt werden, wenn diese Beschäftigung ihren Hauptberuf bildet.
3. Handlungsgehilfen und Gehilfen in Apotheken.

4. Bühnen- und Orchestermitglieder ohne Rücksicht auf den Kunstwert der Leistungen.
5. Lehrer und Erzieher einschliesslich der Privatlehrer.
6. Aus der Schiffsbesatzung deutscher Seefahrzeuge und bei der Besatzung von Fahrzeugen der Binnenschiffahrt, Kapitäne, Offiziere des Deck- oder Maschinendienstes, Verwalter und Verwaltungsassistenten, sowie die in einer ähnlich gehobenen oder höheren Stellung befindlichen Angestellten, ohne Rücksicht auf ihre Vorbildung.

Das Einkommen darf 6000 RM. nicht überschreiten. Alter unter 60 Jahren.

Die Beiträge zur Angestelltenversicherung erfolgen von Arbeitgeber und Versicherten zu gleichen Teilen.

| | | | | | | | | | | |
|---|---|---|---|---|---|---|---|---|---|---|
| Zur | Zeit | Klasse | A | bis | 50 | Reichsmark | 2 | Reichsmark | Beitrag | monatlich |
| ,, | ,, | ,, | B | ,, | 100 | ,, | 4 | ,, | ,, | ,, |
| ,, | ,, | ,, | C | ,, | 200 | ,, | 8 | ,, | ,, | ,, |
| ,, | ,, | ,, | D | ,, | 300 | ,, | 12 | ,, | ,, | ,, |
| ,, | ,, | ,, | E | ,, | 400 | ,, | 16 | ,, | ,, | ,, |
| ,, | ,, | ,, | F | über | 400 | ,, | 20 | ,, | ,, | ,, |
| ,, | ,, | ,, | G | freiwillig | | | 25 | ,, | ,, | ,, |
| ,, | ,, | ,, | H | ,, | | | 30 | ,, | ,, | ,, |

Die Beiträge muss der Arbeitgeber entrichten, die auf den Arbeitnehmer fallende Hälfte ist er berechtigt vom Gehalt abzuziehen.

Der Versicherte erhält nach den Bestimmungen der Versicherung nach einer Wartezeit Ruhe- und Hinterbliebenenrenten.

Das Ruhegeld erhält der Versicherte, wenn er dauernd berufsunfähig ist oder das 65. Lebensjahr erreicht hat. Er muss aber die gesetzliche Wartezeit erfüllt haben und die Anwartschaft aufrecht erhalten.

Von den Hinterbliebenenrenten werden gewährt: Witwenrenten, Witwerrenten und Waisenrenten.

In Fällen, wo eine Berufsunfähigkeit droht, können Heilverfahren zur Wiederherstellung der Gesundheit und Erwerbsfähigkeit bewilligt werden.

Die Wartezeit beträgt beim Ruhegeld des männlichen Versicherten 120 Beitragsmonate, für weibliche 60 Beitragsmonate.

## Wichtige Paragraphen des Strafgesetzbuches.

Die in der Krankenpflege beschäftigte Person muss sich bewusst sein, **dass gewisse Paragraphen des Strafgesetzbuches** auf sie Anwendung finden können.

§ 168. Wer unbefugt eine Leiche aus dem Gewahrsam der dazu berechtigten Personen wegnimmt, wird mit Gefängnis bis zu 2 Jahren bestraft. Auch kann der Verlust der bürgerlichen Ehrenrechte erkannt werden.

§ 367. Wer ohne Vorwissen der Behörde einen Leichnam beerdigt oder beiseite schafft, oder wer unbefugt einen Teil einer Leiche aus dem Gewahrsam der dazu berechtigten Personen wegnimmt wird mit Geldstrafe bis zu 150 RM. oder mit Haft bestraft. Wer ohne polizeiliche Erlaubnis Gift oder Arzneien an andere überlässt, soweit er dazu nicht befugt ist und ferner, wer Waren, Materialien und andere Vorräte, welche sich von selbst leicht entzünden oder Feuer fangen, an Orten oder Behältnissen aufbewahrt, wo ihre Entzündung gefährlich werden kann, wird ebenfalls mit 150 RM. Geldstrafe oder mit Haft bestraft.

§ 299. Wer einen verschlossenen Brief oder eine andere verschlossene Urkunde, die nicht zu seiner Kenntnisnahme bestimmt ist, vorsätzlich und unbefugterweise eröffnet, wird mit Geldstrafe bis zu 300 RM. oder mit Gefängnis bis zu 3 Monaten bestraft (auf Antrag).

§ 300. Gehilfen von Ärzten und Hebammen werden, wenn sie unbefugt Privatgeheimnisse offenbaren, die ihnen kraft ihres Amtes, Standes oder Gewerbes anvertraut sind, mit Geldstrafe bis zu 1500 RM. oder mit Gefängnis bis zu 3 Monaten bestraft (auf Antrag).

§ 230. Wer durch Fahrlässigkeit die Körperverletzung eines anderen verursacht, wird mit Geldstrafe bis zu 900 RM. oder mit Gefängnis bis zu 2 Jahren bestraft.

§ 231. In allen Fällen der Körperverletzung kann auf Verlangen des Verletzten neben der Strafe auf eine an denselben zu erlegenden Busse bis zum Betrage von 6000 RM. erkannt werden.

§ 360 Absatz 10. Wer bei Unglücksfällen oder gemeiner Gefahr oder, Not von der Polizeibehörde oder deren Stellvertreter zur Hilfe aufgefordert keine Folge leistet, obgleich er der Aufforderung ohne erhebliche eigene Gefahr genügen könnte, wird mit Geldstrafe bis zu 150 RM. oder mit Haft bestraft.

§ 222. Wer durch Fahrlässigkeit den Tod eines Menschen verursacht, wird mit Gefängnis bis zu 3 Jahren bestraft.

§ 221. Wer eine wegen jugendlichen Alters, Gebrechlichkeit oder Krankheit hilflose Person aussetzt, oder wer solche Person, wenn dieselbe unter seiner Obhut steht, oder wenn er für die Unterbringung, Fortschaffung oder Aufnahme derselben zu sorgen hat, in hilfloser Lage vorsätzlich verlässt, wird mit Gefängnis nicht unter 3 Monaten bestraft. Ist durch die Handlungsweise schwere Körperverletzung verursacht worden, so tritt Zuchthausstrafe bis zu 10 Jahren, wenn durch die Handlung der Tod verursacht worden ist, Zuchthausstrafe nicht unter 5 Jahren ein.

Besondere Bestimmungen des Strafgesetzbuches mögen zeigen, wie häufig eine Schwester oder Pfleger mit dem Gesetz in Berührung kommen kann. Besonders wichtig sind die Paragraphen über Wahrung des Briefgeheimnisses, der Fahrlässigkeit und der Verweigerung der Hilfe an hilflose Personen.

Wegen der Bestimmungen über die verschiedenen Versicherungen wende sich jeder, der genauere Auskunft haben will, an die Auskunftsstellen der betr. Kranken-, Unfall-, Invalidenkasse selbst. Dort muss ihm Auskunft gegeben werden. Es stehen auch in allen Städten Rechtsauskunftsstellen unter Leitung erfahrener Juristen zur Verfügung, die leider immer noch zu wenig benutzt werden.

# XIII. Gemeindeschwester.

In vielen Dörfern, sowie in den Städten Deutschlands sind jetzt Gemeindeschwestern angestellt. Die Einrichtung hat sich bisher gut bewährt. Von vornherein unterscheidet sich die Gemeindeschwester von der des Krankenhauses, dass sie von einem zentralen Betriebe ausgeschaltet ist. Ihre Pflegebefohlenen liegen nicht auf einer Station zusammen, sondern in dem Gebiete ihrer Tätigkeit zerstreut. Sie muss daher jeden einzeln aufsuchen und das nicht nur bei Tage, sondern recht häufig auch bei Nacht unter ungünstigen Verhältnissen.

Während ferner die Art der Erkrankungen bei der Stationsschwester immer eine bestimmte Gruppe von Kranken umfasst, wie z. B. innerlich und äusserlich Erkrankte, so ist das bei einer Gemeindeschwester keineswegs der Fall. Hier wechseln die Erkrankungsformen in buntem Spiel von harmlosen zu schweren, von inneren zu äusseren, von ansteckenden zu nicht ansteckenden. Die notwendige Folge eines solchen Zustandes ist die Forderung, dass für Gemeindeschwestern nur Personen mit grosser Erfahrung ausgesucht werden können. Wie sollte sonst die Schwester in allen diesen Fragen, selbst unter Anleitung eines Arztes, sich zurechtfinden können, ohne Patient und eigene Person zu schädigen!

Was hat nun die Gemeindeschwester überhaupt zu tun?

Da lautet zunächst die Antwort: vor allen Dingen dem Arzte oder den Ärzten ihres Wirkungskreises zur Hand zu gehen und deren Wirken sinngemäß zu unterstützen.

Es ist das nicht leicht und erfordert oft grosse Anstrengungen.

Wie gross ist aber die Annehmlichkeit für den Arzt auf dem Lande, wo Anstaltsbehandlung nicht möglich ist, wenn seine Anordnungen von tüchtigen und treuen Gemeindeschwestern kontrolliert und ausgeführt werden, wie dankbar sind ihr die Patienten, wenn sie die kundige sichere Hand der erfahrenen Schwester spüren, sei es bei einem Verbandwechsel, den der Arzt der Schwester anvertraut hat, sei es bei Unterstützung des untersuchenden Arztes am schweren Krankenlager! Es wäre nur zu wünschen, dass solche erprobten und aufopfernden Helferinnen dem Arzte noch mehr als bisher zur Verfügung stünden, dann würden die Schwierigkeiten des ärztlichen Berufes wesentlich gemildert. Schön ist es, wenn eine solche Harmonie in der Tätigkeit von Arzt und Schwester besteht. Das kann aber auch anders sein, und leider ist es tatsächlich manchmal anders. Da trifft z. B. eines schönen Tages der Arzt Patienten seines Bereichs mit angelegten Stärkebinden, die die Gemeindeschwester wegen einer Verstauchung selbst angelegt hat, der Arzt wird zu einer von der Schwester behandelten Angina gerufen, die in Wirklichkeit ein schwerer Scharlach ist, ein anderer Patient hat die Masern und es ist eine Syphilis — derartige Fälle liessen sich ad libitum vermehren! Kein Wunder, dass dann der Geduldsfaden reisst und die Verstimmung zwischen der dann vielleicht noch beleidigten in ihrer falschen Selbsteinschätzung gekränkten Schwester ist da. Unangenehm ist es auch, wenn die erfahrene Schwester dem Arzt bei Verordnungen dreinreden will. So unglaublich das klingt, es kommt tatsächlich vor. Es mögen die angeführten Beispiele genügen, um zu zeigen, wie es nicht sein soll.

Welche Kenntnisse sind nun in allererster Linie erforderlich, um den Arzt in förderlicher Weise zu unterstützen?

An die Spitze möchte ich die Forderung stellen, dass eine Gemeindeschwester in der Pflege von ansteckenden Krankheiten absolut sicher ausgebildet sein muss. Dazu gehört die genaue Kenntnis der Lehre von der Infektion und Desinfektion, die in den einschlägigen Kapiteln abgehandelt ist. Keinesfalls darf sie sich hierin vernachlässigen, denn grosses Unheil kann — wie leicht zu begreifen — daraus erwachsen.

Kann doch das Wohl einer ganzen Gemeinde dadurch ernstlich gefährdet werden! Eine Schwester, die in Frage der Desinfektion sicher ist, wird auch auf dem Gebiete der kleinen Chirurgie der praktischen Ärzte, der Wochen- und Säuglingspflege, wo auch sie in Betracht kommen kann, zu gebrauchen sein. Das wichtigste aber wird sie leisten können bei herrschenden Epidemien. Nehmen wir einen praktischen Fall an, dass es sich um eine Typhuserkrankung in einem Hause handelt. Die Maßnahmen der fortlaufenden Desinfektion sind nach den Vorschriften getroffen worden (siehe das Kapitel Desinfektion!) und nun soll die Schlussdesinfektion ausgeführt werden. Im Interesse des allgemeinen Wohles muss damit schnell verfahren werden und geprüfte Desinfektoren sind nicht zu beschaffen. Hier muss nach folgenden Gesichtspunkten verfahren werden, deren Beobachtung sowie Durchführung von seiten des zuständigen Arztes und Kreisarztes überwacht wird.

Wenn es z. B. sich darum handelt, eine gewöhnliche Bauernstube, welche weder Dielen noch Fliessen hat, zu desinfizieren, so sind die Aufgaben auf einmal wieder ganz andere, als wenn man im Krankenhaus einen Steinboden aus Terrazzo vor sich hat. Diesen kann man mit einer 2—3%igen Kresolseifenlösung bequem abbürsten, jenen aber zu reinigen erfordert andere Maßnahmen; das geeignetste in diesem Falle ist die Kalkmilch, wenn es sich z. B. um einen gestampften Lehmboden handelt. Diese wird in reichlicher Menge zubereitet und im ganzen Zimmer ausgegossen, damit sie in den Lehmboden hineinsickert. Auch die Wände und Decken werden zweckmäßigerweise mit frischer Kalkmilch angestrichen. Es ist selbstverständlich, dass vorher alles Infektiöse aus dem Raum entfernt worden ist. Nehmen wir an, es habe ein Typhuskranker in dem Bett gelegen und es wäre das ganze Bettzeug sowie Bettlaken und Strohsack von dem Stuhl des Typhuskranken beschmutzt. Da der Stuhlgang der Träger der Infektion ist, muss er vernichtet werden. Handelt es sich um Sachen, die noch gebraucht werden können, bzw. von den Leuten nicht entbehrt werden können, so tut man die Wäsche in einen Kübel mit 2,5%iger Kresolseifenlösung und lässt sie vorläufig 24 Stunden darin liegen, dann wird sie gekocht und ist dann als keimfrei zu betrachten. Die Bettstelle wird mit Kresolwasser oder Sublimatlösung abgebürstet. Das Stroh und meistenteils auch der Strohsack sind Gegenstände, welche so geringen Wert haben, dass sie durch Verbrennen vernichtet werden können. Das darf selbstverständlich nicht in dem Zimmer geschehen, sondern die Schwester muss sie am zweckmäßigsten so vernichten, dass zwei Personen unter ihrer Aufsicht den Strohsack an den Zipfeln fassen und ihn behutsam auf das freie Feld tragen; nachdem festgestellt worden ist, von welcher Seite her der Wind weht, wird der Platz für das Verbrennen gewählt. Ausserdem sind einige Sicherheiten wegen etwaigen Ausbruchs einer Feuersbrunst zu treffen.

Es ist sehr schwer, in einer Bauernstube alle Desinfektionsmaßregeln gründlich durchzuführen, nehmen wir noch ferner an, dass der Stuhlgang, weil der Fall früher nicht dem Arzt gemeldet war, auf den Misthaufen und in das Klosett in undesinfiziertem Zustande gegossen worden ist, so ist sehr schwer mit Sicherheit zu sagen, dass alle Keime vernichtet sind. Die in der Senkgrube befindlichen Typhusbazillen schaden ja an und für sich dem Menschen nicht so sehr, aber bekanntlich hat jeder Bauernhof seinen eignen Wasserbrunnen und dieser ist zuweilen mit einer schlechten Steinfassung versehen. Wenn nun der Wasserbrunnen nur etwa fünf Meter von der Senkgrube entfernt ist, so sickert allmählich bazillenartige Flüssigkeit in den Brunnen hinein. Auf diese Weise kommt eine Verseuchung desselben zustande, denn mit dem Trinkwasser gelangen nun die Keime in den Mund und in den Darm des Menschen und rufen so eine neue Infektion hervor. Andrerseits können auch die Abwässer den Rinnstein entlang in den Bach des Dörfchens gelangen und die stromabwärts liegende Ortschaft und die Gegend in die Gefahr der Ansteckung bringen. Auf diese Weise ist schon häufig eine Typhusepidemie verbreitet worden.

Derartige Überlegungen hat auch eine Gemeindeschwester anzustellen und durch eine geeignete schnell einzusetzende Verhütungsmaßregel, die von der Entschliessungsfähigkeit und Ausbildung abhängt, kann frühzeitig dem Ausbruch von Krankheiten vorgebeugt werden. Ist das ganze Gehöft als typhusverseucht zu betrachten, so müssen die Einwohner mit dem Gehöft isoliert bleiben. Dies kann die Schwester allein nicht durchdrücken, sondern sichere sich in erster Linie die Beihilfe des zuständigen Arztes, in dessen Auftrag sie ja meist handelt. Die Abwässer sind zu desinfizieren. Die Rinnsteine werden am besten mit reichlicher Kalkmilch oder Chlorkalkmilch ausgegossen. Die im Klosett befindlichen Kotmengen sind mit Kalkmilch reichlich zu übergiessen und im übrigen treten die Bestimmungen über Desinfektion in Kraft. Maßgebend ist immer der Gesichtspunkt, dass die Keime auf den Ort ihrer Verbreitung beschränkt bleiben und dass alles aus dem Körper des Kranken neu auftretende infektiöse Material immer wieder sofort vernichtet wird (siehe über fortlaufende Desinfektion!).

Es ist ferner daran zu denken, dass sämtliche Einwohner des Hauses, ev. auch Haustiere, typhusinfiziert sind. Es gibt sogenannte Bazillenträger, hierunter versteht man solche Menschen und Tiere, welche den Keim einer Infektionskrankheit mit sich herumtragen, ohne doch die Krankheitserscheinungen aufzuweisen. So befinden sich bei Diphtherie die Keime auf den Mandeln und im Rachen, bei Typhus im Darm und werden dort immer wieder regelmäßig ausgeschieden. Da die Einwohner von der Infektiosität und überhaupt von der Verbreitung der Seuche nicht unterrichtet sind, sind von ihnen selbstverständlich auch keine Verhütungsmaßregeln getroffen worden, dass die Keime, welche in der Nähe des Typhuskranken überall vorhanden waren, nicht in ihren Körper gelangten. Es sind deshalb alle Bewohner des Hauses, in dem ein Typhuskranker liegt, praktischerweise von vornherein als Bazillenträger anzusehen. Deshalb sollen sie auf alle Fälle daraufhin untersucht werden; das geschieht, indem man den Stuhlgang in das Untersuchungsamt der nächsten Kreisstadt einsendet. Wie wichtig das Beseitigen eines solchen Bazillenträgers ist, geht deutlich aus einer Epidemie hervor, welche in der Nähe von Metz ausgebrochen war, wo sich als Verbreiter derselben ein Typhusträger, sonst sehr gesund aussehender Mensch erwies.

Bei jeder chirurgischen Maßnahme des Arztes in der Wohnung des Kranken auf dem Lande wird ferner die Schwester die Vorzüge einer ordentlichen desinfektorischen Ausbildung ermessen können. Ich setze wieder einen praktischen Fall, und habe da ein Ereignis vor Augen, wo in einer kleinen Tagelöhnerwohnung ein Kaiserschnitt plötzlich ausgeführt werden musste, um Mutter und Kind zu retten.

Es ist sehr schwierig, eine gewöhnliche Bauernstube, selbst die Wohnung besser gestellter Menschen, in einen solchen Zustand zu versetzen, dass man, ohne allzuviel verantworten zu müssen, hier operieren kann.

Die erbärmlichste Hütte muss oft genug als Unterkunftsraum von Kranken dienen. Kleine niedrige Fenster, gestampfter Lehmboden, niedrige Lehmwände mit allerhand Löchern, ein Strohdach, sind in diesen Verhältnissen ein gewöhnlicher Anblick. Das Innere ist meist auf die abenteuerlichste Weise ausgeschmückt. Von Jahrmarkttrödlern und -händlern stammen die Papierrosetten und Girlanden, Lampenschirme, Gipsfiguren und Bilder, die wir an der Decke, den Wänden, auf dem Tisch finden. Auf den Schränken liegen verstaubt stossweise die Zeitungen, oder die Lieferungen der Hintertreppenromane. An einer Wand steht das Bett der Familie, darunter ein Schubkasten für weitere Schlafbedürftige. Das Stroh ist lose, einen Strohsack gibt es nicht. Ausserdem ist das Stroh seit langer Zeit nicht gewechselt und riecht moderig. Im Bett liegt vielleicht das diphtheriekranke Kind, einige andere sind an Scharlach oder Masern erkrankt und die Eltern sind tuberkulös. Auf dem Tisch stehen mit Fliegen dicht besetzte Speisereste, daneben liegen vielleicht die Kämme in zweifelhafter Verfassung. Solche jammervollen Bilder sind in der Praxis des Arztes und der mit ihm praktizierenden Gemeindeschwestern keine Seltenheiten.

In „besseren" Verhältnissen gibt es noch eine gute Stube. Die Familie isst und trinkt und schläft zum Teil in der Küche, teils in ungesunden kleineren Wohnräumen, während die gute Stube mit allem möglichen Plunder vollgepfropft ist. Da treffen wir die Jahrmarktserinnerungen wieder, geschmacklose Gipsfiguren und Bilder „schmücken" die Wände. Keinem der Familie ist es zum Bewusstsein gekommen, wie töricht sie an ihrer Gesundheit handeln, den schönsten und grössten Raum, der ihnen zum Leben zur Verfügung steht, nicht zu benutzen und zu einer Sammelstelle von Geschmacklosigkeiten zu machen.

Jeder wird die Schwierigkeit einsehen, in einem solchen Falle von gesundheitswidrigen Zuständen einigermaßen Ordnung zu schaffen.

Gerade die Gemeindeschwester wird hierin eine segensreiche Tätigkeit entfalten können. Geht man daran, die Verhältnisse einigermaßen hygienisch zu gestalten, so muss man zunächst darauf achten, dass alles unnötige Staubaufwirbeln vermieden wird. Mit dem Staub nämlich verstreuen wir Krankheitskeime, welche darin immer enthalten sind, in der Stube umher. Deshalb sind alle Papiersachen sorgfältig abzuhängen, zu sammeln und auf einem Haufen im Freien zu verbrennen, bzw. in den Ofen zu stecken. Bilderkram, Büsten und sonstige Staubfänger sind auf dieselbe vorsichtige Weise unschädlich zu machen. Nichts im Zimmer abstauben! Es ist ferner sehr viel gewonnen, wenn man einen sauberen Fussboden und endlich saubere Wände bekommen hat. Zu erwägen ist, ob man nicht das ganze Innere, falls es sich um Lehmwände handelt und Zeit dazu ist, mit Kalkmilch tünchen soll.

Leichter liegen schon die Verhältnisse in dem zweiten Beispiele. Hier kann die gute Stube verhältnismäßig schnell zu einem Krankenzimmer umgewandelt werden.

Alles unnötige muss jedenfalls für die Zeit der Operation und auch noch einige Zeit nachher aus dem Zimmer entfernt werden. Sehr angenehm ist es, wenn ein Formalindesinfektionsapparat zur Stelle ist oder schnell beschafft werden kann. Tische und Stühle, welche zur Operation nötig sind, müssen vorher mit 2,5%iger Kresolseife abgewaschen werden.

Neben der genauen Kenntnis von der Pflege ansteckender Krankheiten und der Desinfektion soll die Gemeindeschwester, um den Arzt förderlich unterstützen zu können, Verbände an allen Körperteilen sicher und kunstgerecht anzulegen imstande sein; ferner gewisse gefahrdrohende Zustände, die im Verlauf innerer Krankheiten auftreten können, wie Bewusstlosigkeit, Herzschwäche, Atemnot usw. bis zum Eintreffen des Arztes zu mildern und den Kranken dabei zu unterstützen. Ebenso können bei chirurgischen Leiden derartige Zustände auftreten, die sofortige Hilfeleistung erfordern. Das nähere ist in dem Kapitel über Unglücksfälle zu ersehen.

Eine Gemeindeschwester muss eben in allen Sätteln fest sitzen. Es ruht hierin aber, wenn sie es kann oder zu können glaubt, eine gewisse Gefahr. Es ist möglich, dass die Schwester, gestützt auf ihre grossen Erfahrungen und Kenntnisse und verleitet durch die relative Selbständigkeit in ihrem Wirkungskreise, zu selbständig wird und sich Dinge zu eigen macht, die in das Gebiet der ärztlichen Tätigkeit fallen. Gar allzu leicht bildet sich dann eine Art Privatpraxis der Gemeindeschwester heraus, die unter allen Umständen untersagt ist. Die Glorie, die sich um ihr Haupt durch derartige Tätigkeit bildet, führt zu dem Rufe einer weisen Frau, dessen sonstige Zweifelhaftigkeit sie allein schon veranlassen sollte, ihre Tätigkeit in den ihr zugewiesenen Grenzen zu halten.

Ausser der Assistenz, die sie dem Arzt in seiner Tätigkeit leistet, kommt für die Gemeindeschwester die Hilfeleistung bei Unglücksfällen als Feld der Betätigung in Betracht. Es existieren an den meisten Orten freiwillige Krankenpfleger (zu gleicher Zeit oft Barbiere), die ebenfalls als Samariter ausgebildet sind. Mit diesen und sonstigen Einrichtungen der Nothilfe muss sie sich bekannt machen, damit, wenn sie selbst verhindert ist, den Betreffenden oder deren Angehörigen raten kann, wohin sie sich wenden können.

In manchen Gegenden pflegen sich eine gewisse Art von Unglücksfällen immer zu wiederholen. So in der Nähe von Kalkgruben Kalkverbrennungen, in Gärungsbetrieben Kohlensäurevergiftungen usw. Man kann sich also auf gewisse Sorten solcher Unglücksfälle vorbereiten, indem man sich vorher nach den verschiedenen Betrieben erkundigt. Auch an die Wiederbelebung Scheintoter nach Ertrinken in der Nähe von Teichen und Flussläufen sei erinnert.

Gerade die Hilfeleistung bei Unglücksfällen wird den Schwestern am wenigsten geläufig sein. Hier wären, ehe die Schwester ihre Tätigkeit antritt, Ausbildungskurse und praktische Prüfung am Platze.

Im Zusammenhange hiermit sei erwähnt, dass eine Gemeindeschwester immer erreichbar sein muss. Sie muss mindestens irgendwie kundgeben, wo sie zu finden ist.

Ein weiteres recht wichtiges Feld der Tätigkeit liegt auf dem Gebiete der sozialen Hygiene. Es ist hierbei nicht daran gedacht, dass sie selbständig und allein auftreten soll. Sie kann und soll soziale Hygiene nur treiben mit den Behörden, die hier von ihr über Schäden benachrichtigt werden sollen. In Betracht kommende Behörden sind das Bürgermeisteramt, der Ortsschulze, der Armenpfleger, die Polizei, der Lehrer, der Prediger, vor allen Dingen aber der Arzt und der Kreisarzt.

Viele Schäden in hygienischer Beziehung sind in den armen Häusern unverkennbar. So z. B. eine unzweckmäßige Lebensweise. Nicht immer ist es Nahrungsmangel, den man bei solchen Familien antrifft, sondern häufig der Genuss von gesundheitsschädlichen Nahrungs- und Genussmitteln. Z. B. die Unsitte, auch Kindern schon in früher Jugend Alkohol zu geben, muss sie durch eine vernünftige Aufklärung entschieden bekämpfen. Die unzweckmäßige Zubereitung von Speisen und das halbrohe Geniessen von Obst, Hülsenfrüchten, das Essen zu frischen Brotes, Essen von rohem Fleisch (Gehacktes), das Trinken nicht abgekochter Milch, übermäßiger Tabakgenuss muss sie wenigstens durch Aufklärung zu vermindern suchen. Ferner kommen bei der ärmeren Bevölkerung besonders auch mangelhafte Sauberkeit mit allen ihren Folgen in Betracht, wie Verlausung einer ganzen Familie, das massenhafte Auftreten von Flöhen und Wanzen und sonstigem Ungeziefer. Meistenteils sind die Schwestern, wenn sie einige Zeit in Krankenhäusern gewesen sind, so gut vorgebildet, dass sie sich hierbei zu helfen wissen. Es hält manchmal sehr schwer, die Leute von der Schädlichkeit des Schmutzes zu überzeugen. Besonders verderblich sind naturgemäß solche hygienischen Verhältnisse für das Säuglings- und Kindesalter. Sehr unzweckmäßige Verhältnisse findet man ferner häufig in der Kleidung und im Schlafzimmer. Die grossen dicken Federbetten, aus denen man bequem 4—5 machen könnte, wollen immer noch nicht verschwinden. Die Strohsäcke werden schlecht aufgeschüttelt und das Stroh wird schlecht erneuert. Die Säuglinge werden in dicke Betten gepackt, unsauber gehalten usw.

Ferner sehe sie mit den immer mehr in den Vordergrund tretenden Fürsorgestellen für Unbemittelte und Kranke in Verbindung zu kommen und ihre Satzungen und Aufnahmebedingungen kennen zu lernen. Nicht zuletzt mache sie sich vertraut mit den Satzungen der Krankenkassen des Ortes oder suche solche Personen kennen zu lernen, welche ihr in dieser Beziehung Ratschläge erteilen können.

Man wird nach den Ausführungen ohne weiteres ermessen, wie verdient sich eine Gemeindeschwester um das gemeine Wohl machen kann, wenn sie nur die rechte Lust und Liebe zur Sache hat. Sie hat die drei Hauptaufgaben zu sein: Assistentin des Arztes, Samariterin bei Unglücksfällen und Helferin bei der Milderung des sozialhygienischen Elendes. Das genügt, um ein Leben auszufüllen!

# XIV. Geisteskrankenpflege.

Die Pflege Geisteskranker stellt an eine Schwester ebenfalls hohe Anforderungen an Selbstverleugnung, Mühe, Selbstbeherrschung.

Wenn eine Schwester sich der Geisteskrankenpflege widmet, so mache sie sich von vornherein klar, **dass alles, was der Kranke tut und lässt, Erscheinungen und Äusserungen seiner Geisteskrankheit sind.**

Nur von diesem Gesichtspunkte aus ist eine ruhige und besonnene Pflege möglich. Es gibt Geisteskranke, die durch ihr Wesen die Pflegepersonen immer wieder reizen, da muss man alles tun, um den aufgeregten Zustand solcher Kranken durch unbesonnenes Verhalten nicht noch zu steigern. Man würde dann, anstatt zu heilen und zu pflegen, die Erkrankung nur noch schlimmer machen.

Manche Kranke neigen zu Tollwutausbrüchen, werden bei der geringsten Veranlassung tätlich gegen ihre Umgebung, manche zeigen wieder Hemmungszustände in Form von Traurigkeit, Verstimmung, Lebensunlust, Angstgefühlen. Die Hypochondrie zeigt den Kranken verstimmt, dieser glaubt sich wegen einer geringfügigen Verdauungsstörung unheilbar und dem Tode verfallen oder aus sonst geringfügigen körperlichen Störungen.

Bei Hysterischen erlebt man in wechselvollem Spiel Lähmungen, Krampferscheinungen, Taubheit, Blindheit.

Das sei nur angeführt, um der Schwester das verschiedenartige Bild von geistigen Erkrankungen andeutungsweise vor Augen zu führen.

Man teilt die Geisteskranken oder Irren in ruhige und unruhige Kranke ein.

Die ruhigen sind einer Beeinflussung von seiten des Arztes und des Pflegepersonals naturgemäß am besten zugänglich. Unter ruhig soll hier nur das ruhige äussere Benehmen gemeint sein, denn innerlich ist bei den Irren von einer wirklichen Ruhe keine Rede. Der Gemütszustand ist dauernd alteriert, oft in der schlimmsten Weise beunruhigt durch Angstgefühle, Verfolgungsgedanken, Wahnvorstellungen, die aber immer noch nicht hinreichen, um die äussere Ruhe zu durchbrechen. Wenn derartige Kranke aber nun auch nach aussen ruhig sind, so zeigen sie doch für die Schwester, besonders den Neuling, Lebensäusserungen und Gewohnheiten, die häufig abschreckend und so hässlich sind, dass es der ganzen Überwindung eines Menschen bedarf, um überhaupt sich zur Weiterpflege zu entschliessen. Da kann man erst ermessen, was Selbstverleugnung und Überwindung heisst, dass diese Worte keine leere Phrasen sind.

Es zeitigt jedoch die liebevolle Hingabe oft recht gute Früchte. So hätte man bis vor nicht allzu langer Zeit es kaum für möglich gehalten, dass gewisse Sorten Geistesgestörter wieder in Bahnen der Ordnung und der Arbeit gebracht werden könnten, die völlig aussichtslos bezüglich der vollen Heilung anzusehen waren, z. B. Idiotie, angeborener Schwachsinn, Epilepsie, und Naturen, die man schlechthin als „abwegige“ bezeichnet und „entartete“.

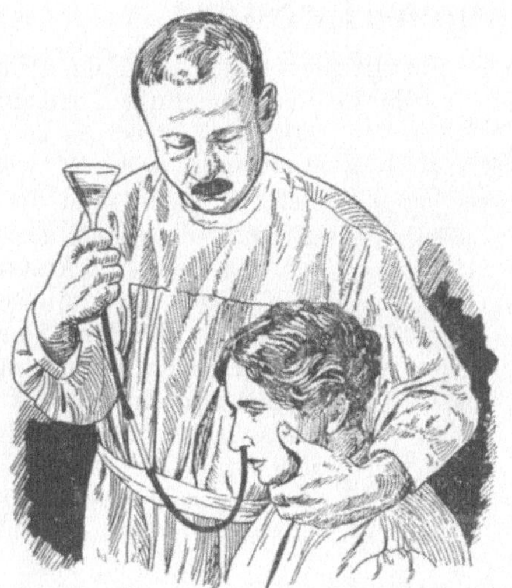
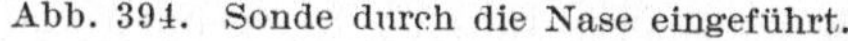

Abb. 394. Sonde durch die Nase eingeführt.

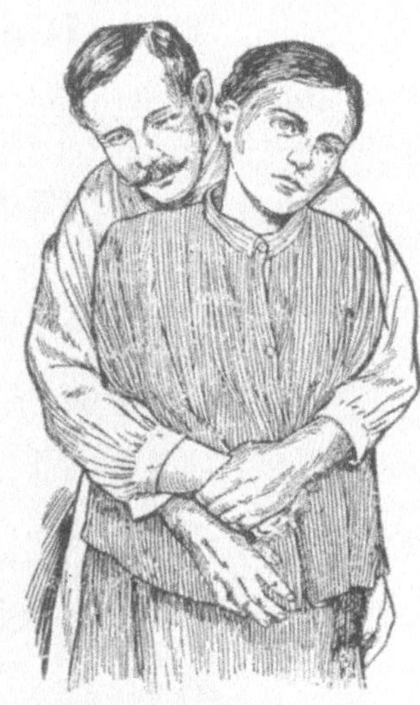

Abb. 395. Halten eines unruhigen Geisteskranken von hinten.

Hier hat sich ein grosses Gebiet der Beschäftigungsbehandlung herausgebildet, die anstaltmäßig betrieben wird und vielen solcher bedauernswerten Menschen eine nützliche Beschäftigung und eine gewisse Daseinsberechtigung gibt. Besonders Gärtnerei und Handwerk sowie Ackerbau sind beliebte derartige Beschäftigungszweige.

Die unruhigen Patienten sind wieder ganz anders zu behandeln. Sie sind gemeingefährlich und in geschlossenen Räumen unterzubringen. Von einer Pflege ist hier oft keine Rede, sondern nur von einer strengen Überwachung, damit in den Anfällen der Wut und Raserei sich weder der Patient selbst, noch den anderen Kranken schadet. Sollte die Schwester einmal in einer Privatpflege einen Tobsuchtsanfall in ausgesprochener Form erleben, so hat sie unter Zuziehung des Arztes sofort auf dessen Isolierung am besten in einer Anstalt zu dringen.

Im Privathause lässt sich ein Tobzimmer schlecht einrichten, sollte es dennoch nicht zu umgehen sein, so bleiben am besten von der ganzen Zimmereinrichtung nur die leeren Wände und eine Ruhebank übrig und die Fenster sind am besten für den Tobenden unerreichbar, ebenso alle Gegenstände, durch die er sich und andere verletzen kann. Die Beruhigung des Patienten mit Medikamenten ist Sache des Arztes.

Zu erwähnen ist schliesslich noch, dass im Verlaufe der Pflege geisteskranker Personen plötzliche Unglücksfälle sich ereignen können. Die dazu nötige Hilfeleistung ist in dem einschlägigen Kapitel ersichtlich. Bei Krampfanfällen sehe man zu, soviel als möglich Schaden von dem am Boden liegenden Patienten abzuhalten, also durch Unterlegen weicher Decken besonders unter den Hinterkopf und Hineinstecken eines Holzspatels zwischen die Zähne, den man am besten noch mit etwas Gaze umwickelt.

Gewisse Formen von Geisteskrankheiten führen zu Lähmungen der Beine oder auch der Hände. Die armen von solchen Krankheiten befallenen Menschen sind ganz und gar auf das gute Herz der Mitmenschen angewiesen. Besonders schlimm ist so ein Zustand, wenn das Orientierungsvermögen und das Bewusstsein erhalten ist. Über die Pflege solcher Lähmungen ist das Nötige in den vorhergehenden Abschnitten bereits mitgeteilt (Dekubitus etc.).

# XV. Die Röntgenschwester.

Die Entdeckung der Röntgenstrahlen hat die segensreichsten Folgen für die Heilkunde gezeitigt. Die Wissenschaft verdankt ihr ungeahnte Fortschritte. Mit der Zeit ist die ärztliche Methodik dadurch wesentlich verfeinert und die Diagnosenstellung so gesichert worden, dass kein Arzt dieses Hilfsmittel gern entbehren möchte. Wir durchleuchten jetzt Lungen, Därme, Arme, Beine und fassen das alles als so selbstverständlich auf, als wenn wir früher schon gar nicht anders gearbeitet hätten. Und doch war der Weg lang, der uns erst zu dieser Vollkommenheit führte. Viele hochverdiente Männer mussten Gesundheit und Lebenskraft hingeben, um die Quellen der Röntgenologie zu erschliessen. Doch nicht nur zur Diagnose der Krankheiten war uns so ein ideales Mittel in die Hände gegeben, sondern, wie allerdings erst in letzter Zeit erforscht wurde, auch eine sehr wirksame Waffe zur Bekämpfung unseres ärgsten Feindes, der bösartigen Geschwülste. Der Krebs, das Sarkom, die Tuberkulose, auch viele Hautausschläge haben sich als durch Röntgenstrahlen heilbar erwiesen.

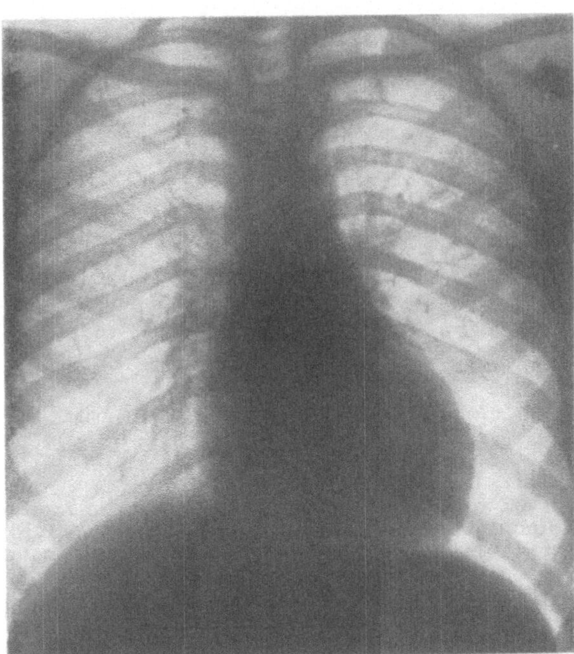

Abb. 396. Normales Röntgenbild der Brustorgane eines Mannes. Man sieht die klare Abzeichnung der Rippen, des Herzens und darunter des Zwerchfells.

Die folgenden Zeilen können unmöglich der lernenden Schwester das ganze Gebiet ihrer späteren Tätigkeit als Röntgenschwester vor Augen führen. Dazu bedarf es noch eines intensiven tüchtigen Studiums bei einem Röntgenarzt und erst nach Erwerbung gründlicher Kenntnisse und langer Übung wird der Röntgenschwester die befriedigende Ausübung ihres Berufes gelingen.

Das gilt besonders für alle Fälle, wo in grossen Betrieben die Röntgenschwester eine gewisse Selbständigkeit unter Leitung eines Arztes besitzen muss. Hierfür werden überhaupt immer nur einige wenige besonders tüchtige geeignet sein.

## 1. Allgemeines von den Röntgenstrahlen.

Die Röntgenstrahlen sind nach ihrem Entdecker Röntgen genannt. Wir erzeugen sie in den Röntgenröhren, die wir später noch genauer beschreiben wollen.

Die Strahlen haben die merkwürdige Eigenschaft, die photographische Platte genau so wie das Licht zu schwärzen und feste Körper zu durchdringen.

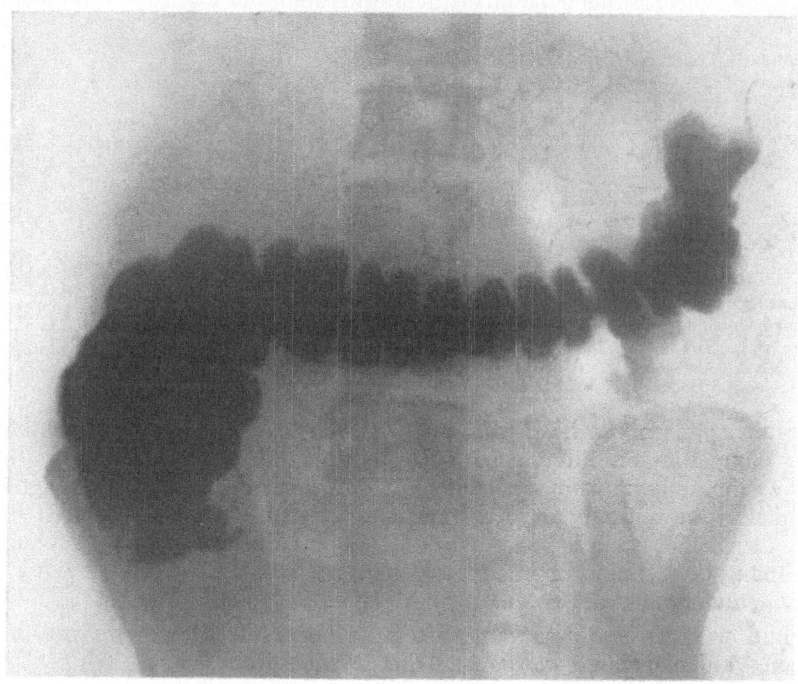

Abb. 397. Normale Dickdarmfüllung. 8 Stunden nach einer sogen. Kontrastmahlzeit (Baryumsulfatbrei).

Die Durchdringungsfähigkeit der festen Körper ist aber beschränkt, so gehen die Strahlen durch Holz, Papier, Stoff, Fleisch, Fett gut hindurch aber nur schlecht durch Metalle, wie Aluminium, Kupfer, Blei, Messing usw., am schlechtesten durch Blei.

Nehmen wir nun an, wir liessen auf eine in einer Holzkassette befindliche photographische Platte die Röntgenstrahlen einwirken, so würden wir nach Entwicklung der Platte eine gleichmäßige Schwärzung bekommen. Legen wir aber ein Stück Metall, z. B. Blei, darauf, so wird in dem Bezirk wo das Blei gelegen hat, das Röntgenlicht nicht durchgedrungen sein. Die Platte hat sich an dieser Stelle nicht geschwärzt, sondern ist weiss geblieben. Wir können dieses Experiment mit einem

Schlüssel wiederholen. Wir legen einen Schlüssel auf eine Holzkassette, lassen die Röntgenstrahlen einwirken und werden die Konturen des Schlüssels ganz genau als weisses ausgespartes Bild auf der Platte haben nach Entwicklung. Kopieren wir die Platte, so bekommen wir das positive Bild des Schlüssels.

Dieser Fundamentalversuch lässt uns weiter nun folgendes begreifen.

Es hat sich herausgestellt, dass die Knochen ebenfalls für Röntgenstrahlen so gut wie undurchlässig sind wegen ihres hohen Gehaltes an Metallsalzen. Die Weichteile des Körpers, also das Fleisch, das Fett, die Sehnen lassen das Röntgenlicht durch. Legen wir nun ein Bein oder einen Arm auf eine photographische Platte und darüber die Röntgenröhre, so wird das Röntgenlicht die Platte überall schwärzen, nur nicht im Bereich der Knochen. Diese lassen die Strahlen nicht durch und werden, wie der Schlüssel im vorigen Versuch, sich deutlich als weisses ausgespartes Bild auf der Platte abzeichnen. Wir haben das Knochenbild vor uns und können dessen feineren Bau, eine etwaige Bruchstelle, Verbiegungen usw. bequem erkennen und das Bild aufheben, damit

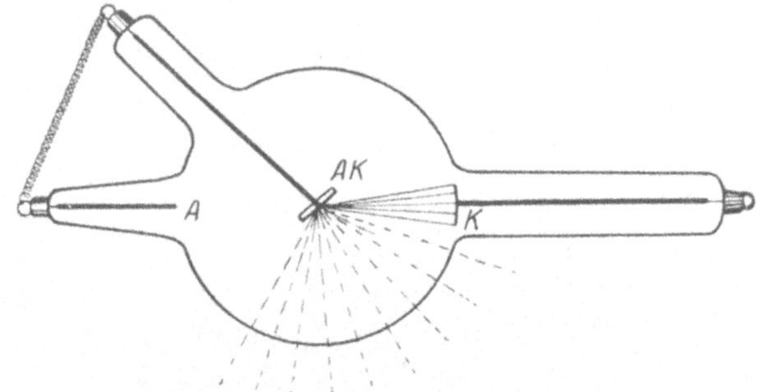


Abb. 398. Schema einer Röntgenröhre.
K = Kathode. A = Anode. AK = Antikathode.

wir es mit späteren vergleichen können. Oft ist es selbst für den Geübten sehr schwer ohne Röntgenbild einen Bruch richtig zu erkennen und ihn z. B. von einer Verrenkung zu unterscheiden. Ich erinnere nur an den erst nach prinzipieller Anwendung der Röntgenstrahlen häufig diagnostizierten Knöchelbruch, der früher so oft besonders unter dem Militär unter der Krankheitsbezeichnung des „vertretenen Fusses“ oder der „Bänderdehnung“ ging, an die „Fussverstauchung“, die so häufig ein Mittelfussbruch war.

Nun wenden wir uns zunächst zu dem Instrument, in welchem die Röntgenstrahlen erzeugt werden, zu der Röntgenröhre.

## 2. Die Röntgenröhre.

Eine Röntgenröhre besteht aus einer Glaskugel mit mehreren meist drei zylinderförmigen Ansätzen. Da sich Röntgenstrahlen nur bei nahezu luftleeren Röhren bilden können, muss die Luft vorher ausgepumpt sein. Das wird technisch durch ein besonderes Verfahren mit der Quecksilberpumpe erreicht.

Von den Ansätzen aus gehen verschiedene metallene Fortsätze in das Innere der Röhre hinein. Der eine, meist der längste Metallfortsatz, trägt einen kleinen Hohlspiegel aus Platin. Er wird an den negativen Pol des Röntgenapparates angeschlossen und heisst Kathode. Der kleinste Fortsatz besteht nur aus einem Metallstift. Er bildet den positiven Pol, man nennt ihn Anode. Die Röntgenstrahlen bilden sich, wenn von der Kathode Strahlen ausgehen. Diese werden sich, da die Kathode die Gestalt eines Hohlspiegels hat, in einem Punkte, dem Brennpunkte, vereinigen. An dieser Stelle müssen wir die an dem dritten Fortsatz

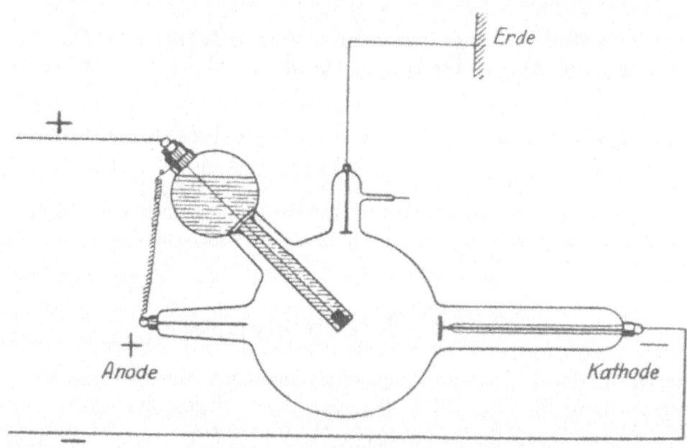


Abb. 399. Regeneriervorrichtung.
Röntgenröhre mit Siedekühlung (Müller).

angebrachte Metallvorrichtung, die wir Antikathode nennen, anbringen. Da auf der Antikathode durch die auftretenden Kathodenstrahlen eine intensive Wärme erzeugt wird, muss die Antikathode aus einem sehr schwer schmelzbaren Metalle bestehen. Man wählt dazu jetzt meist das Wolfram, welches erst bei etwa 3000 Grad schmilzt.

Um die Wärmewirkung der Antikathode noch mehr abzuschwächen, hat man sie auch in Verbindung mit Wasserkühlungen, Ausstrahlungsrippen usw. gebracht. Eine solche gute Konstruktion ist die Müllersche Siederöhre. Es ist klar, dass, je länger eine Röhre geht, eine um so grössere Hitze entwickelt wird. Röhren, die also zu längerer Bestrahlungsdauer — in neuerer Zeit viele Stunden lang — gebraucht werden, müssen besonders konstruiert sein.

Von der Antikathode gehen die Röntgenstrahlen aus und verbreiten sich gradlinig durch die Röhrenwand, die der Antikathode gegenüberliegt, nach aussen.

Es wurde erwähnt, dass in den Röhren nahezu ein luftleerer Raum besteht. Es muss also etwas Luft immer noch vorhanden sein, sonst gehen die Kathodenstrahlen nicht hindurch. Nun verbraucht sich beim Betrieb der Röhre die innen befindliche Luft, die Röhre spricht nicht mehr an, sie wird zu hart und wir bekommen sie nicht mehr in Betrieb. Die Röhre muss wieder etwas Luft bekommen. Dieses können wir durch verschiedene Vorrichtungen erreichen und wir nennen das Luftbringen in die Röhre das Regenerieren.

Es sind verschiedene Methoden des Regenerierens im Gebrauch. Die gebräuchlichste ist die Osmoregenerierung. An der Röhre befindet sich noch ein vierter angeschmolzener Glasansatz, der ein kleines Drähtchen aus einem besonderen Metall trägt, welches zum Teil in die Röhre hineinragt, zum Teil nach aussen ein Stück übersteht. Durch Erhitzen mit einem Streichholz oder einer anderen Flamme lässt das Drähtchen Luft in das Innere der Röhre treten und beim Erkalten schliesst

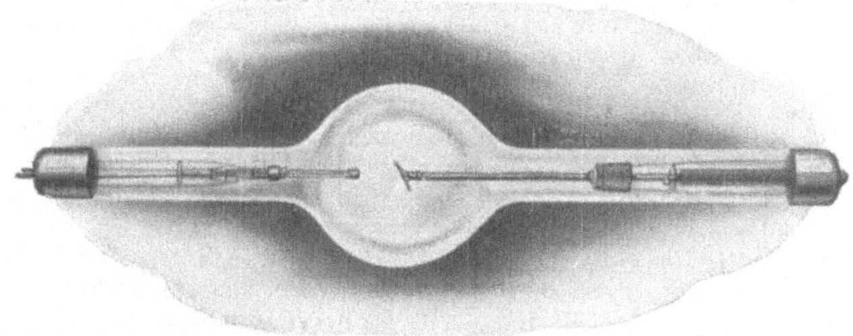

Abb. 400. Glühkathoden-Röntgenröhre (Coolidge-Röhre).

es wieder das Innere der Röhre ab. Auf diese Weise sind wir bequem imstande, so oft wir wollen, die Röhre zu regenerieren. Nur müssen wir uns vor dem Zuviel in acht nehmen, sonst kommt zuviel Luft hinein, die Röhre wird überregeneriert und zu weich.

Die eben geschilderten Röhrenarten sind alle lufthaltig, weil zu ihrem Betrieb Luft in der Röhre sein muss. Die Technik hat nun aber auch solche Röhren konstruiert, die von vornherein luftleer sind und trotzdem gut funktionieren. Die Röntgenstrahlen werden hier in etwas anderer Weise erzeugt als in den gashaltigen Röhren. Hierher gehören die Coolidgeröhren und die Lilienfeldröhre.

## 3. Der Röntgenapparat.

Der Hauptbestandteil des Röntgenapparates ist der Induktor. Er verwandelt den niedrig gespannten Strom, den wir von der Stromzentrale beziehen, vermöge seiner Konstruktion in hochgespannten Wechselstrom, wie wir ihn zu Röntgenbestrahlung haben müssen. Das kann er aber bei Gleichstrom nur, wenn der zugeführte Strom möglichst oft unterbrochen wird. Wir müssen deshalb vorher einen Unterbrecher einschalten. Bei jedem Öffnen und Schliessen entsteht im Induktor ein Strom. Dabei ist jeder Öffnungsstrom jedem Schliessungsstrom entgegengesetzt. Wir können aber keine entgegengesetzten Ströme in der Röntgenröhre gebrauchen, sobald ein Stromwechsel innerhalb der Röhre sich vollzieht, kommt eine intensive Störung in der Röntgentrahlenentwicklung zustande. Deshalb sind Vorrichtungen getroffen, die den Schliessungsstrom bei seinem Entstehen jedesmal ausschalten und an den Enden der Induktorrolle nur die sich gleichgerichteten Öffnungsströme abnehmen lassen. (Schliessungsfreies Arbeiten.)

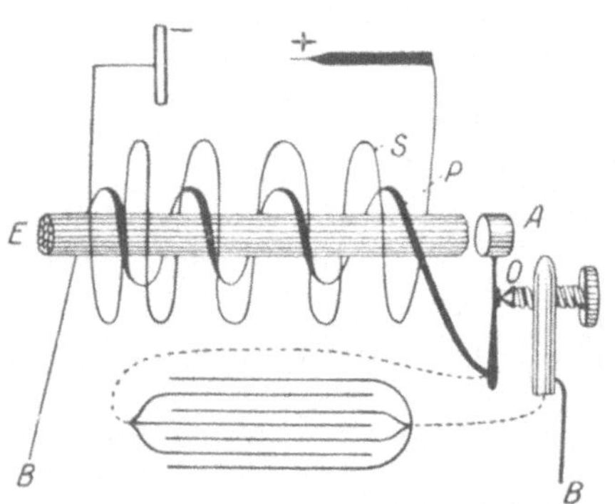

Abb. 401. Schema eines Induktionsapparates.

Speisen wir den Induktor mit Wechselstrom, so brauchen wir keinen Unterbrecher, da der Strom ja ständig wechselt. Wir müssen nur durch eine besondere Vorrichtung die eine Stromrichtung immer unterdrücken oder sie der anderen gleichrichten. So entstanden die Gleichrichterapparate.

Die beiden Enden des Induktors, der aus vielen tausenden feiner Drahtwindungen besteht, sind an jedem Apparat mit „positiver und negativer Pol“ gekennzeichnet und zwar mit den überall gebräuchlichen Zeichen + und −.

Der positive Pol ist meist mit einer Spitze, der negative mit einer Platte verbunden. Man nennt diese Einrichtung die parallele Funkenstrecke. Zwischen ihr springen die infolge der hohen Spannung entstehenden Funken über. Die Spannung ist um so höher je weiter wir den Funkenübergang herstellen können. Von dem positiven und negativen Pol des Induktors gehen die Zuleitungen zu den Röhren ab. Diese müssen streng isoliert sein und an die entsprechenden Pole der Röhre angeschlossen werden.

Um möglichst bequem alles von einer Stelle aus leiten und beaufsichtigen zu können, sind die Anlass- und Abstellvorrichtungen in einem Schalttisch zusammengelegt. Es kann auch die Stärke des in den Induktor geschickten Stromes an einem Messinstrument, das auf dem Schalttisch angebracht ist, einem Ampèremeter, abgelesen werden. Die verschiedenen Schalter sind, damit kein Irrtum entstehen kann, fest bezeichnet. Mindestens kann man den Röntgenapparat und die Röhre getrennt einschalten, so dass man erst Unterbrecher und Induktor anlaufen lässt und dann die Röhren einschaltet. Die Spannung im Röhrenkreise wird durch ein sehr feines Ampèremeter gemessen, welches meist auf dem Apparat angebracht ist. (Milliampèremeter.)

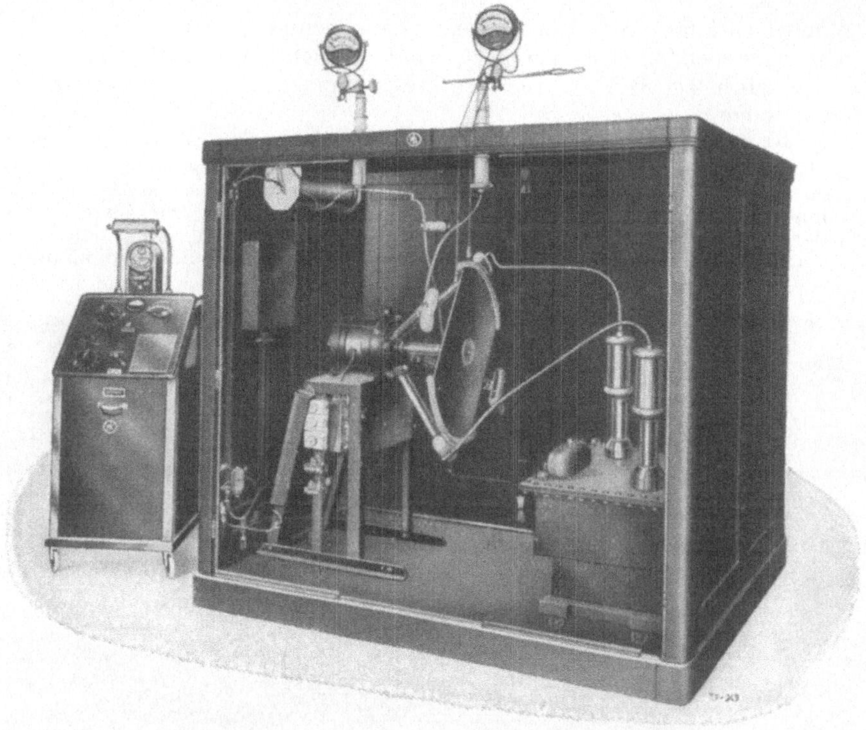

Abb. 402. Moderner Röntgenapparat Universal-Transverter (Koch & Sterzel, Dresden).

## 4. Der Schutz gegen die Röntgenstrahlen.

Der Schalttisch steht hinter einer Wand aus Bleiblech und hat ein Bleiglasfenster, durch welches wir beobachten können.

Dieser Bleischirm schützt uns gegen die schädigenden Wirkungen der Röntgenstrahlen. Im Anfang waren die Schäden leider noch nicht bekannt. Infolgedessen sind viele hochverdiente Forscher, da sie sich nicht schützten, an schleichenden Krankheiten zugrunde gegangen. Die Röntgenstrahlen erzeugen ohne Schutz hartnäckige Hautverbrennungen, zerstören die Zeugungsorgane beim Manne, also die Hoden, beim Weib die Eierstöcke, rufen Blutkrankheiten, die Röntgenanämie, hervor und schädigen die Augen. Nach diesen höchst traurigen Erfahrungen ist vor einer leichtsinnigen Anwendung der Röntgenstrahlung nicht dringend genug zu warnen!

Jede Röntgenanstalt ist verpflichtet, die notwendigen Schutzvorrichtungen stets in tadelloser Form bereit zu halten von Gesetzes wegen. Allerdings würde den Leiter keine Schuld treffen, wenn diese dann, wie man es hin und wieder sieht, nicht angelegt werden. Es muss vorrätig sein eine Brille aus Bleiglas für die Augen, ein Lendenschurz aus Bleigummi, ein Paar Bleigummihandschuhe, ausser der schon erwähnten Bleischutzwand.

Ferner ist das Röntgeninstrumentarium gut gelüftet zu halten, am besten in einem grossen luftigen Raume unterzubringen. Neuerdings baut man Ventilatoren ein, um die ungesunde Luft des Röntgenzimmers immer gleich absaugen zu können, eine sehr begrüssenswerte Einrichtung! Es entwickelt sich nämlich bei längerem Röntgen ein unangenehmer Geruch, der nicht nur von dem entstehenden Ozon herrührt, sondern auch von höchst giftigen Stickgasen, die sich am Boden des Zimmers ansammeln und sofort beseitigt werden müssten.

Es ist deshalb sehr wichtig, dass die Röntgenschwester von Zeit zu Zeit frische Luft sich verschafft, indem sie entweder das Röntgenzimmer verlässt, oder den Raum systematisch ventiliert. Tut sie das nicht, so werden sich bald Kopfschmerzen, schlechtes Befinden usw. einstellen. Es ist wichtig zu wissen, dass jeder im Betrieb Beschäftigte bei Fehlen der Schutzeinrichtungen sich weigern darf zu arbeiten, ohne dass dieses ein Grund zur Entlassung abgeben könnte!!

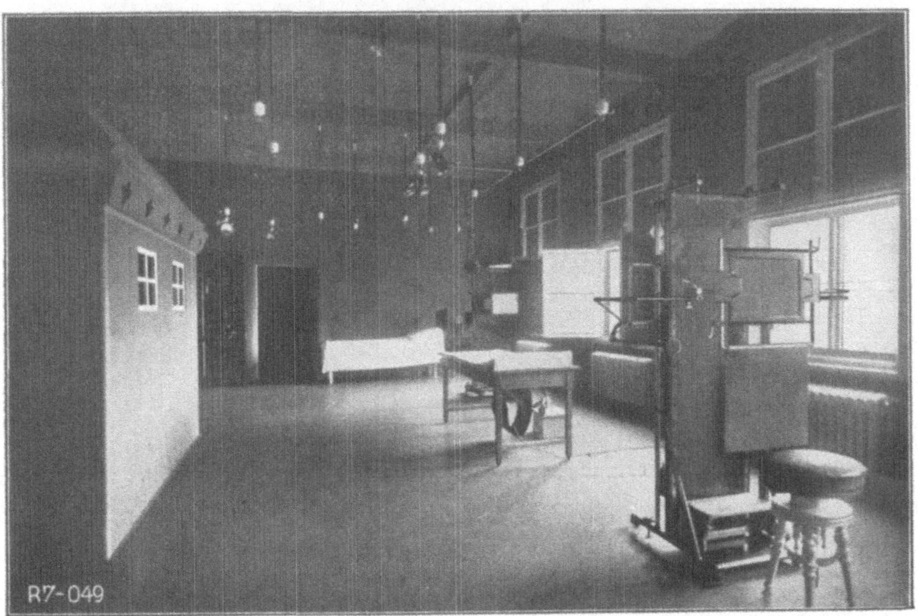


Abb. 403. Durchleuchtungsraum der Chirurg. Klinik in Leipzig. (Koch & Sterzel, Dresden.)

Links das mit starkem Bleiblech abgeschirmte strahlensichere Häuschen für die Röntgenassistentin. Im Zimmer verschiedene Durchleuchtungstische und Stromzuleitungen.

Von weiteren Einrichtungen eines Röntgenzimmers sind zu nennen:

## 5. Die Hilfseinrichtungen für den Röhrenbetrieb.

Die Röntgenröhre wird, sei es zur Aufnahme eines Körperteiles, sei es zur Heilbehandlung, in einer bestimmten, stets vom Arzt festzusetzenden Entfernung festgemacht.

Dazu dienen besondere Haltevorrichtungen, die Röhrenhalter. Diese sind um so besser, je weniger Metall an ihnen zur Verwendung gekommen ist.

Die Röhrenhalter sind zweckmäßigerweise mit Röhrenkästen kombiniert, welche nur den Ausstrahlungsschacht gegenüber der Antikathode freilassen und sonst die Röhre abschirmen, damit möglichst wenig vagabundierende Röntgenstrahlen entstehen, die dem Patienten und dem Personal schaden könnten.

An dem im unteren Kastenboden ausgesparten Loch ist ein röhrenförmiger Schacht angesetzt, der Kompressionsblende heisst. Dieser wird genau auf den aufzunehmenden Teil fest zentriert und, wenn es geht, fest aufgepresst.

Damit die Röhre einen festen Halt hat, wird der Röhrenhalter in ein Stativ eingespannt. Dieses ist so eingerichtet, dass Verschiebungen hoch, tief und seitlich möglich sind. Der Röhrenhalter hat meist die Einrichtung, um die Röhre schräg zu stellen, so dass man durch Kombination dieser Möglichkeiten von Stativ und Halter alle Einstellungen, die nur möglich sind, erreichen kann. Abbildung 404.

Beim Einspannen der Röhre ist die grösste Vorsicht geboten, damit ja nicht durch leises Stossen beim unvorsichtigen Hantieren Wanddefekte entstehen, die die Röhre sofort unbrauchbar machen.

Zum Aufbewahren der Röhren gibt es zweckmäßige Wandregale und Schränke. Es ist zu merken, dass die Röhren gegen Temperatureinflüsse sehr empfindlich sind. Man darf deshalb keine warmgelaufene Röhre ins Kalte bringen. Am besten eignet sich zur Aufbewahrung eine gleichmäßige Zimmertemperatur.

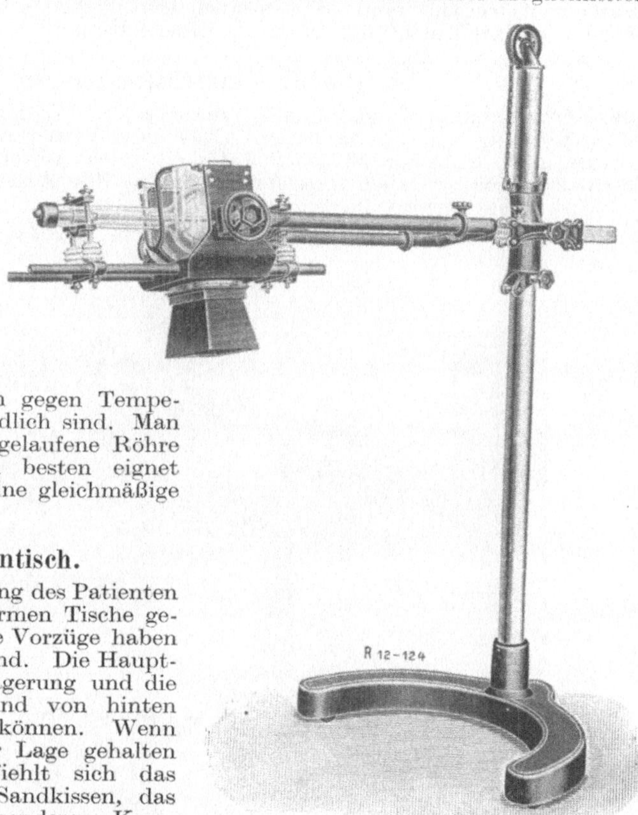


Abb. 404. Grosses Metall-Säulenstativ mit Coolidge-Röhre und Kompressionsblende. (Koch & Sterzel, Dresden.)

## 6. Der Röntgentisch.

Zur bequemen Lagerung des Patienten sind von allen Röntgenfirmen Tische gebaut worden, die alle ihre Vorzüge haben und gut zu verwenden sind. Die Hauptsache ist die bequeme Lagerung und die Möglichkeit von vorn und von hinten Aufnahmen machen zu können. Wenn Glieder länger in ruhiger Lage gehalten werden sollen, so empfiehlt sich das Festlegen mit schweren Sandkissen, das Fixieren mit einem besonderen Kompressionsgurt. Die Umgebung des Röntgenfeldes ist mit Gummibleistoff sorgfältig abzudecken.

## 7. Die Durchleuchtungsvorrichtungen.

Die Durchleuchtung des Körpers ist besonders für die innere Medizin von ganz hervorragender Bedeutung geworden. Wir benutzen dazu den Durchleuchtungsschirm, der mit einer beim Auftreffen der Röntgenstrahlen hell leuchtenden Masse, dem Bariumplatincyanür, bestrichen ist. Denken wir uns nun hinter einen Patienten eine Röntgenröhre, die ihre Strahlen durch den Körper des vor ihr stehenden Patienten schickt, so werden wir, wenn wir den Bariumplatincyanürschirm vorhalten, die Strahlen nur da aufleuchten sehen, wo sie vorher nicht aufgehalten wurden. Die Knochen des Körpers werden sich also auf dem Schirm als Schatten abzeichnen. Es zeichnen sich aber auch das Herz und die grossen Gefässe der Lunge ab. Das liegt daran, dass auch Weichteile in dickerer Schicht einen Schatten geben, allerdings nicht so stark wie die Knochen. Wir können so das Spiel des Herzens und etwaige Verdichtungen im Lungengewebe, wie sie bei Lungenentzündung und Tuberkulose, Pleuraergüssen vorkommen, bequem studieren. Den Darm müssen wir uns besonders sichtbar machen. Das geschieht indem wir den Patienten vor der Durchleuchtung einen Brei essen lassen, in dem ein für Strahlen nicht durchlässiges Pulver fein verrührt ist. Man nimmt dazu jetzt meist Bariumsulfat. Es ist höchst reizvoll und interessant, die Tätigkeit des Magens und der Därme so beobachten zu können und wertvolle Fortschritte in der Erkennung der Verdauung, besonders der Darmträgheit, verdanken wir diesem Verfahren. Es gibt zur Durchleuchtung sehr gute Universalstative, mit denen der Patient in jeder Lage gut untersucht werden kann, die es auch ermöglichen sowohl die Röntgenröhre als auch den Durchleuchtungsschirm zu verschieben.

## 8. Die Hauptausrüstungsgegenstände

des Röntgenzimmers sind uns also nun bekannt. Wir müssen sie nur durch fleissige Übung richtig gebrauchen lernen. Das kann wiederum nur unter Leitung eines Arztes geschehen, der zu jeder Tätigkeit seine Anweisung gibt. Ehe aber eine Schwester eine wirklich brauchbare Stütze des Arztes ist, vergeht viel Zeit.

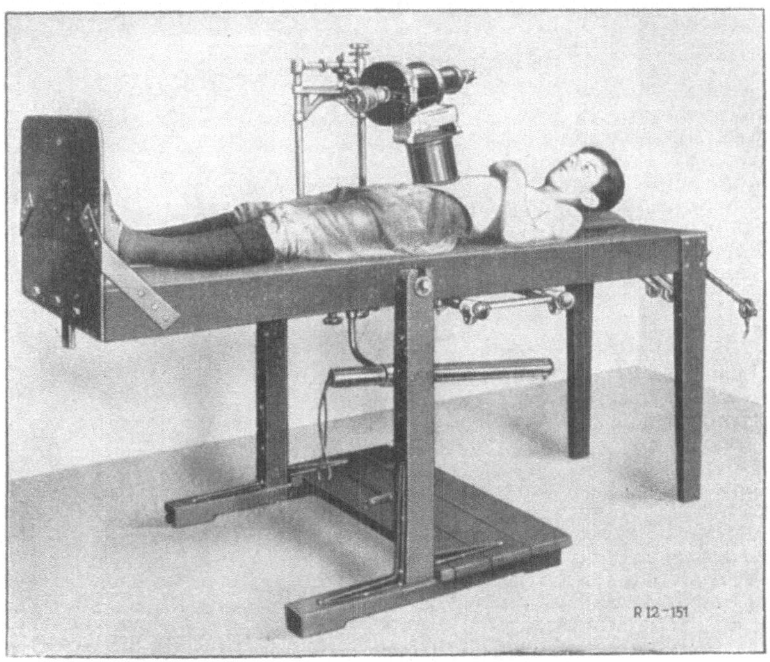


Abb. 405. Obertisch-Aufnahme auf Röntgentisch (Kompressionsblende.) (Koch & Sterzel, Dresden.)

Denn wenn der Kurs der speziellen Ausbildung auch zur Zufriedenheit absolviert ist, so stellt die praktische Betätigung doch wie überall wieder solche neuen Ansprüche, dass ein neues Einarbeiten erforderlich ist. Jede Röntgenschwester muss erst den Apparat kennen lernen, mit dem sie arbeiten soll, und vor allen Dingen die Röhren. Die vorhergehenden Zeilen sind auch nur so aufzufassen, dass nur ein Begriff davon gegeben werden soll, was Röntgen überhaupt heisst und was die Hauptpunkte der Tätigkeit sind. Wenn jemand Röntgenschwester werden will, so bedarf er dazu noch einer intensiven arbeitsreichen Ausbildung. Als Vorbildung ist zu empfehlen, dass man das Photographieren und das Plattenentwickeln selbst gründlich erlernt. Ferner ist es gut, wenn man von der Schule her die Grundlage einer physikalischen Bildung und der Mathematik besitzt. Erfahrungsgemäß ist aber gerade das ein Gebiet, welches dem weiblichen Wesen sehr wenig liegt und wofür das Verständnis nicht überall auch nur wachzurufen ist. Ohne diese Vorkenntnisse aber wird ein tieferes Begreifen der physikalischen Vorgänge in dem Röntgeninstrumentarium nicht möglich sein, weshalb auch an dieser Stelle ein Eingehen auf diese Dinge absichtlich vermieden ist.

## 9. Die Aufgaben der Röntgenstrahlen.

Die mit dem Röntgeninstrumentarium zu absolvierenden Aufgaben sind, wie erwähnt, zunächst die Aufnahmen und die Durchleuchtungen. Es ist bewundernswert, was hierdurch besonders im Kriege geleistet worden ist. Auf dem Schlachtfelde konnten die transportablen Röntgeninstitute in Tätigkeit treten und dem

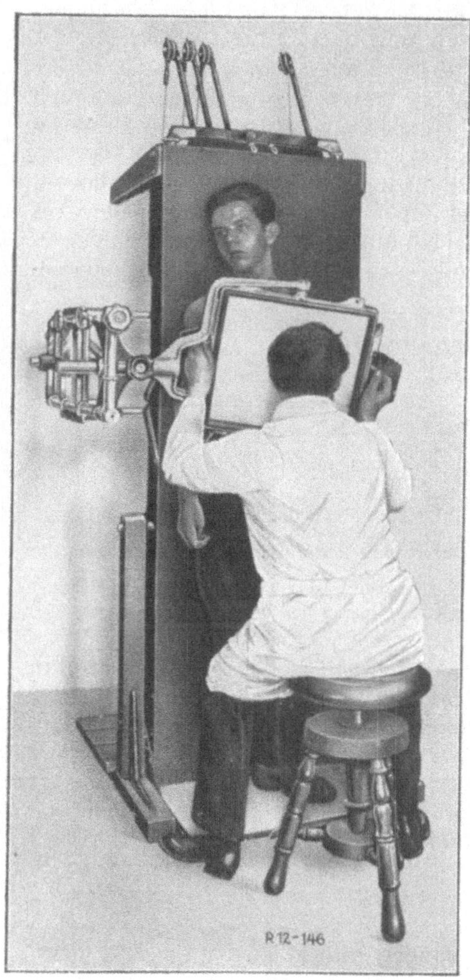

Abb. 406.
Durchleuchtung mit schrägstehendem Schirm.

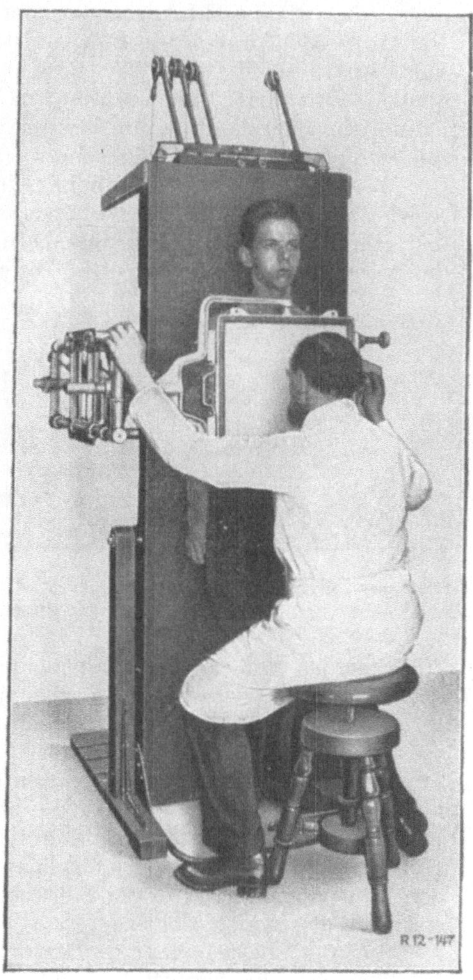

Abb. 407.
Normale Durchleuchtung im Stehen.

(Koch & Sterzel, Dresden.)

Arzt seine Tätigkeit in vielen Fällen überhaupt erst ermöglichen. Wir sind aber mit der Zeit noch weiter gekommen. Wir haben den Kampf gegen die bösartigen Geschwülste mit Erfolg zu führen gelernt. So bestrahlen wir jetzt Sarkome, Karzinome, ferner auch Tuberkulose, bösartige Flechten. Hoffentlich sind wir einmal so weit, dass wir sagen können, der Krebs ist in jedem Falle mit Röntgenstrahlen zu heilen, damit wäre ein furchtbarer Feind des Menschen vernichtet.

## 10. Die künstliche Höhensonne.

Schon die Griechen und Ägypter haben gewisse Krankheiten, z. B. die Tuberkulose mit Sonnenstrahlen zu behandeln versucht. Der berühmte dänische Arzt Finsen, der Begründer der modernen Lichttherapie, hat dann 1890 zum ersten Male bewusst die heilende Kraft der Sonne durch seine nach ihm benannte Bestrahlungslampe zu ersetzen versucht. Er unternahm es damals bereits mit Erfolg eine Art der Hauttuberkulose, den Lupus, zu heilen. Die Apparatur war aber sehr umständlich und es bedeutete einen grossen Fortschritt, als Kromayer 1906 und Bach 1908 neue künstliche Lichtquellen einfacherer Art schufen, nämlich die jetzt allgemein im Gebrauch befindliche Quarzlampe und die künstliche Höhensonne. Nur von der letzteren soll im folgenden die Rede sein.

Wenn wir unser gewöhnliches Sonnenlicht durch ein Prisma gehen lassen, so wird es in ein farbiges Band verwandelt, das wir Spektrum nennen. Auf der einen Seite des Spektrums befinden sich die roten, auf der anderen, die violetten Strahlen. Die roten sind vorwiegend Wärmestrahlen.

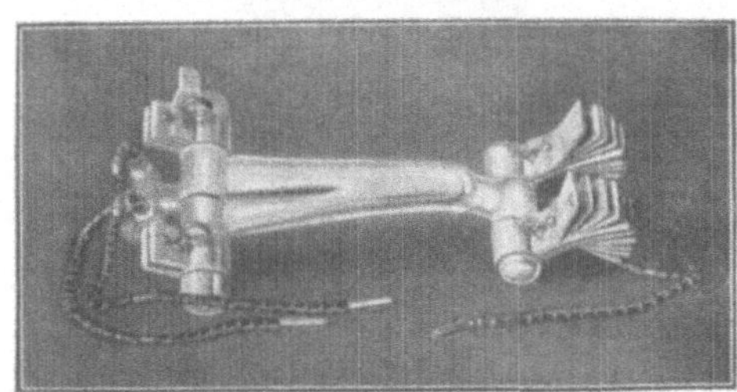

Abb. 408. Quarzbrenner für Wechselstrom.

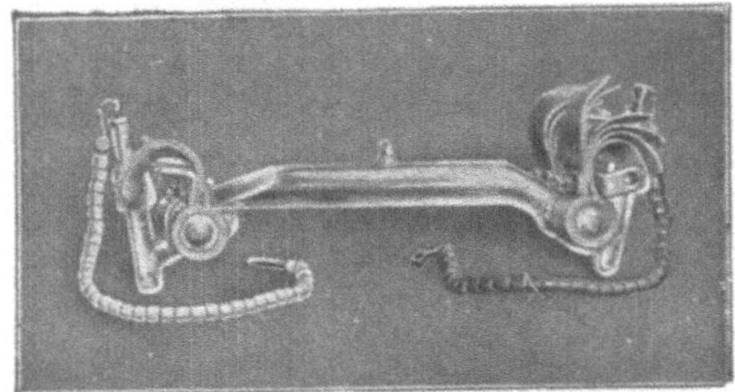

Abb. 409. Quarzbrenner für Gleichstrom.

(Hanauer Quarzlampen-Gesellschaft.)

Die Strahlen von rot bis violett sind unserem Auge sichtbar. Es gibt nun aber eine sehr wichtige und wirksame Strahlenart, die wir mit unserem Auge nicht sehen können, das sind die sogenannten ultravioletten Strahlen, die also unsichtbar das Spektrum über das Violett hinaus fortsetzen. Diese Strahlenart gehört zu den sogenannten kurzwelligen. Sie sind wie gesagt nicht sichtbar, schwärzen aber die photographische Platte, sind also chemisch wirksam. Diese Strahlenart kommt besonders auf dem Gebirge in grösserer Höhe vor und so ist es zu erklären, dass die Sonne auf den Bergen z. B. den Lungenheilstätten in der Schweiz (Davos z. B.) eine ganz andere Wirkung entfaltet als in der Ebene.

Bei dem Bestreben, eine Bestrahlungsquelle mit möglichst reichen ultravioletten Strahlen herzustellen, stiess man zunächst auf grosse Schwierigkeiten. Diese wurden erst überwunden, als es gelang, den ungemein harten und spröden Bergkristall (Quarz) zu schmelzen und aus ihm Röhren herzustellen. Wenn diese Röhren zum Teil mit Quecksilber gefüllt und mit elektrischem Strom verbunden werden, so entwickeln sich im Innern der Röhre intensiv leuchtende Quecksilberdämpfe, und das von ihnen ausgestrahlte, grünlich aussehende starke Licht enthält dank des physikalischen Durchlässigkeitsvermögens des Quarzes einen grossen Reichtum an ultravioletten Strahlen. Dieser Quarzbrenner ist der Höhensonnenspender, der Hauptbestandteil der künstlichen Höhensonne.

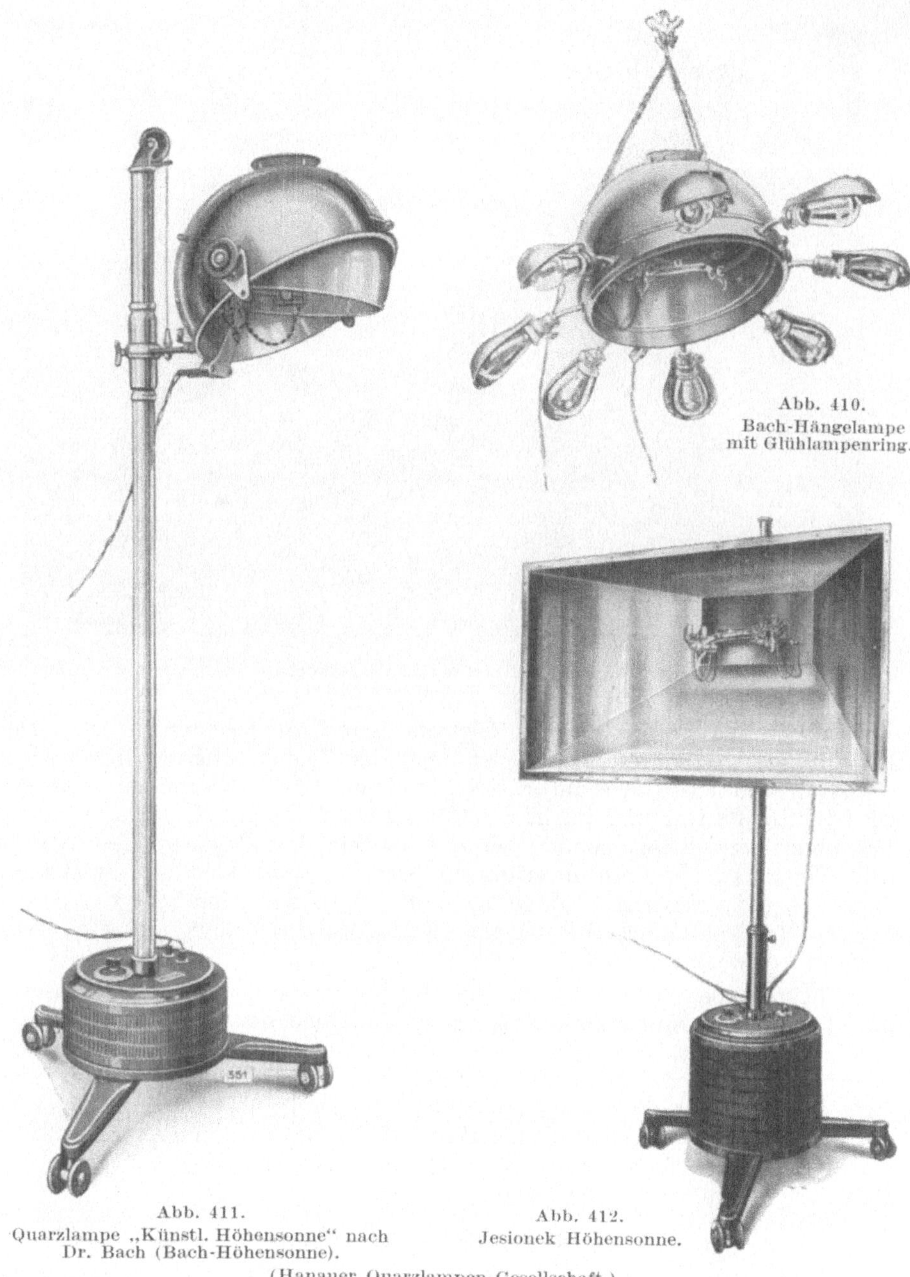

Abb. 410.
Bach-Hängelampe mit Glühlampenring.

Abb. 411.
Quarzlampe „Künstl. Höhensonne" nach Dr. Bach (Bach-Höhensonne).

Abb. 412.
Jesionek Höhensonne.

(Hanauer Quarzlampen-Gesellschaft.)

## 11. Wirkung und Verwendung der künstlichen Höhensonne.

Die ultravioletten Strahlen haben einen grossen Einfluss auf den menschlichen Körper. Der äusserlich sichtbare und bemerkenswerte Effekt einer Bestrahlung ist eine starke Rötung der Haut an den bestrahlten

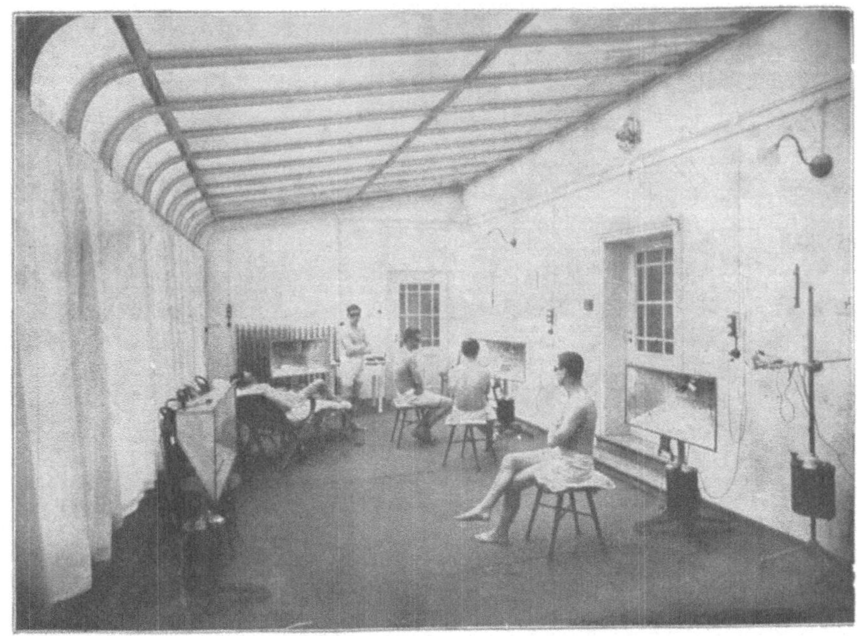

Abb. 413. Bestrahlungshalle nach Prof. Jesionek im Krankenhaus links der Isar in München. (Hanauer Quarzlampen-Gesellschaft.)

Stellen, ähnlich wie das beim Gletscherbrand zu beobachten ist. Dieses Erythem, wie wir es nennen, ist nach der allgemein herrschenden Ansicht der hauptsächlichste Heilfaktor. Nach einiger Zeit, besonders nach öfters wiederholter Bestrahlung macht die Rötung einer allmählich stärker werdenden Bräunung Platz, dieses nennen wir das Stadium der Pigmentierung. Ob nach Eintritt dieser Pigmentierung ein weiteres Bestrahlen noch wirksam ist, diese Frage ist strittig. Einige Autoren neigen der Annahme zu, dass das Pigment (der braune Farbstoff) eine Schutzdecke darstellt, die ein weiteres Bestrahlen zwecklos macht.

Die therapeutische Wirkung der Höhensonne zeigt sich in Herabsetzung des Blutdruckes, Stoffwechselsteigerung, Zunahme des Appetits, Beseitigung von Schlaflosigkeit, Mobilisation der Widerstandskräfte des Körpers. Besonders bewährt hat sich die Höhensonne infolgedessen bei Tuberkulose, Skrofulose, chirurgischer Tuberkulose, englischer Krankheit (Rachitis), Säuglingskrämpfen (Tetanie), chronische Herz- und Nierenleiden, zur Wundbehandlung, bei Haarausfall, Rheumatismus, Gicht, Keuchhusten.

## 12. Technik der Bestrahlung.

Die Technik der Bestrahlung soll stets vom Arzt geleitet werden, der auch die einzelnen Bestrahlungszeiten festzusetzen hat. Im übrigen ist die Ausführung der Bestrahlung ausserordentlich einfach anzustellen nach der jedem Apparat beiliegenden Gebrauchsanweisung. Im allgemeinen ist man von einer Bestrahlungsdauer über 15 Minuten abgekommen und legt nur Wert auf kürzere Bestrahlungen, indem man meist mit einem Lampenabstand von 1 Meter mit 2 bis 3 Minuten beginnt und täglich eine

Minute zulegt. Bei der Bestrahlung muss streng darauf geachtet werden, dass die Augen des Personals sowie besonders der Patienten mit Schutzbrillen versehen sind, denn es hat sich herausgestellt, dass die ultravioletten Strahlen die Netzhaut empfindlich schädigen (Gletscherblindheit).

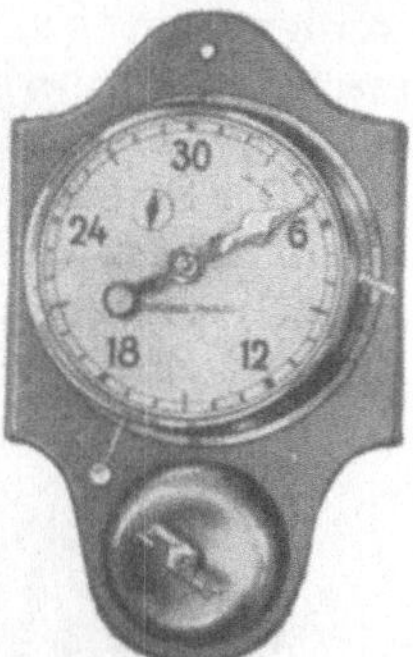


Abb. 414. Bestrahlungszeitmesser.

Ferner ist darauf zu achten, dass der Brenner sich mit der Zeit abnutzt. Er soll nach 1000 Stunden Brenndauer nachgesehen und aufgearbeitet werden, da man sonst schlechte Resultate bekommt.

Eine wertvolle Ergänzung der Behandlung der englischen Krankheit durch die künstliche Höhensonne ist die Verfütterung von mit Höhensonne vorbestrahlter Frischmilch. Hierdurch werden nachweislich die Vitamine, die Heilstoffe der Rachitis, erheblich vermehrt und entfalten oft eine erfreuliche Wirkung bei den schwersten Fällen. Es sind auch bereits Versuche gemacht worden, stillende Mütter zu bestrahlen, um dadurch den Vitamingehalt der Frauenmilch zu erhöhen. In Amerika bestrahlt man neuerdings die Milchkühe aus denselben Gründen gleich im Stall.

## 13. Die Diathermie.

Die Diathermie ist ein Heilverfahren, welches uns die moderne elektrische Technik geschenkt hat und darauf beruht, dass durch besonders hergestellte Ströme ausserordentlich schnell wechselnde Wechselströme (Hochfrequenzströme) im Körper selbst Wärme erzeugt wird, zum Unterschied von anderen Wärmemethoden, die nur durch Berührung oder Strahlung wirken. Solche Diathermieströme haben die Eigenschaft ähnlich wie der gewöhnliche Strom, den wir aus einer Batterie oder dem Stadtnetz entnehmen, einen dazwischengeschalteten Widerstand zu erwärmen (vergl. das Warm-

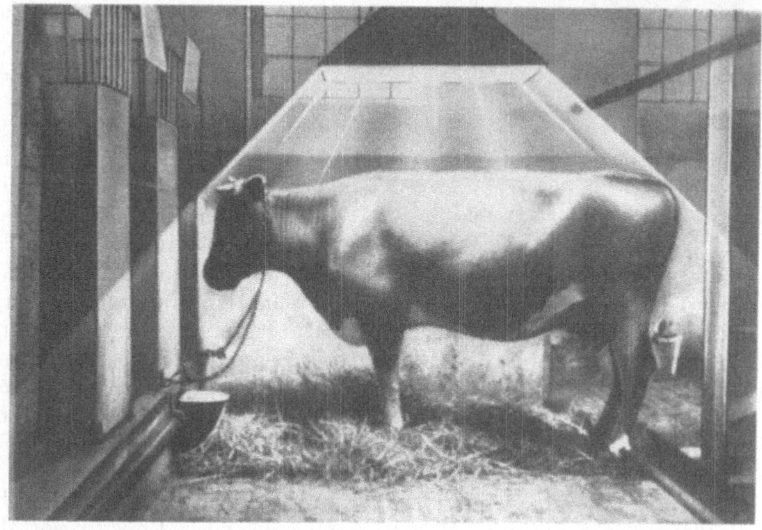

Abb. 415. Bestrahlung einer Kuh mit einer Quarz-Quecksilberdampf-Lampe.

werden und schliessliche Glühen eines Drahtes), nur dass er keine Reizerscheinungen wie dieser auf den lebenden Körper ausübt (z. B. Muskelzucken, Nervenreizung usw.), wenn er festen Kontakt mit dem Körper hat.

Der Strom wird aus besonders konstruierten Apparaten, den Diathermieapparaten verschiedener Konstruktion (Siemens & Halske, Veifa, Koch & Sterzel) entnommen. Ist Gleichstrom vorhanden, so muss noch vor dem Apparat ein Gleichstrom-Wechselstromtransformator eingeschaltet werden. Bei Wechselstrom kann man den Apparat direkt an das Stadtnetz anschliessen.

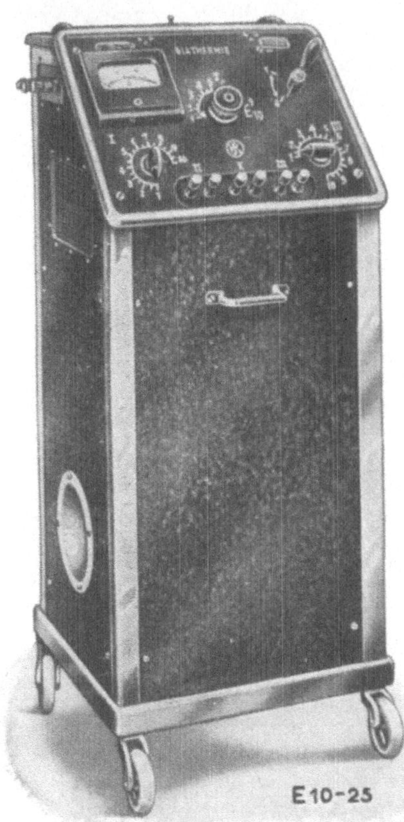


Abb. 416. Diathermie-Apparat (Koch & Sterzel, Dresden).

Auf die genaue Beschreibung der Apparatur kann hier nicht eingegangen werden, weil das Verständnis der Vorgänge für physikalisch nicht Vorgebildete schwierig ist. Es sei nur erwähnt, dass die schliesslich erzeugte Stromart verwandt ist mit den Wellen, die unsere Radiosender übersenden, die bekanntlich ebenfalls, ohne uns irgendwie zu schaden, durch unseren Körper, wie man sich an jedem Radioapparat überzeugen kann, durchgeleitet werden können. Die Menge des entnommenen Stromes kann man an dem Ausschlag des auf dem Apparat befindlichen Ampèremeters ablesen. Die Zuleitung zu den Patienten geschieht von den dazu bezeichneten Klemmen aus. Es gibt Apparate, die nur einen Anschluss haben, neuerdings sind aber Apparate in den Handel gekommen, die zu gleicher Zeit drei Bestrahlungen ermöglichen. Ein wichtiger Bestandteil des Apparates sind die Funkenstrecken, die ganz im Anfang, als die Diathermie eingeführt wurde, schlecht funktionierten, aber allmählich so verbessert worden sind, besonders durch die Einführung der Wolfram Funkenstrecken, dass bei den modernen Apparaten die Funkenstrecke keiner besonderen Pflege mehr bedarf, wovon im Anfang das ganze Funktionieren der Apparatur abhängig war. Von den Funkenstrecken, deren Zahl je nach der Leistungsfähigkeit des Apparates verschieden ist, rührt auch das charakteristische zischende Geräusch beim Laufen des Apparates her.

Wir bringen die Ströme an den Patienten mittels Metallplatten oder anderer Metallvorrichtungen, wie Röhren, Staniolblättern etc. und die mit den Klemmen des Apparates durch eine Leitungsschnur verbunden sind, an den Patienten heran. Das zu erwärmende Gebiet muss zwischen zwei Elektroden (so nennen wir die Zuleitungsvorrichtungen für den Körper) z. B. zwei Platten aus dünnem Bleiblech gelegen sein. Von grosser Wichtigkeit ist das feste Anliegen der Elektroden, sonst gehen manchmal kleine Funken über, die ein Brennen auf der Haut verursachen. Wenn die Elektroden gut angebracht sind, wird der Strom langsam eingeschaltet und nun entwickelt sich in dem zwischen den Elektroden liegendem Gewebe eine angenehme Wärme, die durch grössere Zuführung von Energie (man beobachte den Zeiger auf der Ampèremeterskala!) erheblich gesteigert werden kann. Aus dem Gesagten geht hervor, dass diese Wärmemethode allen anderen überlegen sein muss, denn es ist eine richtige Wärmetiefenbestrahlung, eine Entwicklung der Wärme in der Tiefe des Gewebes, ganz zum Unterschied von

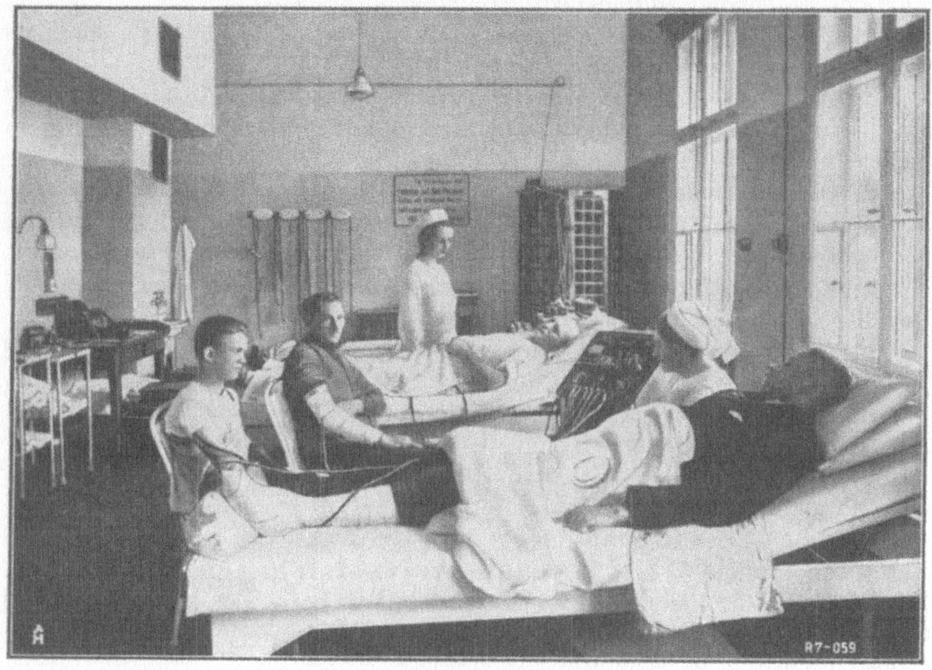


Abb. 417. Diathermie-Abteilung.
(Koch & Sterzel, Dresden.)

anderen Heizmethoden, z. B. Heizkissen, Glühbogen, warme Aufschläge, die nur von der Oberfläche her ihre Wirkung entfalten können und deren Stärke nach der Tiefe schon in kurzer Entfernung erheblich abnimmt.

Es kommt vor, dass an den Ecken aufgelegter Bleiplatten, z. B. bei der Diathermie des Unterleibes, wo man eine breite Elektrode auf den Unterleib und die andere auf die Gegend des Kreuzbeins legt, ein brennendes Gefühl geäussert wird (sogenanntes faradisches Gefühl). Hier kann man sich zunächst helfen, indem man die Elektrode durch Sandsäcke fest auf den Leib und auf den Rücken aufpresst und falls das Brennen an den Ecken dadurch nicht beseitigt wird, ein Stück Gummi (Handschuhgummi) unterlegt. Die Stärke der Bestrahlung richtet sich immer nach dem subjektiven Befinden und den Angaben des Patienten. Wenn man sich darauf verlässt, werden Verbrennungen, von denen man früher soviel sprach, sicher vermieden. In gut geleiteten Betrieben sollen keine Verbrennungen vorkommen.

Es können alle Gebiete des Körpers der Behandlung mit Hochfrequenzströmen unterzogen werden. Man hat hierzu die verschiedensten Elektroden konstruiert, so zum Beispiel für das Auge, für die Ohren, für die Durchwärmung des Kehlkopfes, der Unterleibsorgane, des Mastdarms usw.

Das Hauptanwendungsgebiet der Diathermie sind Entzündungen der Gelenke, des Unterleibes, Gicht, Rheumatismus, Ischias, Neuralgien. Von besonderer Bedeutung ist die Diathermie in der Behandlung der Entzündung der weiblichen Unterleibsorgane geworden. Aber auch auf anderen Gebieten, der inneren Medizin, z. B. der Chirurgie der Blasenerkrankungen nimmt ihre Bedeutung immer mehr zu.

Zum Schluss seien einige Punkte nochmals erwähnt, um Verbrennungen sicher zu vermeiden (nach Kowarschik).

1. Man frage den Arzt, ob der Patient ein normales Wärmeempfinden hat (es gibt Nervenkrankheiten, bei denen ein Verlust des Wärme- und Kältegefühls auftritt).

2. Die Elektroden müssen gut angepasst und fixiert werden.

3. Wenn man eine gleichmäßige Erwärmung erzielen will und nimmt dazu gleichgrosse Elektroden, so stelle man sie direkt parallel zu einander.

4. Vor dem Einschalten des Stromes überzeuge man sich, dass alle Reguliervorrichtungen auf „schwach" stehen.

5. Das Einschalten darf nur geschehen, wenn die Elektroden bereits aufliegen.

6. Man stelle nur ganz langsam die gewünschte Stromstärke ein, indem man dabei auf das Auftreten von Stechen oder Brennen achte.

7. Man mache den Patienten darauf aufmerksam, dass er jedes unangenehm werdende Hitzegefühl sofort mitteilt.

8. Man schalte stets aus, bevor man die Elektroden abhebt.

Keine Diathermie soll ohne Arztaufsicht gemacht werden. Das Einstellen der Elektroden ist einzig und allein Sache des Arztes, besonders wenn es sich um Elektroden handelt, die in das Innere des Körpers eingeführt werden, z. B. Mastdarm und Scheide. Die Zeit der Bestrahlung hat ebenfalls der Arzt in jedem Falle festzusetzen.

# Sachverzeichnis.